中等职业教育护理类专业第二轮教材

（供护理、助产专业用）

儿科护理

（第2版）

主　编　邱尚瑛
副主编　杜素红　黄　丽　孙海燕　周明瑶
编　者（以姓氏笔画为序）
王芳妮（山东省青岛第二卫生学校）
尹　航（黑龙江医药卫生学校）
邢　蓉（黑龙江医药卫生学校）
刘　洋（哈尔滨市卫生学校）
孙海燕（绥化市卫生学校）
杜素红（山东省青岛卫生学校）
邱尚瑛（黑龙江医药卫生学校）
周明瑶（哈尔滨市卫生学校）
黄　丽（天水市卫生学校）
鲁俊华（牡丹江医学院）

中国健康传媒集团
中国医药科技出版社

内容提要

本教材为"中等职业教育护理类专业第二轮教材"之一。全书共十五章，内容包括儿科护理与儿科特点、儿童保健、住院患儿的护理、小儿生长发育、新生儿与新生儿常见疾病及其护理、急症患儿的护理、营养性疾病患儿的护理、急性传染病患儿的护理、呼吸系统疾病患儿的护理等。每个章节均设有学习目标、案例分析或相关内容导入及目标检测与知识扩展模块。每章都配有同步教学课件、微课、题库等相应的数字化教学资源。教材突出体现了"三基""五性"的特点；贴近护士执业资格考试、贴近儿科护理临床实践、贴近社会岗位需求；适合中职学校学生特点与认知水平，适合中职教育的教学实际。附录部分为学生设置了"儿科常用正常数值与数据"，方便学生记忆。

本教材适用于中等卫生职业学校师生教学使用，也可作为儿科临床护士及社区儿童预防保健工作者的参考用书。

图书在版编目（CIP）数据

儿科护理/邱尚瑛主编. —2版. —北京：中国医药科技出版社，2021.11

中等职业教育护理类专业第二轮教材

ISBN 978-7-5214-2630-4

Ⅰ.①儿… Ⅱ.①邱… Ⅲ.①儿科学-护理学-中等专业学校-教材 Ⅳ.①R473.72

中国版本图书馆CIP数据核字（2021）第176393号

美术编辑 陈君杞
版式设计 友全图文

出版 **中国健康传媒集团** | 中国医药科技出版社
地址 北京市海淀区文慧园北路甲22号
邮编 100082
电话 发行：010-62227427 邮购：010-62236938
网址 www.cmstp.com
规格 787mm × 1092mm $^{1}/_{16}$
印张 23 $^{3}/_{4}$
字数 541千字
初版 2013年7月第1版
版次 2021年11月第2版
印次 2022年6月第2次印刷
印刷 北京紫瑞利印刷有限公司
经销 全国各地新华书店
书号 ISBN 978-7-5214-2630-4
定价 68.00元

出版说明

2012年，中国医药科技出版社根据教育部《中等职业教育改革创新行动计划（2010—2012年）》精神，组织编写出版了“全国医药中等职业教育护理类专业“十二五”规划教材”，受到广大医药卫生类中等职业院校师生的欢迎。为了进一步提升教材质量，紧跟学科发展，根据教育部颁布的《国家职业教育改革实施方案》（国发〔2019〕4号）、《中等职业学校专业教学标准（试行）》（教职成函〔2014〕48号）精神，中国医药科技出版社有限公司经过广泛征求各有关院校及专家的意见，于2020年3月正式启动组织第二轮教材的编写工作。在教育部、国家药品监督管理局的领导和指导下，在本套教材建设指导委员会专家的指导和顶层设计下，中国医药科技出版社有限公司组织全国相关院校教学经验丰富的专家、教师精心编撰了第二轮教材，该套教材即将付梓出版。

本套教材全部配套“医药大学堂”在线学习平台。主要供全国医药卫生中等职业院校护理类专业教学是使用，也可供医药卫生行业从业人员继续教育和培训使用。

本套教材定位清晰，特点鲜明，主要体现如下几个方面。

1.立德树人，课程思政

教材内容将价值塑造、知识传授和能力培养三者融为一体，在教材专业内容中渗透我国护理事业人才必备的职业素养要求，潜移默化，让学生能够在学习知识的同时养成优秀的职业素养。优选“实例分析/岗位情景模拟”“你知道吗”内容，体现课程思政。

2.立足教改，适应发展

为了适应职业教育教学改革需要，教材注重以真实护理项目、典型工作任务为载体组织教学单元。遵循职业教育规律和技术技能型人才成长规律，体现中职护理类专业人才培养的特点，着力提高学生的临床操作能力。以学生的全面素质培养和行业对人才的要求为教学目标，按职业教育“需求驱动”型课程建构的过程，进行任务分析。强调教材的针对性、实用性、条理性和先进性，既注重对学生基本技能的培养，又适当拓展知识面，实现职业教育与终身学习的对接，为学生后续发展奠定必要的基础。

3.强化技能，对接岗位

教材体现中等职业教育的属性，使学生掌握一定的技能以适应岗位的需要，具有一定的理论知识基础和可持续发展的能力。理论知识把握有度，既要给学生学习和掌握技能奠定必要的、足够的理论基础，也不要过分强调理论知识的系统性和完整性；

注重技能结合理论知识，建设理论-实践一体化教材。

4.优化模块，易教易学

设计生动、活泼的教学模块，在保持教材主体框架的基础上，通过模块设计增加教材的信息量和可读性、趣味性。例如通过引入实际案例以及岗位情景模拟，使教材内容更贴近岗位，让学生了解实际岗位的知识与技能要求，做到学以致用；“请你想一想”模块，便于师生教学的互动；“你知道吗”模块适当介绍新技术、新设备以及科技发展新趋势、行业职业资格考试与现代职业发展相关知识，为学生后续发展奠定必要的基础。

5.产教融合，优化团队

现代职业教育倡导职业性、实践性和开放性，职业教育必须校企合作、工学结合、学作融合。专业技能课教材，鼓励吸纳1~2位具有丰富实践经验的岗位人员参与编写，确保工作岗位上先进技术和实际应用融入教材的内容，更加体现职业教育的职业性、实践性和开放性。

6.多媒融合，数字资源

本套教材全部配套“医药大学堂”在线学习平台。理论教材在纸质教材建设过程中，建设与纸质教材配套的数字化教学资源，增加网络增值服务内容（如课程PPT、习题库、微课、动画等），使教材内容更加生动化、形象化。此外，平台尚有数据分析、教学诊断等功能，可为教学研究与管理提供技术和数据支撑。

编写出版本套高质量教材，得到了全国各相关院校领导与编者的大力支持，在此一并表示衷心感谢。出版发行本套教材，希望得到广大师生的欢迎，并在教学中积极使用本套教材和提出宝贵意见，以便修订完善，共同打造精品教材，为促进我国中等职业教育护理类专业教学改革和人才培养做出积极贡献。

中等职业教育护理类专业第二轮教材

建设指导委员会名单

数字化教材编委会

主　编　邱尚瑛

副主编　杜素红　黄　丽　孙海燕　周明瑶

编　者　（以姓氏笔画为序）

王芳妮（山东省青岛第二卫生学校）

尹　航（黑龙江医药卫生学校）

邢　蓉（黑龙江医药卫生学校）

刘　洋（哈尔滨市卫生学校）

孙海燕（绥化市卫生学校）

杜素红（山东省青岛卫生学校）

邱尚瑛（黑龙江医药卫生学校）

周明瑶（哈尔滨市卫生学校）

黄　丽（天水市卫生学校）

鲁俊华（牡丹江医学院）

前言

《儿科护理》是“中等职业教育护理类专业第二轮教材”之一。本教材是以教育部中等职业教学标准为依据，并参照《全国护士执业资格考试大纲》编写而成。

教材编写遵循了“三基、五性”的基本规律。注重基本知识、基本理论、基本技能的强化，强调思想性、科学性、创新性、启发性与先进性，并针对当前中职学生的认知特点进行编写，体现了教育改革的精神与职业教育的特色。教材的使用对象为中等卫生职业学校护理类专业师生、儿科临床护士、社区预防保健中心的儿童卫生保健人员及参加继续教育者。为适应中等卫生职业教育发展的需要、全面推进素质教育、培养技能型高素质护理人才，教材的编写还注意到贴近儿科护理临床实践、护士执业资格考试及当今社会岗位需求。

教材共十五章，每个章节通过临床案例或相关内容导入引出新课程，随后设置了“学习目标”，便于学生有针对性地重点掌握相应内容。对有些需要学生了解，但在执业资格考试大纲中没有列出的儿科疾病，我们通过“知识链接”或“知识扩展”的形式进行相关介绍，弥补了学生应该了解而在教学大纲或者执业资格考试大纲中没有强调的知识。节后安排有“目标检测”，便于学生复习巩固当节课所学的知识，检测学习效果。教材的附录部分为学生收集、整理了儿科常用正常数值与数据，以便于学生学习及记忆。本教材为书网融合教材，即纸质教材有机融合电子教材、教学配套资源（PPT、微课、视频、图片等）、题库系统、数字化教学服务（在线教学、在线作业在线考试），使教学资源更加多样化、立体化。

教材编写与数字资源制作分工：邱尚瑛完成了第一、五、六、七章与附录部分的编写，制作了第一、五、六、七章的 PPT 和第八、九、十三章的微课，并对全书进行了统稿、修改和完善。尹航与邢蓉完成了第一、五、六、七章的数字资源（除 PPT 外）的制作。杜素红完成了第二、四章的教材编写与数字资源的制作。孙海燕完成了第三、十章的教材编写与数字资源的制作。周明瑶完成了第八、九章的教材编写与数字资源（除微课外）的制作。黄丽完成了第十一、十二章的教材编写与数字资源的制作。刘洋完成了第十三章的教材编写与数字资源（除微课外）的制作。鲁俊华完成了第十四章的教材编写与数字资源的制作。王芳妮完成了第十五章的教材编写与数字资源的制作。

本教材在编写过程中得到了各参编院校领导的大力支持，在此一并致以诚挚的谢意！由于编者水平所限，书中疏漏之处在所难免，敬请各位同仁与师生批评指正。

编　者
2021 年 8 月

目录

掌握儿科护理学的任务与范围。

掌握小儿年龄分期与各期特点。

掌握小儿喂养方法、婴儿食物转换的特点及护理。

掌握各年龄期的日常生活护理与管理。

掌握小儿计划免疫程序。

掌握婴儿对住院的心理反应与护理。

掌握发热患儿的护理诊断及护理措施。

掌握儿科常用药物的应用及护理。

掌握儿科常用护理技术：小儿沐浴、脐部护理、约束法、婴儿抚触等；儿科常用的静脉穿刺技术。

掌握小儿生长发育的规律。

掌握体格生长评价常用指标的正常值及其意义。

- 掌握小儿粗大运动的发育。
- 掌握新生儿与围生儿定义。
- 掌握新生儿定义及正常足月新生儿与早产儿在外观上的特点；正常新生儿与早产儿的护理要点与措施。
- 掌握相关疾病的特点、治疗要点、护理要点与措施。

掌握不同原因引起的小儿急症的临床表现、特点及急救处理措施。

掌握小儿营养性疾病的治疗要点、预防与护理措施。

掌握小儿传染病预防和护理管理要点。

掌握结核菌素试验方法与结果判定；结核病患儿的护理。

掌握小儿呼吸系统的生理特点；呼吸系统疾病患儿的护理。

掌握不同年龄小儿心率正常值；小儿血压的测量方法和计算公式；循环系统疾病患儿的护理。

掌握小儿消化系统解剖生理特点；消化系统疾病患儿的护理。

掌握小儿泌尿系统解剖特点及尿量特点；泌尿系统疾病患儿的护理。

掌握淋巴细胞与中性粒细胞的两次交叉；小儿贫血的分度；造血系统疾病患儿的护理。

掌握小儿神经反射的生理特点；神经系统疾病患儿的护理。

第一章 儿科护理与儿科特点

儿科护理是临床护理学科中主要任务之一，是现代护理学的重要组成部分。随着医疗、护理模式的改变，儿科护理的服务对象与儿科护理的任务也随之发生了变化。如今，儿科护理工作的领域早已从单纯对疾病的护理扩展到对所有儿童的护理；儿科护理工作的场所也早已从医院扩展到家庭、社区与学校。全方位地促进全社会儿童的身心健康，预防疾病发生，提高全社会儿童的生命质量，已经成为儿科护理工作的基本目标。

第一节 儿科护理

PPT

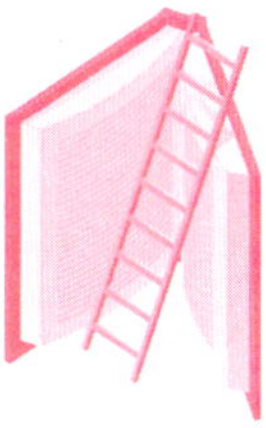

【学习目标】

1. **掌握** 儿科护理学的任务与范围。
2. **熟悉** 儿科护士的角色及应具备的素质。
3. **培养** 良好的职业素质与核心素养。

儿科护理工作与医院其他科室的工作既有着密切的联系，又有着自己的特点。小儿身体娇嫩，又处于无知、无能的状态中，不能清楚地表达自己的需求。因此儿科护理工作护理项目繁多，具有一定的复杂性。所以，做一名儿科护士，必须具有强烈的责任感、认真的工作态度、优秀的心理素质，工作中做到慎独。

一、儿科护理的任务与范围

儿科护理是现代护理学的重要组成部分，是临床护理学科的主要内容之一。儿科护理是研究小儿生长发育规律及其影响因素、儿童日常护理与保健、疾病预防与护理等促进儿童身心健康的学科。

1. 儿科护理的任务 是从体格、智能、行为和社会等各方面来研究和保护儿童，充分利用先进的医学、护理学及相关学科的理论和技术，对儿童提供综合性、广泛性护理，以增强儿童体质，降低儿童发病率和死亡率，提高疾病治愈率，保障和促进儿童身心健康，提高人类整体健康素质，具体包括儿童生长发育；家庭、社区卫生保健；儿童疾病的预防、康复与临床护理；保障儿童健康，增强儿童体质；预防疾病发生，提高生命质量；减少儿童的发病率，促进儿童身心健康；运用现代护理技术为全体儿童（包括健康儿童与患病儿童）提供整体服务。

2. 儿科护理的范围 一切涉及小儿时期的健康和卫生问题都属于儿科护理的范围。它包括正常小儿生长发育、身心健康与保健、疾病防治与临床护理、护理科学研究等，并且与营养学、社会学、儿童心理学、教育学、自然科学、文学艺术、绘画音乐等多门学科密切相关。

儿科护理研究的年龄范围是从胎儿期至青春期结束；服务对象是处于不断生长发育中的儿童。根据我国卫生部门的规定，儿科护理临床工作的服务对象是从出生至满十四周岁的儿童。

儿科护理研究的内容范围包括正常儿童身心方面的保健与健康；促进儿童疾病的预防与护理；同时与儿童心理学、教育学、社会学等多学科有着密切的联系。

二、儿科护士的角色

儿科护士在临床工作中扮演着多种角色，必须具备良好的思想道德、较高的专业水平、系统的理论知识、熟练的专业技术及特殊的综合素质。作为儿科护士，不仅应该掌握一定的人际沟通技巧，还要有强烈的责任感、丰富的科学知识、健康的心理素质。

1. 护理计划者 运用专业知识和技能收集与小儿身体、心理、社会等有关资料进行综合评估，制订系统、全面、科学的护理计划，采取有效的护理措施，促进儿童的身心健康。

2. 护理执行者 运用专业知识与技能为儿童提供直接的护理服务，满足儿童及患病儿童及其家属生理、心理及社会需要，帮助患儿把机体及心理的痛苦减少到最低限度。

3. 患儿代言者 小儿一般不能主动、准确地表达自己的病情，儿科护士需要随时观察患儿的肢体语言，将其内容转化为口头或者书面语言进行表达，及时做出正确的护理。

4. 健康教育者 在儿科护理中，护士不仅要对不同年龄、不同理解能力的患儿进行教育，还要教育家长如何观察患儿的病情，如何给患儿提供全面照顾和支持，使患儿更舒适。同时还必须通过教育手段，让家长理解在患儿出院后他们的责任及掌握相应的照顾技巧。

5. 健康指导者 促进儿童的身心健康、使患儿康复，是儿科护士的基本角色作用。护士要参与制订治疗计划，评估有关患儿营养、免疫、安全、发育、社会影响及教育等问题，做好卫生教育指导及咨询工作，指导父母有关养育子女的方法，以预防可能遇到或潜在问题。

6. 健康协调者 运用专业知识和技能，并与其他相关人员配合、协调与合作，为小儿和其他卫生保健人员之间架起有效沟通的桥梁，保证小儿能够得到最适合、全方位的医疗护理。因为只有与他人合作才能提供更优质、更全面的健康服务。

7. 护理研究者 科学研究是发展护理专业必不可少的环节。儿科护士要运用所学知识积极进行临床护理研究工作，在实践中发现问题，并运用科学的方法研究、解决问题。通过实践进一步拓展理论知识发展儿科护理新技术，指导并改进工作，提高儿科护理质量。

三、儿科护士应具备的素质

1. 丰富的科学知识及熟练的操作技能 掌握儿童生长发育过程中的变化及生理、心理和社会的需要，给予全面的护理；掌握各年龄组儿童对疾病的心理及情绪的不同反应，注意身心两方面客观体征与主观症状；具备健康教育的知识及能力；能深刻了解儿科常用药物的剂量、作用及用法等。随着医学科学的发展，儿科护理技术已发展到具有比较复杂的临床护理技术、抢救技术及先进的检查技术。儿科护士必须熟练地掌握这些相关技术，才能减轻患儿的痛苦，从而取得最佳的护理效果。

2. 强烈的责任感 儿科护理工作具有一定的复杂性，护理项目繁多。护士必须具有强烈的责任感，认真地做好每一项护理工作。不但要照顾他们的生活，还要启发他们的思维，与他们进行有效的沟通以取得他们的信任，建立良好的护患关系。

3. 爱护并尊重儿童 小儿的健康成长，不但需要物质哺育，也需要精神营养，其中“爱”是重要的精神营养要素之一。护理人员要发自内心地热爱及爱护、尊重小儿，做到言而有信，与小儿建立平等友好的关系。

4. 有效的人际沟通技巧 儿科护士要不断与患儿及家长交流信息，全面了解患儿的生理、心理和社会情况。现代的儿科护理，不仅要挽救患儿的生命，同时还必须考虑到疾病的过程对儿童生理、心理及社会等方面发展的影响。要求儿科护士必须掌握有效的人际沟通技巧，促使儿童身心健康。

5. 健康的心理素质 儿科护士需要有健康的心理，乐观、开朗、稳定的情绪，心胸宽广、豁达，有较强的适应力、坚韧的耐性、良好的自制力，思维灵活敏捷、动作轻柔快捷、态度温文尔雅、行为落落大方。只有这样，才能胜任儿科护理工作。

知识扩展

南丁格尔与南丁格尔奖章

弗罗伦斯·南丁格尔（Florence Nightingale）于1820年5月12日出生在意大利的佛罗伦萨，1910年8月13日，南丁格尔在睡眠中溘然长逝，享年90岁。她开创了护理事业，是现代护理事业的奠基人。为铭记南丁格尔对护理事业发展的业绩，弘扬南丁格尔的人道主义精神，在南丁格尔去世后两年，红十字国际委员会在举行1912年第29届大会时决定，每两年颁发一次南丁格尔奖章，作为对各国护士的国际最高荣誉奖。这是国际护理界的最高荣誉奖，奖章以护理事业创始人和现代护理教育奠基人弗罗伦斯·南丁格尔的名字命名。

南丁格尔奖章正面有弗罗伦斯·南丁格尔肖像及“纪念弗罗伦斯·南丁格尔、1820至1910年”的字样；背面周圈刻有“永志人道慈悲之真谛”，中间刻有奖章持有者的姓名和颁奖日期，由红白相间的绶带将奖章与中央饰有红十字的荣誉牌连接在一起。同奖章一道颁发的还有一张羊皮纸印制的证书。南丁格尔奖基金由各国红十字会认捐，正常情况下每两年颁发一次，每次最多颁发奖章50枚。

北京协和医学院的王琇瑛是我国第一位获得南丁格尔奖章者。自1983年我国首次参加第29届南丁格尔奖章评选以来，截至2021年的第48届南丁格尔奖章评选，我国共有83名护士荣获南丁格尔奖章。在2003年非典流行期间，由于我国护士的突出表现，有10名护士获得第39届南丁格尔奖章，这是我国历史上获奖人数最多的一次（表1-1）。

表1-1　我国历届（第29~48届）南丁格尔奖章获得者名单

年份（届）人数	姓名	性别	出生年份	工作单位
1983（第29届） 1人	王琇瑛	女	1908	原中华护理学会副理事长
1985（第30届） 3人	司堃范	女	1930	原北京市红十字朝阳医院外科护士长
	梁季华	女	1916	原广州市红十字医院护理部主任
	杨必纯	女	1940	四川省泸州市红十字医院护理部副主任
1987（第31届） 3人	史美黎	女	1936	原上海市红十字医院胸外科护士长
	陈路得	女	1914	原天津医学院附属医院顾问
	张云清	女	1925	原辽宁省肿瘤医院副主任护师
1989（第32届） 4人	林菊英	女	1920	原中华护理学会理事长
	周娴君	女	1931	原湖南省湘西自治区人民医院副院长
	孙秀兰	女	1942	原河北省唐山市红十字儿童急救中心护士长
	陆玉珍	女	1934	原上海市遵义医院护理部主任

续表

年份（届）人数	姓名	性别	出生年份	工作单位
1991（第33届）1人	吴静芳	女	1926	原河南省商丘地区医院护理部主任
1993（第34届）3人	李桂美	女	1937	原青岛市传染病医院护士长
	张瑾瑜	女	1926	原福建省肿瘤医院护理部主任
	张水华	女	1933	原宁夏医学院附属医院护理部主任
1995（第35届）2人	孙静霞	女	1914	原江苏省常州市第一人民医院护理部顾问
	邹瑞芳	女	1930	原浙江省湖州市第一人民医院护理部主任
1997（第36届）5人	汪赛进	女	1923	原安徽省护理学会荣誉理事长
	关小瑛	女	1928	原天津市护理学会理事长
	陆　冰	女	1932	原上海市第六人民医院护理部主任
	孔芙蓉	女	1936	原河南省护理学会副理事长
	黎秀芳	女	1917	中国人民解放军兰州军区总医院专家组成员
1999（第37届）3人	曾熙媛	女	1933	原中华护理学会理事长
	王桂英	女	1920	原天津市护理学会理事长
	秦力君	女	1943	原中国人民解放军总医院护理部主任
2001（第38届）3人	吴景华	女	1932	原宁夏回族自治区护理学会副理事长
	王雅屏	女	1945	北京市红十字会急诊抢救中心副院长
	李秋洁	女	1949	哈尔滨医科大学附属二院护理部主任
2003（第39届）10人	叶　欣	女	1956	原广东省中医院二沙岛分院护士长
	钟华荪	女	1947	原广东省中医院二沙岛分院护士长
	苏雅香	女	1947	原贵州省护理学会理事长
	巴桑邓珠	男	1951	原四川省甘孜州人民医院副院长
	章金媛	女	1929	原江西省南昌市第一人民医院原护理部主任
	梅玉文	女	1939	天津市护理学会名誉理事长
	李　琦	女	1942	原上海市第二人民医院护士长
	李淑君	女	1963	中国人民解放军火箭军总医院口腔科护士长
	姜云燕	女	1976	中国人民解放军喀喇昆仑模范医疗站护士长
	陈　东	女	1944	原北京佑安医院护理部主任
2005（第40届）5人	刘振华	女	1955	山东省济南市皮肤病防治院护士长
	陈　征	女	1947	原北京地坛医院护理部主任
	冯玉娟	女	1952	香港医院管理局九龙西联网、广华医院及东华三院黄大仙医院护理总经理
	万　琪	女	1965	西藏军区总医院护理部主任
	王亚丽	女	1955	甘肃省定西市人民医院护理部主任
2007（第41届）5人	泽仁娜姆	女	1968	青海省同仁慢性病防治院主管护师
	陈海花	女	1969	北京军区总医院消化内科护士长
	丁淑贞	女	1951	大连医科大学附属第一医院护理部主任
	聂淑娟	女	1947	新疆医科大学第一附属医院护理质量管理督导专家组组长
	罗少霞	女	1950	澳门镜湖医院护理部主任
2009（第42届）6人	刘淑媛	女	1942	原首都医科大学附属北京安贞医院主任护师
	张桂英	女	1970	吉林省神经精神病医院精神科护士长
	潘美儿	女	1976	浙江省皮肤病防治研究所住院部护士长
	杨　秋	女	1976	四川省都江堰向峨乡公立卫生院护士
	鲜继淑	女	1969	陆军军医大学重庆西南医院护士长
	王文珍	女	1962	中国人民解放军第六医学中心总护士长

续表

年份（届）人数	姓名	性别	出生年份	工作单位
2011（第 43 届） 8 人	吴欣娟	女	1958	中国医学科学院北京协和医院护理部主任
	陈荣秀	女	1944	天津肿瘤医院护理质控中心主任
	孙玉凤	女	1968	上海皮肤病医院护理部副主任
	姜小鹰	女	1953	原福建医科大学护理学院院长、福建护理学会副理事长
	赵生秀	女	1958	青海省人民医院副院长
	索玉梅	女	1952	解放军第四医院医务处副主任护师
	陈声容	女	1964	南京军区南京总医院妇产科护士长
	张利岩	女	1958	武警总医院副院长、护理部主任
2013（第 44 届） 6 人	蔡红霞	女	1965	中国人民解放军第 984 医院精神病科总护士长
	成翼娟	女	1949	四川大学华西医院管理研究所专家、原华西护理学院院长
	林崇绥	女	1950	原香港医院管理局总护理行政经理、香港护理专科学院院长（护理学博士）
	王海文	女	1968	中国人民解放军第 413 医院麻醉科护士长
	王克荣	女	1963	北京地坛医院红丝带之家护士长
	邹德凤	女	1956	南昌大学第四附属医院医疗服务部主任
2015（第 45 届） 5 人	杜丽群	女	1965	南宁市第四人民医院艾滋病科护士长
	宋　静	女	1963	河南省柘城县人民医院护理部主任
	王新华	女	1972	中国人民解放军第 302 医院护士长
	邢彩霞	女	1958	内蒙古人民医院护理部副主任
	赵庆华	女	1964	重庆医科大学附属第一医院护理部副主任
2017（第 46 届） 6 人	李秀华	女	1954	中华护理学会理事长、中日友好医院护理部名誉主任
	杨　辉	女	1960	山西医科大学第一医院副院长兼护理部主任
	杨惠云	女	1963	西安交通大学第二附属医院护理部主任
	杨　丽	女	1962	中国人民解放军总医院南楼临床部护理部副主任
	殷艳玲	女	1964	吉林大学第二医院副院长兼护理部主任
	游建平	女	1974	陆军军医大学重庆西南医院传染科护士长
2019（第 47 届） 1 人	李　红	女	1968	福建省立医院副院长兼福建医科大学护理学院院长
2021（第 48 届） 3 人	成守珍	女	1962	中山大学附属第一医院护理部主任
	胡敏华	女	1968	南昌市第九医院护理部主任
	脱亚莉	女	1974	庆阳市人民医院重症监护室护士长

制表：黑龙江医药卫生学校 邱尚瑛（本教材主编）。

目标检测

一、单项选择题

1. 儿科护理学的研究范围包括（　　）

A. 小儿生长发育　　B. 小儿营养喂养

C. 儿童保健　　D. 疾病预防、临床疾病护理

E. 以上都是

2. 儿科护理学的任务是（　　）

A. 减少儿童发病率

B. 增强儿童体质

C. 促进儿童身心健康

D. 提高儿童保健和疾病防治的能力

E. 以上都是

3. 儿科护理学的任务不包括（　　）

A. 给小儿提供综合性、广泛性的护理

B. 增强小儿体质，降低小儿发病率和死亡率

C. 降低新生儿出生缺陷率

D. 保障和促进小儿健康

E. 提高人类整体健康素质

二、问答题

1. 儿科护士所充当的角色有哪些？

2. 如何做一名合格的儿科护士？

第二节　儿科特点

PPT

【学习目标】

1. **掌握**　小儿年龄分期与各期特点。
2. **熟悉**　小儿免疫特点。
3. **了解**　小儿解剖、生理特点。

儿科护理的研究对象是儿童，与其他临床护理学科相比，儿科护理有着不同的特点。因此，掌握各年龄儿童的体格生长发育规律和生理特点是儿科护理工作的基本要求。如新生儿和小婴儿的头部相对较重，颈部肌肉和颈椎发育相对滞后，抱婴儿时要注意保护其头部；小儿髋关节附近的韧带较松、臼窝较浅，护理时动作应轻柔，避免损伤及脱臼。熟悉这些小儿的正常发育规律，及时识别异常、发现有无偏离，才能做好保健护理工作。在这一节，我们就来学习小儿生理解剖及各年龄期特点。

一、小儿解剖、生理、免疫特点

1. 解剖特点　小儿从出生到长大成人，外观上在不断地变化，如体重、身长（高）、胸围、头围等的增长，骨骼的发育，牙齿的萌出与脱落，囟门的闭合，身体各部分比例的改变等。内脏器官如心、肝、肾等的位置、大小及神经、肌肉、皮肤等系统均随小儿年龄的增长而变化。牙齿的发育、头围、胸围的增长都有其年龄特点。

2. 生理特点　各系统、各器官的功能随年龄增长逐渐发育成熟，不同年龄儿童的心率、呼吸频率、血压等正常值不同。小儿年龄越小，生长发育速度越快，营养需求量相对越高，但是胃肠道的消化吸收功能尚不完善，若喂养不当，就容易发生消化不

良，引起营养缺乏或消化功能紊乱。而且，婴儿代谢旺盛，肾脏功能比较差，与成人相比，更容易发生水、电解质紊乱。此外，不同年龄小儿的生理生化的正常值不同，如呼吸、心率、血压、体液成分、周围血象等，都与成人有诸多区别，应注意正确判断和处理。

3. 免疫特点 婴幼儿免疫系统发育尚不完善，皮肤黏膜娇嫩，屏障功能差，淋巴系统发育未成熟，体液免疫和细胞免疫功能均不健全，防御能力差，抗感染的能力比较低。但婴儿对某些传染病有一定的抵抗能力，其主要原因是新生儿可通过胎盘从母体获得 IgG，婴儿出生 5～6 个月后（一般 3～6 个月后），IgG 在体内逐渐消失。生后 6 个月内患某些传染病的概率较小，因此，6 个月内的婴儿不易患麻疹。6 个月后，来自母体的 IgG 浓度下降，自行合成 IgG 的能力不足，小儿 IgG 达成人水平的年龄是 6～7 周岁。分泌型 IgA（即 sIgA）可从母亲的乳汁中获得，若婴幼儿期 sIgA 缺乏，易患呼吸道和消化道感染。母体 IgM 不能通过胎盘，所以新生儿血清 IgM 浓度低，IgM 缺乏时，易患革兰阴性菌感染性疾病。

二、儿童年龄分期及各期特点 微课

儿童的生长发育是一个连续渐进的动态过程，在这个过程中，随着年龄的增长，儿童的解剖、生理和心理发展在不同阶段表现出与年龄相关的规律性。因此，将儿童的生长发育过程人为地分成七个阶段（即小儿生长发育的七个期），以便熟悉掌握。

1. 胎儿期 从受精卵形成至胎儿出生，共 40 周，280 天。此期完全依赖母体。母亲妊娠期间如受外界不利因素影响，如感染、创伤、滥用药物、接触放射性物质、毒品以及营养缺乏、严重疾病和心理创伤等，都可能影响胎儿的正常生长发育。胚胎前 8 周是胎儿期发育最关键的时期。因此，孕母要特别避免上述不利因素对胎儿的影响。

2. 新生儿期 自胎儿娩出、脐带结扎至满 28 天。小儿完全脱离母体、独立生存；所处的内外环境发生了根本的变化，各系统发育尚不完善，适应能力差，容易受外界环境的影响。在新生儿期，必须特别注意保暖和热量的摄取。此期在生长发育和疾病方面具有非常明显的特殊性，发病率高，死亡率也高。

3. 婴儿期 自出生到满 1 岁之前为婴儿期。此期是生长发育极其迅速的阶段，为第一个生长发育的高峰。因此对营养的需求量相对较高，各系统器官的生长发育虽然也在继续进行，但是不够成熟完善，尤其是消化系统常常难以适应对大量食物的消化吸收，容易发生营养缺乏和消化功能紊乱。同时，婴儿体内来自母体的抗体逐渐减少，自身的免疫功能尚未成熟，抗感染能力较弱，易发生各种感染和传染性疾病。因此，婴儿期重要的护理措施是合理喂养、预防感染，严格按照卫生部门规定的基础免疫程序按时进行疫苗接种。

4. 幼儿期 自 1 岁至满 3 岁前为幼儿期。体格生长发育速度较前稍减慢，智能发育迅速，同时活动范围渐广，接触社会事物渐多，语言、思维和社交能力的发育日渐增速。此阶段消化系统功能仍不完善，营养的需求量仍然相对较高，适宜的喂养仍然是保持正常生长发育的重要环节。此期小儿对危险的识别和自我保护能力都有限，因此最易发生意外伤害，应格外注意防护。

5. 学龄前期　3岁至入小学前为学龄前期。此时体格生长发育处于稳步增长状态，智能发育更加迅速，求知欲强，可塑性强；知识面不断扩大，自理能力和初步社交能力不断得到提高。

6. 学龄期　自入小学开始（6~7岁）至青春期前为学龄期。此期儿童的体格生长速度相对缓慢，除生殖系统外，各系统器官外形均已接近成人。智能发育更加成熟，可以接受系统的科学文化教育。

7. 青春期　青春期年龄范围一般为11~20岁，女孩的青春期开始年龄和结束年龄都比男孩早2年左右。女孩一般在11~12岁至17~18岁；男孩一般在13~14岁至18~20岁。此期儿童的体格生长发育再次加速，为第二个生长发育高峰；在此期，第二性征出现并逐渐明显；生殖系统发育加速并渐趋成熟。

三、小儿心理－社会特点与疾病特点

1. 心理－社会特点　身心发育和生理功能一样，也是从不成熟到成熟的过程，幼儿期与学龄前期是可塑性最大的时期，也是受教育最佳的时期；但小儿往往缺乏适应及满足需要的能力，依赖性强，多不能合作，尤其在患病时更需特别的保护和照顾。同时，小儿的心理发育过程受家庭、环境和教育的深刻影响。在护理中，应以小儿及其家庭为中心，与小儿的父母、幼教工作者、学校教师等共同配合，根据不同年龄阶段小儿的心理发育特征和心理需求，采取相应的护理措施。

2. 病理特点　人体对病原体的反应因年龄不同而发生不同的病理改变。如维生素D缺乏时，婴儿易患佝偻病，而成人则表现为骨软化症；同为肺炎链球菌所致的肺部感染，婴儿常为支气管肺炎，而年长儿和成人则发生大叶性肺炎。

3. 疾病特点　小儿疾病种类及临床表现与成人有很大不同，如小儿心脏病中以先天性心脏病为多见，成人则以冠状动脉粥样硬化性心脏病为常见；婴幼儿先天性、遗传性和急性感染性疾病较成人多见。且小儿患急性感染性疾病时起病急、来势凶，易并发败血症，伴有呼吸、循环衰竭和水、电解质紊乱；病情易反复波动，变化多端，应密切观察，及时处理。

4. 诊治特点　不同年龄小儿患病有其独特的临床表现，诊断时应重视年龄特点。如小儿惊厥，新生儿期发生多考虑与窒息、产伤、颅内出血或先天异常有关；6个月以内者考虑是否为婴儿手足搐搦症或中枢神经系统感染；6个月至3岁者以高热惊厥、中枢神经系统感染可能性大；3岁以上年长儿的无热惊厥则以癫痫为多见。此外，年幼儿常不能自诉病情，除向家长详细询问病史外，应密切观察病情变化，及时掌握第一手资料，结合必要的实验室检查，早期正确诊断和处理。

5. 预后特点　小儿患病虽然起病急、来势凶、变化多，但若能及时有效诊治和护理，病情恢复也较快，各脏器组织修复和再生能力较成人强，后遗症较少。但年幼体弱、危重患儿的病情变化迅速，应严密监护，采取有效措施，积极抢救，使之度过危急期。

6. 护理特点 护理评估难度大；健康观察任务重；护理工作繁杂，需要耐心、细心；护理操作难度大，需要技术过硬；心理护理意义大；儿童教育责任大。

7. 预防特点 小儿许多疾病是可以预防的，如加强宣传和普及科学育儿知识，提倡科学合理喂养，使营养不良、腹泻、贫血、肺炎等常见病、多发病的发病率和死亡率明显下降；出生后尽早筛查，对某些先天性、代谢性与遗传性疾病及时作出判断，早期加以干预和矫治，可防止发展为严重伤残。开展计划免疫，加强传染病管理，使小儿许多传染病都能得到良好的控制，大大降低了发病率和死亡率。加强小儿时期肥胖的控制，可减少成人高血压、动脉粥样硬化性心脏病的发生。因此，做好小儿时期疾病的预防，不仅可以增强小儿体质，而且可以及时发现和治疗一些潜在疾病，从而保证成年期的健康。

目标检测

一、单项选择题

1. 婴幼儿易患呼吸道感染主要是因为缺乏（　　）

A. 免疫细胞　　B. sIgA　　C. IgG

D. IgM　　E. 各种免疫球蛋白

2. 小儿各年龄分期，以下正确的是（　　）

A. 青春期指 11～12 岁至 17～18 岁

B. 新生儿期指生后脐带结扎至生后 30 天

C. 婴儿期指生后满月至 1 岁之前

D. 幼儿期指生后满 1 岁至满 3 岁之前

E. 学龄前期指生后 5 岁至满 7 岁之前

3. 胎儿期发育最关键的时期为（　　）

A. 胚胎前 8 周　　B. 胚胎前 6 周　　C. 胚胎前 4 周

D. 胚胎前 2 周　　E. 胚胎前 1 周

4. 以下描述符合小儿解剖特点的是（　　）

A. 新生儿和小婴儿头部相对较小

B. 小儿骨骼比较柔软，所以易于发生骨折

C. 新生儿和小婴儿头部相对较大，颈部肌肉和颈椎发育相对落后

D. 小儿髋关节附近韧带虽松弛，但臼窝较深，不易发生髋关节的脱臼

E. 小儿身体各部分的比例基本与成人相同

5. 关于小儿生理特点的描述不正确的是（　　）

A. 小儿生长发育快，对营养物质及能量的需要量绝对比成人多

B. 小儿生长发育快，对营养物质及能量的需要量相对比成人少

C. 胃肠消化功能发育不成熟，极易发生营养不良和消化紊乱

D. 代谢旺盛而肾脏功能发育不成熟，易发生水、电解质紊乱

E. 不同年龄小儿生理、生化正常值各不相同

6. 新生儿易患革兰阴性菌感染性疾病的原因是（　　）

A. sIgA 浓度低　　B. IgG 浓度低　　C. IgM 浓度低

D. IgE 浓度低　　E. 以上都不是

7. 以下描述不符合小儿疾病特点的是（　　）

A. 小儿疾病种类及临床表现与成人不同

B. 不同年龄小儿的患病种类也有差别

C. 小儿病情发展过程易反复、波动，变化多端

D. 感染性疾病时往往起病急、来势凶、缺乏局限能力，易并发败血症

E. 婴幼儿先天性疾病较成人少见

二、填空题

1. 小儿出生后生长发育的高峰是__________和__________。

2. 小儿易发生意外伤害的时期是__________。

3. 婴儿对某些传染病有一定的抵抗能力，主要是能通过胎盘从母体中获得______。

三、问答题

1. 为什么6个月以内的小儿不容易患麻疹？为什么人工喂养儿更容易患消化道疾病？

2. 小儿最容易发生意外伤害的年龄段是哪个阶段？如何预防小儿发生意外伤害？

书网融合……

微课　　本章小结 1　　本章小结 2　　自测题

第二章 儿童保健

儿童生长发育迅速，新陈代谢旺盛，所需要的营养物质和能量相对较多，但是，由于身体各部分系统发育尚不完善，特别是消化功能不完善，因此需要做好家庭与社区护理，为全社会儿童提供适合儿童生理特点的营养种类和数量，提供正确的家庭与社区护理方法，按照预防接种程序按时给予预防接种。这些都是促进儿童健康成长的重要环节。

第一节 小儿营养基础与喂养

PPT

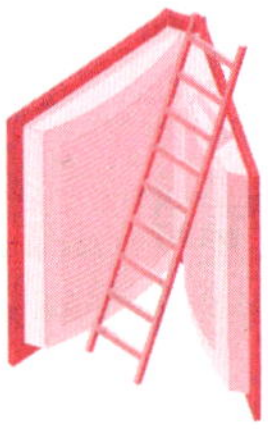

【学习目标】

1. **掌握** 小儿喂养方法、婴儿食物转换的特点及护理。
2. **熟悉** 小儿能量和营养素的需要。
3. **了解** 幼儿膳食的特点。

【能力目标】

具有指导小儿营养和喂养的基本能力。

一、小儿营养需要

小儿对于能量的需求主要有五个方面，其中生长发育所需是小儿特有的。小儿需要七大营养素，其中蛋白质、脂肪、糖类是供给能量的营养素；而维生素、矿物质、食物纤维、水虽不供给能量，但也是人体不可缺少的营养素。

（一）能量的需要

人体能量代谢的最佳状态是达到能量消耗和能量摄入的平衡，能量过剩和缺乏都对健康不利。人体所需的能量来自食物中碳水化合物、脂肪和蛋白质。能量的单位是千焦（kJ）或千卡（kcal）。1g 碳水化合物产能 16.8kJ（4kcal），1g 蛋白质产能 16.8kJ（4kcal），1g 脂肪产能 37.8kJ（9kcal）。一般情况下，婴儿每日所需总能量中，10%～15%来自蛋白质，35%～50%来自脂肪，50%～60%来自碳水化合物。正常小儿能量需要包括以下 5 个方面。

1. 基础代谢 是指在清醒、安静、空腹的情况下，18～25℃环境中维持基本生理活动所需要的最低能量。婴幼儿基础代谢率相对较高，比成人高出 10%～15%，其基础代谢需要的能量占总能量的 50%～60%，以后随年龄增长而逐渐减少，12 岁时接近成人水平。

2. 生长发育　是小儿特有的能量需要，且与小儿的生长速度成正比。婴儿期体格发育速度最快，此项需要量相对较多，占总能量的25%～30%。以后逐渐减低，至青春期又逐渐增高。

3. 食物热力作用　指食物在胃肠道内消化、吸收及利用过程中所消耗的能量。摄入不同食物消耗的能量各不相同。三大营养素中，蛋白质的热力作用最高，为本身产生能量的30%，脂肪为4%，碳水化合物为6%。婴儿食物中蛋白质含量较高，此项能量占总热量的7%～8%，而年长儿为混合食物，此项则占5%左右。

4. 活动消耗　小儿活动所需能量与其活动量的大小、活动类型及持续时间有关。喜爱活动的小儿此项能量的消耗比同龄安静小儿多3～4倍。故活动所需能量波动较大，并随年龄增加而增加。

5. 排泄损失　指正常情况下，未被完全消化吸收的食物排出体外损失的能量，此项不超过总能量的10%。当腹泻或胃肠道功能紊乱时可成倍增加。

上述5项能量的总和就是小儿总能量需要。一般婴儿每日所需总能量约418kJ/kg（100kcal/kg），以后每增长3岁，减去42kJ/kg（10kcal/kg），至15岁时平均为209kJ/kg（50kcal/kg）。

（二）营养素的需要

1. 蛋白质　是构成人体细胞、组织的基本成分，也是保证生理功能的物质基础。其供能应占总能量的8%～15%。小儿生长迅速，蛋白质需要量高于成人。1岁以内婴儿蛋白质的推荐摄入量为每日1.5～3g/kg。以后随年龄增长而逐渐下降，至青春期又增加。婴幼儿生长旺盛，保证优质蛋白的供给非常重要，优质蛋白质应占50%以上，其主要来源于动物和大豆蛋白质等。

2. 脂类　是脂肪、胆固醇和磷脂的总称。机体细胞膜、神经组织、激素的构成均离不开它。脂肪可协助脂溶性维生素的吸收，防止散热，保持体温恒定，减少脏器间的摩擦，保护器官。婴幼儿饮食中供给能量占总能量的35%，每日需脂肪4g/kg，动物和植物脂肪均为人体之必需，主要来源于乳类、肥肉、蛋类、植物油，应搭配提供。

3. 碳水化合物　是供给能量的主要物质，除供能外，它与蛋白质、脂肪结合成糖蛋白、糖脂，组成抗体、酶、激素、细胞膜、神经组织、核糖核酸等具有重要功能的物质。碳水化合物所产生的能量应占总能量的55%～65%，保证充分碳水化合物摄入，重要的是提供合适比例的能量来源，如高于80%或低于40%都不利于健康。它广泛存在于米、面、薯类、豆类、各种杂粮中，经生化反应最终均分解为糖。

4. 维生素　对维持人体生长发育和生理功能起重要作用。主要功能是调节人体的新陈代谢，但不供给能量。维生素分两类：一类为脂溶类性维生素，包括维生素A、维生素D、维生素E、维生素K，它们不溶于水，溶解于脂肪及脂肪溶剂，需有足够的脂肪才能保证其吸收，可在体内储存，不需每日提供，但过量会引起中毒；另一类为水溶性维生素，包括B族维生素和维生素C，它们溶于水，不在体内储存，需每日从食物提供，代谢快，不易中毒，缺乏时迅速出现症状（表2-1）。

表2-1　维生素的需要量和来源

种类	每日需要量	来源
维生素A	2000～4500IU	肝、鱼肝油、蛋黄、牛奶、黄色水果及蔬菜
维生素 B_1	0.5～1.5mg	谷类、糠皮、麦麸、豆类、花生、酵母
维生素 B_2	1～2mg	肝、蛋黄、酵母、牛奶、各种叶菜
维生素 B_6	1～2mg	各种食物；肠内细菌合成
维生素 B_{12}	1μg	肝、肾、肉、鱼、蛋
维生素C	30～50mg	新鲜蔬菜、水果
维生素D	400～800IU	日光照射、鱼肝油、肝、蛋黄
维生素K	1～2mg	肝、蛋、豆类、绿叶菜、肠内细菌合成
叶酸	0.1～0.2mg	酵母、肝及绿叶蔬菜

5. 矿物质　包括常量元素和微量元素，如体内的钙、磷、镁、钾、钠、氯称为常量元素，碘、铁、锌、铜、硒等称为微量元素（表2-2）。它们不供给能量，但参与机体的组成，调节其生理功能。每种元素均有其重要的、独特的、不可替代的作用，各元素间又有密切相关的联系。矿物质的生理功能：①构成骨骼的主要成分；②维持神经、肌肉正常生理功能；③维持渗透压，保持酸碱平衡；④组成酶的成分。矿物质缺乏与疾病相关，例如钙缺乏与佝偻病，铁缺乏与贫血，锌缺乏与生长发育落后，碘缺乏与生长迟缓、智力落后等，均应引起足够的重视。

人体所需元素很多，通常婴幼儿最易缺乏的矿物质是钙、铁、锌和铜，但当小儿腹泻、呕吐时，容易丢失大量的钠和氯，明显脱水时易丢失钾。

表2-2　常见矿物质的需要量和来源

种类	每日需要量	来源
钙	约1g	豆类、乳类、骨头、蛋黄、绿色蔬菜、米糠、麦麸、花生等
铁	5～15mg	动物肝脏、肾、血、心、木耳、瘦肉、蛋、绿色蔬菜、芝麻、豆类等
锌	5～15mg	乳类、蛋类、豆类、鱼、肉、麦胚等
镁	200～300mg	谷类、豆类、坚果、肉类、乳类等
磷	约1.5g	粗粮、黄豆、蚕豆、花生、土豆、坚果类、肉、蛋、鱼、虾、奶类、肝脏等
碘	40～100ug	海带、紫菜、海鱼等

6. 水　是机体的重要组成部分，机体的物质代谢，生理活动均离不开水的参与。小儿代谢旺盛，需水量相对较多，且年龄越小相对需水量越大，婴儿每日需水约150ml/kg，以后每增长3岁每天减少约25ml/kg。水供给不足或丢失过多会导致脱水，供给过多会导致水中毒。水主要来源于食物和饮用水。

7. 膳食纤维　主要来自植物的细胞壁，是不被小肠酶消化的非淀粉多糖。按来源分为不可溶性（如纤维素、半纤维素、木质素）和可溶性（如果胶及树胶）两类。可促进肠道蠕动，吸收水分软化粪便，防止便秘；还可降低血浆胆固醇水平；对肠道正常菌群的建立也起有利的作用。儿童、青少年膳食纤维的适宜摄入量为每日 20～35g。膳食纤维主要来源于谷类、新鲜蔬菜、水果等。

二、婴儿喂养

合理喂养是婴儿健康成长的基础。婴儿喂养的方法包括母乳喂养、部分母乳喂养和人工喂养三种，其中以母乳喂养最为理想。

（一）母乳喂养

母乳是满足婴儿生理和心理发育的理想天然食品，对婴儿的健康生长发育有着不可替代的作用。一般健康母亲的乳汁分泌量可满足 6 个月内婴儿的液体量、能量和营养素。母乳中的各种营养素和多种生物活性物质为婴儿提供全方位呵护，使其健康成长。

1. 母乳的成分　产后不同泌乳期乳汁成分的差异很大。

（1）初乳　产后 7 天内分泌的乳汁，量较少，质略黏稠而色微黄，含有大量免疫球蛋白如 sIgA 和生长因子。初乳中的维生素 A、牛磺酸和矿物质含量丰富，并含有初乳小球（充满脂肪颗粒的巨噬细胞及其他免疫活性细胞），能促进新生儿的生长发育，提高抗感染的能力。

（2）过渡乳　产后 7～14 天分泌的乳汁，乳汁的总量很多，免疫球蛋白和蛋白含量下降，而脂肪和糖含量增加。此时，母亲会感到乳房很饱满、硬实和沉重。

（3）成熟乳　产后 14 天至 9 个月分泌的乳汁，量随小儿的生长而增加，营养成分适当。其与牛乳营养成分的比较见表 2－3。

表 2－3　成熟乳与牛乳的成分比较

	蛋白质（g）	脂肪（g）	糖（g）	钙（mg）	铁（mg）	磷（mg）	水（g）
成熟乳（100ml）	1.5	3.7	6.9	33	0.15	15	88
牛乳（100ml）	3.3	4.0	5.0	125	0.1	95	88

（4）晚乳　产后 10 个月以后分泌的乳汁，各种营养成分和量均有所下降。

2. 母乳喂养的优点

（1）营养丰富，易于消化吸收　①蛋白质、脂肪、碳水化合物的比例适宜为 1∶3∶6，吸收利用率高。②母乳中的蛋白主要是乳清蛋白，易消化吸收；所含氨基酸比例适宜，必需氨基酸含量多，其中牛磺酸能促进婴儿神经系统和视网膜的发育。③母乳所含的碳水化合物中 90% 以上为乙型乳糖，利于脑发育并可促进肠道双歧杆菌的生长，减少腹泻机会。④母乳中含不饱和脂肪酸较多，颗粒小，易吸收、消化；含丰富的必需脂肪酸、较多解脂酶，有助于脂肪的消化和吸收。⑤母乳中维生素含量多，如维生素 A 和水溶性维生素。⑥母乳中矿物质含量少，适合婴儿肾发育水平，而且吸收率较高，钙、磷的比例适宜（2∶1），易于吸收，锌、铁的吸收率也明显高于牛乳。

（2）增强免疫力　母乳含有较多的免疫物质，尤其是初乳中含量更高。新生儿能从母乳中获得 sIgA，可保护呼吸道和消化道黏膜。含有较多的乳铁蛋白、双歧杆菌、巨噬细胞，可以抑制大肠埃希菌及白念珠菌的生长。

（3）增加母婴情感交流　母亲用自己的乳汁喂哺婴儿，并可密切观察婴儿的细微变化，使小儿获得更多的母爱，获得最大的安全感，有利于婴儿心理和智能的发育。

（4）喂养简便　母乳的温度适宜、经济、方便，宜于婴儿随时食用，被污染的机会少。

（5）对过敏性疾病有保护作用　纯母乳喂养能有效地避免婴儿过早接触异源性蛋白质，减少对异源性蛋白质的暴露水平。

（6）有益母亲健康　产后哺乳，有利于产妇的子宫收缩、复原，促使子宫早日恢复正常；母亲哺乳期月经可推迟，可起到一定的避孕作用，还可降低发生乳腺癌和卵巢癌等疾病的风险。

3. 母乳喂养的护理

（1）开乳时间　婴儿出生后的第一口食物应该是母乳。胎儿娩出脐带处理后即让婴儿与母亲紧密接触并尽快吸吮母亲乳头（半小时内），通过吸吮乳头的刺激，促进母亲催乳素的分泌，使之提早分泌乳汁。产后 2 周，乳晕的传入神经特别敏感，诱导缩宫素分泌的条件反射易于建立，是建立母乳喂养的关键时期。尽早开奶还可减少婴儿生理性黄疸、生理性体重下降和低血糖的发生。

（2）哺乳次数　婴儿 2 个月之前，提倡按需喂养，以促进乳汁分泌。随着婴儿长大，吸入的奶量逐渐增多，可采取按时喂养，每 2 ~ 3 小时喂 1 次，逐渐延长到每 3 ~ 4 小时喂 1 次，一昼夜共 7 ~ 8 次。3 个月后夜间可停 1 次，每天共 6 ~ 7 次。4 ~ 5 个月可随辅食添加逐渐减少至每日 4 ~ 5 次。

（3）喂哺方法　喂乳前先给婴儿更换尿布，母亲洗手后用温开水清洗乳头、乳晕。哺乳时可采取不同姿势，使母亲舒适，一方面有利于乳汁排出，另一方面可刺激婴儿的口腔动力，有利于吸吮。一般母亲应取坐位，让婴儿的头、肩枕于哺乳侧的肘弯，用另一手的示指、中指轻夹乳晕两旁，使婴儿含住乳头及大部分乳晕，能自由地用鼻呼吸。每次哺乳时间应根据婴儿吸吮能力和体质强弱适当调整，以吃饱为度，15 ~ 20 分钟。哺乳结束后，应将婴儿竖起，头部靠在母亲肩上，用手掌轻拍背部，以利咽下的空气排出，然后将婴儿置于右侧卧位，以防溢乳造成的窒息。

判断母乳是否充足的方法：每次哺乳都能听到婴儿的吞咽声，哺乳后婴儿安静入睡 2 ~ 3 小时，每天有黄色稀糊状便 2 ~ 4 次，小便量较多，每天 10 余次，体重正常按照速度增长，则表示母乳充足。

（4）注意事项　①哺乳时应防止乳房阻塞婴儿鼻部，导致窒息。②每次哺乳应做到两侧乳房轮流排空，应先吸空一侧，然后再吸另一侧，下次则先吸上次未排空的一侧；若仅吃一侧就已经饱了，应将另一侧的奶挤出，预防胀奶，使母亲感到疼痛不适及乳腺炎的发生。③哺乳期母亲应始终保持愉快的心情、足够的睡眠和有规律的生活，同时要注意合理营养，膳食中富含蛋白质、矿物质、维生素及充足的能量。④在妊娠晚期就应经常用湿毛巾擦洗乳头，使乳头能耐受吸吮，防治皲裂，若婴儿含着乳头睡着了或是母亲由于某些原因不得不中断吸吮时，母亲可将一个干净手指轻轻按压婴儿嘴角，使乳头从嘴中脱出，切不可用力硬拉乳头，以免受伤。

（5）哺乳禁忌　凡母亲患活动性肺结核、HIV、严重心脏病、肾疾病等不宜哺乳。化疗、放射性药物治疗一般禁忌母乳喂养。母亲乙肝表面抗原阳性时，婴儿生后 24 小时内注射乙肝免疫球蛋白和乙肝疫苗，并非母乳喂养的禁忌证。若患急性传染病、乳腺炎时，暂停哺乳，但应用吸乳器将乳汁吸出，以免乳量减少。

（6）断乳　婴儿 6 个月内应纯母乳喂养。随着婴儿年龄增长，母乳的质和量已不能完全满足婴儿需要，而且婴儿的消化吸收功能也逐渐成熟，牙齿萌出，可适应半固体和固体食物，因此一般可自 6 个月起逐渐添加辅食，同时逐步减少哺乳次数，使母子双方在生理、心理上都有一个适应过程，为断乳做准备。世界卫生组织建议母乳喂养应至 2 岁。

知识扩展

提倡母乳喂养

1989 年世界卫生组织和世界儿童基金会发布《保护、促进和支持母乳喂养的联合声明》，大力提倡母乳喂养，并将每年 8 月 1 ~7 日定为世界母乳喂养周。1990 年 5 月 10 日，我国原卫生部决定将每年的 5 月 20 日作为全国母乳喂养宣传日。为促进母乳喂养，1992 年 3 月建立了世界上第一所爱婴医院——菲律宾法培拉医院。1991 年 11 月，我国原卫生部召开了“中国促进母乳喂养研讨会”，研讨制定了“促进母乳喂养项目规划”和“中国母乳代用品销售守则（草案）”；1992 年开展了“爱婴医院”及“爱婴病区”的评比活动。

成熟乳在每次喂哺过程中会有所改变，以便完全适合于婴儿的需要。如将哺乳过程分为三部分，第一部分分泌的乳汁脂肪含量低（17.1g/L）、蛋白含量高（11.8g/L），第二部分乳汁脂肪含量逐渐增加（27.7g/L）、蛋白质含量逐渐降低（9.4g/L），第三部分乳汁中脂肪含量最高（55.1g/L）、蛋白质含量最低（7.1g/L）。

（二）人工喂养

4～6个月以内的婴儿因母乳缺乏或其他原因不能用母乳喂养，完全采用配方乳或其他兽乳，如牛乳、羊乳、代乳品喂养的方法，称人工喂养。

1. 常用乳品及代乳品

（1）配方乳　是以母乳的营养素含量及其组成为依据，对牛乳进行改造的奶制品。其营养素尽量接近于母乳，使之适应婴儿的消化能力和肾功能，如降低其酪蛋白、无机盐的含量，添加一些重要的营养素，如乳清蛋白、不饱和脂肪酸、乳糖等，强化所需微量营养素，如核苷酸、维生素A、维生素D和微量元素铁、锌等。在不能母乳喂养时首选配方乳。

（2）牛乳

1）成分　牛乳中酪蛋白含量较高，在胃内形成的乳凝块较大，不易消化；脂肪酸主要是饱和脂肪酸，脂肪球较大，缺乏脂肪酶，较难消化；乳糖主要以甲型乳糖为主，利于大肠埃希菌生长；矿物质多，可中和胃酸，不利消化，并增加了肾的负担；缺乏免疫物质，易患感染性疾病。

2）配制　①加水：在牛乳中加水或米汤，降低酪蛋白浓度。②加糖：每100ml牛乳加糖5～8g，改变宏量营养素的比例，利于吸收和软化大便。③加热：用温火煮3～4分钟，改变酪蛋白性质，使凝块变小，容易消化，另外还能起消毒作用。煮沸时间不宜过长，否则短链脂肪酸易挥发而失去香味，酶及维生素也易被破坏。

（3）羊乳　与牛乳营养价值相似，但酪蛋白含量较低，较牛乳容易消化。羊乳缺少叶酸和维生素B_{12}，易发生巨幼红细胞贫血。

（4）代乳品　有豆浆、豆粉、糕干粉、米糊、面糊等。

2. 人工喂养的护理

（1）乳方选择　出生后1～2周内的新生儿可用2∶1乳（2份牛乳，加1份水），以后渐增至3∶1或4∶1乳，至1～2个月即可喂全乳。

（2）乳量估算

1）配方乳粉的摄入量　一般市售婴儿配方乳粉100g约供能500kcal，婴儿每日所需总能量100kcal/(kg·d)，故需婴儿配方乳粉20g/(kg·d)可满足需要。

2）全牛乳摄入量　按婴儿每日所需的总能量和总液量来计算乳量。婴儿每日所需总能量100kcal/(kg·d)，需水量为150ml/kg。100ml含糖8%的牛乳可供能100kcal/(kg·d)。计算乳量方法如下。

例如：4个月婴儿，体重6kg。

每日所需总液量：150ml/kg×6kg=900ml。

每日所需8%糖牛乳量：100ml/kg×6kg=600ml。

每日除牛乳以外需水量：900ml－600ml=300ml。

将全日牛乳分次喂哺。两次喂乳之间可喂水。

（3）哺喂方法　哺乳前应先给婴儿换尿布、洗手。用乳瓶喂哺时，要选择开孔合适的胶皮乳头，喂奶前需先试温，试温方法只需倒几滴乳汁于手腕内侧即可，切勿由成人直接吸奶头尝试，以免受成人口腔内细菌的污染。婴儿最好斜坐在母亲的怀里，母亲扶好奶瓶，慢慢喂哺。从开始至结束，都要保持奶液充满奶头和瓶颈，以免将空气吸入。每次喂哺时间持续 15 ~20 分钟，喂奶后需将婴儿抱起，轻拍其背部，使咽下的空气排出，避免溢乳，再将婴儿置右侧卧位。

（4）注意事项 ①婴儿食量存在个体差异，在初次喂乳后，要观察婴儿食欲、体重、粪便性状，随时调整，以免引起消化功能紊乱或营养不良；②母亲最好亲自喂哺，使母亲与婴儿经常接触与沟通，有利于婴儿的心理发育；③婴儿所用的奶瓶、奶头、汤勺、锅等用具，必须每次清洗干净，煮沸消毒，并放在固定带盖盛器内，以保持清洁。

（三）部分母乳喂养

部分母乳喂养指母乳与牛乳、羊乳或其他代乳品混合使用的喂养方法。有补授法与代授法两种方法。

1. 补授法 指补充母乳量不足的方法。即每日母乳喂养的次数照旧，每次喂完母乳后加喂一定量配方乳或动物乳，直到婴儿吃饱。这种喂养方法可因经常吸吮刺激乳头而维持母乳的分泌。

2. 代授法 指用配方乳或动物乳一次或数次代替母乳的方法。使用代授法时，仍应按时挤出或用吸乳器吸出乳汁，每日母乳哺喂次数最好不少于 3 次，维持夜间喂乳，否则母乳会很快减少。

（四）婴儿食物转换

随着婴儿的生长发育逐渐成熟，需要由出生时的纯乳类进入向固体食物转换的转换期。无论母乳喂养、人工喂养或混合喂养的婴儿，都应按时逐渐添加过渡食品，以保证小儿生长发育的需要。

1. 不同喂养方式婴儿的食物转换 纯母乳喂养婴儿是逐渐用配方奶完全代替母乳，同时引入其他食物；人工喂养和部分母乳喂养儿是逐渐引入其他食物。

2. 食物转换的原则 引入食物的原则：由少到多、由稀到稠、由细到粗、由一种到多种、循序渐进。应在婴儿健康，消化功能正常时添加，婴儿患病期间应减少添加辅食。

3. 食物转换的步骤和方法

6 个月：泥状食物如含铁配方米粉、配方奶、蛋黄、鱼泥、菜泥、水果泥等。

7 ~9 个月：末状食物如粥、烂面、碎菜、蛋、鱼、肉末、豆腐、饼干等。

10 ~12 个月：软碎食物如稠粥、软饭、面条、碎菜、碎肉、带馅食品等。

知识扩展

幼儿膳食安排

幼儿膳食中的各种营养素和能量的摄入需要满足该年龄阶段的生理需要，蛋白质每日40g左右，其中优质蛋白质应占总蛋白的1/2，适量脂肪有助于增加食欲，同时碳水化合物、脂肪、蛋白质产能之比为50%～60%、25%～30%、12%～15%。食物种类多样化，在进食各类食物的基础上，保证每天摄入乳类500ml左右。食物制作要求细、软、烂，培养幼儿自己进餐，正确使用餐具，养成不挑食、不偏食等良好饮食习惯。

实践一　鲜牛乳的配置

PPT

一、操作目的

（1）掌握婴儿全天牛乳量，每次牛乳量的计算。

（2）了解配置8%牛乳的目的。

（3）能够对家庭、社区进行护理指导。

二、操作准备

1. 环境准备　室内安静，温度、湿度适宜，光线明亮。

2. 护生准备　着装整齐，洗手并修剪指甲。

3. 用物准备　配乳卡、牛乳或乳粉、白砂糖、天平、奶瓶、广口容器、小勺、量杯、温开水。

三、操作步骤

（1）核对配乳卡、姓名、床号、乳液种类、每次喂乳时间和喂乳量。

（2）计算出婴儿全日所需要的牛乳、糖及水量。牛乳的喂哺量应按照婴儿每日所需的热量计算，婴儿每日所需8%的糖牛乳100ml/kg，平均分成7次可得出每次的喂哺量。

（3）用天平称出所需的糖量，用量杯量出所需水量及鲜牛乳量，分别倾注于广口容器内并混合均匀，如用全脂乳粉，则按比例1∶8（重量比）或1∶4（容量比）调成乳汁。

（4）按小儿一日哺乳的次数排列乳瓶，挂上床号牌（床号牌上应注明床号、姓名、每次乳量及时间）。

（5）将配制好的牛乳放入奶锅内加热煮沸3～4分钟，用量杯量出每次的乳量，用漏斗将乳液倾倒于瓶内，盖好瓶盖，放于瓶筐内，待凉后置冰箱内备用。

（6）配乳用具及时清洁，消毒后存放于橱柜中备用。

目标检测

一、单项选择题

1. 能量需要中，小儿特有的是（　　）

A. 生长发育　B. 食物的热力作用　C. 基础代谢

D. 活动消耗　E. 排泄损失

2. 一般小儿开始添加鱼肝油的时间为（　　）

A. 2～3 周　B. 3～4 周　C. 2～3 个月

D. 3～4 个月　E. 4～5 个月

3. 6 个月以内小儿最理想的食品是（　　）

A. 母乳　B. 牛乳　C. 羊乳

D. 全脂奶粉　E. 米糊

4. 关于母乳喂养的护理，下列说法错误的是（　　）

A. 产后尽早开奶　B. 新生儿按需哺乳

C. 一般采取坐位　D. 喂乳前做好清洁工作

E. 喂乳后立即将婴儿置于右侧卧位

5. 婴儿每日每千克体重水的需要量为（　　）

A. 120ml　B. 130ml　C. 140ml

D. 150ml　E. 160ml

6. 有关牛乳的特点，下列说法错误的是（　　）

A. 主要是乳清蛋白　B. 脂肪球大，难以消化

C. 含矿物质较多　D. 甲型乳糖多

E. 易受污染，应加热饮用

7. 以下哪种不是脂溶性维生素（　　）

A. 维生素 A　B. 维生素 D　C. 维生素 E

D. 维生素 K　E. 维生素 C

8. 辅食添加的原则，哪项是错误的（　　）

A. 由少到多　B. 由稀到稠　C. 由粗到细

D. 由一种到多种　E. 循序渐进

9. 4 个月以上婴儿喂养的最佳食品是（　　）

A. 纯母乳　B. 全脂奶粉　C. 母乳加奶粉

D. 母乳加辅食　E. 婴儿配方奶

10. 纯母乳喂养时间最好为（　　）

A. 2个月　　B. 4个月　　C. 6个月

D. 9个月　　E. 12个月

二、填空题

1. 部分母乳喂养有两种方法：__________、__________。

2. 健康婴儿世界卫生组织建议母乳喂养应至__________。

3. 正常小儿能量需要包括__________、__________、__________、__________、__________5个方面。

三、问答题

1. 简述母乳喂养的优点。

2. 简述婴儿食物转换的原则。

3. 患儿，女，3个月，生后母乳喂养，吃奶后经常吐奶，来院进行咨询，体格检查未查出器质性改变，家长询问如何添加其他食物。如何指导家长正确哺乳？如何进行食物转换？

PPT

第二节　日常生活护理与管理

儿童保健是根据小儿各年龄阶段生长发育的规律、特点及影响因素，采取各种有效措施提高小儿的免疫力，增强小儿体质，降低发病率及死亡率，使小儿身心各方面得到健康发展。

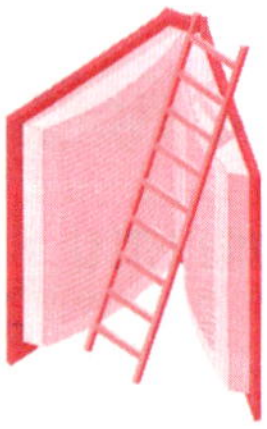

【学习目标】

1. **掌握**　各年龄期的日常生活护理与管理。
2. **熟悉**　游戏的功能与特点，体格锻炼的方法。
3. **了解**　幼儿与儿童教育的原则。

一、各年龄期小儿的日常生活护理与管理

（一）胎儿期保健

胎儿期保健的重点是预防遗传性疾病与先天畸形，降低孕期病毒感染的机会；应避免接触放射线和铅、汞、苯、有机磷农药等化学毒物；避免吸烟、酗酒、滥用药物。其次，妊娠后期应加强钙、铁、锌、维生素D等重要营养素的补充，保持心情愉快，注意劳逸结合；避免产伤和产时感染。

（二）新生儿期保健

新生儿脱离母体后要经历解剖、生理上一系列巨大变化，才能适应外界新环境，

但是其各器官系统发育不完善，适应调节能力差，故发病率和死亡率较高，尤其在生后第1周，新生儿期保健重点应在生后1周内。

1. 出生时护理　产房温度维持在26～28℃，新生儿保持呼吸道通畅，及时清理口鼻内黏液；严格消毒，脐带结扎；记录出生时情况Apgar评分及体温、心率、呼吸、体重、身长；提倡尽早母乳喂养，异常新生儿密切观察。

2. 居家护理

（1）家庭访视　一般1个月内进行新生儿家庭访视4次，分别在出院后24小时、生后1周、生后2周及满月时（生后28天）。了解一般情况：新生儿出生情况，吃奶、睡眠、哭声、大小便及母亲泌乳等。体格检查：测量体温、呼吸、脉搏、体重、身高，检查面色、皮肤、脐部及口腔黏膜有无异常，注意黄疸出现时间、消退的时间、黄疸程度，检查有无听觉障碍及其他畸形等。

（2）指导喂养　宣传母乳喂养的优点，教授母亲哺乳的方法和技巧。

（3）日常护理　新生儿室温保持22～24℃，相对湿度为55%～65%。冬季注意保暖，夏季注意通风；示范正确的沐浴及脐部护理方法。选用质地柔软、浅色、吸水性强的棉布制作衣服、被褥和尿布，便后及时更换尿布，保持臀部皮肤清洁干燥。新生儿包裹不宜过紧，应保持双下肢屈曲。

（4）预防感染，防止意外　保持室内空气清新，用具要专用、定期消毒，保持衣服、被褥和尿布的清洁。母亲在哺乳和护理新生儿前应用流动水洗手，尽量减少亲友探视和亲吻新生儿，患呼吸道感染、消化道感染及其他感染者避免接触小儿。按时接种卡介苗及乙肝疫苗，出生2周后应口服维生素D预防佝偻病的发生。

（5）早期教育　提倡母婴同室，新生儿的视、听、触觉已初步发展，可通过反复的视觉和听觉训练，并应鼓励父母多抚摸新生儿、对新生儿说话和唱歌等，培养新生儿对环境的定向力和反应能力。

（三）婴儿期保健

1. 合理喂养　6个月以内婴儿宜采用纯母乳喂养，6个月以上婴儿按时添加辅食，向家长介绍添加辅食的原则与顺序，可以持续母乳喂养到2岁以上。

2. 日常护理

（1）清洁卫生和衣着　保持皮肤清洁，每日早晚洗脸、脚和臀部，勤换衣裤，有条件每日沐浴，注意保持口腔、鼻腔、耳部清洁。婴儿衣着应简单、宽松、少接缝、无纽扣，以避免摩擦皮肤和便于穿脱及四肢活动。

（2）睡眠　保证有充足的睡眠时间，婴儿睡眠时间随年龄增长逐渐减少，睡眠环境无需过分安静，保持光线稍暗，睡眠前避免过度兴奋，做到不拍、不抱、不摇、不含乳头、安静入睡。各种姿势均可，侧卧位是最舒适和安全的体位。

（3）牙齿和骨骼　婴儿4～10个月乳牙开始萌出，可出现吸吮手指、咬东西、流口水等现象，可指导家长给较大婴儿提供一些较硬的食物咀嚼，并用软布帮助婴儿清洁牙龈和萌出的乳牙；家长应每日带婴儿进行户外活动，进行三浴（日光浴、水浴、空气浴）锻炼，以增强体质。

3. 早期教育

（1）大小便训练　18个月以后开始训练定时排便。

（2）感知能力训练　对3个月内的婴儿，可利用颜色鲜艳、能发声及转动的玩具，逗引婴儿，家人要经常对婴儿说话、唱歌；对3～6个月的婴儿利用各种颜色、形状、发声的玩具，引逗婴儿看、摸和听。对6～12个月的婴儿应培养其稍长时间的注意力，并以提问方式让婴儿看、指、找。

（3）动作、语言的发展　根据婴儿动作的发育规律，家长为婴儿提供运动的空间和机会。如2个月时可开始练习空腹俯卧抬头；3～6个月练习抓握能力和翻身；7～9个月可逗引爬行，同时练习婴儿站立、坐下和迈步；10～12个月鼓励学走路。根据婴儿语言的发育规律，利用一切机会和婴儿说话交流，以训练婴儿对语言的反应、理解和表达能力。

4. 防止疾病和意外　婴儿对传染病普遍易感，必须按计划免疫程序，完成预防接种的基础免疫。同时，要定期做健康检查，预防佝偻病、营养不良、肥胖症和营养性缺铁性贫血等疾病的发生。同时要注意预防异物吸入、窒息、跌伤、中毒、烫伤、溺水和触电等。

（四）幼儿期保健

1. 合理营养　幼儿期营养发育较快，应提供充足的热量和营养素，优质蛋白占总蛋白的1/3～1/2，在2～2.5岁以前，乳牙尚未出齐，食物应细、软、烂，多样化合理搭配，并创造愉快的进餐环境，以增进幼儿食欲，每日以3餐主食加2～3次点心为宜。鼓励幼儿自己进食，进餐时不玩耍。注意培养小儿不吃零食、不挑食、不撒饭菜的良好习惯。

2. 日常护理

（1）衣着　幼儿衣着应颜色鲜艳便于识别，宽松、保暖，易于穿、脱和身体活动，简便易于自理，鞋子不用系带。

（2）睡眠　保证充足睡眠，一般每晚可睡10～12小时，白天小睡1～2次，睡前避免过度兴奋，培养有规律的睡眠习惯。

（3）个人卫生　幼儿牙齿长出后，用月子牙刷沾温开水轻擦牙齿。2岁左右，牙齿基本长齐，可用牙刷刷牙，养成早、晚刷牙及饭后漱口的习惯。为保护牙齿应少吃甜食，并定期进行口腔检查。

3. 早期教育

（1）大小便训练　18～24个月时，幼儿已能自主控制肛门和尿道括约肌，在训练过程中，多采用赞赏和鼓励的方法，使其养成在固定地方和时间排便的习惯。

（2）动作和语言的发育　1～2岁幼儿要选择发展走、跳、投掷、攀登的玩具，2岁的幼儿应选择能发展动作、注意、想象、思维等能力的玩具。重视与幼儿的语言交流，鼓励小儿多讲话，可通过玩具、看图片、讲故事等方式促进语言发展，并借助儿童动画片、图书等扩大词汇量。

（3）品德教育　幼儿应培养与他人分享、互助友爱、尊敬长辈、礼貌用语等良好习惯。

（4）心理健康　幼儿期心理发育最为迅速，在心理发展过程中的特征是表现出明显的自主性。故要因势利导，培养小儿健康的自主性。

4. 预防疾病和意外　继续加强预防接种和防病工作，每 3 ~ 6 个月为幼儿做健康检查一次，预防龋齿，筛查听力、视力有无异常，进行生长发育监测。指导家长预防异物吸入、烫伤、跌伤、中毒等意外发生。

（五）学龄前期保健

1. 合理营养　学龄前儿童饮食接近成人，食品制作要多样化，并做到粗、细、荤、素搭配，保证各种营养素供给均衡。

2. 日常护理　鼓励小儿自行进食、刷牙、洗脸、穿衣、如厕等，若其动作缓慢、不协调，需给予指导和协助，但是不能包办；保证睡眠时间，每天 11 ~ 12 小时，因学龄前期儿童想象力极其丰富，可导致儿童怕黑、做噩梦等，常需要成人的陪伴。

3. 早期教育

（1）品德教育　培养小儿关心集体、遵守纪律、团结协作、热爱劳动等良好品质。通过手工制作、绘画、弹奏乐器、唱歌、跳舞、郊游等活动培养小儿多方面的情趣及思维能力。

（2）心理健康　此期小儿的心理特征是具有进取精神及丰富的想象力，他们乐于自己创造游戏活动。成人可通过游戏来提高小儿的思维活动，鼓励小儿多提问，发挥其想象力，培养小儿对各种事物的积极情感。

4. 预防疾病和意外　对学龄前儿童应加强安全教育，以预防外伤、溺水、中毒、交通事故等意外发生。预防龋齿、缺铁性贫血、寄生虫等常见疾病，预防接种可在此期进行加强。应每年进行 1 ~ 2 次健康检查，监测生长发育，筛查与矫治近视等。

（六）学龄期保健

1. 合理营养　学龄期膳食要求营养充分而均衡，定时定量进食，防止小儿挑食、偏食、吃零食及暴饮暴食等不良习惯。要重视早餐和课间加餐。

2. 日常活动与锻炼　学龄儿童应每天进行户外活动和体格锻炼。系统地进行体操、赛跑、球类运动、游泳等运动，运动量要循序渐进。

3. 预防疾病和意外　继续按时预防接种，宣传预防常见传染病的知识。学校和家庭还应注意培养儿童正确的坐、立、行走和读书、写字的姿势，以预防近视、脊柱异常弯曲等畸形的发生。要对学生进行法制宣传，传授交通安全规则和对意外事故、自然灾害的防范知识，避免伤残的发生。

4. 培养良好习惯　注意培养良好的学习和睡眠习惯，不吸烟、不饮酒、不随地吐痰等。要充分利用各种机会和宣传工具，有计划、有目的地帮助儿童抵制社会上各种不良风气的影响。

5. 心理健康 此期儿童心理问题是焦虑、恐惧。要培养学生养成勤奋的个性及克服心理的自卑感。成人应给予他们更多的鼓励，通过学习、劳动及集体生活，产生团结、友爱、互助等积极情绪。

（七）青春期保健

1. 加强营养 青春期为生长发育的第二个高峰期，体格生长迅速，脑力劳动和体力运动消耗大，应增加热能、蛋白质、维生素及矿物质等营养素的摄入。

2. 健康教育 养成健康的生活方式和良好的卫生习惯，青少年需要充足的睡眠和休息，应养成早睡、早起的良好习惯；避免吸烟、酗酒、吸毒及滥用药物等；加强青少年生理、性心理、性道德和性病防治等方面的教育，树立正确的社会道德规范。

3. 预防疾病和意外 每年健康体检 1 次，积极防治急性传染病、沙眼、龋齿等。预防意外伤害如创伤、车祸、溺水及打架斗殴等发生。

4. 心理健康 青少年的心理健康特征是确立自我认同感，避免产生角色混淆。家长、老师和社会要及时给予关心爱护和正确指导，应多给予正面教育和鼓励。

二、游戏

游戏是小儿生活中一个重要组成部分，通过游戏，小儿能够识别自我及外界环境，发展智力及动作的协调性，学会解决简单的人际关系，初步建立社会交往模式。游戏是小儿与他人沟通的一种重要方式。

（一）游戏的功能

1. 促进感觉运动功能的发展 通过捉迷藏、踢球、骑车等活动，小儿的视觉、听觉、触觉、走、跑、跳等感觉和运动功能得到大力发展，提高动作协调性和精细度。

2. 促进智力的发展 通过游戏，小儿可以学习识别物品的颜色、形状、质地、用途，了解空间和时间的概念，理解数字的含义，增进语言表达能力，获得解决简单问题的能力。

3. 促进社会化和自我认同 通过一些集体游戏，小儿学会与他人分享，认识自己在集体中所处的位置，并能适应自己的社会角色，同时，在游戏中能够测试自己的能力，逐渐协调自己的行为，遵守各种行为准则，学习解决相应的人际关系问题。

4. 促进创造性 游戏为小儿的创造性提供了机会，小儿可以充分发挥自己的想象发明新的游戏，这将有助于小儿创造力的发展。

5. 治疗性价值 对于住院患儿，游戏还有一定的辅助治疗作用，它为患儿提供机会发泄不良情绪、缓解紧张和压力，同时，护理人员也可通过游戏观察患儿病情变化，了解患儿对疾病的认识程度，为向患儿解释治疗和护理过程、进行健康教育提供机会。

（二）不同年龄阶段游戏的特点

1. 婴儿期 多为单独性游戏。婴儿早期的游戏需要大人的陪伴和参与，后期逐渐变为单独性游戏，主要是通过抓握、抱持、爬行等方式进行，婴儿自己的身体就是他们游戏的内容，他们喜欢用口、眼、手来探索陌生事物，对能发声及颜色鲜艳的玩具感兴趣。

2. 幼儿期　多为平行性游戏。幼儿喜欢在其他小朋友身边玩类似的玩具，主要是独自玩耍，如玩水、沙子及随意涂画，但没有联合或合作性行动。

3. 学龄前期　多为联合性或合作性游戏。小儿共同参加同一个活动，但缺乏组织性和目标性，彼此能相互交换意见和相互影响，但没有明确的领袖和共同目标。

4. 学龄期　多为竞赛性游戏。小儿在游戏中制定一些规则，彼此遵守，每个人有明确的角色，以完成某个目标。其特点是有组织，游戏规则严格，竞争性和合作性高度发展，并出现游戏的中心人物。

5. 青春期　游戏内容因性别而有很大差异，女孩一般对社交性活动感兴趣，男孩子通常对运动中的竞争和求胜有兴趣。青少年对父母的依赖性减少，表现出对小团体的忠诚精神。

三、体格锻炼

体格锻炼是促进小儿健康成长、增强体质的重要措施，同时可锻炼小儿的意志，促进德、智、体全面发展。体格锻炼应从小开始，根据年龄、体质和环境等特点，选择合适的锻炼方式，由简单到复杂，循序渐进。锻炼前应做好准备工作，锻炼过程中注意观察反应，避免过度劳累和发生意外。

（一）户外活动

一年四季均可进行，可增加小儿体温调节机能及对外界气温变化的适应能力，促进生长及预防佝偻病的发生。开始户外活动的时间每日1～2次，每次10～15分钟，逐渐延长到1～2小时；冬季户外活动时暴露面部、手部，同时注意身体保暖。

（二）皮肤锻炼

1. 婴儿抚触　抚触有益于消化、呼吸、循环，改善睡眠，促进神经系统发育。全身抚触能增强婴儿肌肉力量和关节灵活度的发展，同时也是父母与婴儿之间最好的交流方式之一，有助于建立母子间和谐的亲情互动关系。抚触时房间温度适宜，可用少量婴儿润肤霜使皮肤润滑，每日1～2次，每次10～15分钟，力度逐渐增加，以婴儿舒适为宜。

2. 水浴　可保持皮肤清洁，促进新陈代谢及体温调节，增强机体对温度变化的身影能力，增加食欲，有利于睡眠和生长发育，有益于抵抗疾病。冬季应注意室温、水温，做好温水浴的准备工作，保证足够的洗浴时间。不同年龄及体质的小儿可采用不同的水浴方法。包括温水浴，新生儿脐带脱落后即可进行，每日1～2次；擦浴，适用于7～8个月以上的婴儿；淋浴，适用于2～3岁以上的小儿；游泳，有条件者可从小训练。

3. 空气浴 健康小儿从出生时即可进行。可先在室内进行，预先做好通风换气使室内气新鲜，室温不低于20℃，逐渐减少衣服至只穿短裤，习惯后可移至户外。宜从夏季开始，随着气温降低，使机体逐步适应。以在饭后1～1.5小时进行为宜，每日1～2次，每次2～3分钟，逐渐延长至夏季2～3小时，冬季以20～25分钟为宜。

4. 日光浴 宜在气温22℃以上且无大风时进行。夏季以早餐后1～1.5小时最佳，在上午8～9时；春、秋季节可在上午10～12时进行。小儿应躺在树荫或凉棚下，空气流通又无强风处进行，头戴白帽，眼带遮阳镜。先晒背部，再晒身体两侧，最后晒胸腹部。开始时每侧晒半分钟，以后逐渐增加，每次日光浴时间不超过20～30分钟。一般日光浴前应进行一段时间的空气浴，日光浴时应避免日光直射，如出现头晕、头痛、虚弱感、神经兴奋等情况应限制日光照射量或停止进行。

（三）体育运动

1. 婴儿被动操 可促进婴儿大运动的发育、改善血液循环。适合于2～6个月的婴儿，完全在成人帮助下进行四肢伸、屈运动。每日1～2次，逐渐过渡到主动操。

2. 婴儿主动操 适用于6～12个月的婴儿，在成人适当扶持下，婴儿有部分主动动作。可训练婴儿坐、爬、仰卧起身、双手取物、扶站、扶走等动作，扩大婴儿视野，促进智力发育。

3. 幼儿体操 对12～18个月尚不会走路或独走不稳的幼儿，在成人的扶持下，主要锻炼走、前进、后退、平衡、扶物过障碍物等动作，如竹杆操等。幼儿模仿操适用于18个月至3岁的幼儿，可配合儿歌或音乐进行有节奏的运动。

4. 儿童体操 如广播体操、健美操，适用于3～6岁的儿童，以增加大肌群、肩胛部、背及腹肌的运动以及手足动作的协调性。在集体儿童机构中，应每日按时进行广播体操，一年四季持之以恒。

5. 田径及球类运动 年长儿可利用器械进行锻炼，如木马、滑梯，还可进行各种田径活动、球类运动、舞蹈、跳绳等。

四、教育与教养

根据小儿神经系统发育的特点，创造条件，进行视、听、摸、触、动作、语言、思维的训练，培养小儿的感知、观察、想象、判断等能力，并利用游戏进行启蒙式教育。

1. 教育中应注意的原则 ①教育的一致性：即父母教育必须一致，学校教育与家庭教育必须一致，成人的言行必须一致，否则小儿就不知所从。②教育的具体性：教育的内容要具体，结合日常生活所能接触的，容易被小儿理解的事物、事例进行教育。③教育要以表扬、鼓励为主。

2. 教育的方法 应注重启蒙，结合日常生活环节，可通过看图片、讲故事、做游戏、做手工作业及劳动等方法进行教育。

目标检测

一、单项选择题

1. 3 岁小儿常向家长执意表达自己的需要，其心理发展特征是（　　）
   A. 能克服自卑感　　B. 集体意识很强
   C. 个性已经形成　　D. 有明显的自主性
   E. 具有独立解决问题能力
2. 护理婴儿常用的心理沟通方式是（　　）
   A. 因势利导　　B. 做游戏　　C. 搂抱与抚摸
   D. 适时鼓励　　E. 社交反射
3. 健康新生儿，家庭护理时居室的温度和湿度应保持（　　）
   A. 16～18℃，25%～35%　　B. 18～20℃，35%～45%
   C. 20～22℃，45%～55%　　D. 22～24℃，55%～65%
   E. 24～26℃，65%～75%
4. 新生儿家庭访视的次数是（　　）
   A. 1 次/2 月　　B. 1～2 次/月　　C. 2～3 次/月
   D. 4 次/月　　E. 5 次/月
5. 新生儿时防意外事故的重点应避免（　　）
   A. 相互打闹　　B. 喂乳后窒息　　C. 倒开水烫伤
   D. 跨床栏跌落　　E. 玩电源插座

二、填空题

1. 幼儿期应提供充足的热量和营养素，优质蛋白占总蛋白的＿＿＿＿＿。
2. 婴儿被动操适合于＿＿＿＿＿的婴儿，婴儿主动操适用于＿＿＿＿＿的婴儿。
3. 三浴锻炼是指＿＿＿＿＿、＿＿＿＿＿、＿＿＿＿＿。

三、问答题

简述不同年龄阶段游戏的特点。

第三节　计划免疫 微课

PPT

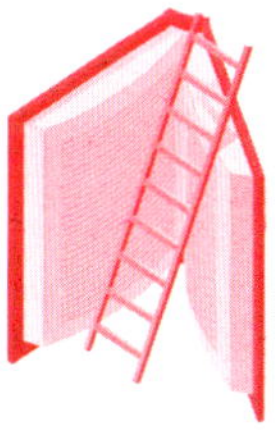

【学习目标】

1. **掌握**　小儿计划免疫程序。
2. **熟悉**　预防接种注意事项和接种后不良反应的处理。
3. **了解**　计划免疫的基本概念。

计划免疫是指有计划地进行预防接种。根据人群的免疫状况和传染病的流行情况以及各种生物制品的性能和免疫期限，科学地安排接种对象和时间。小儿计划免疫是根据儿童的免疫特点和传染病发生的情况制定的免疫程序，利用安全有效的疫苗对不同年龄的儿童进行有计划的预防接种，从而提高儿童的免疫水平，达到控制和消灭传染病的目的。

一、基本概念

计划免疫是根据免疫学原理、免疫特点和传染病疫情监测情况制定的免疫程序。通过有计划、有目的地将生物制品接种到小儿体内，使小儿获得可靠的免疫力，以达到预防、控制和消灭相应传染病的目的。

1. 免疫方式

（1）主动免疫　指给易感者接种特异性抗原，刺激机体产生特异性抗体，从而获得免疫力，预防相应的传染病。主动免疫制剂在接种后需要经过一段时间才能产生抗体，但是抗体持续时间久，一般1～5年后逐渐减少，故还要适时加强免疫，以巩固免疫效果。

（2）被动免疫　未接受主动免疫的易感者在接触传染源后，被给予相应的抗体，使之立即获得免疫力，称之为被动免疫。由于抗体停留在体内的时间短暂（一般约3周），故主要用于应急预防和治疗。此类制剂来自动物或人的血清，对人体是一种特异性蛋白，易引起过敏反应或血清病，应谨慎使用。

2. 常用免疫制剂

（1）主动免疫制剂

1）菌苗　死菌苗如百日咳菌苗、伤寒菌苗；减毒活菌苗如卡介苗。

2）疫苗　灭活疫苗如霍乱、伤寒、百日咳、乙脑和甲型肝炎疫苗等；减毒活疫苗如卡介苗、脊髓灰质炎疫苗、麻疹疫苗、风疹和腮腺炎疫苗等。

3）类毒素　如破伤风、白喉类毒素等。

（2）被动免疫制剂　丙种球蛋白、特异性免疫血清、胎盘球蛋白等。

二、计划免疫程序

免疫程序是指接种疫苗的先后顺序及要求。我国原卫生部规定，小儿在1岁内必须完成卡介苗、脊髓灰质炎疫苗、百白破混合疫苗、麻疹疫苗和乙肝疫苗等五苗的基础免疫。儿童计划免疫程序见表2－4。

表2-4　儿童计划免疫程序表

接种疫苗	卡介苗	乙肝疫苗	脊髓灰质炎减毒活疫苗糖丸	百白破混合疫苗	麻疹减毒活疫苗
预防疾病	结核病	乙型肝炎	脊髓灰质炎	百日咳、白喉、破伤风	麻疹
接种方法	皮内注射	肌内注射	口服	肌内或皮下注射	皮下注射
接种部位	左上臂三角肌上缘	上臂三角肌		上臂三角肌或外侧	上臂外侧
初种次数	1	3	3	3	1
每次剂量	0.1ml	5μg	每次1丸三型混合糖丸疫苗	0.2~0.5ml	0.2ml
初种年龄	生后2~3天到2个月内	第1次出生后24小时内 第2次1个月 第3次6个月	第1次2个月 第2次3个月 第3次4个月	第1次3个月 第2次4个月 第3次5个月	8个月以上
复种年龄	7岁 12岁	一般3~5年加强	4岁	1.5~2岁 7岁	7岁
注意点	2个月以上婴儿接种前应做结核菌素试验，阴性才能接种	周岁复查，免疫成功者，3~5年加强；免疫失败者，重复基础免疫	冷开水送服或含服，服后1小时内禁饮热开水	掌握间隔期，避免无效注射	接种前1个月及接种后2周避免用丙种球蛋白

顺口溜速记：出生乙肝卡介苗，二月脊灰炎正好，三四五月百白破，八月麻疹岁乙脑。

三、预防接种的准备及注意事项

1. 接种前准备

（1）环境准备　接种场所应光线明亮，空气流畅，温度适宜，接种用品及急救用品准备齐全，摆放有序。

（2）心理准备　做好解释、宣传工作，消除小儿及其家长的紧张、恐惧心理，以取得配合。

（3）严格掌握禁忌证

1）一般禁忌证　急性传染病，包括急性传染病恢复期，有急性传染病接触史而未过检疫期者；严重慢性病，如风湿热、心脏病等；正在接受免疫抑制剂治疗期间，如放射治疗、糖皮质激素等；活动性肺结核、化脓性皮肤病、过敏性疾病如荨麻疹、哮喘等患者；有癫痫、惊厥史小儿。

2）特殊禁忌证　在接受免疫抑制剂（如糖皮质激素、抗代谢药物和细胞毒性药物）治疗期间、放射治疗、发热、腹泻和急性传染病期忌服脊髓灰质炎疫苗。近1个月内注射过丙种球蛋白者，不能接种活疫苗。

2. 接种时护理

（1）严格查对

1）仔细核对姓名和年龄；严格按照规定的剂量接种；按使用说明完成全程序免疫和加强免疫；按各种制品要求的间隔时间接种，一般接种活疫苗后需隔4周、接种死疫苗后需隔2周，再接种其他疫苗。

2）检查制品标签，包括名称、批号、有效日期及生产单位，并做好登记；检查安瓿有无裂痕，药液有无异物、凝块、发霉、变色或冻结等；按规定方法稀释、溶解、摇匀后使用。

（2）严格无菌操作　一人一针一管，用0.5%碘伏消毒皮肤，稍待干后注射；接种活疫苗、菌苗时，只用75%乙醇消毒，因活疫苗、菌苗易被碘杀死，影响接种效果。抽吸后安瓿内如有剩余药液，应抽吸在无菌注射器内保持，放置时间不能超过2小时；接种后剩余药液应严格按照《医疗废物管理条例》规定处理。

3. 接种后护理　接种后留观30分钟，宣教接种后的注意事项及护理措施。做好记录，未接种者须注明原因，必要时进行补种。

四、预防接种后的反应及处理

1. 一般反应

（1）局部反应　接种后数小时至24小时左右，局部可出现红、肿、热、痛，有时可伴有淋巴结肿大，红肿直径：在2.5cm以下为弱反应；2.5～5.0cm为中等反应；5.0cm以上强反应，局部反应持续2～3天不等。

接种活疫苗后局部反应出现晚、持续时间长。个别小儿接种麻疹疫苗后5～7天出现皮疹等反应。可用干净毛巾热敷，如红肿范围扩大，应到医院诊治。

（2）全身反应　接种后5～6小时，出现发热，持续1～2天，但接种活疫苗需经过一定潜伏期才有出现发热，体温在37.5℃左右为弱反应；37.6～38.5℃为中等反应；38.6℃以上为强反应，此外，还可伴有恶心、呕吐、腹痛、腹泻、全身不适等反应。给予休息，多饮水。如高热持续不退，应到医院诊治。

2. 异常反应

（1）过敏性休克　接种后数分钟或0.5～2小时内，出现烦躁不安、面色苍白、口唇发绀、呼吸困难、脉细速、四肢厥冷、恶心、呕吐、惊厥、大小便失禁，甚至昏迷、死亡。此时让患儿平卧，头偏一侧，吸氧，并立即皮下注射1∶1000肾上腺素0.5～1ml，必要时可重复注射，待病情稍稳后尽快转至抢救室。

（2）晕针　由于空腹、紧张或恐惧、室内闷热、疲劳，接种时或接种后几分钟内，出现头晕、心悸、面色苍白、手足冰凉、出冷汗、心率加快等症状，重者知觉丧失、呼吸减慢。此时让患儿平卧，保持安静，头偏一侧，饮少量热开水或糖水，短时间内即可恢复正常。若无效，可针刺人中穴，也可皮下注射1∶1000肾上腺素。

（3）过敏性皮疹　接种后几小时至几天内，出现荨麻疹样表现最为多见。可服用抗组胺药物。

（4）全身感染 有严重原发性免疫系统或继发性免疫防御功能遭受破坏（如放射病）者，接种活菌（疫）苗后可扩散为全身感染。应积极抗感染或对症处理。

目标检测

一、单项选择题

1. 下列属于被动免疫措施的是（ ）

A. 注射卡介苗　　B. 注射麻疹减毒活疫苗

C. 口服脊髓灰质炎疫苗　　D. 注射免疫球蛋白

E. 注射破伤风类毒素

2. 脊髓灰质炎糖丸疫苗正确的服用方法为（ ）

A. 热开水送服　　B. 母乳送服　　C. 冷饮送服

D. 凉开水送服　　E. 可与食物一起服用

3. 3个月小儿该接种的疫苗是（ ）

A. 卡介苗和脊髓灰质炎疫苗

B. 卡介苗和麻疹减毒活疫苗

C. 卡介苗和百白破混合疫苗

D. 脊髓灰质炎疫苗和百白破混合疫苗

E. 卡介苗、百白破混合疫苗和脊髓灰质炎疫苗

4. 某健康婴儿，男，8个月，其家属带该小儿来儿保门诊予以接种麻疹疫苗，接种方法为（ ）

A. 皮内注射　　B. 口服　　C. 皮下注射

D. 肌内注射　　E. 静脉注射

5. 某健康婴儿，男，1个月，接种乙肝疫苗后，第二天全身出现红色皮疹，散在分布，高出皮面，压之褪色。伴烦躁不安，哭闹较多。出现以上情况，应考虑为（ ）

A. 猩红热　　B. 过敏性皮疹　　C. 麻疹

D. 过敏性休克　　E. 正常现象

二、填空题

1. 常用的主动免疫制剂有________、________、________。

2. 接种活疫苗、菌苗时，只用________消毒，以免影响接种效果。

3. 接种疫苗后应留观________分钟。

三、问答题

1. 简述预防接种后的反应及处理。

2. 患儿，男，8 岁，接种流感疫苗过程中，出现头晕、心悸、面色苍白，出冷汗；查体：体温 36. 8℃，脉搏 130 次/分，呼吸 26 次/分。请作出诊断，此时护士应如何处理？

书网融合……

微课　　本章小结 1　　本章小结 2　　自测题

第三章 住院患儿的护理

住院是一种不愉快的经历，对小儿的心理和身体都会造成很大的影响。了解各年龄阶段的患儿对疾病和住院的心理反应，有助于缩短小儿对医院的适应时间，最大限度地减少住院给小儿身心方面带来的影响。希望通过这一章内容的学习，同学们能学会在实施护理操作的同时，给予患儿有效的心理护理；并且能够准确、及时地完成儿科基础护理操作。

第一节 儿科门诊、病室设置及住院患儿的心理反应与护理

PPT

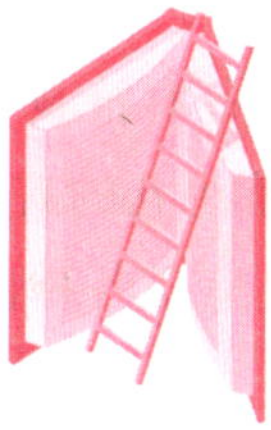

【学习目标】

1. **掌握** 婴儿对住院的心理反应与护理。
2. **熟悉** 幼儿对住院的心理反应与护理。
3. **了解** 儿科门诊与儿科病室的设置。

一、儿科门诊、病室设置

（一）儿科门诊、病室设置

儿科门诊各室的布置要符合小儿的心理发育特点，墙上可张贴或装饰一些小儿喜欢的动物、卡通人物等图画，如画有蓝天、白云、花草等图案，使小儿能够在轻松愉悦的情绪下接受诊治。在诊查室及治疗室摆放玩具，为患儿提供有安全感的环境，以消除或减轻患儿就诊时的紧张情绪。儿科门诊设有预诊处、传染病隔离室、测体量处、候诊室、检查室、治疗室等。

1. 预诊处 预诊处的设置是为了及时发现、隔离诊治传染病患儿，以防交叉感染；遇有危重患儿可直接护送至急诊室抢救。预诊处应设置在儿科门诊入口处，并设有两个出口，分别通往普通门诊和传染病隔离室。小儿经过预诊确定为非传染病患儿凭预诊处卡片挂号。

2. 传染病隔离室 室内除备有必要的检查用具外，还必须备有隔离衣以及针对不同传染病的消毒设施和洗手设备。隔离室应分隔出互不相通的病室，分别诊治不同传染病。

3. 测体温处 开诊前为每个患儿测量体温。如小儿体温达 38.5℃以上，应根据患儿情况适当给予降温处理，并优先安排就诊，以防小儿体温过高出现惊厥。

4. 候诊室 要求宽敞、明亮、空气流通、温湿度适宜。室内设置充足的候诊椅，并设有 1 ~2 张小床或整理台以便于家长更换尿布或包裹小儿。室内应备有饮水设备、消毒水杯，必要时备抽取式纸巾，以便于候诊人员使用。

5. 检查室 应设置多个单间诊室，防止小儿哭闹而干扰检查。室内应设有诊查床、诊察用桌椅、诊查用具及洗手、消毒设备等。

6. 治疗室 室内应备有常用治疗器械及药品。根据情况进行注射、穿刺及灌肠等治疗。

（二）儿科急诊室设置

患儿起病急、来势凶、变化快，疾病表现往往不典型，易延误诊断而危及生命；为使急症患儿及时得到救治特设儿科急诊室。儿科急诊室应设抢救室、诊查室、观察室、隔离观察室、治疗室及小手术室等。

1. 抢救室 内设病床 2 ~3 张，并备有远红外线辐射式抢救台，以供抢救小婴儿使用。应备有适合不同年龄段患儿的抢救设备及药品，如不同规格的气管插管用具、吸引装置、雾化吸入器、洗胃用具等。需要备有人工呼吸机、心电监护仪等仪器设备；此外还应备有供氧设备以及各种穿刺包、切开包、导尿包等。室内应备有抢救车，车上放置急救药品、注射器、手电筒、记录本、笔等，以满足抢救危重症患儿的需要。

2. 观察室 除一般病室应备有的病床、柜、常规抢救设备外，还应备各种监护设备和暖箱等。

3. 小手术室 除一般手术室的基本设备外，应准备清创缝合小手术、骨折固定、大面积烧伤的初步处理，以及紧急情况下的胸、腹部手术等器械用具及抢救药品等。

4. 治疗室 应备有各种治疗设备、药品、护理用具等。

（三）儿科病房设置

儿科病房要根据小儿年龄、病种及身心特点合理设置。每个病区以收治 30 多名患儿为宜。

1. 病室 一般病室设病床 4 张，小病室设病床 1 ~2 张。每张床位占地至少 $2m^2$，床间距、床与窗台相距各为 1m。病室之间采用玻璃隔壁，便于医护人员观察患儿。每间病室均有洗手设备及夜间照明装置，窗外应设护栏，病床两侧应有可上下拉动的床栏。卫生间、浴室的各种设施。

2. 医护办公室 设在病房的中部，靠近危重患儿病室，以便随时观察患儿，及时发现和处理患儿病情变化。

3. 治疗室 室内设治疗桌、治疗车、药柜、器械柜、冰箱等。并备有各种注射、输液、穿刺用物及常用药品等。

4. 配膳、配乳室 设在病房入口处，备有配乳用具、消毒设备、冰箱、分发膳食的小车。

5. 游戏室 可设在病房的一端。室内宽敞明亮，光线充足。布局应适应儿童生理理发育特征，备有小桌、小椅、玩具柜及适合不同年龄小儿的玩具和书籍等。

6. 盥洗室、浴室、厕所、杂物室　各种设备设置应考虑患儿年龄及身高特点，注意安全。浴室要宽敞，便于护士协助患儿沐浴。厕所应有门，但不要加锁，以防发生意外。杂物室室内放有便盆、污水池、污衣袋、大水池（浸泡各种需消毒用品）等，还应放置分类垃圾桶或设有垃圾通道。

二、住院患儿的心理反应与护理

小儿的身心尚未成熟，心理承受能力及适应力都与成人有所差距，患病住院使其处于生理、心理、社会的应激状态。因此，作为护士，必须透彻地分析住院患儿的心理反应，采取有效的护理措施，帮助患儿尽快适应住院生活，利于疾病的康复。

1. 婴儿对住院的心理反应与护理

（1）心理反应　6 个月以前的患儿住院后如能满足其生理需要和解除疾病痛苦，一般比较平静，较少哭闹。6 个月以后开始认生，患儿对母亲或抚育者的依赖性越来越强，此阶段的患儿住院主要反应是分离性焦虑，表现为寻找母亲、哭闹、拒绝陌生人，甚至抑郁、退缩。

（2）护理要点　对 6 个月以内的患儿，应多给予抚摸、拥抱等舒适的接触，满足患儿的情感需求；对 6 个月以上的患儿，应尽量固定护士，提供整体而连续的护理，增加与患儿感情的交流，保持其原有习惯。为患儿提供平时喜爱的玩具及物品，从而减轻分离性焦虑，使之尽快适应住院生活。

2. 幼儿对住院的心理反应与护理

（1）心理反应　幼儿住院后的心理反应较婴儿更为强烈，如父母不能在院内陪伴，患儿会担心自己遭到抛弃，此期分离性焦虑最为明显。幼儿分离性焦虑具体表现为三个阶段：反抗、失望、否认。

（2）护理要点　对患儿入院后出现的反抗、哭闹等行为给予理解，允许幼儿发泄不满，为患儿创造表现其自主性的机会，如鼓励患儿自己穿衣吃饭等，使患儿顺其自然地接受相对较独立的住院生活。当患儿有退行性行为（如吮指、咬指甲、尿床等）时，应给予抚摸、拥抱，以暗示和循循善诱的方法帮助患儿。

3. 年长儿对住院的心理反应与护理

（1）心理反应　年长儿智能及思维能力有了极大的提高，但仍不能理解疾病这一现象，可产生恐惧、不安的情绪，不利于小儿以放松的心态接受治疗。学龄儿童分离性焦虑表现得较温和，对住院有被遗弃、遭受惩罚等恐惧心理，孤独、焦虑、悲观等心理活动虽多，但表现较隐匿。

（2）护理要点　简单介绍有关病情和住院治疗的必要性等，增加沟通与交流，减少患儿疑虑，尽量使患儿表达感情、发泄恐惧和焦虑情绪。

4. 青春期少年对住院的心理反应与护理

(1) 心理反应　此期患儿个性基本形成，住院后表现为易对于医护人员的干预与护理产生排斥，心理适应能力加强但情绪容易波动，也易出现日常生活被打乱的问题。

(2) 护理要点　建立良好的护患关系，增加患儿的安全感。与患儿及家长共同制定活动时间表，给患儿提供部分选择权。适当安排文娱活动，鼓励阅读，减轻患儿的苦闷与孤独感。对于长期住院的青少年，安排要好的朋友或亲属探视，防止患者对社会交往产生闭锁心理。否定不合作及消极行为，强化患儿的自我管理能力。

知识链接

国家儿童区域医疗中心

根据《"十三五"国家医学中心及国家区域医疗中心设置规划》(国卫医发〔2017〕3号)和《国家医学中心和国家区域医疗中心设置实施方案》(国卫办医函〔2019〕45号)，结合国家儿童医学中心设置以来在儿童大病防治体系建设、儿童健康管理和提升疑难危重症治疗水平上发挥的积极作用，国家卫生健康委员会决定设置国家儿童区域医疗中心，分别为东北、华东、中南、西南、西北五个区域。

东北区域以中国医科大学附属盛京医院为主体设置国家儿童区域医疗中心。华东区域以浙江大学医学院附属儿童医院为主体设置国家儿童区域医疗中心。中南区域以广州市妇女儿童医疗中心为主体设置国家儿童区域医疗中心。西南区域以重庆医科大学附属儿童医院为主体联合四川大学华西第二医院设置国家儿童区域医疗中心。西北区域以西安交通大学附属儿童医院为主体设置国家儿童区域医疗中心。

目标检测

一、单项选择题

1. 不表现出分离性焦虑的住院患儿为(　　)

A. 1~6个月的婴儿　B. 7~12个月的婴儿　C. 幼儿

D. 学龄前期小儿　E. 学龄期小儿

2. 儿科急诊的设置一般不包括(　　)

A. 抢救室　B. 观察室　C. 治疗室

D. 手术室　E. 游戏室

3. 儿科病房中小病室设多少张病床(　　)

A. 1~2张　B. 2~3张　C. 3~4张

D. 4~5张　E. 5~6张

4. 儿科门诊设置预诊室的主要目的是（　　）
A. 测量体温及时检出高热患儿
B. 为患儿及家属进行健康咨询
C. 及时护送需要住院的患儿
D. 及时检出传染病患儿
E. 消除患儿就诊时的不安情绪

二、填空题

幼儿分离性焦虑具体表现为__________、__________、__________三个阶段。

PPT

第二节　儿科常见症状及其护理

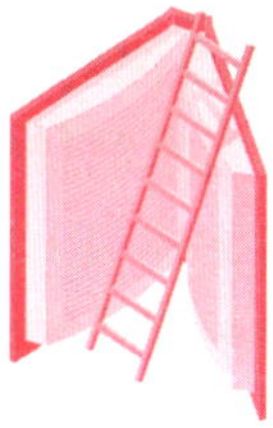

【学习目标】

1. **掌握**　发热患儿的护理诊断及护理措施。
2. **熟悉**　哭闹、腹痛、呕吐患儿的病因及护理措施。
3. **了解**　儿科常见症状的处理方法。

儿科护理工作有其自身的特点，如儿童危险意识弱、病情变化快、症状不典型、护理技术操作难度大、患儿无表达能力或表达能力差等，一旦处理不当易发生意外，难以得到家长理解。所以，作为儿科护士，必须熟悉儿科常见症状，掌握常见症状的处理方法与相应的护理措施。

一、发热患儿的护理

发热一般指体温超出正常范围而异常升高。正常小儿的体温存在个体差异，可随外界环境因素的变化而波动，临床上肛温 >37.8℃、腋温 >37.5℃为发热。进食、哭闹、运动、衣被过厚等均可导致体温略有升高。体温在 37.5～38℃之间为低热，在 38.1～39℃之间为中等热，超过 39℃为高热，超过 40℃为超高热。如果发热持续时间超过 2 周为长期发热。

【病因与发病机制】

1. 感染性发热　细菌、病毒、支原体、寄生虫等任何病原体感染所引起的疾病均可伴发热。如呼吸道感染、败血症、尿道感染、结核病等，急性发热以上呼吸道感染最多见。

2. 非感染性发热　见于坏死物质吸收，如大面积烧伤、恶性肿瘤等；变态反应，如某些药物反应、血清病等；代谢障碍而产热过多或散热过少，如甲状腺功能亢进或脱水时；体温调节失常，如中暑、颅脑损伤、安眠药中毒等。

【护理诊断】

1. 体温过高　与原发病或因年龄引起的体温调节无效有关。

2. 有体液不足的危险　与发热不显性失水增加及摄入不足有关。

3. 潜在并发症 高热惊厥。

【护理目标】

患儿体温维持在正常范围；不发生脱水；不发生惊厥或惊厥发生时能被及时发现并处理。

【护理措施】

1. 维持体温正常

（1）环境要求 保持室内空气新鲜且流通、温湿度适宜。室温 18～22℃，湿度 50%～60%，室内每日至少通风 2 次。

（2）体温观察及处理 促进机体散热，多饮温水。当体温超过 38.5℃时给予物理降温，如松解过厚的包被（开包降温）或解开过厚衣物，头部置冷毛巾湿敷或头部、腋下及腹股沟处放置冰袋；给予温水擦浴、30%～50%酒精擦浴或冷盐水灌肠等方法降低体温。新生儿首选开包降温，不宜采用酒精擦浴降温。每 4 小时测体温 1 次，高热与超高热或有热性惊厥史者每 1～2 小时测体温 1 次，采取退热措施后半小时复测体温，评价降温效果。

（3）生活护理 高热患儿绝对卧床休息、出汗后及时更换衣服和床单，避免因受凉而使症状加重或反复。注意皮肤护理与口腔护理。衣被不宜过厚，以免影响机体散热。

（4）遵医嘱用药 按医嘱给予退热剂，如口服对乙酰氨基酚或布洛芬颗粒冲剂。按医嘱使用抗病毒药，如利巴韦林等，合并细菌感染者按医嘱使用抗生素。密切观察用药后的反应，同时注意观察患儿有无体温骤降而引起的大汗淋漓、面色苍白、四肢厥冷、虚脱等现象，并给予及时处理。

2. 维持体液正常 给予充足的营养和水分，尤其是大量出汗后应补足水分，婴儿总液体量 100～150ml/kg，儿童总液体量 60～80ml/kg，必要时可静脉补液。给予清淡、易消化、高热量、高蛋白质、富含维生素的流食或半流食。

3. 预防热性惊厥 密切观察病情，定时监测体温，发热时及时给予物理降温或者遵医嘱给予药物降温，以防热性惊厥。必要时遵医嘱预防性用镇静剂，如地西泮、苯巴比妥、水合氯醛等。当高热患儿出现惊厥先兆时，立即通知医生。一旦发生惊厥应给予平卧就地抢救，按小儿惊厥抢救流程处理。

二、哭闹患儿的护理

小儿哭闹按照其发生的原因可分为生理性哭闹和病理性哭闹。

1. 生理性哭闹 哭声有力、时间短、间歇期面色如常。

2. 病理性哭闹 哭声剧烈，呈持续性、反复性，不能用玩具逗引或给予饮水、食物等方法止哭。同时常有伴随症状，如中耳炎患儿常伴摇头，不让触及患处等。

【病因与发病机制】

1. 生理性哭闹 最常见的原因为饥饿、口渴。此外还有情绪变化、睡眠异常、断乳、寒冷、过热、尿布潮湿、衣服或包被不适、昆虫叮咬、要挟家长等。

2. 病理性哭闹　凡能引起小儿不适或疼痛的疾病都可导致小儿哭闹，以腹痛、头痛、口痛为多见，其次是颅内疾病。

【护理诊断】

1. 舒适的改变　与饥饿、口渴或因疾病引起的身体不适有关。

2. 有屏气的危险　与哭闹时出现呼吸暂停有关。

3. 知识缺乏（家长）　缺乏有关护理病理性哭闹小儿的知识。

【护理目标】

（1）小儿身体的舒适；不出现屏气，保持呼吸道通畅。

（2）家长掌握小儿哭闹的相关护理知识。

【护理措施】

1. 病情观察

（1）耐心细致观察病情　寻找患儿哭闹的原因。注意观察哭闹的声调、持续时间、特点及伴随症状，准确区分生理性哭闹和病理性哭闹。

（2）病理性哭闹及处理　患儿哭闹呈持续性，反复发作，哭声尖调、细弱呈呻吟状，或伴有面色、饮食、大小便、呼吸、精神等任何状况改变，以及触诊腹部有包块等异常体征，多为病理性哭闹，应尽早通知医生，及时处理。如出现脑性尖叫，多为小儿颅内压增高；如伴随睡眠不安、夜惊、烦躁或多汗等症状多为维生素 D 缺乏性佝偻病；如伴有流涎、拒食、口腔局部黏膜破损，则为小儿口腔炎。需要根据小儿口腔炎的不同情况给予相应的处理。

（3）生活护理　对于生理性哭闹患儿，加强生活护理，去除一切可能的不良刺激，如饥饿、口渴、尿布潮湿、保暖不当、昆虫叮咬、噪音等。

2. 预防屏气的发生　患儿哭闹时不要强行喂食，避免不良刺激。2 岁以上小儿要挟性哭闹时，不要训斥与责骂，尽量积极引导小儿，对其不合理的要求和不能满足的欲望应耐心说服教育。

3. 健康指导　向小儿家长讲解病理性哭闹的常见原因、伴随症状，如何进行病情观察，指导家长发现异常及时就诊等。介绍小儿因哭闹造成屏气的预防知识，遵医嘱积极治疗原发病。对于生理性哭闹的小儿，要及时发现小儿有无饥饿、口渴、情绪变化、睡眠异常、过冷、过热、尿布潮湿等不适情况，并及时给予解决，去除引起小儿身体不适的影响因素。

三、腹痛患儿的护理

腹痛是指由于各种原因引起的腹腔内外脏器的病变，而表现为腹部的疼痛，是小儿时期最常见的症状之一。引起腹痛的原因很多，涉及多科疾病，既可以是腹内脏器病变，也可以是腹外疾病引起。急腹症需手术治疗者，若不及时诊断、治疗，甚至延误手术，则可造成严重后果，重者危及生命，所以对小儿腹痛症状的鉴别非常重要。

【病因与发病机制】

1. 功能性腹痛 由于肠管蠕动异常或肠管壁痉挛引起的腹痛，如小儿胃肠道痉挛、肠虫症、肠套叠等。

2. 器质性腹痛 如胃肠道疾患、胆囊炎、胰腺炎、尿路感染、尿路结石及各种原因所致的内脏破裂等。

【护理诊断】

1. 腹痛 与腹部的疾病或因某些疾病造成的腹部疼痛有关。

2. 有体液不足的危险 与腹痛影响进食或伴有呕吐、腹泻引起液体丢失有关。

【护理目标】

患儿腹痛原因明确，处理得当；腹痛缓解或减轻；体液丢失得以纠正。

【护理措施】

1. 腹痛的护理

（1）病情观察 密切观察腹痛的部位、性质、持续时间、严重程度及伴随症状。注意观察是否伴随呕吐、腹胀、肠型、黄疸等症状，局部肌肉是否有压痛、肌肉紧张，同时注意患儿精神状态，有无精神萎靡、烦躁、哭闹、出汗及特殊固定的疼痛部位等，以协助鉴别诊断，及时治疗。2 岁以内小儿出现阵发性剧烈腹痛，伴有呕吐和果酱样便者，多为肠套叠；腹痛多始于脐周或上腹部，之后呈转移性右下腹疼痛者，多为阑尾炎。

（2）疼痛的处理 未明确诊断者，禁止热敷或给止痛药，以免掩盖症状，影响诊断，延误治疗。明确病因后按原发病护理，酌情给予热敷或者用温暖的手轻柔按摩，必要时遵医嘱给予阿托品等药物解痉止痛。内脏破裂、急性阑尾炎等造成的急腹症者，需要紧急手术处理。

（3）生活护理 剧烈腹痛患儿绝对卧床休息。根据原发病确定腹痛患儿的饮食，给予细软、易消化、富含营养的食物，避免给予含粗纤维、油炸食物及生、冷、硬等刺激性食物。急腹症需外科手术者应禁食，可给予静脉补充营养。

2. 维持体液正常 保证充足水分的摄入，必要时给予静脉补液。密切观察患儿皮肤黏膜干燥、前囟及眼窝凹陷、眼泪及尿量的多少等情况变化，防止体液不足。

四、呕吐患儿的护理

呕吐是由于食管、胃或肠呈逆蠕动伴有腹肌强力痉挛性收缩，迫使胃内容物从口、鼻腔涌出所致的一种反射性动作。是小儿胃肠道功能障碍的一种表现，由消化道疾病及消化道外疾病所致，频繁而剧烈的呕吐可造成小儿出现严重的脱水、电解质紊乱、酸碱平衡失调等并发症。

【病因与发病机制】

1. 喂养不当　最常见的原因是由于喂养不当而出现溢乳或呕吐。

2. 消化道感染性疾病　如小儿胃炎、肠炎等引起反射性呕吐。

3. 消化道梗阻　先天性消化道畸形或后天性疾病使消化道梗阻，如肠套叠、肠扭转等。

4. 全身性和代谢障碍性疾病　消化功能异常造成呕吐；肾上腺功能低下、酸中毒等。

5. 中枢神经系统疾病　见颅内压增高引起喷射状呕吐，如脑炎、脑膜炎等。

6. 各种中毒　各种化学毒物误服引起的呕吐。

7. 药物的副作用　见各种药物副作用引起的呕吐。

【护理诊断】

1. 有窒息的危险　与误吸有关。

2. 营养失调：低于机体需要量　与呕吐损失增加及摄入不足有关。

【护理目标】

患儿保持呼吸道通畅，不出现窒息；营养充足，维持正常机体需要量。

【护理措施】

1. 防止窒息

（1）病情观察　密切观察病情，注意呕吐的性质与方式（喷射性或非喷射性）、持续时间、呕吐的量及呕吐物的颜色、气味、性状等，呕吐的时间与饮食的关系，相关伴随症状及患儿的精神状态。如呕吐物混有血液、黄绿色的胆汁，可能存在十二指肠梗阻。如小儿腹泻的同时频繁呕吐，伴有精神萎靡等症状，可能为急性胃肠炎，要予以重视，防止因脱水处理不当引起小儿死亡。

（2）呕吐的处理　立即松解患儿衣扣，予以侧卧位，床旁备吸痰器及抢救用物，迅速清除口、鼻腔呕吐物，防止呕吐物误入气管导致窒息，记录呕吐次数、量及性状，患儿喂乳后应竖起拍背，尽量排出胃内空气。呕吐后应清洗口腔，及时更换被污染的床单和衣物。

（3）正确喂养　采用小儿舒适的体位和姿势喂食，用乳瓶喂乳时，要选择合适的胶皮乳头，防止患儿吸乳过快、吞入过多气体或刺激会厌引起呕吐；乳温适中，以不烫手为宜；喂奶完毕应将小儿竖直抱起，轻拍其背部，以帮助小儿排出咽下的空气；喂哺后置小儿于右侧卧位，防止溢乳造成误吸。

2. 促进营养与体液的平衡　呕吐者宜少量多次喂哺（或进食），给予清淡、易消化的食物，忌油腻、酸、辣等刺激性食物，以免刺激消化道引起呕吐。频繁而剧烈的呕吐者可暂禁食。密切观察患儿皮肤黏膜干燥、前囟及眼窝凹陷、眼泪及尿量的多少等情况变化，防止因频繁呕吐造成体液不足，引起脱水者可遵医嘱给予静脉补液。

目标检测

一、单项选择题

生理性哭闹最常见的原因为（　　）

A. 饥饿、口渴　　B. 蚊虫叮咬　　C. 寒冷

D. 发热　　E. 尿布潮湿

二、填空题

1. 急性发热的病因以__________最多见。

2. 小儿哭闹按照其发生的原因可分为__________和__________。

3. 新生儿首选__________降温，不宜采用__________降温。

4. 高热患儿每 4 小时测 1 次体温，高热与超高热或有热性惊厥史者__________小时测体温 1 次，采取退热措施后__________小时复测体温。

5. 患儿腹痛始于脐周或上腹部，之后转移性右下腹疼痛多为__________；出现果酱样便多为 __________。

6. 小儿呕吐最常见的原因是由于__________而出现溢乳或呕吐。

三、问答题

1. 简述发热患儿物理降温的措施。

2. 简述小儿腹痛的护理要点与注意事项。

3. 简述呕吐患儿防止窒息的措施。

第三节　儿科用药及护理

PPT

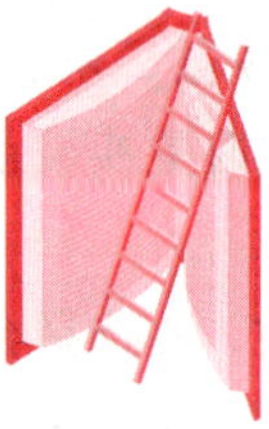

【学习目标】

1. **掌握**　儿科常用药物的应用及护理。
2. **熟悉**　儿科药物剂量的计算与小儿给药方法。
3. **了解**　儿科常用给药方法。

一、儿科常用药物及其护理

小儿时期由于其肝脏的解毒、肾脏的排泄功能较差，对药物的毒性反应与副作用较为敏感，所以在各类药物的使用过程中要注意观察药物的毒副作用，并做到合理用药、及时护理。

1. 抗生素的应用及护理　小儿免疫力低，易患各种感染性疾病，且发病急、病情重，因此抗生素是小儿临床常用的药物之一。抗生素在使用过程中要严格掌握适应证，

掌握不同抗生素的抗菌谱，并要考虑其吸收、分布等特性，有针对性地使用，正确选择药物的种类、剂量和疗程，并充分考虑它的毒副作用，防止抗生素滥用。如氯霉素可造成灰婴综合征及抑制骨髓造血功能，链霉素和卡那霉素可引起患儿听力障碍和肾脏损害，长时间滥用广谱抗生素可造成鹅口疮、肠道菌群失调等。

2. 退热药的应用及护理 发热是小儿常见症状，婴幼儿发热首选多饮水及物理降温，必要时应用对乙酰氨基酚和布洛芬，但不可过早、过多应用。复方解热止痛片对胃有刺激性，且可使白细胞减少，还易引起过敏、再生障碍性贫血等不良反应，大量服用会因出汗过多、体温骤降而引起虚脱，故婴幼儿应禁用此类药物。水痘患儿禁用阿司匹林，以免引起瑞氏（Reye）综合征；注意恶心、呕吐等药物不良反应；药量过大可出现面色苍白、出汗过多、虚脱等症状。

3. 糖皮质激素的应用及护理 肾上腺皮质激素在临床上应用广泛，可与相关药物配合使用，有抗炎、抗过敏、抗休克等作用。要严格掌握使用的指征、剂量、疗程，不可随意减量或停药，防止出现反弹现象。密切观察药物副作用，长期使用糖皮质激素可抑制骨骼生长，降低机体免疫力。另外，在应用糖皮质激素期间，不宜接种疫苗。水痘患儿禁止使用糖皮质激素，以免水痘病毒扩散、加重病情，激素治疗过程中发生水痘，应停用或减量。

4. 镇静药的应用及护理 婴幼儿有高热、烦躁不安等情况时，使用镇静药可以使其得到休息，利于疾病的恢复。临床常用苯巴比妥、地西泮、水合氯醛等，使用时应特别注意观察呼吸情况，以免发生呼吸抑制，婴幼儿对阿片类药物较敏感，如吗啡易造成患儿呼吸中枢抑制，故一般情况下禁用此类药物。

5. 镇咳、祛痰、平喘药的应用及护理 小儿气道狭窄，纤毛运动及咳嗽反射较成人弱，当患呼吸道感染时，多有呼吸道黏膜充血水肿、咳嗽及分泌物增多，且不易咳出，易发生阻塞引起呼吸困难，故一般不用镇咳药，可应用祛痰药或雾化吸入稀释分泌物，配合体位引流排痰。氨茶碱平喘时可引起精神兴奋，导致小儿惊厥，应慎用。

6. 止泻药与泻药的应用及护理 小儿肠道感染引起的腹泻不可用止泻药，以免肠蠕动减慢增加肠道内毒素的吸收，加重全身中毒症状，多采用调整饮食和补液等方法。小儿一般不用泻药，便秘患儿可增加蔬菜摄入或应用开塞露等进行通便，但开塞露不宜长期使用，可指导便秘患儿多食粗纤维食物，多食蔬菜、水果，多饮水，并增加运动，养成定时排便的习惯。

二、药物剂量的计算

1. 按体重计算 是最常用、最基本的计算方法，多数药物已给出每日或每次、每千克体重需要量，所以临床常常按体重计算用药的总量。

每日（次）剂量＝患儿体重（kg）×每日（次）每千克体重所需剂量

患儿体重要以实际测量结果为准。如果是年长儿，其计算结果超出成人每日（次）

剂量时，则以成人量为限给药。如果是注射药物，必须将药量换算为准确的注射液所用药量。

例1：遵医嘱给患儿用地西泮3mg（1ml含地西泮10mg），应抽多少毫升药液？

解：1ml/10mg×3mg=0.3ml。

答：需要抽取0.3ml药液。

同学们还可以这样推算：1ml药液含地西泮10mg，0.1ml含有1mg，0.3ml含有3mg。

例2：需要给体重8kg的患儿注射氯丙嗪，氯丙嗪注射液的剂型为25mg/ml，小儿应用剂量为每次0.5～1mg/kg。请问：应该抽取多少毫升药液？

解：8kg×(0.5～1)mg = 4～8mg。

答：体重8kg的患儿需要用氯丙嗪4～8mg。

1ml/25mg×(4～8)mg = 0.16～0.32ml；需要抽取的药液在0.16～0.32ml之间即可。

同学们也可以这样推算：1ml含有氯丙嗪25mg，0.1ml含有氯丙嗪2.5mg，0.2ml含有氯丙嗪5mg（大于4mg），0.3ml含有氯丙嗪7.5mg（小于8mg）。所以，需要抽取0.2～0.3ml。

2. 按体表面积计算 按体表面积计算药物剂量较其他方法更为准确，适应各年龄阶段小儿，计算时需要推算出小儿体表面积，其计算公式为：

$$\text{体重}\leqslant 30\text{kg，小儿体表面积}(\text{m}^2)=\text{体重}(\text{kg})\times 0.035+0.1$$

$$\text{体重}>30\text{kg，小儿体表面积}(\text{m}^2)=[\text{体重}(\text{kg})-30]\times 0.02+1.05$$

$$\text{每日（次）剂量}=\text{患儿体表面积}(\text{m}^2)\times\text{每日（次）每平方米体表面积所需剂量}$$

3. 按年龄计算 按年龄计算给药剂量简单易行，由于不精确，所以仅用于剂量幅度大、不需十分精确的药物，如营养类药物可以按着年龄计算。

4. 按成人剂量折合计算 一般很少用，仅用于明确小儿剂量的药物，所得剂量偏小。

$$\text{小儿剂量}=\text{成人剂量}\times\text{小儿体重}(\text{kg})/50$$

以上任何方法计算的剂量都有其局限性，在实际应用时，应根据小儿的生理特点、所患疾病、病情轻重、用药目的、用药途径等，得出较为准确的药物用量。同一种药物在治疗不同疾病时，剂量可有差异；同样的药物，口服剂量要大于静脉注射剂量。

三、给药方法

小儿给药方法应以保证用药效果为原则，综合考虑患儿年龄、疾病、病情，决定适当的剂型、给药途径及用药次数，以排除各种不利的因素，减少患儿痛苦。

1. 口服法 最常用的给药方法是口服法，对患儿身心不良影响小，只要是条件允许，应尽可能采用口服法给药。年长儿常用片剂和药丸，应鼓励和教会患儿自己服药；婴幼儿常选用糖浆、水剂和冲剂，也可将药片碾碎加水调匀后喂服，但是任何药物均不可混于奶中哺喂。喂药时不要让婴儿完全平卧，或在其哽咽哭闹时给药，最好将小儿抱起，或头部略抬高，以防呛咳，一次喂药不可过多，防止小儿呛咳或窒息。

2. 注射法　急症、危重患儿以及不宜口服的患儿多采用注射法。常用肌内注射、静脉推注及静脉滴注法。肌内注射给药见效快，多用于急重症及不易口服者。一般选择臀大肌外上方，对不合作、哭闹挣扎的婴幼儿，可采取“三快”注射法，即进针、注药、拔针均快，以缩短时间，防止发生断针等意外。注射时要避开瘢痕、硬结部位，并使肌肉完全放松。静脉推注多用于抢救，在推注时速度要慢，并密切观察，勿使药液外渗。静脉滴注不仅用于给药，还可补充水分及营养、供给热量等，因此应用广泛。静脉滴注过程中应根据患儿的年龄、病种、病情、药物的性质等情况调节滴速。注意随时巡视，观察输液情况，保持静脉输液的通畅。

3. 外用药　药物剂型较多，包括软膏、水剂、粉剂、混悬剂等，以软膏最为多见。根据不同的用药部位，可对患儿手进行适当约束，以免因患儿抓、摸使药物误入眼、口而发生意外。

4. 其他方法　雾化吸入经常用于小儿呼吸系统疾病的治疗；灌肠给药虽然不是首选的给药方法，但镇静止惊时也会用到；还可用缓释栓剂。年长儿可用含剂、漱剂等。

目标检测

一、单项选择题

1. 易造成婴幼儿呼吸中枢抑制的药物为（　　）

A. 红霉素　　B. 水合氯醛　　C. 地西泮
D. 吗啡　　E. 氨茶碱

2. 水痘患儿禁止使用地塞米松的原因是（　　）

A. 加重病情　　B. 加重痒感　　C. 导致感染
D. 引起高热　　E. 引起水痘破溃

3. 婴儿神经系统和呼吸中枢发育尚不成熟，选择镇静止惊药时不宜应用（　　）

A. 地西泮　　B. 吗啡　　C. 苯巴比妥
D. 异丙嗪　　E. 氯丙嗪

4. 小儿最普遍使用的给药方法是（　　）

A. 灌肠法　　B. 口服法　　C. 静脉推注法
D. 膏剂外敷法　　E. 肌内注射法

5. 对于哭闹不合作的婴幼儿肌内注射宜（　　）

A. 进针快，推药慢，拔针快　　B. 进针快，推药快，拔针快
C. 进针快，推药慢，拔针慢　　D. 进针慢，推药慢，拔针慢
E. 进针慢，推药快，拔针快

二、填空题

1. 长时间滥用广谱抗生素可造成鹅口疮和__________。

2. 婴幼儿禁用__________退热。

3. 在应用糖皮质激素期间，不宜__________。______患儿禁止使用糖皮质激素，以免病情加重。

4. 便秘患儿可增加蔬菜摄入或应用__________等进行通便，但此类药物不宜长期使用。

三、问答题

5 个月患儿，其出生体重 3.5kg，遵医嘱应用氯丙嗪，其剂型为 25mg/ml，小儿应用剂量为每次 0.5 ~ 1mg/kg。请问：应该抽取多少毫升药液？

第四节　儿科常用护理技术

PPT

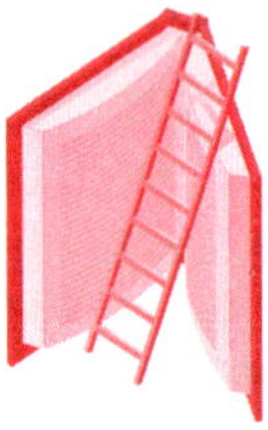

【学习目标】

1. 掌握　儿科常用护理技术：小儿沐浴、脐部护理、约束法、婴儿抚触等；儿科常用的静脉穿刺技术。

2. 熟悉　小儿臀红的原因、分度及其预防与护理。

3. 了解　儿科常用的暖箱、蓝光箱等使用、护理方法。

一、小儿沐浴 微课 1

【目的】

保持皮肤清洁、舒适；协助皮肤的排泄和散热，促进血液循环；观察全身皮肤情况，及早发现皮肤感染等异常情况。

【操作前准备】

1. 用物准备　①棉布类婴儿尿布、衣服、大小毛巾、包被、系带。②护理盘内备水温计、棉签、棉球、护臀霜或鞣酸软膏、爽身粉、婴儿浴液及洗发液；根据需要备指甲剪、碘伏、液体石蜡等。③浴盆内备温热水（2/3 满），沐浴时冬季水温为 38 ~ 39℃，夏季水温为 37 ~ 38℃，另备一壶 50 ~ 60℃ 热水随时添加；④必要时准备床单、被套、枕套、磅秤。

2. 环境准备　安静、整洁，安全，调节室温至 26 ~ 28℃，调节水温至 38 ~ 40℃。

3. 护士准备　服装、鞋帽整洁，洗手，戴口罩；举止端庄，态度和蔼，言语温和恰当。

【方法与步骤】

1. 操作前放置用物，核对评估　①核对新生儿床头卡、胸牌、手脚腕带。向家长解释沐浴的目的、方法和注意事项，取得家属的理解。②评估新生儿日龄、体温、皮肤清洁状况，脐部有无红、肿、渗液。评估新生儿距上一次哺乳的间隔时间。③将用物携至床边并按顺序放好，浴盆至于床边凳上或操作台上。

2. 脱衣　将盖被折成三角放在床尾，脱去新生儿衣服，保留尿布，用大毛巾包裹婴儿全身。测量体重并记录。

3. 擦洗面部　用小毛巾由内眦向外眦擦拭眼睛，更换清洁小毛巾同样顺序擦拭另一眼，然后擦洗耳及面部，用棉签清洁鼻孔。

4. 清洗头部（图3－1）　抱起婴儿，左前臂托住婴儿背部，左手托住头颈部，腋下夹住其臀部及下肢，左手拇指和中指分别向前折婴儿耳郭以堵住外耳道口。右手用洗发液清洗头部，然后用清水冲洗，再用毛巾吸干。

5. 清洗身体　盆底铺垫一块浴巾，防止婴儿滑动。移开大毛巾及尿布，以左手握住婴儿左肩及腋窝处使其颈枕于护士手腕处，用右手握住婴儿左腿靠近腹股沟处使其臀部位于手掌上，右前臂托住双腿，轻放婴儿于水中（图3－2）。松开右手，用毛巾淋湿婴儿全身，涂抹浴液搓起泡后按顺序轻搓颈下、胸、腹、腋下、臂、手、会阴、臀部、腿、脚，随洗随用清水冲洗。

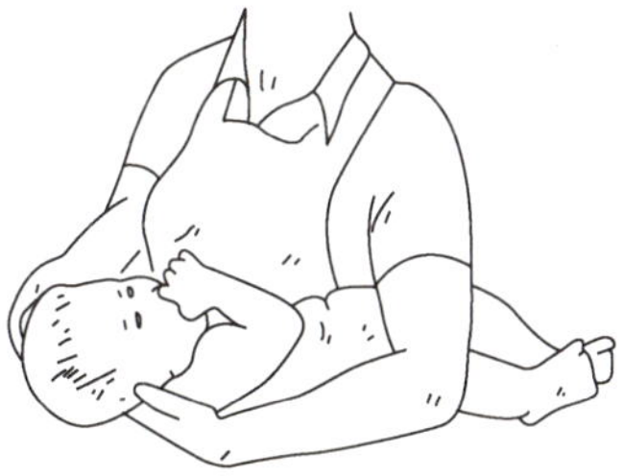

图3－1　婴儿洗头法

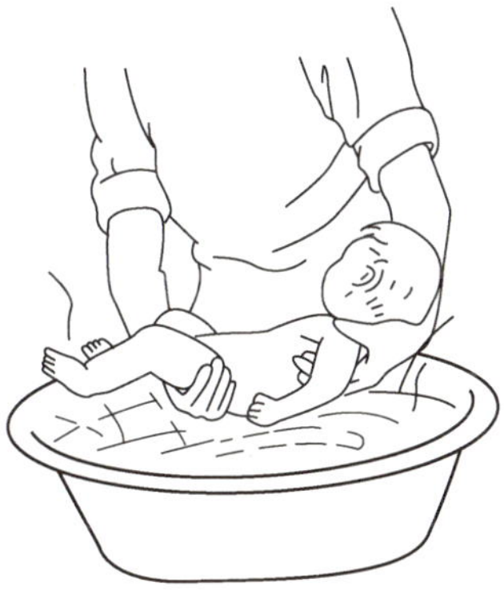

图3－2　婴儿入、出盆法

6. 清洗背部　右手从小儿前方握住小儿左肩及腋窝处，使小儿头颈部俯于护士右前臂，左手涂抹浴液清洗小儿后颈及背部，温水清洗干净泡沫。

7. 出盆检查　按放入水中的方法迅速抱出婴儿置于操作台上，用大毛巾包裹全身并将水分吸干，用棉签蘸水擦净女婴外阴分泌物，由内向外，由上向下，擦净男婴包皮处污垢；对全身各部位进行检查，在颈下、腋窝、腹股沟等处涂抹爽身粉，臀部涂擦护臀霜或鞣酸软膏；如新生儿脐带未脱落，用碘伏消毒。

8. 整理用物　为小儿更换衣服、尿布，必要时修剪指甲。处置用物，洗手、摘口罩，并做记录。

【注意事项】

（1）婴儿沐浴应该在喂奶前或喂奶后1小时进行，以免呕吐和溢奶。

（2）沐浴时尽量减少小儿身体暴露，注意保暖，动作轻快。注意水温，防止烫伤。

（3）擦洗面部时禁用肥皂。耳、眼内不得有水或浴液沫进入。

（4）头顶部皮质结痂不可用力清洗，可涂液体石蜡浸润，待次日皮质结痂软化后轻轻梳去痂皮后再予清洗。

（5）清洗时注意洗净皮肤皱褶处，如颈部、腋下、腹股沟、手指及足趾缝等。

（6）注意观察全身皮肤情况，如发现异常及时报告医生。脐带未脱落前，尽量避免水污染脐带部位，沐浴后立即擦干脐周并做好脐部护理。

（7）用物放置妥当，禁止将新生儿单独留在洗浴池或操作台上。

二、脐部护理

【目的】

保持脐部清洁、干燥，了解脐部愈合情况，观察脐部有无红、肿、渗液、脓性分泌物及异味等情况，预防新生儿脐炎的发生。

【操作前准备】

1. 用物准备 75%乙醇、无菌棉签、1%甲紫、2.5%和10%硝酸银溶液、生理盐水、75%乙醇纱布、3%过氧化氢、安尔碘或0.5%碘伏。

2. 环境准备 关好门窗，室内温湿度适宜，安静、整洁，安全，调节室温至26~28℃。

3. 护士准备 服装、鞋帽整洁，洗手、戴口罩，温暖双手；举止端庄，态度和蔼，言语温和恰当。

【方法与步骤】

1. 核对解释 核对新生儿床头卡、胸牌、手脚腕带。向家属解释脐部护理的目的、方法和注意事项，取得家属的理解。

2. 评估 新生儿沐浴后，擦干全身皮肤，评估全身情况。评估新生儿的日龄，查看脐部有无红、肿、渗血、渗液、异常气味，脐部愈合情况及医嘱用药情况。

3. 暴露脐部 用75%乙醇擦净脐带残端，按顺序环形消毒脐带断根、脐根、脐窝、脐周围皮肤，一般情况不宜包裹，保持脐部干燥使其易于脱落。

4. 发现异常，遵医嘱给予处理 ①脐部有分泌物时，用75%乙醇消毒后，涂1%甲紫使其干燥。②肉芽组织增生可用2.5%硝酸银溶液灼烧，并用生理盐水棉签擦洗。③脐轮红肿时，可用75%乙醇消毒，并覆盖75%乙醇纱布。④轻症脐炎局部先用3%过氧化氢清洗，再涂以安尔碘（或0.5%碘伏）及75%乙醇，每日2~3次；脓液较多，有局部扩散或有全身症状者，可根据涂片或细菌培养结果选用适当的抗生素。有肉芽肿可用10%硝酸银溶液局部涂擦。

5. 整理 为小儿更换衣服、尿布。处置用物，洗手、摘口罩，并做记录。

【注意事项】

（1）为新生儿进行脐部护理时，应当严密观察脐部有无特殊气味及脓性分泌物，发现异常及时报告医师。

（2）必须从脐带的根部由内向外环形彻底清洗消毒，并保持局部干燥。

（3）脐带未脱落前，勿强行剥落，结扎线如有脱落应当重新结扎。保持脐部干燥，勿使衣物或尿裤摩擦脐带残端。

（4）脐带应每日护理1次，直至脱落。

（5）新生儿使用尿布时，注意勿使其遮盖脐部，以免尿粪污染脐部。

（6）使用硝酸银溶液时，注意勿引起烧灼伤。

（7）操作过程中注意保暖，不要过多暴露新生儿。

（8）严格无菌技术操作，一根棉签只使用一次。

三、臀红的护理

臀红是婴儿臀部皮肤长期受尿液、粪便和漂洗不净的湿尿布刺激、摩擦或局部湿热（如使用不透气的尿布）等引起皮肤潮红、溃破，甚至糜烂及表皮剥脱，又称尿布皮炎。臀红根据严重程度可分为轻度和重度。

1. 轻度　主要为表皮潮红。

2. 重度　又分为三度：重Ⅰ度表现为局部皮肤潮红，伴有皮疹；重Ⅱ度除以上表现外，并有皮肤溃破、脱皮；重Ⅲ度局部大片糜烂或表皮剥脱，可继发感染。

【目的】

保持臀部皮肤干燥、清洁，减轻患儿疼痛，促进受损皮肤康复。

【操作前准备】

1. 用物准备　尿布、盆内盛温开水、小毛巾、尿布桶、棉签、药物（0.02%高锰酸钾溶液、紫草油、3%～5%鞣酸软膏、氧化锌软膏、鱼肝油软膏、康复新溶液、硝酸咪康唑霜等）、弯盘、红外线灯。

2. 环境准备　关好门窗，室内温湿度适宜，安静、整洁，安全。

3. 护士准备　服装、鞋帽整洁，洗手、戴口罩，温暖双手；举止端庄，态度和蔼，言语温和恰当。

【方法与步骤】

1. 核对解释　核对患儿床头卡、胸牌、手脚腕带。向家属解释臀红护理的目的、方法和注意事项，取得家属的理解。

2. 评估　评估患儿臀红分度，查看臀部皮肤有无红、肿、皮疹、破溃、渗液、异常气味及医嘱用药情况。

3. 备好用物　按操作顺序将用物放于治疗车上，推至床旁，放下床栏杆。

4. 解开尿布　轻轻掀开患儿下半身盖被，解开污湿尿布，用上端清洁处的尿布轻擦会阴及臀部，对折尿布将污湿部分盖住并垫于臀下。

5. 清洗臀部　用手蘸温水清洗臀部，忌用肥皂，用软毛巾吸干水分，取出污湿尿布，卷折放入尿布桶内。

6. 暴露臀部 将清洁尿布垫于臀下，条件许可时将臀部暴露于空气或阳光下10～20分钟。

7. 红外线灯照射 重度臀红者可用红外线灯照射臀部10～15分钟，灯泡25～40W，灯泡距离臀部患处30～40cm。

8. 臀部涂药 暴露或照射后将蘸有油类或药膏的棉签贴在皮肤上轻轻滚动涂药，不可用力擦涂，用后将棉签放入弯盘内。

9. 更换尿布 给患儿更换清洁尿布，拉平衣服，盖好被子。

10. 整理记录 处置用物，洗手、摘口罩，并做记录。

【注意事项】

（1）重度臀红患儿所用尿布应煮沸、消毒液浸泡或阳光下暴晒以消毒灭菌。

（2）臀部清洗时禁用肥皂，动作轻柔，避免用小毛巾直接擦洗。

（3）暴露臀部皮肤时应注意保暖，一般每日2～3次。

（4）照射臀部时患儿必须有护士守候，避免烫伤，如果是男婴，用尿布遮住会阴部。

（5）酌情选择油类或药膏 轻度臀红涂紫草油或鞣酸软膏；重Ⅰ、Ⅱ度涂鱼肝油软膏，重Ⅲ度涂鱼肝油软膏，每日3～4次，继发感染时，可用0.02%高锰酸钾溶液冲洗并吸干，然后涂红霉素软膏或硝酸咪康唑霜，每日2次，至局部感染得到控制。

（6）涂抹油类或药膏时，采用滚动涂药，不可在皮肤上反复涂擦，以免加剧疼痛、脱皮。

【臀红预防】

（1）勤换尿布，保持臀部皮肤清洁干燥。

（2）腹泻患儿便后及时用温水清洗臀部并拭干，注意清洗婴儿皮肤皱褶处；清洗时禁用肥皂，可使用温和的专用婴儿清洁洗剂，并用温水冲净。局部可涂油保护。

（3）选用质地柔软吸水性强的棉织品做尿布，勿用油布或塑料布等吸水差、不透气的材质直接包裹患儿臀部。

（4）洗涤尿布应漂洗干净，避免肥皂沫、洗涤剂等残留。

四、约束法

【目的】

约束是为了限制患儿活动，确保诊疗、护理操作的顺利进行；保护意识不清、躁动不安患儿，防止碰伤和坠床等意外；保护伤口及敷料，以免抓伤或感染。

【操作前准备】

1. 用物准备 大毛巾或包被、手足约束带、绷带、棉垫。

2. 环境准备 室内温湿度适宜，安静、整洁，安全。

3. 护士准备　服装、鞋帽整洁，洗手、戴口罩，温暖双手；举止端庄，态度和蔼，言语温和恰当。

【方法与步骤】

1. 核对解释　核对患儿床头卡、胸牌、手脚腕带。向家属解释约束的目的、方法和注意事项，取得家属的理解。

2. 评估　评估患儿意识状态、伤口及敷料位置、患儿的配合程度等。

3. 全身约束法

（1）折叠大毛巾，宽度以盖住患儿肩至足踝部为宜，长度以包裹患儿两圈半左右为宜。

（2）置患儿于大毛巾中间，将一侧的大毛巾从肩部绕过前胸紧裹患儿右侧上肢和身体，至左侧腋窝处，整齐地将大毛巾压于患儿身下；再将大毛巾另一侧边紧裹患儿左侧肢体，经胸部压于右侧背下，如患儿活动剧烈，可用绷带在大毛巾外打活结系好（图 3－3）。

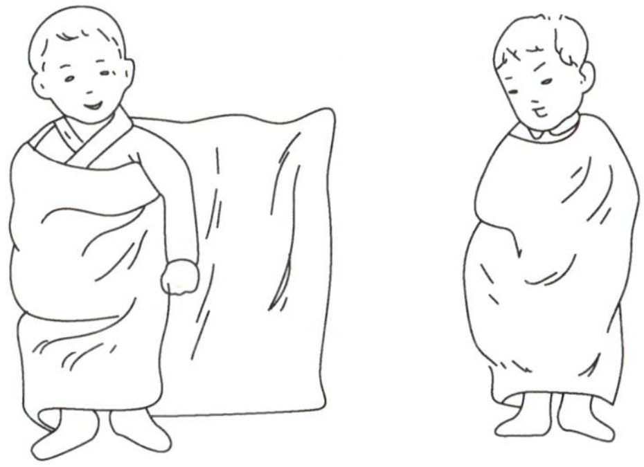

图 3－3　全身约束法

4. 手足约束法　见图 3－4。

（1）约束带法　置患儿手或足于约束带 A 端中间，将 A 两端绕手腕或踝部对折后系好，松紧度以手或足不易脱出且不影响血液循环为宜，将 B 端系于床缘上。

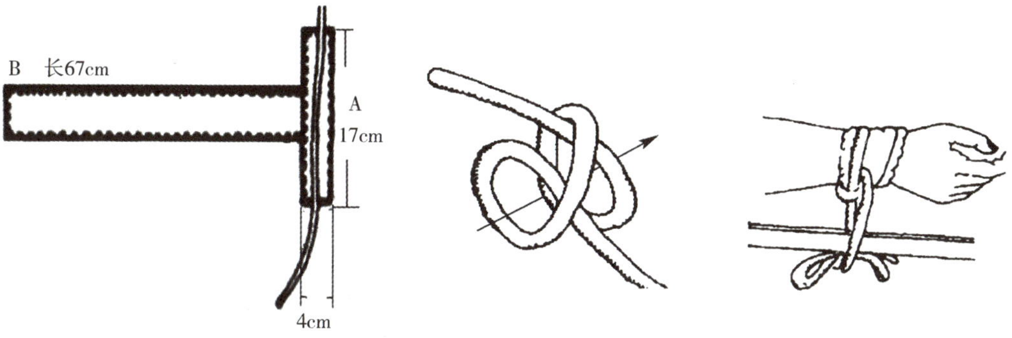

图 3－4　手足约束法

（2）双套结约束法　先用棉垫包裹手腕或踝部，再用宽绷带打成双套结，套在棉垫外、稍拉紧，以不脱出且不影响血液循环为宜，再将带子系于床缘上。

【注意事项】

（1）使用约束法时，需向家长及患儿解释其目的和约束时间等，并做好记录。

（2）包裹松紧适宜，以能伸入1～2指为宜，随时注意观察约束部位皮肤颜色、温度，掌握血液循环情况；每2小时解开放松一次，并协助患儿翻身，若发现肢体苍白、麻木、冰冷时，应立即放松约束带，必要时进行局部按摩，以促进血液循环。

（3）约束患儿时注意定时更换患儿姿势，以促进患儿舒适，减轻疲劳。

五、婴儿抚触 微课2

【目的】

使婴儿安静，减轻紧张或焦虑情绪，增加睡眠，促进神经系统的发育，提高免疫力，加快食物的消化，促进吸收，减少婴幼儿哭闹。

【操作前准备】

1. 用物准备　操作台、温度计、润肤油、婴儿尿布及衣服、包被。

2. 环境准备　温湿度适宜，安静、清洁，安全，室温调节至28℃，可播放一些优美舒缓的音乐。

3. 护士准备　服装整洁，洗手、戴口罩。修剪指甲、洗手、戴口罩、温暖双手。

【方法与步骤】

1. 核对解释　核对婴儿床头卡、胸牌、手脚腕带。解释抚触的目的、方法和注意事项，取得家属的理解。

2. 评估　评估婴儿日龄、精神状态、皮肤状况及身体状况，评估距上一次哺乳的间隔时间，不能太饱或太饥饿，评估是否需要更换尿布。

3. 婴儿准备　将婴儿妥善放于抚触台上，解开婴儿包被和衣服。

4. 双手准备　将润肤油倒于掌心，揉搓均匀温暖双手后进行抚触。

5. 进行抚触动作　动作要由轻柔逐渐增加力度，每个动作重复4～6次。

（1）头部抚触　①两拇指指腹从眉间滑向两侧至发际。②两拇指从下颌部中央向两侧上滑成微笑状。③一手轻托婴儿头部，另一手指腹从婴儿一侧前额发际抚向枕后，避开囟门，中指停在耳后乳突部轻压一下；换手，同法抚触另一侧。

（2）胸部抚触　双手掌分别从婴儿胸部的外下方，靠近两侧肋下缘处向对侧外上方滑动至婴儿肩部，交替进行。

（3）腹部抚触　双手指分别按顺时针方向按摩婴儿腹部，避开脐部和膀胱。

（4）四肢抚触　①两手呈半圆形交替握住婴儿的上臂向腕部滑行，在滑行过程中，从近端向远端分段挤捏上肢；②用拇指从手掌按摩到手指，并从手指两侧轻轻提拉揉捏每个手指。同法依次抚触婴儿的对侧上肢和双下肢。

（5）背部抚触　使婴儿呈俯卧位，头偏向一侧，以脊柱为中线，两手掌分别于脊柱两侧由中央向两侧滑行按摩，从背部上端开始逐渐下移到臀部，最后由头顶沿脊椎抚触至臀部。将一手掌置于骶尾部凹陷处，顺时针方向按摩数次。

6. 婴儿穿衣　包好尿布、穿衣。

7. 洗手记录　处置用物，洗手、摘口罩，并做记录。

【注意事项】

（1）抚触应避免饥饿和进餐后1小时内进行，最好在婴儿沐浴后，两次哺乳之间进行，每次10～15分钟。

（2）抚触过程中注意观察婴儿的反应，如果出现哭闹、肌张力提高、兴奋性增加、肤色改变等，应暂停抚触，反应持续1分钟以上应停止抚触。

（3）注意用力适当，避免过轻或过重。

（4）抚触时保持环境安静，注意与婴儿进行语言和目光的交流。

六、头皮静脉穿刺技术

婴幼儿头皮静脉丰富、表浅易见、不滑动易固定，头皮静脉输液便于保暖，不影响患儿肢体活动及其他诊疗和护理工作，常选用额上静脉、颞浅静脉及耳后静脉等（图3－5）。

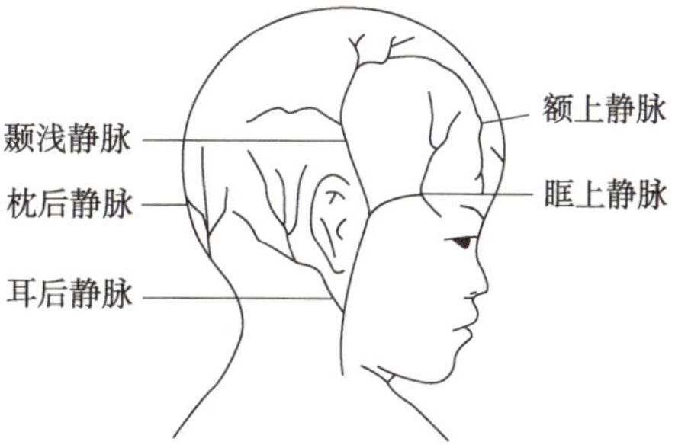

图3－5　头皮静脉示意图

【目的】

（1）治疗疾病，使药物快速输入体内。

（2）补充液体、营养，维持体内液体、电解质平衡。

【操作前准备】

1. 用物准备　治疗盘、输液器、液体及药物、75%乙醇、棉签、弯盘、胶布、小垫枕，根据需要备剃刀、绷带等备皮、约束用物。

2. 环境准备　温湿度适宜，环境安静、明亮、安全，符合穿刺技术操作要求。

3. 护士准备　服装、鞋帽整洁，洗手、戴口罩，温暖双手；举止端庄，态度和蔼，言语温和恰当。

【方法与步骤】

1. 核对解释　核对患儿床头卡、胸牌、手脚腕带。向家属解释头皮静脉穿刺的目的、方法和注意事项，取得家属的理解。

2. 评估　评估患儿身体状况及患儿头皮静脉情况。

3. 准备药液　检查药液、输液器，按医嘱加入药物，将输液器针头插入输液瓶塞中，关闭调节器。

4. 核对挂瓶　携用物至患儿床旁，核对解释、查对药液，将输液器瓶挂于输液架上，排尽空气，备好胶布。

5. 安置卧位 将患儿仰卧或侧卧，头垫小枕，助手于患儿足端固定其头部和肢体。必要时采用全身约束法。

6. 皮肤消毒 操作者于患儿头端，必要时剃去局部头发，选择合适静脉，用75%乙醇消毒皮肤，再次查对。

7. 穿刺固定 操作者以左手拇指、示指分别固定静脉两端皮肤，右手持针，在距静脉最清晰点后移0.3cm处将针头近似平行刺入头皮，然后沿静脉向心方向穿刺，有落空感同时见回血，再进针少许，松开调节器，无异常，固定针头，将输液管进行固定，必要时使用绷带固定针头及输液管位置。

8. 调节滴速 根据病情、年龄和药液性质调节滴速。再次核对、签字。

9. 洗手记录 再次核对，安抚患儿，处置用物，洗手、摘口罩，并做记录。

【注意事项】

（1）严格执行查对制度和无菌操作原则，注意药物配伍禁忌。

（2）穿刺前应仔细检查并排尽输液管内的空气。

（3）加强巡视，注意观察患儿的面色和一般情况的变化等。

（4）注意鉴别头皮静脉与动脉，头皮静脉外观浅蓝色，触摸无搏动，管壁薄易压瘪，不易滑动；头皮动脉外观浅红色，触摸有搏动，管壁厚不易压瘪，易滑动。

（5）需24小时连续输液者，应更换输液装置，若超过48小时应更换注射部位及输液管。注意保护和合理使用静脉，一般从远端小静脉开始。

七、颈外静脉穿刺技术

【目的】

采集血标本，协助疾病诊断及治疗。

【操作前准备】

1. 用物准备 治疗盘、采血针、2%碘酊、75%乙醇、小垫枕、干棉球、棉签、采血管、无菌手套。

2. 环境准备 温湿度适宜，环境安静、明亮、安全，符合穿刺技术操作要求。

3. 护士准备 服装、鞋帽整洁，洗手、戴口罩，温暖双手；举止端庄，态度和蔼，言语温和恰当。

【方法与步骤】

1. 核对解释 核对患儿床头卡、胸牌、手脚腕带。向家属解释颈外静脉穿刺的目的、方法和注意事项，取得家属的理解。

2. 评估 评估患儿身体状况及患儿颈外静脉周围皮肤情况。

3. 安置体位 携用物至患儿床旁，协助患儿取仰卧位，头偏向一侧，肩下垫小枕。助手于患儿足端，用两臂按住患儿身体，两手固定面部与枕部（切勿蒙住患儿口鼻，导致窒息），使患儿充分暴露颈外静脉（图3－6）。

4. 穿刺采血　操作者站在患儿头端，选取穿刺点于下颌角和锁骨上缘中点连线之上1/3处，常规消毒皮肤后，戴无菌手套，左手示指压迫颈外静脉近心端，右手持采血针，待患儿啼哭静脉显露最清晰时于颈外静脉外缘，针头与皮肤呈30°沿血液回心方向进针，有回血后固定针头，连接采血针与采血管，抽取所需血量或治疗完毕后拔针。

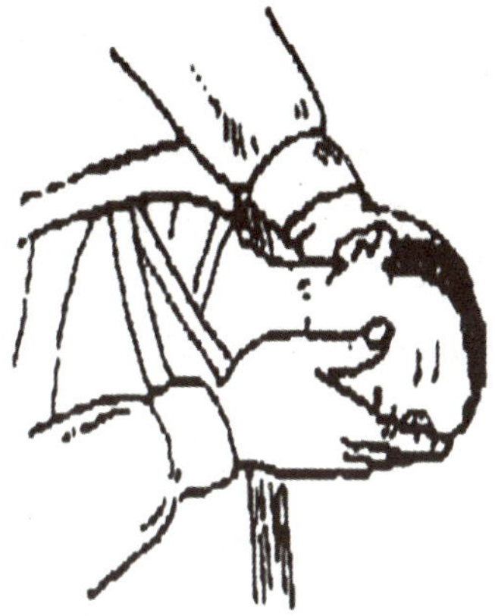

图3－6　颈外静脉穿刺

5. 按压止血　用消毒干棉球压迫穿刺部位2～3分钟，检查穿刺部位有无出血。血标本送检。

6. 洗手记录　再次核对，安抚患儿，处置用物，洗手、摘口罩，并做记录。

【注意事项】

（1）有严重心肺疾病、新生儿、病情危重者以及有出血倾向的患儿禁用。

（2）要求操作者技术娴熟。若穿破静脉会引起血肿，甚至压迫气管，妨碍呼吸。一旦局部静脉穿破，立即加压止血，待止血后更换对侧采血，不宜在同侧多次穿刺。

（3）严格执行无菌操作，防止感染。穿刺时应随时观察患儿面色和呼吸情况，如有异常立即停止操作。

八、股静脉穿刺技术

【目的】

采集血标本，协助疾病诊断及治疗。

【操作前准备】

采血备注射器，操作前清洗患儿会阴部及腹股沟区皮肤，其余操作前准备同颈外静脉穿刺技术。

【方法与步骤】

1. 核对解释　核对患儿床头卡、胸牌、手脚腕带。向家属解释股静脉穿刺的目的、方法和注意事项，取得家属的理解。

2. 评估　评估患儿身体状况及患儿股静脉周围皮肤情况。

3. 安置体位　携用物至床旁，核对，协助患儿取仰卧位，垫高穿刺侧臀部，助手于患儿头端，用双肘及前臂约束患儿躯干及双上肢，两手分别固定患儿两腿使之呈青蛙状，充分暴露腹股沟穿刺部位，用脱下的一侧裤腿或尿布遮盖会阴部（图3－7，图3－8）。

4. 穿刺采血　操作者站于足端，常规消毒穿刺部位皮肤和操作者左手示指。在腹股沟中1/3与内1/3交界处触到股动脉搏动点，再次消毒，右手持注射器沿股动脉搏动点内侧0.3～0.5cm处垂直刺入（斜刺法：在腹股沟下1～3cm处，针头与皮肤呈45°向股动脉搏动点内侧0.3～0.5cm处向心方向刺入），边向上提针边抽回血。见回血后固定针头，抽取所需血量。

5. 按压止血 拔针后立即用消毒干棉球加压止血3～5分钟。将抽取的血液沿试管壁缓慢注入，送检。

6. 洗手记录 再次核对，安抚患儿，处置用物，洗手、摘口罩，并做记录。

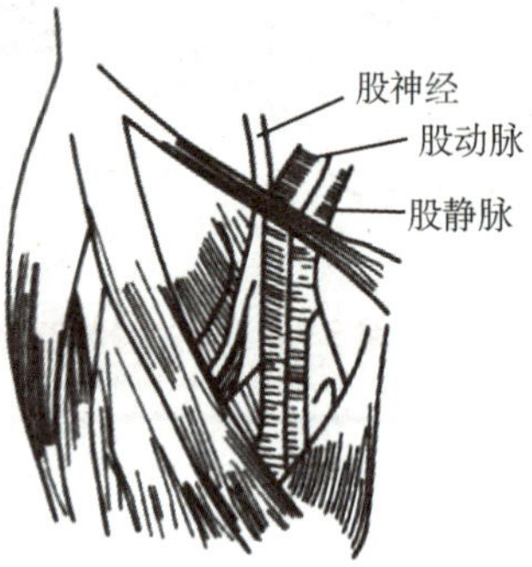

图3－7 股静脉位置

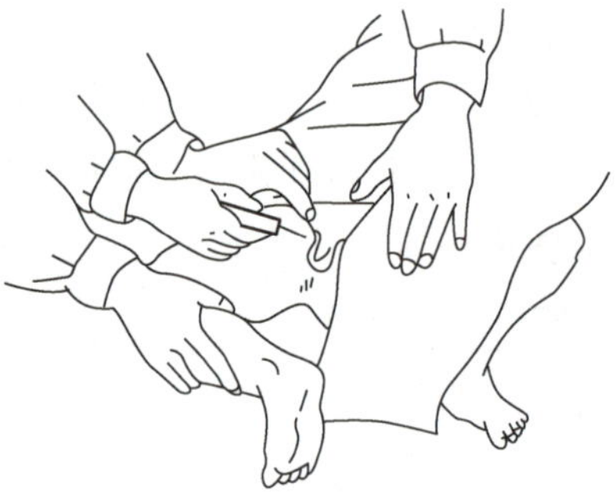

图3－8 股静脉穿刺位置与体位

【注意事项】

（1）有出血倾向或凝血功能障碍患儿禁用此法，以免引起出血不止。

（2）严格执行无菌操作，防止感染。

（3）若回血呈鲜红色，表明误入股动脉，应立即拔出针头，用无菌纱布压迫5～10分钟，直至出血停止。

（4）若穿刺失败，不宜在同侧多次穿刺，以免形成血肿。

九、暖箱的应用

【目的】

为新生儿尤其是早产儿和低出生体重儿创造一个温湿度适宜的环境，使患儿体温保持稳定，提高成活率。适用于出生体重在2000g以下、高危或异常新生儿，如新生儿硬肿病、体温不升等，以确保异常新生儿维持正常体温。

【操作前准备】

1. 暖箱准备

（1）检查暖箱，保证安全；清洁、消毒暖箱；将蒸馏水加入水槽中至水位指示线。

（2）接通电源，将预热温度调至28～32℃，预热后再根据新生儿出生日龄及体重调为适中温度（即中性温度）。按要求调整湿度控制旋钮。

2. 环境准备 调节室温至24～26℃，维持箱内湿度在55%～65%。暖箱避免放置在阳光直射、空气对流或取暖设备附近，以免影响箱内温度的控制。

3. 护士准备　服装、鞋帽整洁，洗手、戴口罩，温暖双手；举止端庄，态度和蔼，言语温和恰当。

【方法与步骤】

1. 核对解释　核对新生儿床头卡、胸牌、手脚腕带。向家属解释使用新生儿暖箱的目的、方法和注意事项，取得家属的理解。

2. 评估　评估婴儿身体状况，有无其他并发症。

3. 设定温度及湿度　根据婴儿体重、出生日龄及体温（或肛温）设定暖箱的适宜温湿度。

4. 安置患儿　铺好箱内婴儿床，将婴儿穿单衣、裹尿布后放置于暖箱内。

5. 监测体温　定时测量婴儿体温，保持体温在36.5～37.5℃之间。在婴儿体温未升至正常之前每0.5～1小时监测一次，升至正常后每1～4小时监测一次。

6. 调节温度及湿度　根据婴儿体温变化调节箱内温度，维持相对湿度。

7. 观察病情　密切观察婴儿面色、呼吸、心率、奶量及病情变化。

8. 记录　记录并做好暖箱使用情况的交接班。

9. 出暖箱条件　婴儿体重达到2000g或以上，体温正常；在32℃的暖箱内，婴儿穿单衣能保持正常体温；婴儿在暖箱内生活了1个月以上，体重虽不到2000g，但一般情况良好。

【注意事项】

（1）各项操作尽量在箱内集中进行，动作要轻柔、熟练、准确，尽量少开箱门，以免箱内温度及湿度波动过大。暖箱不宜放在阳光直射、有对流风、取暖设备和窗户边，以免影响暖箱温度。

（2）保持箱内温度稳定，严禁骤然提高或降低暖箱温度，以免小儿体温波动造成不良后果。

（3）保持暖箱清洁，使用期间每天用消毒液擦拭暖箱内外，然后用清水再擦拭一遍。用过的暖箱用0.1%苯扎溴铵擦拭后，再用紫外线灯照射。湿化器水箱用水每天更换一次，机箱下面的空气净化垫每月清洗一次。

（4）严格执行操作规程，定期对暖箱进行检查和保养，保证绝对安全。随时观察使用效果，如暖箱发出报警信号，应及时查找原因，妥善处理。

十、蓝光箱照射疗法

在蓝色荧光灯的照射下，体内的非结合胆红素可转变成水溶性的异构体（双吡咯），该物质能迅速由胆道、尿液排出，从而用于治疗高胆红素血症。

【目的】

降低病理性黄疸患儿体内血清胆红素的浓度，预防黄疸加重，预防胆红素脑病的发生。

【操作前准备】

1. 用物准备 光疗箱一般以波长450nm左右的蓝色荧光灯最为有效，160～320W为宜。上、下灯管与床面的距离分别是40cm和20cm。准备好护眼罩、尿布、体温计、记录单等。

2. 光疗箱准备 清洁光疗箱，灯管及反射板应清洁、无灰尘。箱内湿化器水箱内加水至2/3满。接通电源，检查灯管亮度，并使箱温升至患儿适中温度（30～32℃），相对湿度达55%～60%。光疗箱放置在干净、温湿度变化较小、无阳光直射的场所。

3. 环境准备 温湿度适宜，环境安静、安全。

4. 患儿准备 入箱前清洁患儿皮肤，禁忌在皮肤上涂粉剂和油类。修剪指甲，以防抓伤皮肤。测量患儿体温，必要时测体重，取血检测血清胆红素水平。

5. 护士准备 服装、鞋帽整洁，操作前洗手，温暖双手；戴口罩，戴墨镜。

【方法与步骤】

1. 核对解释 核对患儿床头卡、胸牌、手脚腕带。向家属解释使用蓝光箱照射的目的、方法和注意事项，取得家属的理解。

2. 评估 评估患儿身体状况，有无并发症。

3. 入箱操作 将患儿全身裸露，用尿布遮盖会阴部，佩戴护眼罩，抱入已预热好的光疗箱中，记录入箱时间。

4. 照射过程 照射尽量广泛，使患儿皮肤均匀受光；单面光疗箱一般每2小时更换一次体位，仰卧、侧卧、俯卧交替照射；俯卧时要有专人巡视，以免口鼻受压而呼吸不畅；照射时每2～4小时测体温一次或根据病情、体温情况随时测量，使体温保持在36.5～37.5℃。根据体温调节箱温，如体温超过37.8℃或低于35℃，应暂停照射，经处理体温恢复正常后再继续蓝光照射；严密观察患儿病情变化，注意患儿精神反应、呼吸、脉搏、皮肤颜色和完整性及黄疸进展程度；观察患儿是否出现高热、皮疹、腹泻、呕吐、脱水等。

5. 出箱准备 出箱前先将患儿衣物预热，关闭箱体电源开关，除去护眼罩，给患儿穿好衣服，抱回病床。做好各项记录，如出箱时间、灯管使用时间和生命体征等。

6. 整理用物 光疗结束后切断电源，清空湿化器水箱内的水，清洁、消毒整机，有机玻璃制品禁用乙醇擦拭，需用0.1%苯扎溴铵擦洗消毒。

【注意事项】

（1）保持灯管及反射板清洁，并及时更换灯管。每只灯管累计使用1000小时必须更换。

（2）光照12～24小时才能使血清胆红素下降，光疗总时间要根据病因、黄疸程度及体内胆红素的浓度决定。一般持续或间断照射时间是24～48小时，但不超过72小时。

（3）光照时患儿可出现轻度腹泻、排深绿色多泡沫稀便、小便深黄色、一过性皮疹等副作用，可随病情逐渐好转而消失。

（4）光疗中患儿应注意保证及时补充水分和营养，按需或定时喂乳，两次喂乳间要喂糖水。

（5）照射过程中患儿出现呼吸暂停、烦躁、嗜睡、发热、腹胀、呕吐、拒乳、惊厥等症状时，及时与医师联系，妥善处理。

（6）光疗超过24小时会造成体内核黄素缺乏，一般光疗同时或光疗后应补充核黄素。

十一、红外线辐射保暖台的应用

远红外线辐射保暖台具有升温快、热辐射均匀、无可见光污染等优点，对婴儿的视网膜、角膜及皮肤不会造成伤害，从而利于危重儿的抢救及护理操作。

【目的】

适用于新生儿急救、治疗、护理及保暖，在温暖的环境下充分暴露患儿便于诊疗和护理。

【操作前准备】

1. 红外线辐射保暖台的准备　检查暖台，做好清洁、消毒。接通电源，调节控温旋钮至28～30℃预热，温度显示器的红灯变亮。注意接好地线，保证安全。

2. 环境准备　调节室温至24～26℃，以减少辐射热的损失。

3. 护士准备　服装、鞋帽整洁，洗手、戴口罩；举止端庄，态度和蔼，言语温和恰当。

【方法与步骤】

（1）将肤温传感器插入肤温传感器插座，将肤温传感器的末端置于婴儿床的中央，接近患儿处，并充分暴露于远红外元件发热的区域内，3～5分钟可达指定温度，温度显示器红灯灭、绿灯亮。保暖台在预热模式下运行30分钟，床垫表面温度至少能升高4℃。当床温超过指定温度时，报警灯亮起，发出报警。

（2）将患儿妥善置入辐射保暖台上进行相应的处置、治疗、抢救。

（3）如需改变温度控制模式，按一下设置键，再按模式键进行温度控制模式的选择，选定后再按一次设置键，即完成温度控制模式的设置。

（4）使用肤温模式时，系统默认的设置温度值是36℃，如需改变设置值，在设置状态下（设置温度窗的数值闪烁），通过按加键或减键对温度值进行调整。

（5）在操作时如需灯光照明时，打开位于辐射箱正前方的照明灯电源开关即可。如需要打开床四周的挡板，可将挡板上缘上提并向外翻下。

（6）每次使用结束后，先切断电源，再用消毒液擦拭、清洁仪器，清洁挡板及表面，更换床垫、床单备用。

【注意事项】

（1）仪器必须接地线；测温探头放在控制的区域内，不得遮盖。避免将辐射保暖台放在通风处，以减少空气对流造成的保暖台温度波动。

（2）在手控模式时，要密切注意患儿体温的波动，保持皮肤温度在36.0～36.5℃。极小的小婴儿皮温可稍高。操作人员不得离开，以保证患儿的安全。

（3）肤温模式下，将肤温传感器插入肤温传感器插座，将肤温传感器的末端置于婴儿床的中央（患儿未置保暖台时）或婴儿皮肤之上，金属面均向下，与床面或婴儿皮肤紧贴并用胶布固定，以不遮盖探头又方便护理为宜。

（4）一般情况下，为了确保患儿安全，推荐使用肤温模式。但是，当患儿处于休克或发热状态时，不能使用肤温模式。

（5）操作完成或者患儿病情稳定后，应及时将患儿转入暖箱或者病室。

（6）长时间使用，应考虑婴儿脱水问题，需加适量的水用以蒸发，并及时给患儿补充水分。

实践二　小儿沐浴

PPT

一、操作目的

熟练掌握小儿沐浴法的操作技术和注意事项。在实践中培养护生认真学习与严谨工作的态度和关心爱护婴儿的情感素质。

二、操作准备

1. 用物　婴儿尿布、衣服、大小毛巾、包被、系带、棉签、棉球、护臀霜或鞣酸软膏、爽身粉、婴儿浴液及洗发液、浴盆、磅秤。

2. 婴儿　模拟婴儿教具。

3. 多媒体　准备多媒体演示光盘或录像带等多媒体素材，调试好多媒体设备。

4. 护生　按护士的素质要求做好准备，操作时动作轻柔、准确到位、富有爱心。

三、操作步骤

（1）在示教室为护生提供多媒体演示小儿沐浴方法。

（2）由带教老师在儿科护理实训室集中讲解并模拟演示小儿沐浴法的操作技术。

（3）护生以小组为单位，每4～6人一组，轮流模拟操作，带教老师给予指导。

四、小结

（1）带教老师对各组的操作演示给予有针对性的点评，及时纠正、反馈操作中存在的共性问题，对本次实践课进行总结。

（2）布置护生书写实验报告单和实践体会。

实践三　脐部护理

一、操作目的

熟练掌握脐部护理的操作技术和注意事项。在实践中培养护生认真学习与工作的态度，关心爱护婴儿的情感素质。

二、操作准备

1. 用物　75%乙醇、无菌棉签、1%甲紫、10%硝酸银溶液、生理盐水、75%乙醇纱布、3%过氧化氢、安尔碘或0.5%碘伏。

2. 婴儿　模拟婴儿教具。

3. 多媒体　准备多媒体演示光盘或录像带等多媒体素材，调试好多媒体设备。

4. 护生　按护士的素质要求做好准备，操作时动作轻柔、准确到位、富有爱心。

三、操作步骤

（1）在示教室为护生提供多媒体演示脐部护理操作步骤。

（2）由带教老师在儿科护理实训室集中讲解并模拟演示脐部护理的操作技术。

（3）护生以小组为单位，每4～6人一组，轮流模拟操作，带教老师给予指导。

四、小结

（1）带教老师对各组的操作演示给予有针对性的点评，及时纠正、反馈操作中存在的共性问题，对本次实践课进行总结。

（2）布置护生书写实验报告单和实践体会。

实践四　臀红的护理

一、操作目的

熟练掌握臀红护理的操作技术和注意事项，能对婴儿家长进行有效的健康指导。在实践中培养护生认真学习与工作的态度，关心爱护婴儿的情感素质。

二、操作准备

1. 用物　尿布、盆内盛温开水、小毛巾、尿布桶、棉签、药物、弯盘、红外线灯等。

2. 婴儿　模拟婴儿教具。

3. 多媒体 准备多媒体演示光盘或录像带等多媒体素材，调试好多媒体设备。
4. 护生 按护士的素质要求做好准备，操作时动作轻柔、准确到位、富有爱心。

三、操作步骤

（1）在示教室为护生提供多媒体演示臀红护理方法。
（2）由带教老师在儿科护理实训室集中讲解并模拟演示臀红护理的操作技术。
（3）护生以小组为单位，每4～6人一组，轮流模拟操作，带教老师给予指导。

四、小结

（1）带教老师对各组的操作演示给予有针对性的点评，及时纠正、反馈操作中存在的共性问题，对本次实践课进行总结。
（2）布置护生书写实验报告单和实践体会。

实践五　婴儿抚触

一、操作目的

熟练掌握婴儿抚触的操作技术和注意事项，能对婴儿家长进行有效的健康指导。在实践中培养学生认真学习与工作的态度，关心爱护婴儿的情感素质。

二、操作准备

1. 用物 操作台、温度计、润肤油、婴儿尿布及衣服、包被。
2. 婴儿 模拟婴儿教具。
3. 多媒体 准备多媒体演示光盘或录像带等多媒体素材，调试好多媒体设备。
4. 护生 按护士的素质要求做好准备，操作时动作轻柔、准确到位、富有爱心。

三、操作步骤

（1）在示教室为护生提供多媒体演示婴儿抚触操作方法与步骤。
（2）由带教老师在儿科护理实训室集中讲解并模拟演示婴儿抚触法的操作技术。
（3）护生以小组为单位，每4～6人一组，轮流模拟操作，带教老师给予指导。

四、小结

（1）带教老师对各组的操作演示给予有针对性的点评，及时纠正、反馈操作中存在的共性问题，对本次实践课进行总结。
（2）布置护生书写实验报告单和实践体会。

目标检测

一、单项选择题

1. 小儿冬季盆浴的水温为（　　）
A. 35～36℃　B. 36～37℃　C. 38～39℃
D. 40～41℃　E. 41～42℃
2. 使用约束带时，应随时注意观察（　　）
A. 衬垫是否垫好　B. 约束带是否牢靠
C. 约束部位的皮肤颜色、温度　D. 体位是否舒适
E. 神志是否清楚
3. 在温湿度适宜时，使臀红患儿的臀部暴露于阳光或空气下（　　）
A. <10 分钟　B. 10～20 分钟　C. 20～30 分钟
D. 30～40 分钟　E. 40～50 分钟
4. 以下不是小儿头皮静脉特点的是（　　）
A. 外观呈浅蓝色　B. 外观呈浅红色　C. 浅表易见
D. 不易滑动　E. 触摸无搏动
5. 暖箱适用于出生体重低于多少的新生儿（　　）
A. 0.5kg　B. 1kg　C. 1.5kg
D. 2kg　E. 2.5kg
6. 暖箱中湿化器水箱用水应每几天更换一次（　　）
A. 1 天　B. 2 天　C. 3 天
D. 4 天　E. 5 天
7. 护理臀红患儿正确的操作是（　　）
A. 便后清洗臀部并涂滑石粉
B. 便后用温水清洗臀部并拭干
C. 涂抹药膏时棉签应上下涂刷
D. 重度臀红患儿所用尿布清洗即可
E. 使用塑料布包裹患儿臀部
8. 新生儿黄疸患儿进行光疗时，最佳的照射波长是（　　）
A. 360nm 左右　B. 450nm 左右　C. 520nm 左右
D. 575nm 左右　E. 620nm 左右
9. 给婴儿行头皮静脉输液时，皮肤消毒液最好选择（　　）
A. 0.05% 碘伏　B. 0.5% 碘伏
C. 2% 碘酊　D. 75% 乙醇
E. 2% 碘酊及 75% 乙醇

10. 光照疗法的适应证为（　　）

A. 新生儿寒冷损伤综合征　　B. 新生儿破伤风

C. 新生儿颅内出血　　D. 新生儿窒息

E. 新生儿高胆红素血症

二、填空题

1. 抚触时间应避免在饥饿和进餐后__________内进行，最好在婴儿沐浴后进行，时间为__________。

2. 为婴儿进行静脉输液应选择的最佳部位是__________，常选用的静脉有__________、__________及__________等。

3. 颈外静脉的穿刺点位于__________和__________连线之上 1/3 处。

4. 股动脉穿刺时，若回血呈鲜红色，表明__________，应立即拔出针头，用无菌纱布压迫 5～10 分钟，直到不出血为止。

三、问答题

1. 简述臀红的分度。

2. 如何鉴别小儿头皮动脉和静脉？

3. 为黄疸患儿进行蓝光箱照射时应该注意哪些问题？

4. 芳芳，8 个月，臀部局部皮肤潮红，伴有皮疹，并有皮肤溃破、脱皮。该患儿的臀红为几度？臀红护理有哪些注意事项？应该如何预防臀红的发生？

书网融合……

微课 1　微课 2　本章小结 1　本章小结 2　自测题

第四章 小儿生长发育

小儿的健康与其生长发育息息相关。生长是指小儿各器官和系统的长大，可以通过测量值来表示，为量的改变；发育是指细胞、组织、器官分化与功能成熟，为质的改变。生长和发育二者紧密相关。监测和促进小儿生长发育是儿科工作者的重要职责之一。

第一节 小儿生长发育的规律及影响因素

PPT

【学习目标】

1. **掌握** 小儿生长发育的规律。
2. **了解** 小儿生长发育的影响因素。

一、生长发育规律

（一）生长发育的连续性和阶段性

在整个小儿时期生长发育连续不断进行，但各个年龄阶段又有不同的特点，呈连续性和阶段性。例如，婴儿期和青春期是生长发育最快的两个时期，且年龄越小，生长发育越快。体重、身长的增长在生后第 1 年，尤其是前 3 个月最快，出现生后第 1 个生长高峰；2 岁以后生长速度逐渐减慢，到青春期又迅速加快，出现第 2 个生长高峰。

（二）生长发育的顺序性

生长发育通常遵循由上到下、由近到远、由粗到细、由简单到复杂、由低级到高级的一般规律。如由上到下：先抬头、后抬胸，再会坐、立、行；由近到远：如先抬肩、伸臂，再双手握物，先会控制腿再到控制脚的活动；由粗到细：如先会用全掌抓握物品，再发展到用手指端拾取物品；由简单到复杂：如先画直线，然后会画圈、画人形；由低级到高级：如先会看、听和感觉事物、认识事物，进而发展到记忆、分析、思维、判断事物。

（三）生长发育的不平衡性

人体各器官系统发育顺序遵循一定的规律，但是各器官、系统发育快慢不同，各有先后。如：神经系统发育较早，脑在生后 2 年内发育较快；生殖系统则发育较晚；淋巴系统在小儿时期迅速增长，到青春期前达顶峰，以后逐渐退缩至成人水平；在年幼时期皮下脂肪较发达，到学龄期肌肉组织发育加快（图4－1）；其他系统如心、肾、肝等的发育基本与体格生长相平行。

（四）生长发育的个体差异性

小儿生长发育虽然按照一定规律发展，但是在一定范围内受机体内外因素的影响，每个人都有自己的生长“轨迹”，存在着一定的个体差异。因此，小儿的生长发育的正常值有一定的范围，不是绝对的，评价时必须考虑不同因素对个体的影响，并要系统地连续观察才能反映小儿生长发育的真实情况。

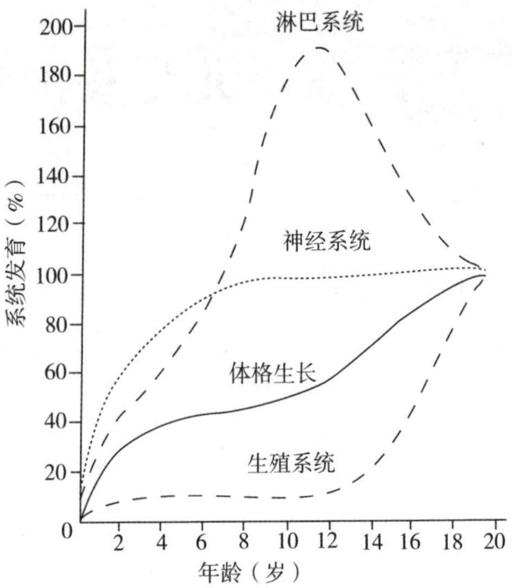

图4－1　各系统器官发育不平衡示意图

二、影响生长发育的因素

遗传因素和环境因素是影响小儿生长发育的两个基本因素。遗传因素决定了生长发育的潜力，这种潜力受到环境因素的影响，因此，遗传因素和环境因素相互作用，共同决定了每个小儿的生长发育过程。

（一）遗传因素

基因是决定遗传的物质基础。小儿生长发育的特征、趋向、潜力等都受父母双方遗传因素的影响，如面貌特征、皮肤颜色、身材高矮、青春期的早晚、性格及气质等都与遗传有关。代谢性缺陷、染色体畸形等严重影响生长发育的因素也与遗传有着很大的关系。

性别可以造成生长发育的差异。男女生长发育特点不同，例如，女孩青春期比男孩早约2年，此期体格生长急增，身高、体重超过同龄男孩，男孩青春期虽开始较晚，但至青春期末，男孩平均身高、体重超过同龄女孩。女孩的语言、运动发育略早于男孩。因此男孩和女孩的生长发育应分别评价。

（二）环境因素

1. 营养　充足的营养素供给是保障小儿生长发育的物质基础。孕妇营养不足可造成胎儿生长发育落后，生后长期营养不良，尤其是第1～2年的严重营养不良，不仅影响体重、身高和智能的发育，还可使机体的免疫、内分泌、神经调节等功能低下。小儿长期摄入过多的能量超过机体的消耗，脂肪积聚，可造成肥胖，也会对其生长发育造成不良影响。

2. 疾病　对小儿生长发育的影响十分明显。围生期产伤、缺氧、颅内出血等疾病可影响小儿智能的发育。急性疾病常会使体重下降；慢性疾病则同时影响体重、身高的增长。内分泌疾病常引起骨骼和神经系统发育迟缓。

3. 孕母情况　母亲在妊娠期间的营养、生活环境、情绪等因素均可以影响胎儿的发育。妊娠早期病毒感染可导致胎儿畸形；妊娠期严重营养不良可引起早产和胎儿体格及脑的发育迟缓；母亲在哺乳期保持愉快的情绪和充足的母乳，可促进婴儿的身心发育。

4. 生活环境　良好的生活环境，如阳光充足、空气新鲜、水源清洁、居住条件舒适，均可促进小儿身心发育；反之，则带来不良的影响。温暖的家庭和父母的爱抚，以及良好的社会和学校教育，对小儿身心的健康有着深远的影响。

目标检测

一、单项选择题

1. 人体发育成熟最晚的系统是（　　）

A. 神经系统　　B. 消化系统　　C. 淋巴系统

D. 呼吸系统　　E. 生殖系统

2. 关于生长发育的规律，以下叙述错误的是（　　）

A. 生长发育是一个连续过程

B. 在量的增长过程中发生质的改变

C. 各器官系统发育速度不平衡

D. 神经系统的发育是先慢后快

E. 有一定的个体差异

3. 生长发育的顺序规律错误的是（　　）

A. 由上到下　　B. 由远到近　　C. 由粗到细

D. 由低级到高级　　E. 由简单到复杂

二、问答题

简述生长发育的规律。

第二节　小儿体格生长发育

PPT

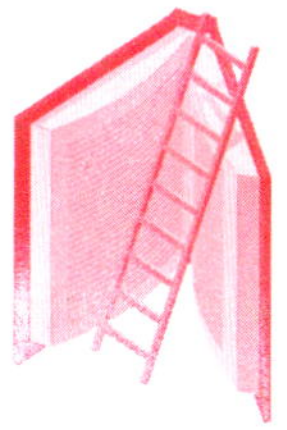

【学习目标】

1. **掌握**　体格生长评价常用指标的正常值及其意义。
2. **熟悉**　体格生长常用指标的测量方法。

体格生长评价常用的指标有体重、身高（长）、坐高（顶臀长）、头围、胸围、腹围、上臂围、囟门、牙齿等。

一、体重

体重为身体各器官、组织、体液重量的总和，是反映小儿生长发育尤其是营养状况的重要指标，也是临床计算补液量和给药量的重要依据。

新生儿出生时的体重与胎次、胎龄、性别及宫内状况有关。正常新生儿出生时的平均体重为3kg。我国小儿调查结果显示，平均男婴出生体重为（3.33±0.39）kg，女婴为（3.24±0.39）kg。小儿年龄越小，体重增长越快。生后第一周内（多为生后2～4天）可出现生理性体重下降。生后3个月时体重约是出生时的2倍（6kg），出生后前3个月体重的增加值约等于后9个月体重的增加值，即1岁时小儿体重约为出生时的3倍（9kg）。2岁时体重约为出生时的4倍（12kg）。随年龄的增加小儿体重的增长逐渐减慢，2～12岁体重平均每年增加约2kg。

评价某一小儿体重增长的变化，应定期连续监测其体重。临床上计算用药量和补液量时应以小儿的实际体重为依据，当无条件测量体重时，为便于日常应用，可按以下公式估算小儿体重：

1～6个月：体重（kg）＝出生体重（kg）＋月龄×0.7

7～12个月：体重（kg）＝6（kg）＋月龄×0.25

2岁～12岁：体重（kg）＝年龄×2＋8

同年龄、同性别正常小儿中体重存在个体差异，临床上通常用均值上下波动10%为正常范围进行评价。若体重超过均值20%为肥胖，若低于均值15%为营养不良。

二、身高（长）

身高（长）是指从头顶到足底的垂直长度，是头部、脊柱与下肢长度的总和，是反映骨骼发育情况的重要指标。3岁以下小儿采用仰卧位测量，称为身长，3岁以后小儿采用立位测量，称为身高。

身高（长）的增长规律与体重增长相似，年龄越小增长越快。正常新生儿出生时平均为50cm，生后第1年身长平均增长约25cm（出生后前3个月增长11～13cm，约等于后9个月身长的增加值），即1岁时身长约75cm，第2年增长速度减慢，平均为10～12cm，到2岁时身长86～87cm。2岁后到青春期身高（长）稳步增长，平均每年增长5～7 cm。

2～12岁小儿身高（长）的估算公式为：身高（cm）＝年龄（岁）×7＋75。

进入青春期后，由于性激素和生长激素的协同作用，其增长速度加快。因此，不能用此公式计算。

身高（长）包括头、躯干、下肢三部分的长度，但这三部分的增长速度并不一致。生后第1年头部生长最快，躯干次之，青春期身高增长则以下肢为主，故在各年龄期小儿头部、躯干和下肢所占身高（长）的比例各有不同，头占身高（长）的比例从新生儿的1/4减为成人的1/8（图4－2）。上部量是从头顶到耻骨联合上缘的长度，反映头和脊柱的发育；下部量是从耻骨联合上缘到足底的长度，反映下肢的发育。新生儿中点在脐上，上部量大于下部量；2岁中点在脐下；6岁时在脐与耻骨联合上缘中间；12岁中点在耻骨联合上缘，上、下部量相等。

身高（长）的增长与遗传、营养、运动、内分泌、疾病等因素有关。短期的疾病与营养波动不会明显影响身高（长）。明显的身材异常（低于均值30%以上）往往由长期营养不良、甲状腺功能减退、生长激素缺乏、严重佝偻病等引起。

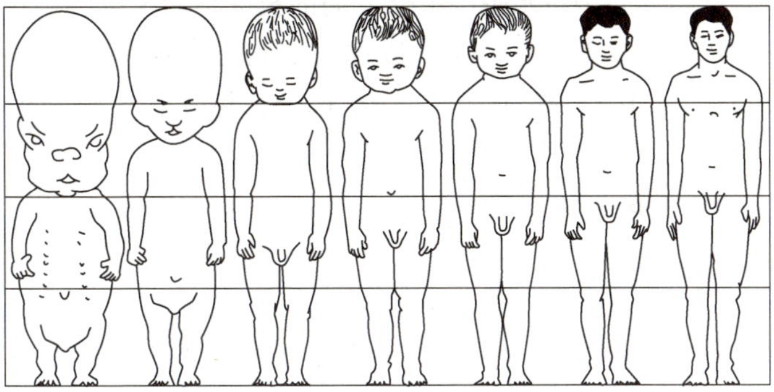

图4-2　头与身高（长）的不同年龄比例

三、坐高（顶臀长）

坐高（顶臀长）指从头顶至坐骨结节的垂直距离，反映头颅与脊柱的生长情况。与身高（长）测量一致，3岁以下小儿采用测量床仰卧位测量顶臀长，3岁以上小儿用坐高计坐位测量。由于下肢增长速度随年龄增长而加快，坐高占身高的百分数则逐渐下降，由出生时约67%降至14岁时约53%，这种百分数的下降，反映了身体的匀称性，但一些影响下肢生长的疾病，如软骨营养不良和甲状腺功能减退，可使坐高（顶臀长）占身高的比例停留在幼年状态。

四、头围

头围为自眉弓上缘经枕骨结节绕头一周的长度，反映脑和颅骨的发育情况。出生时头围相对较大，正常新生儿平均为34cm；在1岁以内增长较快，生后前3个月和后9个月都约增长6cm，故1周岁时头围约46cm；1岁以后头围增长明显减慢，到2岁时头围约48cm；15岁时头围接近成人，约54cm。头围的测量在2岁以内最有价值。头围过小常提示脑发育不良、小头畸形，头围过大或者增长过快常提示脑积水、脑肿瘤的可能。另外，连续动态测量头围比一次测量更有意义。

五、胸围

胸围为自乳头下缘经肩胛骨角下缘绕胸一周的长度。胸围大小反映了肺和胸廓的发育情况。出生时胸围要比头围小1～2 cm，平均为32～33cm；1岁左右胸围与头围相等；1岁后胸围逐渐超过头围，至青春期前胸围超过头围的厘米数约等于小儿岁数减1。头围、胸围相等的时间与小儿营养和胸廓发育有关，肥胖小儿由于胸部皮下脂肪厚，胸围超过头围的时间可提前，而营养不良、佝偻病等小儿胸围超过头围的时间可推迟到1.5岁以后。

六、上臂围

沿肩峰与尺骨鹰嘴连线中点水平绕上臂一周的长度称为上臂围。它反映上臂骨骼、肌肉、皮下脂肪和皮肤的发育水平，常用以评估小儿的营养状况。生后第1年内上臂围迅速增长，1~5岁期间增长相对缓慢。在测量身高和体重不方便的地方，可测量上臂围筛查5岁以下小儿营养状况，评估参考标准为：>13.5cm为营养良好，12.5~13.5cm为营养中等，<12.5cm为营养不良。

七、囟门

囟门是指多块颅骨交界处形成的间隙，骨缝为颅骨间小的缝隙，骨缝及前后囟闭合的时间可以反映颅骨的生长状况。出生时颅骨缝稍有重叠，便于分娩时婴儿头颅通过产道，这种骨缝的重叠在婴儿出生后2~3个月逐渐消失。正常小儿出生时有前囟和后囟（图4-3）。前囟为顶骨和额骨形成的菱形间隙，其对边中点连线长度在出生时为1.5~2.0cm，以后随脑的发育和颅骨生长而增大，6个月左右逐渐骨化而变小，在1~1.5岁时闭合。后囟为顶骨与枕骨交界处形成的三角形间隙，出生时即已很小或闭合，最迟出生后6~8周闭合。

前囟检查在儿科很重要，前囟迟闭或过大多见于佝偻病、甲状腺功能减退症等；前囟早闭或过小见于脑发育不良、小头畸形；前囟饱满、张力增加常提示颅内压增高，多见于脑炎、脑积水等；而前囟凹陷多见于严重脱水或极度消瘦的小儿。

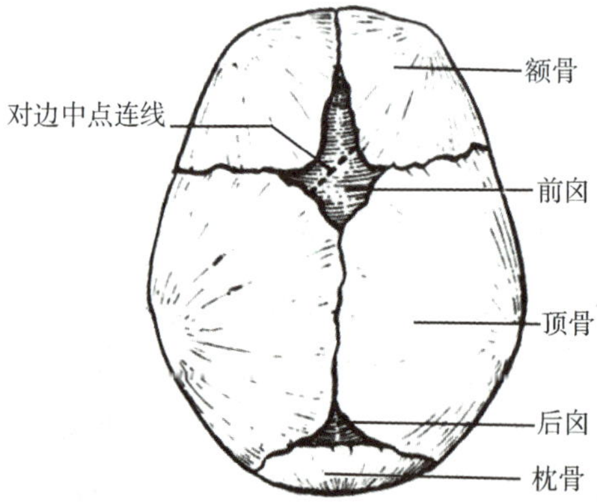

图4-3 囟门

八、牙齿

人的一生有两副牙齿，即乳牙（20颗）和恒牙（32颗），出生时乳牙已骨化，乳牙牙胚隐藏在颌骨中，一般于出生后6个月左右（4~10个月）开始萌出，顺序一般为下颌先于上颌、自前向后（图4-4），于2~2.5岁出齐，2岁以内小儿的牙齿数目约等于月龄减4~6，乳牙萌出时间个体差异较大，与遗传、食物性状等因素有关，13个月龄后仍未萌出称为萌牙延迟。

恒牙的骨化从新生儿期开始，6 岁左右开始在第二乳磨牙后方出第 1 颗恒牙即第二恒磨牙，又称为六龄齿，7 ~ 8 岁开始乳牙按萌出顺序被恒牙取代，其中第一、二前磨牙代替第一、二乳磨牙；12 岁左右萌出第二恒磨牙；17 ~ 18 岁以后萌出第三恒磨牙（智齿），也有终生不萌出者。一般恒牙在 20 ~ 30 岁出齐。

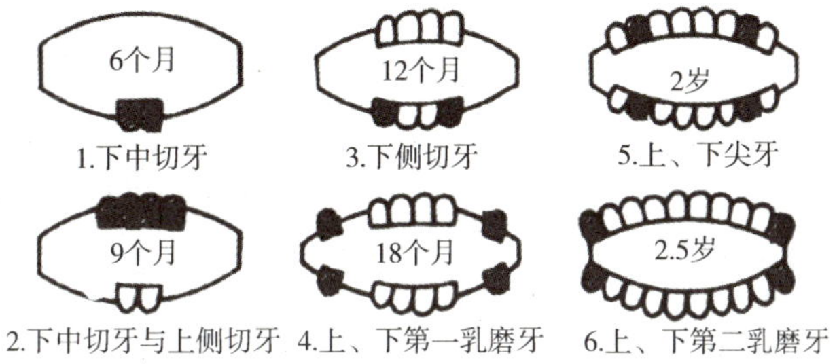

图 4－4　乳牙萌出顺序

九、骨龄

骨龄是指用 X 线检查测定不同年龄小儿长骨干骺端骨化中心出现时间、数目、形态的变化。骨化中心出现的多少可以反映长骨的生长成熟程度，测量主要采用腕部 X 线摄片。1 ~9 岁腕部骨化中心的数目约为其岁数加 1，10 岁出齐，共 10 个。

目标检测

一、单项选择题

1. 正常小儿，2 周岁时其体重约为出生体重的（　　）

A. 1 倍　　B. 2 倍　　C. 3 倍

D. 4 倍　　E. 5 倍

2. 出生时体重为 3kg 的小儿，12 个月时其体重约为（　　）

A. 6. 0kg　　B. 7. 0kg　　C. 7. 5kg

D. 8. 5kg　　E. 9. 0kg

3. 6 岁小儿的身高依公式计算应为（　　）

A. 110cm　　B. 113cm　　C. 115cm

D. 117cm　　E. 120cm

4. 反映大脑发育状况最重要的指标是（　　）

A. 体重　　B. 身长　　C. 头围

D. 胸围　　E. 腹围

5. 男孩，体重 9. 1kg，身长 76cm，头围 46. 5cm，乳牙 8 颗。最可能的年龄是（　　）

A. 6 个月　　B. 8 个月　　C. 10 个月

D. 12 个月　　　　E. 14 个月

6. 2 岁小儿，测量头围为 54cm，其余体格发育指标都在正常范围内，应考虑可能为（　　）

A. 脑积水　　　　B. 甲状腺功能减退

C. 脑发育不全　　　　D. 佝偻病

E. 营养不良

二、填空题

1. 前囟门测量时是指__________。
2. 新生儿上部量大于下部量中点在__________，2 岁中点在脐下，6 岁时在__________。
3. 1～9 岁腕部骨化中心的数目约为__________。

三、问答题

1. 简述前囟门的临床意义。
2. 一健康儿童其身长 95cm，乳牙 20 颗，腕部骨化中心 4 个，请分析该儿童的大约年龄。

实践六　小儿体格生长发育监测

微课

PPT

一、体重测量

（一）操作目的

评估小儿体格发育的情况，判断小儿的营养状况，为临床给药、输液和乳量计算提供依据。

（二）操作准备

1. 环境准备　室内安静，温度及湿度适宜，光线明亮。

2. 护生准备　着装整齐，洗手并修剪指甲。

3. 用物准备　根据小儿年龄准备好体重计，如婴儿电子体重秤、儿童体重秤，一次性垫巾，手消毒液，护理记录单。

（三）操作步骤

1. 婴儿体重测量法

（1）将婴儿电子体重计接通电源，打开开关，确认功能正常。

（2）将一次性垫巾铺在体重计上，调节零点。脱去婴儿衣服和尿布，将婴儿轻放与秤盘上，准确读数并记录（图 4－5）。

（3）如室温较低，可先称出包被、衣服及尿布的重量，然后给婴儿穿衣，包好包被后再测。所测体重减去衣物重量即为婴儿体重，记录。

2. 儿童体重测量法

（1）调节儿童体重秤至零点（图4－6，图4－7）。

（2）称重前空腹，并排空膀胱，最好脱下外套及鞋子。

（3）儿童站稳于体重秤上，双手自然下垂，不可接触其他物体，待体重秤指针稳定后准确读数并记录。

（4）若儿童不能合作或病重不能站立，可用成人体重秤，由测量者（家属）抱儿童一起称重，所称体重减去成人体重即为儿童体重，记录。

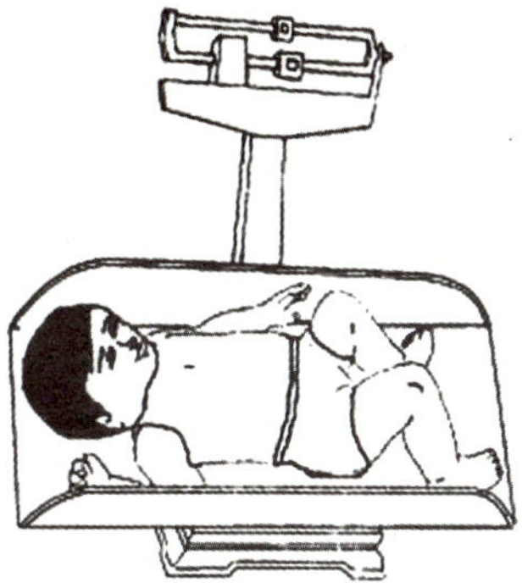

图4－5　婴儿卧式体重测量

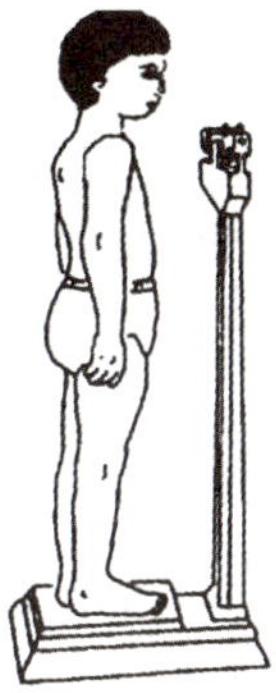

图4－6　立式体重测量

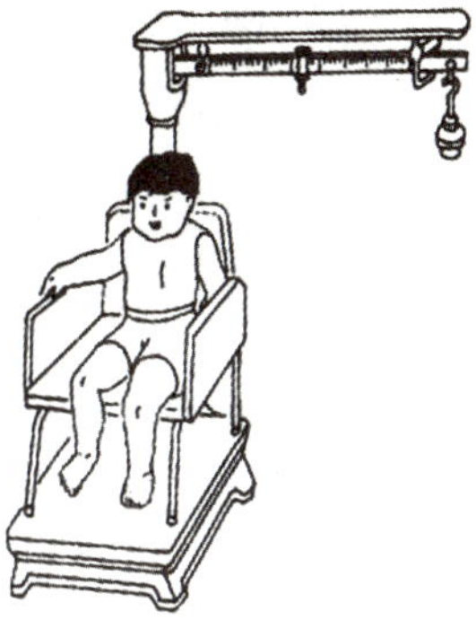

图4－7 坐式体重测量

（四）注意事项

（1）每次称量前应对体重秤进行校对，测量时先调至零点，平衡后方可使用。

（2）除新生儿记录体重用克（g）为单位外，其余均以千克（kg）为单位。

（3）测量时注意安全及保暖。

（4）如需每日测体重时，应在同一时间、同一体重计上进行。

（5）若测得数值与前次数值差异较大，应重新测量。体重降低较大时应报告医生，查找原因。

二、身高（长）、坐高（顶臀长）测量

（一）操作目的

评估小儿体格发育的情况，判断小儿骨骼发育状况，为相关疾病提供依据。

（二）操作准备

1. 环境准备　室内安静，温度及湿度适宜，光线明亮。

2. 护生准备　着装整齐，洗手并修剪指甲。

3. 用物准备　身高（坐高）测量器，身长（顶臀长）测量板或带身高量杆的体重秤，清洁软布，手消毒液，护理记录单。

（三）操作步骤

1. 婴幼儿身长（顶臀长）测量法

（1）将清洁软布铺在测量板上，脱去帽子和鞋袜，使婴幼儿仰卧于量板的中线上。

（2）将婴幼儿头顶轻轻触测量板的顶端，头部扶正，双手自然伸平。

（3）测量者左手轻按婴幼儿双膝，使两腿伸直。右手推动滑板至两足底且两侧标尺刻度读数相同，读出身长厘米数（图4-8）。

（4）将婴幼儿双腿抬起，与底板垂直，推动滑板紧贴臀部，准确读出顶臀长厘米数，记录（图4-9）。

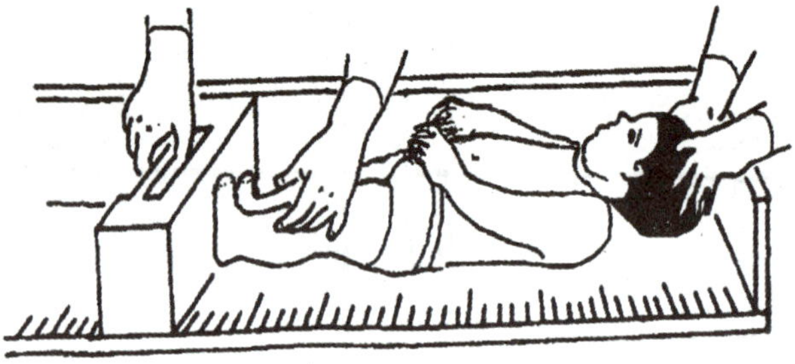

图4-8　小儿身长测量

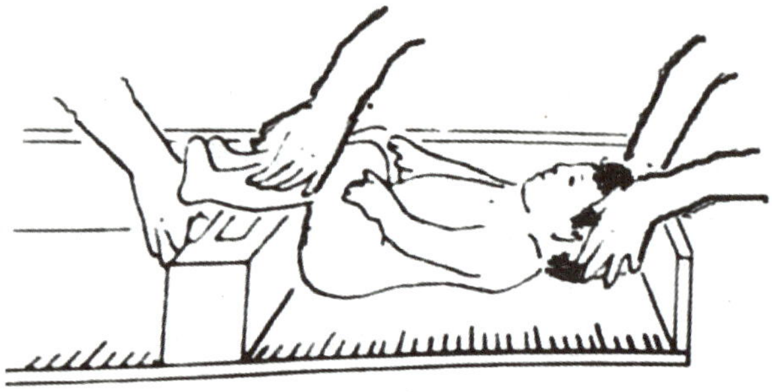

图4-9　顶臀长测量

2. 儿童身高（坐高）测量法

（1）儿童脱去鞋帽，站立在立位测量器上或带有身高量杆的体重秤上。

（2）使儿童足跟、臀部、肩胛骨及枕部同时靠在量杆上，两眼正视前方，并抬头挺胸收腹，双臂自然下垂，两足跟并拢，足尖分开60°。

（3）测量者移动测量器头顶版，与儿童头顶轻轻接触，头顶板与量杆呈90°，读出身高厘米数（图4-10）。

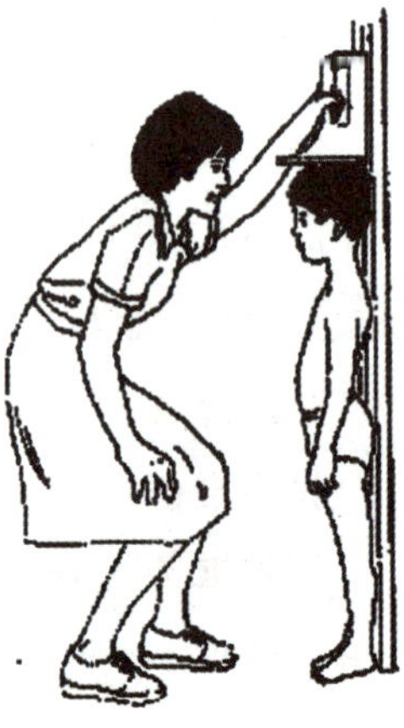

图4-10　立式身高测量

（4）儿童坐于坐高测量器上，两大腿伸直，与躯干垂直，并与地面平行。头与肩的位置与测量身高的要求相同，移动测量器头顶版，与儿童头顶轻轻接触，头顶板与量杆呈

90°，准确读出坐高厘米数，记录。

（四）注意事项

（1）婴幼儿测量时，量板与足底垂直，推动滑板时动作应轻、快。

（2）3 岁以下卧位测身长，3 岁以上立位测身高。

（3）测量时读数准确，精确至 0.1cm。

三、头围测量

（一）操作目的

评估小儿大脑和颅骨的发育情况，协助疾病诊断。

（二）操作准备

1. 环境准备　室内安静，温度及湿度适宜，光线明亮。

2. 护生准备　着装整齐，洗手并修剪指甲。

3. 用物准备　软尺，手消毒液，护理记录单。

（三）操作步骤

（1）测量者站于小儿前方或右侧，小儿取坐位或立位。

（2）测量者用左手拇指将软尺零点固定于小儿头部一侧眉弓上缘，手掌固定头部，中指示指固定软尺于枕骨粗隆，右手将软尺紧贴头皮，经枕骨结节最高点至另一侧眉弓上缘回至零点（图 4－11）。

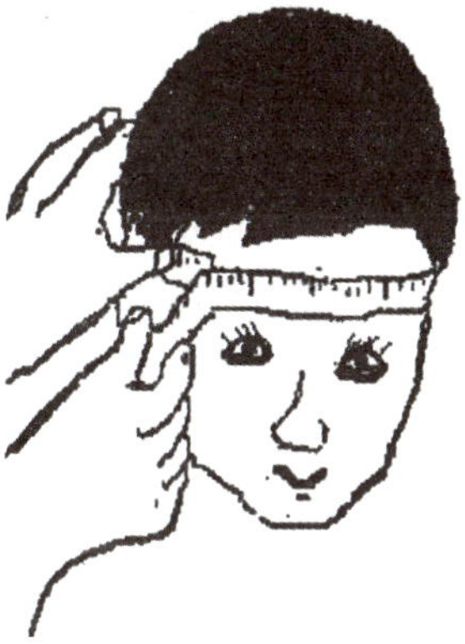

图 4－11　头围测量

（3）准确读出头围厘米数，记录。

（四）注意事项

（1）测量用的软尺不能过于柔软，否则会增加测量误差。

（2）头发过多或有发辫者，应将其拨开。

（3）测量时读数准确，精确至 0.1cm。

四、胸围测量

（一）操作目的

评估小儿胸廓、胸背部肌肉和肺的发育情况，协助疾病诊断。

（二）操作准备

1. 环境准备　室内安静，温度及湿度适宜，光线明亮。

2. 护生准备　着装整齐，洗手并修剪指甲。

3. 用物准备　软尺，手消毒液，护理记录单。

（三）操作步骤

（1）小儿取卧位或立位，两臂自然平放或下垂。

（2）测量者用左手将软尺零点固定于小儿一侧乳头下缘水平，右手将软尺紧贴皮肤，经背部两侧肩胛骨下缘绕胸一周回至零点。

（3）准确读出胸围厘米数，取呼气和吸气的平均值或平静呼吸时的中间数，记录。

（四）注意事项

（1）测量用的软尺不能过于柔软，否则会增加测量误差。

（2）3 岁以上小儿可取立位测量。

（3）乳腺已发育的女孩，软尺应固定于胸骨中线第 4 肋间。

（4）测量时读数准确，精确至 0.1cm。

第三节　小儿运动发育规律

PPT

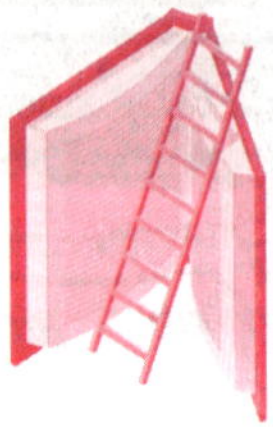

【学习目标】

1. **掌握**　小儿粗大运动的发育。
2. **熟悉**　小儿精细运动的发育。

新生儿因大脑皮质发育尚不成熟，传导神经纤维尚未完成髓鞘化，故运动多属无意识和不协调的，出生后随着大脑的迅速发育，小儿运动功能逐渐完善。运动的发育可分为粗大运动和精细运动两大类。

一、粗大运动

粗大运动是指身体对大动作的控制，如抬头、坐、翻身等。

1. 抬头　新生儿俯卧位时能抬头 1 ~2 秒，2 ~3 个月俯卧可抬头，3 个月直立状态能竖直头部，4 个月时抬头很稳并能自由转动。

2. 翻身　4 个月时能从仰卧位翻身至侧卧位，5 个月能仰卧位翻至俯卧位，7 个月能有意识地从仰卧位翻至俯卧位或从俯卧位翻至仰卧位。

3. 坐　6 个月时能双手向前撑住独坐，8 ~9 个月时能坐稳并能左右转身。

4. 匍匐、爬　婴儿刚出生时俯卧位就有反射性的匍匐动作，2 个月时俯卧能交替踢腿，3 ~4 个月时可用双手撑起上身数分钟，7 ~8 个月时能用手支撑上身离开床面或桌面，有时能在原地转动身体；8 ~9 个月时可用上肢向前爬；1 岁左右爬时可手、膝并用。婴幼儿爬的动作有助于胸部和智力的发育，使其能尽早地接触周围环境（如用手拿不到的东西，通过爬可以拿到），促进其神经系统的发育。

5. 站、走、跳　新生儿直立时双下肢稍能负重；5 ~6 个月扶立时双下肢可负重，并能上、下跳动；8 ~9 个月时可扶站片刻；10 ~14 个月可以扶站和扶走；15 个月可独自走稳；18 个月时能跑和倒退行走；24 个月时能并足跳；30 个月时能单足跳 1 ~2 次。

粗大运动发育的过程可归纳为“二抬四翻六会坐，七滚八爬周会走”（数字代表月龄）。

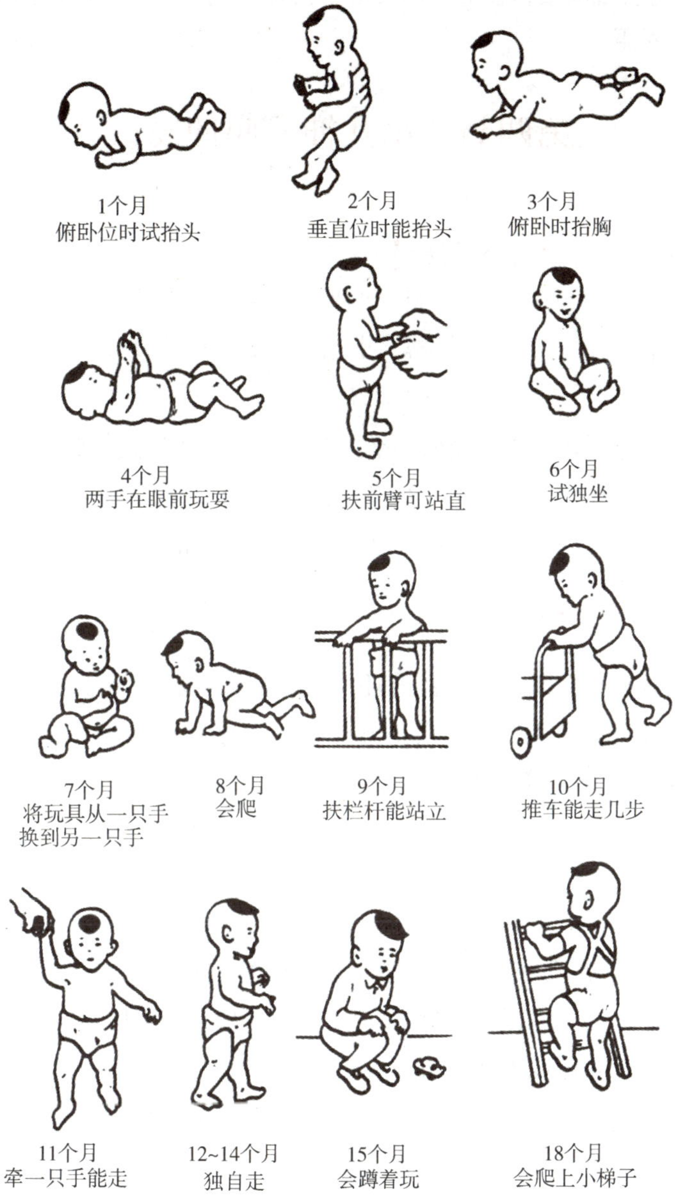

图 4－12 运动功能发育

二、精细运动

精细运动是指手和手指的动作，如握拳、涂画、脱衣服等。

新生儿两手握拳很紧，2 个月时握拳姿势逐渐松开，3～4 个月时握持反射消失，试用全手掌抓握物体；6～8 个月时能用单手抓物，独自摇摆或玩弄小物体，并出现换手及捏、敲等探索性的动作；8～10 个月时可用拇、示指取物；12～18 个月时学会用匙、乱涂画；18 个月时能叠 2～3 块方积木；2 岁时可叠 6～7 块方积木，会一页一页翻书、叠纸；3 岁时会脱衣服，在成人的帮助下会穿衣服，能临摹简单图形；4 岁时能独自穿、脱简单的衣服。

第四节　小儿神经心理发育

PPT

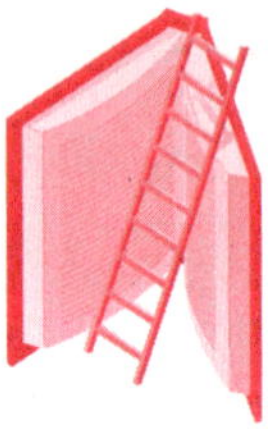

【学习目标】

1. **熟悉**　小儿感知觉和语言的发育。
2. **了解**　小儿心理活动和社会行为的发展。

神经心理发育是小儿健康成长的一个重要方面，与体格发育相互影响，包括感知、运动、语言、心理功能的发育。小儿神经心理发育的基础是神经系统的发育，尤其是脑的发育。除先天遗传因素外，神经心理的发育与环境密切相关。

一、感、知觉的发育

感觉是通过各种感觉器官从丰富的环境中选择性地获取信息的能力，是小儿探索世界、认识自我过程的第一步，小儿的知觉是在其感觉经验不断丰富的基础上形成、发展和完善起来的。感知觉对小儿运动、言语、社会适应能力的发展起重要的促进作用。

1. 感觉的发育

（1）视觉　新生儿已有视觉感应功能，瞳孔对光有反应，但视觉不敏锐，在 15～20cm 范围内最清晰，在安静、清醒状态下，有短暂的注视能力，以后视觉发展迅速。1 个月时可凝视光源；2 个月起可协调注视物体，开始有头眼协调；3～4 个月头眼协调较好，可追寻活动的物体或人所在的方位，辨别彩色和非彩色物体；6～7 个月时，目光可随上下移动的物体垂直方向转动，喜欢鲜艳明亮的颜色，如红色，开始认识母亲和常见物品，出现眼手协调动作，追随跌落的物体；8～9 个月开始出现视深度的感觉，能看到小物体；18 个月能区别各种形状，喜欢看图画；2 岁时可区别垂线与横线，两眼调节好，逐渐学会辨别颜色；4～5 岁时视深度充分发育。

（2）听觉　新生儿出生时外耳道内有羊水，鼓室无空气，听力差，生后 3～7 天听觉已相当好；3～4 个月时可有定向反应（头转向声源），听到悦耳声音时会微笑；6 个月时能区别来自父母的声音，唤其名有应答表示；7～9 个月时能确定声源，区别语气及言语的意义；1～2 岁时能听懂简单的吩咐；4 岁时听觉发育完善。

（3）味觉　新生儿味觉相当灵敏，新生儿对不同的味道，如对甜、酸、苦等刺激可产生不同的表情。4～5 个月的婴儿对食物味道的微小改变已很敏感，是“味觉发育关键期”，此时应合理添加各类辅食，以适应多种不同味道的食物。

（4）嗅觉　出生时嗅觉已发育完善，3～4 个月时能区别愉快和不愉快气味；7～8 个月更灵敏，对芳香气味有反应。

（5）皮肤感觉　包括触觉、痛觉、温度觉等。触觉是引起某些反射的基础，新生儿触觉已很灵敏，其较敏感部位是眼、唇、口周、手掌及足底等，触之即有瞬目、张口、缩回手足等反应。新生儿已有痛觉，但反应迟钝，2 个月后才逐渐完善。新生儿温度觉很灵敏，环境温度骤降时即啼哭，保暖后就安静。2～3 岁时能区分物体软、硬、冷等属性；5～6 岁时能分辨体积和重量不同的物体。

2. 知觉的发育　与感觉的发育密切相关，知觉是人对事物各种属性的综合反应。小儿在 6 个月以前主要是通过感觉认识事物；6 个月后已有手眼协调动作，通过看、咬、摸、闻、敲击等活动，逐步对物体的形状、大小、质地及颜色等产生初步的综合性知觉；1 岁以后小儿的知觉开始在言语的调节下发展，1 岁末开始有空间知觉和时间知觉的萌芽；3 岁能辨上下；4 岁能辨前后；5 岁能辨左右。小儿时间知觉发展较晚，4～5 岁时已有时间概念，能分清早上、晚上、白天、明天、昨天的时间概念；5～6 岁时能区分前天、后天、四季等。

二、语言的发育

语言是人类特有的高级神经活动，语言的发育是小儿全面发展的标志，小儿语言的发育与智能关系密切，除受语言中枢控制外，还需要正常的听觉和发音器官，周围人群经常与小儿的言语交往是促进语言发育的重要条件。语言发育经过发音、理解和表达三个阶段。

1. 发音阶段　婴儿生下来就会啼哭，已具备了发音的先决条件，哭是小儿最早表现出来的沟通方式，并且对饥饿、疼痛等不同刺激反应出来的哭叫声在音调、响度上有所区别。婴儿 1～2 个月开始发喉音，3～4 个月咿呀发音，6 个月时出现辅音，7～8 个月能发出“ba ba”“ma ma”等语音，但都没有词语的真正意义，8～9 个月喜欢模仿成人发音。

2. 理解语言阶段　婴儿在发音的过程中逐渐理解语言。随着年龄的增长，小儿开始利用视觉、触觉等与听觉的联系，建立其认识发展和语言理解的雏形，逐步理解一些简单的日常用品，逐渐学习到口语的技巧。6～7 个月能听懂自己的名字；9 个月能听懂简单的词意，如“笑一笑”“谢谢”“再见”等；10 个月左右的婴儿已能有意识地叫“爸爸”“妈妈”。

3. 语言表达阶段　在理解基础上，小儿学会语言表达。一般 1 岁开始会说单词，如“拿”“要”；后说句子。先会用名词，后会用动词、形容词。2 岁开始能说出自己身体各部分如手、脚等，能讲 2～3 个字的词组，能指出简单的人、物和图片。3 岁能指认许多物品名，会说短歌谣。4 岁能讲述简单的故事情节。以后语言不断发展、完善（表 4－1）。

表4-1 小儿动作、语言和适应性能力的发育过程

年龄	粗细动作	语言	适应周围人物的能力与行为
新生儿	无规律，不协调动作，紧握拳	能哭叫	铃声会使全身活动减少或哭渐止
2个月	直立位及俯卧位时能抬头	发出和谐的喉音	能微笑，有面部表情，眼随物动
3个月	仰卧位变为侧卧位，用手摸东西	咿呀发音	头可随看到的物品或听到的声音转动180°，注意自己的手
4个月	扶着髋部时能坐，可以在俯卧位时用两手支持抬起胸部，手能握持玩具	笑出声	抓面前物体，自己玩手，见食物表示喜悦，较有意识的哭和笑
5个月	扶腋下能站得直，两手各握一玩具	能喃喃地发出单调音节	伸手取物，能辨别人声，望镜中人笑
6个月	能独坐一会，用手摇玩具	能发单音	能认识熟人和陌生人，自拉衣服，握足玩
7个月	会翻身，自己独坐很久，将玩具从一手换入另一手	能发出“爸爸”“妈妈”等复音，但无意识	能听懂自己的名字，自握饼干吃
8个月	会爬，会自己坐起来，躺下去，会扶着栏杆站起来，会拍手	重复大人所发简单音节	注意观察大人的行动，开始认识物体，两手会传递玩具
9个月	试独站，会从抽屉中取出玩具	能懂几个较复杂的词句，如“再见”等	看见熟人会伸出手来要人抱，或与人合作游戏
10~11个月	能独站片刻，扶椅或推车能走几步，拇、示指对指拿东西	开始用单词，一个单词表示很多意义	能模仿成人的动作，招手“再见”，抱奶瓶自食
12个月	独走，弯腰拾东西，会将圆圈套在木棍上	能叫出物品名称，如灯、碗等，能指出自己的手、眼	对人和事物有喜憎之分，穿衣能合作，用杯喝水
15个月	走得好，能蹲着玩，能叠一块方木	能说出几个词和自己的名	能表示同意、不同意
18个月	能爬台阶，有目标地扔皮球	能认识并指出身体各部分	会表示大、小便，懂命令，会自己进食
2岁	能双脚跳，手的动作更准确，会用勺子吃饭	会说2~3个字构成的句子	能完成简单的动作，如拾起地上的物品，能表达喜、怒、怕、懂
3岁	能跑，会骑三轮车，会洗手、洗脸，脱穿简单衣服	能说短歌谣，数几个数	能认识画上的东西，认识男、女，自称“我”，表现自尊心、同情心、怕羞
4岁	能爬梯子，会穿鞋	能唱歌	能画人像，初步思考问题，记忆力强，好发问
5岁	能单腿跳，会系鞋带	开始识字	能分辨颜色，数10个数，知物品用途及性能
6~7岁	参加简单劳动，如扫地、擦桌子、剪纸、泥塑结绳等	能讲故事，开始写字	能数几十个数，可简单加减，喜独立自主，形成性格

三、心理活动的发展

心理活动包括注意、记忆、思维、想象、情绪、意志、性格等方面，了解不同年龄小儿的心理特征，对促进其心理活动的发展有重要意义。

1. 注意的发展 注意是人对某一部分或某一方面环境的选择性警觉，或对某一种刺激的选择性反应，是认识过程的开始。注意分无意注意和有意注意，前者为自然发生，后者为自觉的、有目的行为。婴儿期以无意注意为主，随小儿年龄的增长、言语的丰富和思维能力的发展，逐渐出现有意注意，随着年龄增长，选择性注意力逐步提高。5 ~6 岁后小儿能较好地控制自己的注意力。小儿的注意力易被显眼的景象、形状和颜色吸引。

2. 记忆的发展 记忆是将所获得的信息“贮存”和“读出”的神经活动过程。婴幼儿时期的记忆特点是时间短、内容少，易记忆带有愉快、害怕、愤怒等情绪的事情，且以机械记忆为主，准确性差。随着年龄的增长和理解、分析能力的发展，小儿有意识的逻辑记忆逐渐增强，内容也越来越复杂、广泛，记忆的时间也逐渐变长。由于记忆和注意力密切相关，应在提高有意注意的同时训练小儿的记忆能力。

3. 思维的发展 思维是人应用理解、记忆和综合分析能力来认识事物的本质和掌握其发展规律的一种精神活动，是心理活动的高级形式。1 岁后的小儿开始产生思维，为直觉活动思维，即思维与客观物体及行动分不开；学龄前期儿童则以具体形象思维为主，不能考虑事物间的逻辑关系和进行演绎推理，随着年龄增加，6 ~11 岁逐渐学会综合分析、分类比较等抽象思维方法，进一步发展独立思考的能力。

4. 想象的发展 想象是人利用已感知过的事物，在思维发展基础上，在脑中创造出新的思维活动。新生儿无想象能力；1 ~2 岁小儿仅有想象的萌芽；3 岁后的小儿随着经验和语言的发展，想象内容增多，但以零星的、片段的想象内容为主；学龄期儿童想象力有所发展，以无意想象和再造想象为主；学龄期儿童有意想象和创造性想象快速发展。

5. 情绪的发展 情绪是人们对事物情景或观念所产生的主观体验和表达。新生儿因不适应宫外环境，较多表现为不安、啼哭等消极情绪，抚摸、搂抱可使情绪愉快。婴幼儿情绪表现特点为时间短暂、反应强烈、易冲动和反应不一致。随年龄的增长，小儿多能够有意识地控制自己，情绪趋向稳定。

6. 意志的发展 意志是自觉的、有目的地调节自己的行动，克服困难以达到预期目的或完成任务的心理过程。新生儿没有意志，随着年龄增长，言语和思维发展与深入，以及社会交往增多，在各种教育的影响下，意志逐渐形成和发展。周围的人应通过日常生活、游戏和学习等来培养孩子积极的意志，增强其自制力、独立性和责任感。

7. 性格的发展 性格是个体在客观现实中形成的稳定态度和习惯化的行为方式。每个人都有特定的生活环境和心理特点，因此表现在兴趣、能力、气质等各方面性格各不相同。在小儿性格形成过程中，外界环境尤其是父母对小儿的教育方法，对小儿性格的形成影响极大（表4－2）。

表4－2　父母教育的态度与小儿性格的关系

父母态度	小儿性格
民主	独立、大胆、机灵、协作、社交能力强
过于严厉，经常打骂	冷酷、顽固、缺乏自信及自尊
溺爱	骄傲、任性、自私、依赖性强
父母意见分歧	易说谎、投机取巧、两面讨好

四、社会行为的发展

小儿社会行为是指各年龄阶段心理行为发展的综合表现，其发展受外界环境的影响，同时也与家庭、社会和文化水平及对小儿的教育密切相关。并受神经系统发育程度的制约。新生儿醒觉时间短，对周围环境反映少，不舒服时会哭叫，抱起来可安静；2～3个月时注视母亲的脸，引逗会微笑，以笑、停止啼哭、发音等行为表示认识父母；3～4个月开始出现社会反应性大笑，这是小儿早期参加游戏的表现；7～8个月时表现出认生，如避开眼光、皱眉、哭、紧偎母亲，对发声玩具感兴趣；9～12个月是认生的高峰，会模仿别人的动作，对熟悉或不熟悉的人或物有喜憎之分；12～13个月喜欢玩捉迷藏和变戏法等游戏；18个月逐渐有自我控制能力，成人在附近时可以独自玩很久；2岁左右不再认生，易于父母分开，喜欢扮演父母角色的游戏，爱表现自己，喜欢听故事，能执行简单的命令；3岁时人际交往更广泛，与人同玩游戏，能遵守游戏规则，而后随着接触面的不断扩大，对周围任何环境的反应能力更趋完善。

目标检测

一、单项选择题

1. 小儿，男，前囟已闭合，乳牙16颗，能双脚跳，能讲2～3个字的词组，最可能的年龄是（　　）
   A. 1岁　　B. 2岁　　C. 3岁
   D. 4岁　　E. 5岁
2. 小儿，男，查体：身长88cm，体重12kg，胸围大于头围，前囟已闭，乳牙18颗，下列哪项动作该儿尚不能进行（　　）
   A. 坐　　B. 翻身　　C. 爬
   D. 走　　E. 独脚向前蹦跳
3. 根据小儿运动发育功能规律，能起坐的时间一般为（　　）
   A. 2～4个月　　B. 4～5个月　　C. 5～7个月
   D. 8～10个月　　E. 10～12个月

4. 一正常儿童，体重8.2kg，身高68cm，出牙2颗，能独坐会爬，但不会走，会学说爸妈。该儿童的年龄是（　　）

A. 4个月　　B. 8个月　　C. 12个月

D. 18个月　　E. 24个月

5. 4个月婴儿来儿保门诊检查，下列哪项情况认为发育异常（　　）

A. 前囟未闭1.5～2cm　　B. 乳牙未萌出

C. 头尚不能抬起　　D. 不能伸手取物

E. 拥抱反射阳性

二、填空题

1. 新生儿已有视觉感应功能，但________。

2. 新生儿味觉________，对甜、酸、苦等刺激可产生不同的表情。

3. 语言发育经过________、________和________三个阶段。

三、问答题

小儿，男，1岁，体重9kg，身长75.6cm，头围46.0cm，胸围46.0cm。前囟0.2cm×0.2cm，乳牙8颗，心、肺、腹部检查未见异常，能独走。请判断该小儿发育是否正常？如果要对其生长发育进行评价，可从哪些方面进行？

书网融合……

微课　　本章小结1　　本章小结2　　自测题

第五章 新生儿与新生儿常见疾病及其护理

我们在前面已经学习了小儿年龄分期与各期特点，了解了新生儿期的生活环境经过由宫内到宫外、由完全依赖母体到完全脱离母体的转变。这个阶段的小儿发病率和死亡率高，因此，做好新生儿的护理，帮助他们适应新的生活环境，是儿童护理与保健的重要工作之一。

在这一章的学习内容中，还要掌握新生儿常见疾病的症状与体征、治疗要点、护理要点与措施，了解新生儿败血症、新生儿破伤风等疾病的特殊表现。

第一节 新生儿及其分类

PPT

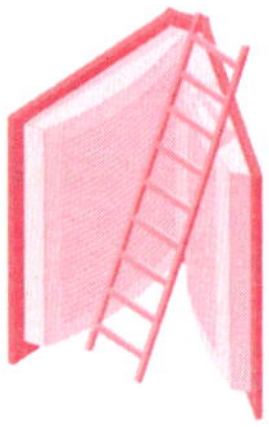

【学习目标】

1. **掌握** 新生儿与围生儿定义。
2. **熟悉** 新生儿根据出生体重的分类及其定义。
3. **了解** 新生儿根据胎龄的分类及其定义。

在这部分内容中，要求同学们掌握与新生儿有关的所有定义及其分类；正常足月儿与早产儿在外观上的差别；新生儿几种特殊的生理状态；正常新生儿与早产儿的护理措施；生理性黄疸与病理性黄疸的临床特点、治疗要点与护理措施；新生儿窒息及其抢救与护理措施。需要熟悉、了解的是正常足月儿与早产儿各个系统的特点和新生儿胆红素的代谢特点。

新生儿是指从生时脐带结扎到生后满 28 天。此期为了适应宫内转为宫外生活，需进行生理功能的调整，同时需要精心的护理和治疗。国际上通常用新生儿死亡率和围生期死亡率作为衡量某个国家和地区经济水平和卫生保健状况的标准之一。新生儿分类有不同的方法，分别根据胎龄、出生体重、出生体重和胎龄的关系及出生后周龄等分类。

一、根据胎龄分类

1. 足月儿 是指胎龄满 37 周至不满 42 周的新生儿。

2. 早产儿 指胎龄满 28 周至不满 37 周的新生儿。其中第 37 周的早产儿因成熟度已接近足月儿，故又称过渡足月儿。

3. 过期产儿　指胎龄满42周及以上的新生儿。

4. 围生儿　指出生前后的一个特定时期。我国围生期定义为妊娠28周至生后7天，期间的胎儿和新生儿称为围生儿。国际上常以围生期死亡率和新生儿死亡率作为衡量一个国家卫生保健水平的标准。

二、根据出生体重分类

1. 正常出生体重儿　指出生1小时内体重在2500～4000g的新生儿。

2. 低出生体重儿　指出生1小时内体重不足2500g的新生儿。其中，体重不足1500g者又称极低出生体重儿，体重不足1000g者称超低出生体重儿。

3. 巨大儿　指出生1小时内体重超过4000g的新生儿。

三、根据体重与胎龄的关系分类

1. 适于胎龄儿　指出生1小时内体重在同胎龄儿平均体重的第10～90百分位者。

2. 小于胎龄儿　指出生1小时内体重在同胎龄儿平均体重的第10百分位以下的新生儿。我国习惯上将胎龄已足月，而体重在2500g以下的新生儿称足月小样儿。

3. 大于胎龄儿　指出生1小时内体重在同胎龄儿平均体重的第90百分位以上的新生儿。

四、根据出生后周龄分类

1. 早期新生儿　生后1周内的新生儿，也属围生儿。

2. 晚期新生儿　生后第2周至第4周末的新生儿。

五、高危新生儿

高危新生儿指已经发生或有可能发生危重情况而需要监护的新生儿。

1. 母亲有异常分娩史的新生儿　母亲患糖尿病、严重心肾疾病、妊娠期高血压综合征、感染、吸毒、酗酒史；母亲为Rh阴性血型；母亲年龄>40岁或<16岁，母亲有先兆子痫、阴道流血史、胎盘早剥、前置胎盘或以往有死胎、死产史等；分娩过程中使用镇静和镇痛药物等。

2. 异常分娩的新生儿　各种难产、急产、产程延长；分娩过程中使用镇静和镇痛药物等。

3. 出生时有异常的新生儿　如窒息、早产、小于胎龄儿、巨大儿、宫内感染和各种先天性畸形等；出生时Apgar评分低于7分、脐带绕颈、早产儿、各种先天畸形等；患有各种类型新生儿疾病的新生儿。

目标检测

一、单项选择题

1. 早产儿的胎龄应是（　　）
   A. >25 周至<37 足周
   B. >26 周至<37 足周
   C. >27 周至<38 足周
   D. >28 周至<37 足周
   E. >28 周至<38 足周
2. 新生儿，男，胎龄 36 周出生，出生体重 2.6kg，其出生体重在同胎龄儿平均体重的第 8 百分位。该新生儿属于（　　）
   A. 大于胎龄儿
   B. 小于胎龄儿
   C. 适于胎龄儿
   D. 足月小样儿
   E. 低出生体重儿
3. 新生儿期是指（　　）
   A. 自出生脐带结扎开始至生后 28 天内
   B. 自受孕至生后脐带结扎
   C. 自受孕 28 周开始至生后 28 天
   D. 自出生脐带结扎开始至生后 7 天
   E. 自出生脐带结扎开始至生后满 1 个月
4. 患儿，男，生后半小时，出生体重 1900g。根据患儿的特征，可以估计此新生儿为（　　）
   A. 极低出生体重儿
   B. 过期产儿
   C. 正常足月儿
   D. 早产儿
   E. 超低出生体重儿
5. 低出生体重儿是指（　　）
   A. 出生体重<1000g 的新生儿
   B. 出生体重<1500g 的新生儿
   C. 出生体重<2000g 的新生儿
   D. 出生体重<2500g 的新生儿
   E. 出生体重<4000g 的新生儿
6. 下列不属于高危儿的是（　　）
   A. 母亲有高血压综合征
   B. 出生时 Apgar 评分低于 7 分
   C. 孕妇有不良生活习惯史
   D. 母亲有异常分娩史
   E. 出生时 Apgar 评分 9 分，无其他异常的新生儿

二、填空题

1. 足月儿是指胎龄 ____________ 的新生儿。
2. 足月小样儿是指胎龄 ________，而体重 ________ 的新生儿。
3. 极低体重儿是指体重 ________ 的新生儿，超低体重儿是指体重 ________ 的新生儿。

三、问答题

常见异常分娩的新生儿有哪些？

第二节　正常新生儿与早产儿的特点及护理

PPT

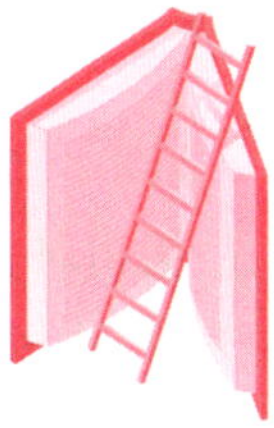

【学习目标】

1. **掌握**　新生儿的定义及正常足月新生儿与早产儿在外观上的特点；正常新生儿与早产儿的护理要点与措施。
2. **熟悉**　正常新生儿的特殊生理状态。
3. **了解**　早产儿的体温调节特点。

一、正常新生儿的特点

正常新生儿是指出生时胎龄满37周、不满42周，体重在2500～4000g，无任何疾病、无任何畸形的活产新生儿。

（一）外观特点

哭声响亮，皮肤红润；胎毛少，胎脂多；头发分条清楚；耳郭软骨发育好、轮廓清楚；乳头隆起，乳晕清晰，乳房可摸到结节（约3cm）；指（趾）甲达到或长过指（趾）尖；足底的足纹较深；四肢屈曲、肌张力好，呈屈曲姿态；男婴睾丸已降入阴囊，女婴大阴唇完全遮盖小阴唇。

（二）解剖生理特点

1. 呼吸系统　分娩后新生儿在第一次吸气后紧接着啼哭，肺泡张开。由于呼吸中枢发育不成熟，胸腔小，肋间肌不发达，胸廓呈圆桶状，肋间肌薄弱，呼吸运动主要靠膈肌；呼吸浅表，节律不规则，40～50次/分，呈腹式呼吸。

2. 循环系统　胎儿出生后血液循环发了很大的变化，脐带结扎，肺血管阻力降低，卵圆孔和动脉导管出现功能性关闭。新生儿出后的前几天心前区可闻及生理性杂音，心率快，波动范围比较大，一般在100～150次/分；平均120～140次/分，血压平均9.3/6.7kPa（70/50mmHg）。新生儿时期血流分布于躯干和内脏多，四肢少，使其四肢易发凉。

3. 消化系统　新生儿胃容量小，呈水平位，贲门括约肌松弛，幽门括约肌发育好，易发生溢乳和呕吐。由于胎儿的肠道分泌物、胆汁和胎儿吞下的羊水使得胎粪呈墨绿色；一般在生后12小时内开始排除胎粪，2～3天即可排尽。若超过24小时无胎粪排出，应检查是否存在肛门闭锁等消化道畸形。另外正常足月儿除胰淀粉酶外，其余的消化酶足够消化蛋白质及脂肪。

4. 血液系统　新生儿在胎儿期处于相对缺氧状态，出生时血液中红细胞数和血红蛋白量高，以后逐渐下降，血容量为85～100ml/kg；白细胞计数生后第一天可达(15～20)×10^9/L，3天后明显下降。分类以中性粒为主，4～6天中性粒细胞与淋巴细胞相近，6天后淋巴细胞占优势。

5. 泌尿系统 新生儿生后24小时内排尿，如生后48小时仍无尿，需查找原因。新生儿肾小球滤过率低、浓缩功能差，易出现水肿或脱水症状；肾对酸、碱平衡调节能力不足，易发生代谢性酸中毒。出生后前几天，尿色深、稍混，放置后有红褐色沉淀，为尿酸盐结晶，无需处理。

6. 神经系统 新生儿脑相对较大，重300～400g，占体重的10%～20%（成人仅2%）。新生儿大脑皮质功能发育尚未完善、兴奋性低，睡眠时间长。脊髓相对长，神经髓鞘未完全形成，常出现无意识、不协调的活动。足月儿已具有原始的神经反射，如觅食反射、吸吮反射、握持反射、拥抱反射、颈肢反射、交叉伸腿反射等，正常情况下，这些反射在生后数月可自然消失，若上述反射减弱、消失或者数月后仍存在，提示神经系统有病变。由于锥体束发育不成熟，新生儿巴宾斯基征、克氏征可呈阳性。

7. 免疫系统 新生儿非特异性和特异性免疫功能均不成熟。但新生儿可从母体获得免疫球蛋白IgG，因此不易患麻疹、白喉等传染病。而免疫球蛋白IgA和IgM不能通过胎盘，因此易患呼吸道、消化道感染，尤其是大肠埃希菌感染，感染后局限能力差，发生败血症的机会较多。母乳的初乳中含有较高免疫球蛋白，可以提高新生儿抵抗力。因此，提倡母乳喂养，要在生后30分钟内开奶。

8. 体温调节 新生儿体温调节中枢功能尚不完善，体温易随外界环境温度的变化而变化，体温波动在36～37℃。新生儿皮下脂肪薄，体表面积相对较大，易散热。寒冷时主要依靠皮下棕色脂肪的代谢产热，产热量相对不足；当室温过低时，如不及时保温，可发生寒冷损伤综合征。新生儿出生后1小时内体温可降低1.5～2℃，如环境温度适中，体温会逐渐回升，并在36～37℃波动。如果环境温度过高、进水不足，可致脱水，造成血液浓缩而发热（即脱水热）。

9. 皮肤特点 新生儿出生时皮肤上覆盖一层灰白色胎脂，有保护皮肤和保暖的作用。新生儿皮肤薄嫩，而且血管丰富，易于擦伤而致细菌感染，严重者可导致败血症。

10. 能量与体液的代谢 新生儿患病时特别容易发生代谢性酸中毒，需要及时纠正。

（三）新生儿常见的几种特殊生理状态

1. 生理性黄疸 生后2～3天出现黄疸，4～5天达高峰，10～14天消退。早产儿多于生后3～5天出现黄疸，5～7天达高峰；早产儿消退较慢，可延至3～4周（详见本章第三节）。一般情况良好，食欲正常。

2. 生理性体重下降 新生儿出生后第1周（数日内），因进食少、水分丢失多、胎粪排出，而出现体重下降，但不超过10%（一般为3%～9%），10天左右恢复到出生时体重。

3. 乳腺肿大、假月经 男、女新生儿在生后3～5天都可出现乳腺肿大，多于生后

2~3 周消退，切勿强行挤压，以防感染。部分女婴生后 5~7 天可见阴道流出少量血性分泌物，一般可持续 3~5 天。这两种现象是因母体的雌激素进入胎儿体内所致，不需要处理。

4. 口腔内改变　上皮珠（上腭中线牙龈切缘上的黄白色斑点）是上皮细胞堆积或者黏液腺分泌物堆积所致，俗称“马牙”；两颊各有一隆起的脂肪垫，俗称“螳螂嘴”，有利于吸吮乳汁。两者均属正常现象，无需处理，不可挑破，以免发生感染。

5. 新生儿粟粒疹　新生儿生后 3 周内，因皮脂腺堆积，在鼻尖、鼻翼两侧可见小米粒大小、黄白色皮疹，突出在皮肤表面，是由于新生儿皮脂腺功能未完全发育成熟所致，称为“新生儿粟粒疹”，几天后便自然消失，不必处理。

二、正常新生儿的护理

【护理诊断】

1. 有体温失调的危险　与新生儿体温调节功能不完善有关。

2. 有窒息的危险　与羊水吸入、溢乳、呕吐等有关。

3. 有感染的危险　与免疫功能发育不成熟有关。

【护理目标】

新生儿体温维持在正常范围；保持呼吸道通畅，不发生窒息；不发生感染。

【护理要点与措施】

1. 保持呼吸道通畅

（1）新生儿娩出后，开始呼吸前，应迅速清除口、咽、鼻部的黏液及羊水，保持呼吸道通畅，防止吸入性肺炎，防止窒息。

（2）保持新生儿舒适体位，仰卧位时避免颈部前屈或过度后仰，俯卧位时头偏向一侧。

（3）经常检查新生儿鼻腔是否通畅，清除鼻腔内分泌物。避免包被、奶瓶、母亲的乳房或其他物品遮盖新生儿口鼻，或压迫其胸部。

（4）喂乳后竖抱拍背以助排出咽下的空气，然后将新生儿保持右侧卧位，头偏向一侧，防止溢乳或呕吐引起窒息。

2. 维持体温稳定

（1）环境　室内干净、清洁、阳光充足、空气流通，室温调至“适中温度”（又称“中性温度”，系指能维持正常体温的最适宜的环境温度，在此温度下，身体耗氧量最少，新陈代谢最低），在分娩室时，室温应在 26~28℃；新生儿出生后的处置需要在远红外线辐射台上（调温度至 30~32℃）进行，以便保暖；母婴同室时，保持室温 22~24℃，相对湿度 55%~65%。

（2）保暖　新生儿出生后立即擦干身体，用温暖的包被包裹，并因地制宜采取不同的保暖措施，如戴帽、外置热水袋、母亲怀抱等，必要时应用暖箱、远红外线辐射床。对新生儿检查和护理时避免不必要的暴露，接触新生儿的手、仪器、物品等均应保持温暖。

（3）密切观察　保持体温在正常范围内（36.5～37.5℃），如不能保持，加盖毯子，或让产妇拥抱新生儿。实行24小时母婴同室，给产妇讲解新生儿保暖的重要性。

3. 喂养　出生后半小时抱至母亲处给予吸吮，鼓励母亲按需哺乳。母亲无法哺乳时，首先试喂5%～10%葡萄糖液10ml，吸吮及吞咽功能良好者，可给配方奶，每3小时一次。口腔护理每日1～2次，保持口腔清洁，预防鹅口疮的发生。

4. 预防感染

（1）消毒隔离　新生儿室应该使用湿法进行日常清洁，每晚应用紫外线照射30分钟。入室需更衣、换鞋，护理每个新生儿前后均要洗手，工作人员患感染性疾病者暂停护理新生儿，新生儿如患感染性疾病应立即隔离，以免交叉感染。

（2）黏膜的护理　口腔黏膜不宜擦洗，每次喂奶后喂少许温开水洗净口腔即可。所有哺喂用具用后煮沸消毒。

（3）皮肤的护理　①出生后用消毒植物油轻轻除去皱褶处过多的胎脂，体温稳定后每天沐浴1次，沐浴时室温维持在26～28℃，水温39～41℃。②勤换尿布，每次大便后用温水清洗臀部。尿布应用浅色、柔软、吸水性强的棉布。③衣服应柔软、宽松，不用纽扣。④脐带残端一般生后3～7天脱落，脱落前应保持脐带残端清洁干燥；每天沐浴后检查脐部，用75%乙醇擦拭脐带残端和脐窝，尿布的上端勿遮挡脐部，以免尿粪污染。

5. 预防接种　新生儿在生后24小时内注射第一针乙肝疫苗，生后2～3天内接种卡介苗。其他疫苗接种见第二章 第三节“计划免疫”部分。

【健康指导】

1. 合理喂养、鼓励三早　提倡母婴同室、母乳喂养；出生后30分钟内开奶，按需哺乳；母婴皮肤早接触、早吸吮、早开奶。定期测量体重，了解新生儿的营养状况。

2. 宣传育儿、保健知识　指导家长在婴儿安静清醒时给婴儿以良好的皮肤刺激，如抚摸头部、面部、额头和四肢等，以及轻轻抱起和摇动，眼神和语言的交流有利于婴儿身心发育。介绍保暖、皮肤护理、消毒隔离、预防接种的原则等知识。

3. 新生儿筛查　护士应了解对新生儿可进行筛查的疾病，如先天性甲状腺功能减退、苯丙酮尿症和半乳糖症等，建议可疑者进行筛查，向家长解释筛查的重要性。

三、早产儿的特点

早产儿又称未成熟儿，指胎龄满28周至未满37周的活产新生儿。早产儿各个系统发育均不成熟，发病率与死亡率均比正常新生儿高；年龄越小、体重越轻，死亡率越高。

（一）外观特点

皮肤薄嫩，胎毛多，胎脂少；哭声轻弱；头发呈细绒状；耳郭软骨发育不成熟，轮廓不清，紧贴颞骨；乳晕不清，乳腺结节小或无；男婴阴囊皱襞少，睾丸未降或未全降至阴囊，女婴大阴唇不能覆盖小阴唇；四肢肌张力低下呈伸直状，指（趾）甲软，未达到指（趾）尖，足底光滑，足纹少。

（二）解剖生理特点

1. 呼吸系统　早产儿呼吸中枢发育更不成熟，呼吸浅表而不规则，甚至发生呼吸暂停（即呼吸停止达15～20秒；或虽<15秒，但伴有心率减慢<100次/分并出现发绀）。由于肺发育不成熟，肺泡表面活性物质少，易发生肺透明膜病；咳嗽反射弱，呼吸道分泌物不易排出易引起梗阻，易发生吸入性肺炎。

2. 循环系统　早产儿心率较足月儿快，血压也较足月儿低。

3. 消化系统　早产儿吸吮力差、吞咽反射弱，容易发生呛乳。下食管括约肌压力低，胃贲门括约肌松弛、胃容量小，易发生溢乳。各种消化酶分泌不足，消化能力弱，但生长发育所需的营养素却相对高，因此更需要合理喂养，以母乳喂养为宜。早产儿肝脏发育不成熟，葡萄糖醛酸转移酶不足，因此生理性黄疸程度重，持续时间长；胎粪排出延迟。

4. 血液系统　早产儿红细胞生成素水平低下，先天贮存铁不足，故易发生缺铁性贫血；“生理性贫血”出现早；胎龄越小，贫血持续时间越长，程度越重。肝内维生素K依赖凝血因子合成不足，维生素K合成少，凝血因子活性低，生后2～6天易发生出血。

5. 泌尿系统　早产儿肾小管对醛固酮反应低下，易出现低钠血症。肾小管排酸能力差，易发生代谢性酸中毒。蛋白质入量增多时，易发生代谢性酸中毒。由于肾脏对糖的回吸收能力低，即葡萄糖阈值低，当葡萄糖输入过多时，易发生糖尿。

6. 神经系统　神经系统的功能与胎龄关系密切，胎龄越小，各种原始反射越差。早产儿容易发生缺氧而致缺氧缺血性脑病。脑室管膜下胚胎生发层发达而容易导致颅内出血。

7. 免疫系统　由于早产，从母体获得的IgG较少，体内IgG较足月儿低。早产儿自身体液及细胞免疫功能均不完善，免疫功能比足月儿差，更易感染，且病情重，预后差。

8. 体温调节　早产儿体温调节功能更不完善，体温更容易随着环境的变化而变化。能产热的棕色脂肪少，所以产热能力差；体表面积相对大，皮下脂肪少，散热多，寒冷时更易出现低体温而致寒冷损伤综合征。同时，汗腺发育不成熟，在气温高或者保暖过度时又易引起体温过高。

9. 生长发育快　早产儿体重与其他生长发育指标的增长速度较足月儿快，各种营养素需求较足月儿多。故更容易发生佝偻病及贫血等营养性疾病。

四、早产儿的护理

【护理诊断】

1. 体温调节无效 与体温调节中枢发育不完善、产热多、散热少有关。

2. 营养失调：低于机体需要量 与吸吮、吞咽能力差、消化功能差有关。

3. 不能自主呼吸 与呼吸中枢、呼吸肌、肺发育不完善有关。

4. 有感染的危险 与免疫功能不成熟、脐部结扎有关。

5. 潜在并发症 出血。

【护理目标】

维持体温在正常范围，使体温不随环境温度的变化而变化；合理喂养满足早产儿的消化功能和生长发育的需要；保持呼吸道通畅，维持有效呼吸；不出现窒息或者出现能被及时发现、及时处理；不发生感染；不发生出血或者发生时能被及时发现。

【护理要点与措施】

1. 维持体温稳定，注意保暖

（1）室温保持在 24 ~26℃，晨间护理时应达到 27 ~28℃；相对湿度 55% ~65% 。

（2）注意保暖，体重低于 2000g 者应置于暖箱内，并根据胎龄、日龄及体重将箱温调至适中温度（中性温度）。当体温能维持正常，体重增至 2000g 以上时可出暖箱，仍要注意箱外保暖。要保持体温稳定在 36. 5 ~37℃之间。无暖箱条件者可用暖水袋、电热毯、热炕等，但须注意防止烫伤。

（3）护理早产儿时，护理人员双手应先温暖，护理操作集中进行，并尽量缩短操作时间。吸氧时应加温、加湿。每 4 小时测体温一次，并注意其变化，根据体温随时增减盖被或调节温箱温度。

（4）各种操作要在远红外线辐射床保暖下集中进行。每日监测体温 2 ~4 次。

2. 合理喂养，保证营养供给

（1）开奶时间 出生体重在 1500g 以上而无青紫的早产儿，可于生后 2 ~4 小时喂 10% 葡萄糖水 2ml/kg；无呕吐者，可在 6 ~8 小时喂乳；出生体重在 1500g 以下或伴有青紫者，可适当延迟喂养时间。

（2）需要量 早产儿对营养需求的个体差异很大，喂乳量以不发生胃内潴留及呕吐为原则。胎龄越小，出生体重越低，每次喂乳量越少，喂奶间隔时间越短。以后根据吞咽及消化功能逐渐增加量。以不发生呕吐、体重增加理想为原则，每日增加 10 ~15g 为理想增重。

（3）喂养方式 首选母乳喂养，早产儿消化、吸收能力较差，但生长发育所需营养多，母乳最适合其生长发育，无法母乳喂养者选择早产儿配方乳。

（4）喂养方法 吸吮及吞咽反射良好者可直接哺喂；有吞咽反射但无吸吮能力者可用滴管喂；吸吮及吞咽能力均不佳者用鼻饲法喂养；必要时静脉补充高营养液。喂乳后需注意观察早产儿有无青紫、溢乳和呕吐等，以防窒息发生，并注意喂乳后取右侧卧位。

3. 维持有效呼吸 保持呼吸道通畅，早产儿仰卧时可在肩下放置小软枕，避免颈部弯曲、呼吸道梗阻。有缺氧者给予吸氧，氧浓度以30%～40%为宜，持续吸氧不宜超过3天，一般采用间歇给氧，以免发生氧中毒，引发视网膜病变。切记不得持续高浓度给氧。呼吸暂停者给予托背、拍打足底、背部放置水囊等方法，必要时静脉滴入氨茶碱或机械正压通气。

4. 观察病情，预防出血、感染 严密观察病情，监测生命体征。早产儿缺乏维生素K依赖凝血因子，出生后连续3天肌内注射维生素K_1，预防出血症。严格执行消毒隔离制度，室内定期消毒，以防止各种可能发生的感染。

【健康指导】

（1）鼓励父母在住院期间尽早参与照顾早产儿的活动，如拥抱、喂乳、与早产儿说话等，耐心解答父母提出的有关问题，介绍早产儿的治疗方法，以减轻他们的焦虑及恐惧。

（2）指导并示范护理早产儿方法，指导家长保暖、喂养及预防感染的方法和注意事项。在护理早产儿前后必须洗手，减少他人探视，家中有感染者避免接触早产儿。

（3）早产儿出院后定期到医院复查，生后2周开始用维生素D制剂，生后2个月补充铁剂，以预防佝偻病和贫血；还应该补充维生素A、维生素C、维生素E等物质；按期预防接种；定期进行生长发育监测。

目标检测

一、单项选择题

1. 新生儿开始排便的时间一般在出生后（　　）

A. 12～24小时　　B. 24～48小时　　C. 48～36小时

D. 48小时　　E. 32小时

2. 关于足月新生儿的特点正确的是（　　）

A. 皮肤红润，胎毛多

B. 呼吸不规则，常发生呼吸暂停

C. 足纹少，耳郭软

D. 生后48小时开始排便

E. 生后24小时内开始排尿

3. 新生儿上腭中线和牙龈切缘上有黄白色小斑点，应如何处理（　　）

A. 挑破　　B. 刮擦　　C. 抗感染治疗

D. 涂制霉菌素　　E. 无需处理，可自行消失

4. 新生儿出生后超过多少小时无胎粪排出应检查是否存在消化道畸形（　　）

A. 12 小时　　B. 24 小时　　C. 48 小时

D. 72 小时　　E. 96 小时

5. 新生儿，女，出生 1 周，发现尿布上有少量血丝，无其他异常表现，出血原因最可能的是（　　）

A. 血尿　　B. 下消化道出血　　C. 假月经

D. 肛裂　　E. 痔疮

二、填空题

1. 正常新生儿是指出生时胎龄满________，体重在________，无任何疾病、畸形的活产婴儿。

2. 母婴同室室温为________，新生儿沐浴时室温为________。

3. 早产儿喂养后应取________卧位。

4. 早产儿吸氧时常用氧气浓度为________，持续吸氧不超过________，以防发生________病变。

5. 为预防佝偻病和贫血发生，早产儿生后________用维生素 D 制剂，生后________补充铁剂。

三、问答题

新生儿常见的几种特殊的生理状态包括哪些？

第三节　新生儿黄疸的护理

PPT

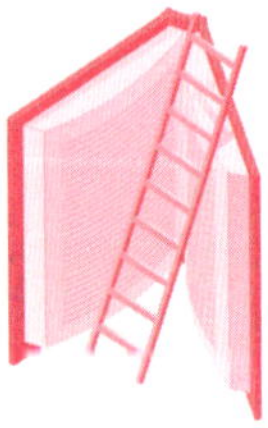

【学习目标】

1. **掌握**　生理性黄疸、病理性黄疸的特点；新生儿病理性黄疸的护理要点与措施。

2. **熟悉**　新生儿病理性黄疸的常见疾病。

3. **了解**　新生儿生理性黄疸的主要原因。

案例分析

案例：宝宝出生后第 3 天，皮肤、巩膜出现黄染，一般状态尚好，婴儿精神状态良好，睡眠、吸吮等均正常。母亲及亲属因为发现新生儿皮肤颜色及巩膜略微发黄而比较紧张，因此来到预防保健中心咨询。请考虑这个刚出生几天的小宝宝出了什么问题？应该如何处理？

分析：新生儿黄疸有生理性原因引起的，也有病理性原因引起的。正常新生儿出生后 2～3 天出现生理性黄疸，全身皮肤发黄，头面部、颈部、躯干、腿部及口腔黏膜出现黄染，体温、体重、食欲等均正常。该宝宝出生后第 3 天精神状态良好，睡眠、吸吮等均正常，为生理性黄疸，不需要做任何处置。

新生儿黄疸是指新生儿时期由于胆红素在体内积聚致使新生儿体内血清胆红素浓度增高而引起巩膜、皮肤、黏膜及组织黄染的现象，又称为高胆红素血症。分为生理性黄疸与病理性黄疸两大类。引起病理性黄疸的原因有很多，病情严重的可致中枢神经系统受损，重者可导致胆红素脑病（核黄疸），引起新生儿死亡或留下严重的后遗症。

【新生儿黄疸的原因】

1. 生理性黄疸的原因

（1）胆红素生成相对较多　胎儿期形成的红细胞数量多且寿命较短、血红蛋白分解快；出生后红细胞破坏多而快，使未结合胆红素生成增多；肝脏等其他组织来源的胆红素也较多。新生儿每日生成胆红素 6～10mg/kg，约为成人的 2 倍（平均 8.8mg/kg，而成人仅为 3.8mg/kg）。

（2）转运胆红素的能力差　新生儿体内血清白蛋白含量低，使其结合运送胆红素的能力低。因为刚娩出的新生儿有轻重不等的酸中毒，影响胆红素与白蛋白的结合。早产儿体内的血清白蛋白含量更低，所以其转运胆红素的能力更差。

（3）代谢胆红素的能力差　新生儿肝功能发育不完善，肝细胞内摄取胆红素所必需的 Y 蛋白和 Z 蛋白含量低，肝细胞对未结合胆红素的转运能力差。肝细胞内尿苷二磷酸葡萄糖醛酸转移酶的含量低、活力不足，不能有效地将未结合胆红素转换成结合胆红素。肝细胞排泄结合胆红素的能力暂时低下，易发生肝内胆汁淤积。

（4）肠肝循环增加　新生儿生后几天内，肠道内正常菌群尚未建立，因此随胆汁进入肠道的结合胆红素不能被还原为粪胆原；肠腔内 β－葡萄糖醛酸苷酶活性较高，能将结合胆红素水解为未结合胆红素，后者被肠黏膜吸收，经门静脉返回至肝脏（新生儿肠肝循环的特点）。而新生儿肠道内正常菌群尚未建立，不能将进入肠道的结合胆红素还原成粪胆原和尿胆原；肠壁吸收胆红素增加，使胆红素重新吸收入血。

2. 病理性黄疸的原因

（1）感染　新生儿肝炎，大多因胎儿在宫内由病毒感染所致（如乙肝病毒、巨细胞病毒）。母亲体内的病毒通过胎盘传给胎儿或者是在产程中感染。还有新生儿败血症、尿路感染及其他感染，由于细菌毒素加快红细胞破坏，损坏肝细胞所致。

（2）非感染性疾病

1）新生儿溶血症　以 ABO 系统和 Rh 系统血型不合最为常见。目前已知血型抗原有 160 多种，但新生儿溶血病以 ABO 血型系统不合最为多见，其次是 Rh 血型系统不合。主要是由于母体存在着与胎儿血型不相容的血型抗体（IgG），这种 IgG 血型抗体可经胎盘进入胎儿循环后，引起胎儿红细胞破坏，出现溶血。

2）先天胆道闭锁　肝肠循环受阻，胆红素排泄障碍。

3）母乳性黄疸　发生率大约为 1%，由于此种母乳内 β－葡萄糖醛酸酶活性过高，使胆红素在肠道内重吸收增加所致。

4）遗传性疾病　葡萄糖-6-磷酸脱氢酶（G-6-PD）缺乏。

5）药物性黄疸　由维生素 K_3、维生素 K_4、樟脑丸等引起。

6）其他　如低血糖、酸中毒、缺氧、体内出血和失水等原因可加重黄疸。

知识扩展

ABO 血型不合与 Rh 血型不合

ABO 血型不合　多为母亲 O 型，婴儿 A 型或 B 型。如母为 AB 型或婴儿为 O 型则均不会发生溶血。由于自然界中广泛存在 A、B 血型物质，因此，O 型血妇女通常在孕前已接触过 A、B 血型物质的抗原物质刺激，其血清中产生了相应的抗 A 抗 B 的 IgG，妊娠时经胎盘进入胎儿血液循环引起溶血，故 ABO 血型不合者约 50% 在第一胎即可发病。

Rh 血型不合　Rh 血型有 6 种抗原（C、c、D、d、E、e），其中 D 抗原最早被发现且抗原性最强，临床上把凡具 D 抗原者称 Rh 阳性，反之为阴性。我国汉族人大多为 Rh 阳性，仅 0.34% 为 Rh 阴性。当胎儿红细胞的 Rh 血型和母亲不合时，若胎儿红细胞所具有的抗原为母体所缺少，一旦胎儿红细胞经胎盘进入母体循环，母体产生相应的血型抗体，由于初次致敏，免疫反应发展缓慢且产生的是不能通过胎盘的 IgM 弱抗体，到以后产生 IgG 时胎儿已经娩出，因此 Rh 溶血病一般不会在第一胎发生。再次怀孕时，即使经胎盘进入母体的胎儿血量很少（0.01～0.1ml），亦能很快地发生次发免疫反应，产生大量 IgG，通过胎盘进入胎儿体内引起溶血。因此，Rh 溶血病症状随胎次增多而越来越严重。极少数未输过血的母亲其第一胎发生 Rh 溶血病，这可能与产妇是 Rh 阴性而产妇的母亲为 Rh 阳性有关。Rh 血型不合溶血病主要发生在 Rh 阴性孕妇和 Rh 阳性胎儿，但也可发生在母婴均为阳性时，这主要是由抗 E、抗 C 或抗 e、抗 c 等引起，其中以抗 E 较多见。

【症状与体征】 微课 1

1. 生理性黄疸　是单纯因胆红素代谢特点引起的暂时黄疸，出生后 2～3 天全身皮肤发黄，头面部、颈部、躯干、腿部及口腔黏膜比较明显，5～7 天达到高峰，以后逐渐消退。在此期间，患儿的体温、体重、食欲及大小便均正常，可自行痊愈。

其特点如下。①一般情况良好。②足月儿 2～3 天出现黄疸，4～5 天达高峰，10～14 天消退；早产儿多于生后 3～5 天出现黄疸，5～7 天达高峰。早产儿由于血浆清蛋白偏低，肝脏代谢功能更不成熟，黄疸程度较重，消退也较慢，可延长至 3～4 周消退。③每日胆红素浓度升高 <85/μmol/L（5mg/dl）。④血清胆红素浓度足月儿 <220μmol/L（12.9mg/dl）；早产儿 <257μmol/L（15mg/dl）。⑤以未结合胆红素升高为主。

2. 病理性黄疸　是由于患儿患某种疾病所致。

其特点如下。①黄疸出现过早，生后 24 小时内。②黄疸持续时间长，足月儿超过 2 周，早产儿超过 4 周，或者黄疸退而复现。③进展快，每日上升 >85μmol/L（5mg/dl）。

④程度重或进行性加重，血清胆红素浓度足月儿 > 220μmol/L（12.9mg/dl）；早产儿 > 257μmol/L（15mg/dl）。⑤血清结合胆红素 > 34μmol/L（2mg/dl）。当血清胆红素 > 342μmol/L（20mg/dl）时，易发生胆红素脑病（核黄疸），一般在生后 2 ~ 7 天发生，早产儿更容易发生胆红素脑病。⑥病理性黄疸患儿一般状态不良，伴有原发病的症状，如肝炎、败血症、新生儿溶血症等。

3. 不同原因所致黄疸的特点　①新生儿溶血病，常在生后 24 小时内出现黄疸，并进行性加重，可同时伴贫血、肝脾肿大等。②新生儿肝炎，起病慢，一般生后 2 ~ 3 周出现黄疸，伴厌食、呕吐、大便色淡、肝脾肿大等。③先天性胆道阻塞，生后 1 ~ 3 周出现黄疸，进行性加重，大便呈灰白色，肝进行性增大。④母乳性黄疸，母乳喂养后4 ~ 5 天出现黄疸，常与生理性黄疸重叠且持续不退，无其他症状，停乳 3 天后黄疸即下降。

表 5 – 1　新生儿病理性黄疸的常见疾病

疾病	出现时间	特征性表现
新生儿溶血病	生后 24 小时内	母亲 O 型，新生儿 A 或 B 型，贫血、胆红素脑病
新生儿肝炎	生后 2 ~ 3 周	拒食、体重不增、大便色浅、尿色深黄、肝（脾）肿大
新生儿败血症	1 周内	黄疸退而复现，有感染病灶，以脐炎皮肤脓疱疮引起最多见
母乳性黄疸	4 ~ 5 天出现 2 ~ 3 周达高峰	患儿一般状态良好，停喂母乳 2 ~ 4 天明显下降，1 ~ 4 个月逐渐消退
先天性胆道闭锁	生后 1 ~ 3 周出现	粪便呈灰白色（陶土色）

【并发症】

常见并发症是胆红素脑病，一种严重的并发症，血清胆红素 > 342μmol/L（20mg/dl）时可发生。可因脂溶性非结合胆红素通过血 – 脑屏障使大脑神经核黄染、变性坏死，以大脑基底核、下丘脑和第四脑室底部最明显，引起胆红素脑病。患儿出现精神反应差、食欲不振、拒乳，以后出现尖叫、凝视、角弓反张甚至抽搐等症状。多见于新生儿溶血病时，血清未结合胆红素过高，血清白蛋白含量低，使游离的未结合胆红素透过血 – 脑屏障而出现神经系统症状。早期表现嗜睡、反应差、肌张力下降、吸吮无力、拥抱反射减弱等，12 ~ 24 小时后很快出现凝视、肌张力增强、抽搐、尖叫、呼吸不规则、发热等症状。预后极差，死亡率高，存活者多留有后遗症。胆红素脑病临床分为四期（表 5 – 2）。

表 5 – 2　胆红素脑病（核黄疸）临床分期

分期	表现	持续时间
警告期	反应低下，肌张力低下，吸吮弱	12 ~ 36 小时
痉挛期	肌张力增高，发热，抽搐，呼吸不规则	12 ~ 36 小时
恢复期	肌张力恢复，体温正常，抽搐减少	2 周
后遗症期	听力下降，眼球运动障碍，牙釉质发育不全，智力落后	终生

【辅助检查】

（1）血清总胆红素浓度 >221μmol/L，血清结合胆红素浓度 >34.2μmol/L。

（2）血红蛋白、血细胞比容、网织红细胞及抗人球蛋白试验可鉴别病理性黄疸的原因。

（3）葡萄糖 -6 - 磷酸脱氢酶（G -6 - PD）测定，有助于明确黄疸的病因。

（4）溶血情况检查可见红细胞、血红蛋白降低，网织红细胞和有核红细胞增高，并以未结合胆红素增高为主；母婴血型进行测定，检查有无 ABO 或 Rh 血型不合。

（5）血清特异性抗体检测，红细胞直接抗人球蛋白试验阳性可确诊 Rh 溶血病；抗体释放试验也为诊断溶血病的可靠方法。

（6）肝功能检查，可诊断新生儿肝炎。

（7）腹部 B 超检查，对确诊先天性胆道闭锁有意义。

【治疗要点】

生理性黄疸不需要特殊处理。

病理性黄疸的治疗原则如下。

（1）寻找病因，积极治疗原发病；降低血清胆红素，防止胆红素脑病发生。可采用光照疗法、使用酶诱导剂、输血浆或白蛋白等方法；如新生儿溶血症可采取换血疗法；有感染应积极控制感染。

（2）降低血清胆红素，及早喂养，利于肠道正常菌群建立，减少肠肝循环预防和控制感染，及时纠正缺氧和酸中毒。必要时应用蓝光疗法。

（3）保护肝脏，预防和控制病毒、细菌感染，避免使用对肝细胞有损害作用的药物。

（4）降低游离胆红素，适当的输入人体血浆和白蛋白，防止胆红素脑病的发生。

【护理诊断】

1. 潜在并发症 胆红素脑病。

2. 焦虑（家长） 与家长对新生儿黄疸的知识缺乏有关。

【护理目标】

患儿不发生胆红素脑病或者发生时能被发现；家长能正确认识本病，情绪稳定。

【护理要点与措施】

黄疸患儿的护理重点是预防胆红素脑病的发生，降低血清胆红素，密切观察病情变化。

1. 保暖 置患儿于适宜温度下，维持体温稳定。因低体温时胆红素与白蛋白的结合下降，血清游离的未结合胆红素升高。

2. 提早喂养 既可刺激肠蠕动，又有可促进胎粪的排出，并利于肠道建立正常菌群，减少胆红素的肠肝循环。患儿黄疸期间常表现食欲差、吸吮无力，应耐心喂养，保证热量供给，必要时静脉点滴 10% 葡萄糖液。若疑母乳性黄疸，可暂时停止母乳喂养 3 天，如果黄疸明显下降，可明确诊断，并改为隔次或隔日母乳喂养，逐步过渡到正常母乳喂养。

3. 处理感染灶 观察皮肤有无破损及感染，如脐部有脓性分泌物，用3%过氧化氢清洗局部后涂2%碘酊，保持局部清洁干燥。

4. 密切观察病情变化 注意观察生命体征的变化、有无出血倾向，注意患儿有无核黄疸的早期表现，如吸吮无力、肌张力低下、嗜睡等胆红素脑病的早期症状。观察大小便次数、量及性质，胎粪排出延迟者应给予灌肠处理。

5. 光照疗法 采用蓝光照射降低血清胆红素。光疗期间要保证水分及营养供给，不能口服者，按医嘱给予静脉补液。注意患儿有无腹泻、皮疹、发热、烦躁、嗜睡、呕吐、惊厥等，监测血清胆红素，若有异常情况及时与医师联系。

6. 换血疗法 严重溶血患儿采取换血疗法，并配合光照疗法。

【健康教育】

（1）向家长介绍新生儿黄疸的主要表现，说明生理性黄疸与病理性黄疸的不同原因，告知生理性黄疸不需要处理。如果是病理性黄疸，需要介绍疾病的严重程度、治疗及预后。

（2）对母乳性黄疸者，可继续母乳喂养，但要改为间隔母乳喂养，逐渐过渡到正常母乳喂养；若黄疸严重，患儿一般情况差，可考虑暂停母乳喂养，黄疸消退后在恢复正常喂养。

（3）如果是红细胞G－6－PD缺陷症患儿，要嘱其家长必须禁食蚕豆及其制品。此外，禁用磺胺类及解热镇痛类药物；患儿衣物的存放要远离樟脑丸。

（4）预防新生儿肝炎、新生儿败血症等感染性疾病的发生。对已经发生核黄疸的患儿，要观察后遗症的出现，并指导家长给予康复训练及其护理。

知识扩展

新生儿败血症

新生儿败血症是指细菌侵入血液循环并生长繁殖，产生毒素造成的全身感染。在我国，其致病菌以金黄色葡萄球菌多见，其次为大肠埃希菌。感染常可发生在产前、产时、产后的不同阶段，最常见的是产后感染，其中经脐部感染最多见。

临床表现常不典型，主要为严重的全身中毒症状。反应低下、嗜睡、哭声减弱；体温不稳定，升高、过低或不升；体重不增或下降。继之迅速出现精神萎靡、不吃、不哭、不动；肝脾肿大出现较晚，一般为轻至中度肿大。

生理性黄疸消退延迟或退而复现，黄疸加重无法用其他原因解释；有出血倾向，皮肤黏膜可见瘀点、瘀斑；严重者发生DIC、休克、中毒性肠麻痹、胆红素脑病等；容易合并化脓性脑膜炎。

目标检测

一、单项选择题

1. 新生儿出现生理性黄疸主要是因为（　　）
   A. 新生儿胆道狭窄　　B. 新生儿胆汁黏稠
   C. 新生儿胆囊较小　　D. 生后过多的红细胞破坏
   E. 肝脏形成胆红素能力强

2. 新生儿，2 天，生后 20 小时出现皮肤黄染，现黄疸明显加重。为确定病因，该患儿首要的辅助检查为（　　）
   A. 肝胆 B 超　　B. 母婴血型　　C. 细菌培养
   D. 尿常规　　E. 血常规

3. 新生儿病理性黄疸重要的护理诊断是（　　）
   A. 营养不良　　B. 胆红素脑病　　C. 体温过高
   D. 有感染的危险　　E. 知识不足

4. 新生儿生理性黄疸的特点是（　　）
   A. 血清胆红素大于 220μmol/L　　B. 黄疸退而复现
   C. 黄疸于第 10 天加重　　D. 黄疸持续时间大于 4 周
   E. 出生后 2～3 天出现黄疸

5. 新生儿溶血性黄疸出现的时间是出生后（　　）
   A. 24 小时内　　B. 2 天　　C. 3 天
   D. 4 天　　E. 5 天

6. 女婴，生后 4 天起出现皮肤轻度黄染，一般状况良好，血清胆红素 205μmol/L（12mg/dl），停母乳 2 天后黄疸消退。该女婴可能是（　　）
   A. 新生儿败血症　　B. 新生儿溶血症　　C. 先天性胆道闭锁
   D. 新生儿肝炎　　E. 母乳性黄疸

7. 关于新生儿黄疸健康教育错误的是（　　）
   A. 保管患儿衣物时勿放樟脑丸
   B. 保持患儿大便通畅
   C. 母乳性黄疸的患儿须中断母乳喂养
   D. G－6－PD 缺陷的患儿，忌食蚕豆
   E. 有后遗症的患儿，给予健康治疗和功能锻炼

8. 新生儿，女，出生后 5 天，因皮肤、巩膜出现黄染入院。查体：T 36.8℃，P 132 次/分，R 24 次/分，精神差，食欲及大、小便均正常。针对该患儿的病情，最可能的是（　　）
   A. 病理性黄疸　　B. 生理性黄疸　　C. 败血症

D. 先天性胆道闭锁　E. 颅内出血

二、填空题

血清胆红素浓度超过__________时可引起胆红素脑病。

三、问答题

早产儿，生后 8 天，胎龄 34 周，体重 2000g，生后 3 天出现明显黄疸。查体：体温 36.5℃，精神一般，吃奶少，血白细胞 $12\times10^9/L$，中性粒细胞 40%，血清谷丙转氨酶正常，血清总胆红素 206μmol/L。该患儿最可能是生理性黄疸还是病理性黄疸？为什么？

第四节　新生儿窒息的护理

PPT

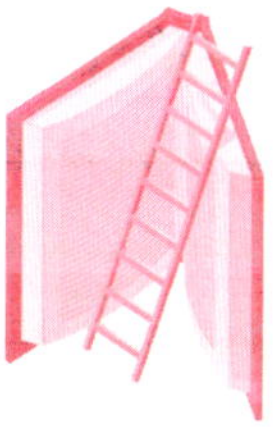

【学习目标】

1. **掌握**　新生儿窒息的症状与体征；新生儿窒息的抢救与护理措施。
2. **熟悉**　新生儿窒息的定义。

人们常常以呱呱坠地来形容婴儿的诞生，因为哭声宣告了一个活生生的小生命来到世间。婴儿的第一声啼哭表明其肺已经张开，胎儿离开母体、开始独立生存。正常情况下，胎儿出生后 1 分钟内就会发出第一声啼哭。如果生后 1 分钟内不哭，说明出现了新生儿窒息，医生就会立即进入紧张的抢救之中。出现这种情况，护士应该如何配合救治，如何预防窒息的发生？接下来我们就来学习如何正确地对新生儿窒息的患儿进行急救与护理。

新生儿窒息是由于产前、产时或产后的各种病因，使胎儿缺氧而发生宫内窘迫或娩出过程中发生呼吸、循环障碍而导致的危险情况。因此，新生儿窒息是指胎儿娩出后 1 分钟内仅有心跳而无自主呼吸或未能建立规律呼吸的缺氧状态，是新生儿死亡及伤残的主要原因之一，也是出生后最常见的一种紧急情况。

【病因与发病机制】

凡是能引起胎儿或新生儿血氧浓度降低而导致缺氧的任何因素都可以引起窒息。常见的有：胎儿羊水吸入或黏液阻塞呼吸道致气体交换障碍；缺氧、滞产、脐带绕颈，产钳术致使胎儿颅内出血及脑部长时间缺氧、缺血致呼吸中枢受到损害；孕妇妊娠高血压综合征、前置胎盘、胎盘早剥等。血液生化和代谢改变有缺氧致血 $PaCO_2$ 升高、pH 值和 PaO_2 降低，出现以低氧血症、高碳酸血症和酸中毒为主要病变的病理生理改变。

【症状与体征】

根据窒息程度分轻度和重度，以 Apgar 评分（表 5－3）为指标，于出生后 1 分钟、

5 分钟各评一次。

1. 轻度（青紫）窒息 生后 1 分钟 Apgar 评分为 4 ~7 分。患儿皮肤身体发红，四肢青紫；呼吸浅表或不规则；心搏慢而有力，80 ~120 次/分；对外界刺激有反应；肌张力好，四肢稍屈；喉反射存在。若抢救不及时，可转为重度窒息。

2. 重度（苍白）窒息 生后 1 分钟 Apgar 评分为 0 ~3 分。患儿皮肤青紫或苍白；呼吸微弱或无呼吸；心搏慢而不规律，心率 <80 次/分；对外界刺激无反应；肌张力低下；喉反射消失。若抢救不及时可致死亡。

3. 评分标准 8 ~10 分为正常，4 ~7 分为轻度窒息，0 ~3 分重度窒息。分别于生后 1 分钟、5 分钟和 10 分钟进行评分。如婴儿需复苏，15、20 分钟仍需评分。1 分钟仅是窒息诊断和分度的依据，5 分钟及 10 分钟评分有助于判断复苏效果及预后。

生后 5 分钟 Apgar 评分对估计预后有重要意义。如评分低于 3 分，则发生神经系统后遗症可能性大，预后较差。

表 5 -3 新生儿 Apgar 评分标准

体征	评分标准		
	0 分	1 分	2 分
皮肤颜色	青紫或苍白	身体红，四肢青紫	全身红
心率（次/分）	无	<100	>100
呼吸	无	慢，不规则	正常，哭声响
弹足底或插鼻管	无反应	有些动作如皱眉	哭，喷嚏
肌张力	松弛	四肢略屈曲	四肢能活动

【治疗要点】

1. 预防为主 早期预测、预防并治疗孕母疾病。有胎儿窘迫、胎儿娩出有窒息危险时，积极做好抢救和复苏的准备工作。

2. 实施复苏 一旦发生及时抢救，迅速而有效地实施 ABCDE 复苏方案进行抢救。

A 清理呼吸道，保持气道通畅（要求在生后 15 ~20 秒内完成）。①新生儿娩出后即置于远红外或其他方法预热的保暖台上；②温热干毛巾揩干头部及全身，减少散热；③摆好体位，肩部以布卷垫高 2 ~3cm，使颈部轻微伸仰；④立即吸净口、咽、鼻黏液，吸引时间不超过 10 秒，先吸口腔，再吸鼻腔黏液。

B 建立有效呼吸、增加通气量。①触觉刺激：拍打足底和摩擦婴儿背来促使呼吸出现。婴儿经触觉刺激后，如出现正常呼吸，心率 >100 次/分，脸色红润或仅手足青紫可予观察。②正压通气：触觉刺激如无自主呼吸建立或心率 <100 次/分，应立即用复苏器加压给氧；面罩应密闭遮盖下巴尖端、口鼻，但不盖住眼睛；通气频率为 30 ~40 次/分，压力以可见胸动和听诊呼吸音正常为宜，通气有效可见胸廓起伏至出现自主呼吸和皮肤转红。15 ~30 秒后再评估，如心率 >100 次/分，出现自主呼吸可予以观察；如无规律性呼吸或心率 <100 次/分，须进行气管插管正压通气。

C 维持正常循环。通过做胸外心脏按压保证足够的每搏心输出量。

D 药物治疗。首选脐静脉，建立有效的静脉通路，保证药物及时进入体内；胸外按压心脏不能恢复正常循环时，可给予 1∶10000 肾上腺素。

E 评价。复苏过程中，及时评价患儿情况并准确记录。

其中前三项最为重要，A 是根本，B 是关键，E 评价贯穿整个复苏过程。

【护理诊断】

1. 气体交换受损 与羊水吸入、黏液阻塞呼吸道及分泌物吸入有关。

2. 潜在并发症 缺氧缺血性脑病、颅内出血。

3. 恐惧（家长） 与病情危重、预后不良有关。

【护理目标】

新生儿能建立规律的自主呼吸，维持正常生命体征；缺氧症状得到改善，避免出现颅脑损伤等后遗症；家长能正确认识本病，减轻焦虑，情绪稳定。

【护理措施】

1. 清理呼吸道 胎儿娩出后，立即挤尽口、咽、鼻部的黏液及羊水；娩出断脐后将新生儿仰卧在预热的抢救台上，肩部垫小软枕使颈部轻微伸仰；用吸管吸出咽部的黏液及羊水，必要时用气管插管吸取，动作轻柔，避免损伤气道黏膜。要在 15～20 秒内完成。

2. 建立自主呼吸 清理呼吸道后如仍无呼吸，可拍打或轻弹足底、刺激人中穴等以引起啼哭，刺激其建立呼吸。重度窒息患儿，协助医生行气管插管、人工呼吸。①鼻内插管给氧，氧流量 $<2L/min$，5～10 个气泡/秒，避免气胸的发生。②气管插管加压给氧，一般维持呼吸 30 次/分，加压的压力不可过大，以防肺泡破裂。待新生儿皮肤逐渐转红，建立自主呼吸后，拔出气管内插管，给予一般氧气吸入。

3. 改善并维持循环 给氧后心率仍然 <80 次/分，应遵医嘱给予 1∶10000 肾上腺素静脉或脐静脉注射，推药后立即加做胸外心脏按压。使新生儿仰卧，用双拇指法（操作者双拇指重叠于患儿胸骨体下 1/3 处，其他手指围绕胸廓托在后背）有节奏地按压，按压频率为 120 次/分，按压深度为胸廓按下 1～2cm。按压有效可摸到颈动脉和股动脉搏动。

4. 随时评价，注意保暖 在复苏过程中，要随时评价新生儿情况，以确定进一步采取的抢救方法。应在 30～32℃的抢救床上进行抢救，维持肛温 36.5～37℃。

5. 复苏后护理 加强新生儿护理，评估并检测呼吸、心率、血压、肤色、血氧饱和度以及神经系统症状；保证呼吸道通畅，密切观察面色、神志、肌张力、尿量等情况，评估有无新生儿缺氧缺血性脑病和颅内出血等并发症的发生。窒息的新生儿应延迟哺乳，以静脉补液维持营养。加强监护，患儿取侧卧位、床旁备吸引器等物品。注意喂养，合理给氧，遵医嘱应用抗生素，以预防感染。观察用药反应，认真填写护理记录。

【健康教育】

提供情感支持，刺激子宫收缩，预防产后出血。窒息的新生儿延时哺乳，以静脉补液维持营养。在适当的情况下告知家长患儿目前的情况和可能的预后，帮助家长树立信心。

目标检测

一、单项选择题

1. 出生后 Apgar 评分对判断预后有意义的时间是（　　）

A. 1 分钟　　B. 3 分钟　　C. 5 分钟
D. 7 分钟　　E. 10 分钟

2. 给窒息新生儿胸外心脏按压的频率是（　　）

A. 90 次/分　　B. 100 次/分　　C. 110 次/分
D. 120 次/分　　E. 130 次/分

3. 关于新生儿窒息的预防，应除外（　　）

A. 监测胎动和胎心
B. 分娩时避免难产
C. 孕母多补维生素 D
D. 出现胎儿窘迫时给孕妇吸氧
E. 加强产前检查，及时处理异常状况

4. 某足月新生儿，出生后 1 分钟，心率为 70 次/分，呼吸弱而不规则，全身皮肤青紫，四肢肌张力松弛，喉反射消失，Apgar 评分为 2 分。针对上诉情况，该患儿为（　　）

A. 正常新生儿　　B. 轻度窒息　　C. 青紫窒息
D. 急性窒息　　E. 重度窒息

5. 一新生儿出生时全身青紫，四肢伸展，无呼吸，心率 80 次/分，用洗耳球插鼻有皱眉动作。该患儿 Apgar 评分为（　　）

A. 0 分　　B. 1 分　　C. 2 分
D. 3 分　　E. 4 分

二、填空题

1. 抢救新生儿室息是按照 ABCDE 复苏方案进行，请写出 ABCDE 分别代表：A ________、B ________、C ________、D ________、E ________。

2. 新生儿室息是指胎儿娩出后 1 分钟内仅有________________。

三、问答题

分别简述新生儿轻度窒息与重度窒息的特点。

第五节 新生儿缺氧缺血性脑病的护理

PPT

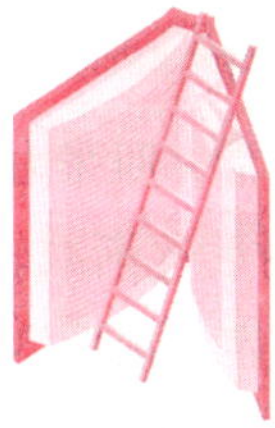

【学习目标】

1. **掌握** 新生儿缺氧缺血性脑病治疗要点与护理措施。
2. **熟悉** 新生儿缺氧缺血性脑病的症状与体征。
3. **了解** 新生儿缺氧缺血性脑病的主要病因。

案例分析

案例：患儿，早产，日龄1天。出生时轻度窒息，表现为嗜睡、反应迟钝、四肢活动少。查体：前囟隆起，吸奶无力，拥抱反射弱。医生初步诊断为新生儿缺氧缺血性脑病。对这样的患儿应该如何护理？在护理过程中应密切观察哪些方面？如何给予患儿正确的护理？

分析：我们已经知道新生儿窒息的最主要原因是缺氧。缺氧可导致缺氧缺血性脑病。因此，对该患儿在护理上需要及时清除呼吸道分泌物，保持呼吸道通畅。选择适当的给氧方法，可给予鼻导管吸氧或头罩吸氧，重者可考虑气管插管及机械正压通气。遵医嘱给予镇静剂、利尿剂及脱水剂，并且必须严密观察患儿神志、瞳孔、前囟张力、肌张力、神经反射、呼吸、心率等情况及有无惊厥发生，发生的时间、表现等；随时注意血压、氧饱和度、尿量、血气分析、血糖等情况，维持正常呼吸和循环，保证脑组织供氧和供血；加强营养，促使生长发育；不发生颅内压增高与呼吸衰竭，或者发生时能被及时发现并处理。

新生儿缺氧缺血性脑病是由于各种围生期因素引起的缺氧和脑血流减少或暂停而导致胎儿和新生儿的脑损伤，是新生儿窒息后的严重并发症之一，病死率高，并可产生永久性功能性神经功能紊乱如智力障碍、癫痫、脑性瘫痪等，是引起新生儿急性死亡和慢性神经系统损伤的主要原因之一。

【病因与发病机制】

围生期窒息是本病的主要病因，只要有缺氧或缺血存在就可能产生脑损害。因此，凡是造成母体和胎儿间血液循环和气体交换障碍，新生儿缺氧、缺血，使血氧浓度降低者，均可造成窒息。常见有母亲患有妊娠高血压综合征、大出血、胎盘早剥、前置胎盘、胎盘功能不良等。另外，新生儿窒息、反复的呼吸暂停、颅内出血、脑水肿、心肺疾病、严重失血、心搏停止等，可引起脑血流减少或暂停而致患儿发病。

脑组织新陈代谢旺盛，脑耗氧量是全身耗氧量的一半，脑所需的能量来源于葡萄糖的氧化过程。脑缺氧后，无氧糖酵解增加、乳酸堆积，导致低血糖和代谢性酸中毒；脑细胞氧化受损，大量神经细胞死亡。加之低氧和高碳酸血症可导致脑血管自主调节功能障碍，当血压升高时，脑血流灌注过度可致颅内出血；当血压下降时，脑血流减少引起缺血性脑损伤。

【症状与体征】

主要表现为意识障碍、肌张力改变，严重者伴脑干功能障碍。临床上根据意识、肌张力、原始反射改变、有无惊厥、病程及预后等，分为轻、中、重三度。

1. 轻度 主要为兴奋、易激惹，拥抱等原始反射活跃，吸吮反射正常，肌张力正常，一般无意识障碍，呼吸平稳，无惊厥。症状在24小时内最明显，24小时后逐渐减轻，多在3天（72小时）内逐渐消失。脑电图正常，无严重的神经系统后遗症，预后良好。

2. 中度 患儿有意识障碍，表现为抑制状态。如嗜睡，反应迟钝；肌张力低下，肢体自发活动减少；常伴有惊厥；前囟正常或稍有饱满；拥抱、吸吮等原始反射减弱；瞳孔缩小，对光反射迟钝。症状多在生后24～72小时内明显，一般在1～2周消失。有部分患儿病情进一步恶化，意识障碍加重，前囟紧张或膨隆，频繁惊厥。足月儿上肢肌张力减退明显，表明病变累及矢状窦旁区；早产儿下肢肌张力减退明显，表明病变累及脑室周围白质区。少数患儿会病情恶化或留有后遗症。脑电图检查及影像检查会常发现有异常。

3. 重度 患儿呈昏迷状态，表现为意识不清，肌张力低下；自发活动和疼痛反应消失，频繁惊厥；前囟饱满、紧张；原始反射消失；反复呼吸暂停；心率减慢；瞳孔不等大或瞳孔放大、对光反射迟钝等。脑电图、脑干诱发电位及影像诊断明显异常。重度患儿死亡率高，存活者多数留有严重后遗症，如瘫痪、癫痫、智力低下、共济失调等。

【辅助检查】

1. 头颅B超、CT检查与脑电图检查 超声检查比CT更能清楚地显示室管膜下的病变和脑室内出血，对脑室及其周围出血具有较高的特异性；CT显示脑软化明显，最适合的检查时间为生后2～5天；脑电图有助于判断脑损伤的程度和预后及惊厥的诊断。

2. 血生化 血清肌酸磷酸激酶同工酶升高，提示脑组织受损。正常值为<10U/L。

3. 磁共振成像（MRI） 分辨率高、无创，能清晰显示颅后窝及脑干等B超及CT不易探及的部位病变；有助于确定脑水肿、脑梗死等脑损伤的具体情况。

【治疗要点】

治疗原则是采取支持疗法和对症治疗，控制惊厥，减轻脑水肿，维持正常脑代谢。

（1）维持良好的通气功能，酌情给氧；纠正酸中毒和低血糖；维持血压稳定，以保证脑组织良好的血液灌注。

（2）控制惊厥。首选苯巴比妥，顽固性抽搐者加用地西泮或水合氯醛，使用地西泮时，剂量为0.1～0.3mg/kg，静脉滴注，用药时应注意抑制呼吸的可能性。

（3）减轻脑水肿，控制液体入量，可遵医嘱用呋塞米1mg/kg静脉推注，严重者可给20%甘露醇。

（4）可配合降温治疗，采用全身性或选择性头部降温，将体温下降2～4℃，减少脑组织的基础代谢，保护脑细胞，此方法可应用于发病6小时内，持续48～72小时。

【护理诊断】

1. 低效性呼吸型态　与缺氧、缺血致中枢神经系统损害有关。

2. 营养失调：低于机体需要量　与摄入不足、早产有关。

3. 潜在并发症　颅内压增高、呼吸衰竭。

4. 有失用性综合征的危险　与缺氧、缺血导致后遗症有关。

【护理目标】

患儿能维持正常呼吸和循环，保证脑组织供氧和供血；加强营养，促使生长发育；不发生颅内压增高与呼吸衰竭，或者发生时能被及时发现并处理。

【护理措施】 微课 2

1. 预防颅内压增高　及时清除呼吸道分泌物，保持呼吸道通畅。选择适当的给氧方法，根据患儿缺氧情况，可给予鼻导管吸氧或头罩吸氧，重者可考虑气管插管及机械正压通气。遵医嘱给予镇静剂、利尿剂及脱水剂。

2. 观察病情　严密观察患儿神志、瞳孔、前囟张力、肌张力、神经反射、呼吸、心率等情况及有无惊厥发生，发生的时间、表现等；随时注意血压、血氧饱和度、尿量、血气分析、血糖异常等情况。做好记录并及时报告医生。

3. 合理喂养　保证热量供给，根据病情选用喂养方式，必要时鼻饲喂养或静脉营养。

【健康教育】

向家长介绍疾病的治疗、护理过程，做好心理疏导，缓解家长的恐惧心理。恢复期指导家长掌握康复训练的措施，坚持有效的功能训练。早期给予患儿动作训练和感知刺激的干预措施，促进脑功能的恢复。恢复期指导家长掌握康复干预的措施，并定期随访。根据患儿的康复状态，指导康复训练的内容，促进康复。

知识扩展

新生儿肺透明膜病

新生儿肺透明膜病又称新生儿呼吸窘迫综合征，是指出生后不久即出现进行性呼吸困难、青紫、呼气性呻吟、吸气性三凹征和呼吸衰竭。主要见于早产儿，因肺表面活性物质不足导致进行性肺不张。其病理特征为肺泡壁至终末细支气管壁上附有嗜伊红透明膜。

患儿呆钝，面色灰白或青紫，四肢松弛，出现进行性呼吸困难、呼气性呻吟及吸气性三凹征。心率先快后慢，心音由强转弱，胸骨左缘可听到收缩期杂音。呼吸频率 60～100 次/分或更快，呼吸节律不规则，间有暂停，两肺呼吸音减低，早期肺部啰音常不明显，以后可听到细湿啰音，叩诊可出现浊音。肝脏可增大。

目标检测

一、单项选择题

1. 新生儿缺氧缺血性脑病的主要表现是（　　）
   A. 意识障碍和肌张力改变　B. 颅内高压症
   C. 青紫　D. 瞳孔改变
   E. 呼吸改变
2. 治疗新生儿缺氧缺血性脑病引起惊厥的首选药物是（　　）
   A. 地西泮　B. 氯丙嗪　C. 苯妥英钠
   D. 水合氯醛　E. 苯巴比妥
3. 下列哪一项不是新生儿缺氧缺血性脑病的表现（　　）
   A. 嗜睡　B. 瞳孔缩小　C. 颅内压增高
   D. 巩膜眼睑发黄　E. 前囟膨隆
4. 关于治疗新生儿缺氧缺血性脑病，下列药物可减轻脑水肿的是（　　）
   A. 地西泮　B. 水合氯醛　C. 苯巴比妥钠
   D. 呋塞米　E. 氯丙嗪
5. 新生儿缺氧缺血性脑病出现严重脑水肿时的首选药物是（　　）
   A. 地塞米松　B. 呋塞米　C. 甘露醇
   D. 50% 葡萄糖溶液　E. 10% 低分子右旋糖酐

二、填空题

1. 新生儿缺氧缺血性脑病的主要原因是__________。
2. 对新生儿缺氧缺血性脑病控制惊厥首选__________，顽固性抽搐者加用__________。

三、问答题

对新生儿缺氧缺血性脑病患儿应重点观察哪些情况？如何预防颅内压增高？

第六节　新生儿颅内出血的护理

PPT

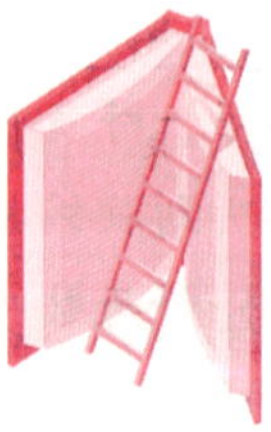

【学习目标】

1. **掌握**　新生儿颅内出血的治疗要点与护理措施。
2. **熟悉**　新生儿颅内出血的特征与体征。
3. **了解**　新生儿颅内出血的主要病因。

案例分析

案例：早产儿，日龄 3 天，出生时窒息，烦躁不安、易激惹，尖叫、哭声高亢，双眼凝视、有肢体抽搐。第 2 天转为嗜睡，少哭并哭声弱，四肢活动减少。查体：体温正常，前囟紧张隆起，肌张力低下。你认为可能的诊断是什么？为明确诊断，应做哪些检查？如何护理？

分析：新生儿颅内出血是由于出生时窒息或者产伤引起缺氧而造成脑损伤所致。该患儿出生时出现窒息，所以考虑有颅内出血的可能，因此，为明确诊断可做脑脊液检查明确是否出现血性脑脊液，如果为判断出血部位和范围，可以通过头颅 B 超、CT、MRI 等检查明确。

在护理方面应该注意观察生命体征、瞳孔、肌张力、意识等变化；降低颅内压，绝对保持安静、减少刺激，维持有效呼吸，保证热量供给，注意患儿体位，头肩抬高 15°～30°，使患儿侧卧位、头偏向一侧。遵医嘱给予相应的止血药等。

新生儿颅内出血是新生儿期常见的一种严重的脑损伤，主要是由于缺氧或产伤引起。早产儿多见，病死率高，预后差。临床上以中枢神经系统兴奋和抑制症状相继出现为特征。

【病因与发病机制】

1. 缺氧　多见于早产儿。凡能引起缺氧的因素均可致新生儿颅内出血。因缺氧可导致脑血管自主调节功能障碍，当血压升高时，脑血流灌注过度可致颅内出血；当血压偏低时，脑血流少可引起毛细血管通透性增高，产生漏出性出血。出血部位以脑室周围、脑室内出血多见。未成熟儿肺泡发育不完善，容易缺氧而引起缺氧性颅内出血。

2. 产伤　多见于足月儿，如急产、产程过长、高位产钳、抬头吸引器、臀牵引、胎位不正、胎头过大、难产、多次吸引器助产者等使胎儿头部过分受压，导致颅内出血。出血部位多见于硬脑膜下及蛛网膜下腔。足月儿因胎头过大造成产伤性颅内出血。

3. 其他　高渗透压的液体输入过快、机械通气不当、血压波动过大、操作时对头部按压过重均可引起颅内出血；新生儿肝功能不成熟、凝血因子不足，也是引起出血的一个原因；还有少数颅内出血者，是由原发性出血性疾病或脑血管畸形引起。

【症状与体征】

颅内出血的表现与出血部位及出血量有关，一般生后数小时或 1～2 天出现。常见症状与体征如下。

（1）意识改变，易激惹、过度兴奋，或嗜睡甚至昏迷；烦躁不安或表情淡漠。

（2）呼吸浅快或减慢、不规则或暂停等。

（3）颅内压增高表现，前囟饱满或隆起、脑性尖叫、惊厥等。

（4）双眼凝视、斜视、眼球震颤等。

（5）瞳孔不等大，对光反射减弱或消失。

（6）肌张力早期增高，以后减弱或消失。还可出现不明原因的苍白、贫血、黄疸。

特征性表现为窒息、惊厥和抑制相继出现。

【辅助检查】

1. 脑脊液检查 呈均匀血性和有皱缩红细胞有助于诊断，蛋白含量明显增高。严重者24小时内脑脊液糖定量降低。但脑脊液正常不能排除本病。病情危重者不宜进行此项检查。

2. 头颅B超、CT、MRI检查 有助于判断出血部位和范围，对预后有一定的参考价值。头颅B超对颅脑中心部位病变分辨率高，因此为首选，并在生后3～7天进行，1周后动态监测。但蛛网膜下腔、后颅窝和硬膜外等部位出血B超不易发现，需做CT、MRI确诊。

【治疗要点】

1. 支持疗法 保持患儿安静，尽可能避免搬运、刺激性操作；改善通气功能。

2. 降低颅内压 呋塞米静脉推注，病情严重、中枢性呼吸衰竭者可用小剂量20%甘露醇。

3. 控制惊厥 首选苯巴比妥，也可选用地西泮、水合氯醛等。

4. 止血 遵医嘱应用维生素K_1、酚磺乙胺等止血药物。

5. 保护脑细胞 应用恢复脑细胞功能的药物。

6. 外科处理 足月儿有症状的硬脑膜下出血，可用腰穿针从前囟边缘进针吸出积血。脑积水早期有症状者可行侧脑室穿刺引流等。

【护理诊断】

1. 潜在并发症 颅内压增高，与颅内出血有关。

2. 低效性呼吸型态 与呼吸中枢压迫有关。

3. 营养失调：低于机体需要量 与意识障碍不能进食有关。

【护理目标】

患儿颅内压降为正常，生命体征平稳；能维持有效呼吸；每日能获得机体需要的能量和水分，营养状况良好。

【护理措施】 e 微课3

1. 降低颅内压

（1）绝对保持安静、减少刺激 尽量少搬动，避免声、光刺激，喂乳时不宜抱起；护理操作要轻、稳、准，集中进行；除臀部护理外，免去其他清洁护理；避免因烦躁加重缺氧和出血；静脉穿刺应留置针，减少反复穿刺，避免头皮穿刺输液；以防加重颅内出血。

（2）缓解颅内高压 头肩抬高15°～30°，使患儿侧卧位、头偏向一侧。按医嘱应用降颅内压的药物，观察用药后的机体反应。

（3）密切观察病情 15～30分钟巡视病房一次，每4小时测体温、脉搏、呼吸、血压并记录。密切观察生命体征、瞳孔、肌张力、意识等变化；出现脉搏减慢，呼吸节律不规则，瞳孔不等大、不等圆、对光反射减弱或消失等症状，立即报告医生，并做好抢救准备工作。遵医嘱给予镇静、脱水药。用药后观察皮肤弹性、黏膜湿润的程度。

2. 维持有效呼吸 及时清除呼吸道分泌物，保持呼吸道通畅。根据缺氧程度选择不同的用氧方式和氧浓度合理用氧，间断低流量吸氧，防止氧浓度过高或用氧时间过长导致的氧中毒，造成视网膜病变。呼吸衰竭或呼吸暂停者需机械正压通气，做好相应的护理。

3. 保证热量供给 根据病情，选用不同的喂养方式，必要时鼻饲喂养或静脉营养，保证热量和水分供给。静脉补充营养时输液宜慢。准确记录24小时出入量。

4. 止血 遵医嘱给予维生素 K_1、酚磺乙胺、卡巴克络等控制出血。

【健康教育】

向家长讲解患儿病情、治疗及预后，给予相应的心理支持，减少他们的焦虑。指导家长对有后遗症患儿尽早进行功能训练；坚持随访，嘱咐病后患儿按医嘱服用脑代谢激活剂，协助脑功能恢复。

目标检测

一、单项选择题

1. 臀位出生的新生儿易发生（ ）
   A. 新生儿黄疸　B. 新生儿败血症
   C. 新生儿破伤风　D. 新生儿颅内出血
   E. 新生儿寒冷损伤综合征

2. 护理新生儿颅内出血时下列正确的是（ ）
   A. 保持安静，避免声、光等刺激　B. 不断吸痰以保持呼吸道通畅
   C. 给高浓度吸氧以纠正缺氧　D. 将患儿置于温度稍低的环境中
   E. 快速大量静脉输入新鲜血

3. 患儿，2天，产钳分娩。今晨抽搐2次，哭声尖，拒乳，前囟饱满。脑脊液呈血性，血钙2.2mmol/L，血糖2.4mmol/L。最可能的诊断是（ ）
   A. 新生儿低钙血症　B. 新生儿低血糖
   C. 新生儿颅内出血　D. 新生儿败血症
   E. 新生儿化脓性脑膜炎

4. 新生儿颅内出血的典型症状是（ ）
   A. 呼吸困难不能吸吮　B. 先表现兴奋后出现抑制
   C. 全身硬肿　D. 体温不升
   E. 拒乳

5. 预防新生儿颅内出血的关键措施为（　　）

A. 生后及时吸氧　　B. 及时注射维生素 K

C. 生后积极建立呼吸　　D. 保证热量的供给

E. 保持安静少运动

二、填空题

新生儿颅内出血主要由于__________和__________引起。

三、问答题

1. 有颅内压增高的患儿应采取哪些护理措施？

2. 早产儿，有窒息史，生后第 2 天不哭、不动，面色苍白，呼吸 33 次/分，不规则，心率 97 次/分，四肢肌张力低下，前囟隆起。试分析其主要的护理诊断及护理措施。

第七节　新生儿寒冷损伤综合征的护理

PPT

【学习目标】

1. **掌握**　新生儿寒冷损伤综合征的治疗要点与护理措施。
2. **熟悉**　新生儿寒冷损伤综合征的症状与体征。
3. **了解**　新生儿寒冷损伤综合征的主要病因。

案例分析

案例：早产儿，于 12 月底出生。日龄 2 天，晨起发现该患儿吸吮费力，哭声弱，嗜睡。查体：肛温 33℃，心音低钝，心率 100 次/分，小腿外侧皮肤红肿发硬。你认为该患儿出现了什么问题？应该如何为患儿做好护理？

分析：为该患儿查体发现小腿外侧皮肤红肿、发硬，这是新生儿寒冷损伤综合征的体征之一，而且新生儿寒冷损伤综合征的重要表现是低体温，该患儿肛温在 33℃，心音低钝，心率 100 次/分，一般状态不好，均符合新生儿寒冷损伤综合征的诊断。对该患儿的护理首先要给予复温。采取正确的保温、复温措施；运用支持疗法、对症治疗、合理用药；供给足够的热量和液体，促进体温恢复；改善器官功能，处理微循环障碍。复温原则是逐步复温、循序渐进。

要采取正确的复温方法。该患儿的肛温 > 30℃，为中度，需要将患儿置于已经预热的 30℃ 暖箱中，每小时监测体温一次，根据患儿体温恢复情况调节温箱温度在 30 ~ 34℃ 范围内，6 ~ 12 小时内恢复正常体温。如果无暖箱条件可采用热水袋、热炕、电热毯或母亲怀抱、远红外辐射式保暖床等方法取暖，但要注意防烫伤及捂闷。在复温过程中每小时测肛温、腋温 1 次，体温恢复正常 6 小时后每 4 小时测 1 次。

此外要注意合理喂养，肾功能损害者，要保证液体供给，严格控制输液速度，防止输液速度过快而引起心衰和肺出血。供给的液体需加热至35℃左右。同时要密切观察病情，预防感染，做好保护性隔离。

新生儿寒冷损伤综合征又称新生儿硬肿病，是指新生儿时期多种原因引起的皮肤和皮下脂肪变硬与水肿的一种疾病；是由于寒冷和（或）多种疾病所致，其特点是低体温和皮肤硬肿、发凉，严重者可发生多器官功能损害。生后1周内的新生儿容易发病，尤以早产儿多见。

【病因与发病机制】

新生儿寒冷损伤综合征的病因尚未完全明确，但是寒冷、早产、感染、低体重、窒息缺氧可能是主要致病因素。新生儿体温调节中枢发育不完善，皮下脂肪薄，血管丰富，体表面积相对较大，易散热；特别是早产儿，棕色脂肪含量少，产热能力差，更容易出现低体温，导致寒冷损伤综合征。新生儿皮下脂肪中的饱和脂肪酸含量多，熔点高，体温降低时易凝固而出现皮肤变硬。低体温和皮肤硬肿使皮肤血管收缩，血流缓慢凝滞，造成组织缺氧、代谢性酸中毒和微循环障碍，导致毛细血管通透性增加，引起弥散性血管内凝血（DIC）和全身多脏器功能损伤，甚至多器官功能衰竭。

【症状与体征】

1. 早期表现　反应低下，哭声微弱，吸吮差或拒乳，甚至不吃、不哭；心音低钝，心率慢，尿少等。

2. 低体温　肛温低于35℃，重者低于30℃，肛温－腋温差由正值变为负值。如有感染或者在夏季可以不出现低体温。

3. 皮肤硬肿　皮肤发亮、硬肿，呈暗红色或者青紫色；皮肤紧贴皮下组织，不易捏起，压之似橡皮感，可伴有凹陷性水肿。硬肿发生的顺序为：小腿→大腿外侧→整个下肢→臀部→面颊→上肢→全身，常呈对称性。严重时，皮肤僵硬，不能活动。硬肿范围按头部20%、双上肢18%、前胸及腹部14%、背及腰骶部14%、臀部8%、双下肢26%计算。

4. 多器官功能损害　早期心音低钝、心率缓慢、微循环障碍，严重者可导致肺出血、休克、心力衰竭、DIC及急性肾功衰竭等多器官功能损伤的表现。

5. 病情分度　根据体温、硬肿范围及器官功能受损程度分为轻、中、重3度，轻度<20%、中度20%～50%、重度>50%（表5－4）。

表5－4　新生儿寒冷损伤综合征的病情分度

分度	肛温（℃）	肛温－腋温差	硬肿范围	全身情况及器官功能改变
轻度	≥35	正值	<20%	无明显改变
中度	<35	0或负值	20%～50%	反应差，功能明显底下
重度	<30	负值	>50%	休克、DIC、肺出血、急性肾衰竭

【治疗要点】

保温、复温是治疗的关键。采取正确的保温、复温措施；运用支持疗法、对症治疗、合理用药；供给足够的热量和液体，促进体温恢复；改善器官功能，处理微循环障碍。

1. 复温 是治疗的关键。复温原则是逐步复温、循序渐进。

2. 支持疗法 根据患儿情况选择合理的喂养方式或静脉营养，给予热量和液体，以利于体温恢复。

3. 对症用药 有感染者选用抗生素；纠正代谢紊乱；有出血倾向者用止血药；高凝状态时考虑用肝素，但 DIC 已发生出血时不宜用肝素。休克时除扩容、纠正酸中毒外，可用多巴胺。

【护理诊断】

1. 体温过低 与受寒、早产、感染、缺氧、摄入不足有关。

2. 营养失调：低于机体需要量 与吸吮困难、摄入营养不足有关。

3. 有感染的危险 与皮肤硬肿、持续低体温致机体免疫功能低下有关。

4. 潜在并发症 肺出血、休克、DIC 等。

【护理目标】

患儿体温逐渐恢复正常；营养摄入充分，生长发育达标；患儿住院期间不发生感染；患儿不发生并发症或者发生时能被及时发现并处理。

【护理措施】 微课 4

1. 保温复温 是治疗护理的关键，复温的原则是循序渐进、逐步复温。根据患儿体温情况采取相应的复温方法。

（1）肛温 >30℃，肛温 - 腋温差为正值的轻、中度患儿，将患儿置于已经预热的 30℃暖箱中，每小时监测体温一次，根据患儿体温恢复情况调节温箱温度在 30 ~ 34℃范围内，6 ~ 12 小时内恢复正常体温。

（2）肛温 <30℃，肛温 - 腋温差为负值的重度患儿，要先将其置入比肛温高 1 ~ 2℃的暖箱中，每小时监测肛温、腋温一次，每小时提高箱温 0.5 ~ 1℃（但不能超过 34℃），使患儿在 12 ~ 24 小时恢复正常体温。

（3）无暖箱条件者因地制宜，可采用热水袋、热炕、电热毯或母亲怀抱、远红外辐射式保暖床等方法取暖，但要注意防烫伤及捂闷。

（4）复温过程中每小时测肛温、腋温 1 次，体温恢复正常 6 小时后每 4 小时测 1 次。

2. 合理喂养 能吸吮者可经口喂养，吸吮无力者用滴管、鼻饲或静脉给予营养。重者可输血及血浆。有心、肾功能损害者，严格控制输液速度。供给的液体需加热至 35℃左右。

3. 保证液体供给 严格控制补液速度，可用输液泵控制。建立输液记录卡，记录每小时输入量及速度，根据病情加以调节，以防止输液速度过快而引起心衰和肺出血。

4. 预防感染　做好保护性隔离，严守无菌操作规程，注意病室、暖箱等的清洁消毒；加强皮肤护理，尽量避免肌内注射，防止皮肤损伤引起感染。经常更换体位，防止体位性水肿和坠积性肺炎。

5. 密切观察病情　对患儿应进行持续全面评估，监测和记录生命体征；每 2 小时测体温 1 次，体温正常 6 小时后改为每 4 小时 1 次；监测心率、呼吸和硬肿范围，记录出入量。观察暖箱及室内温度、湿度的变化并及时调整。如患儿呼吸困难加重、发绀明显、肺部啰音增多，考虑肺出血；如黄疸加重、一般情况差、皮肤有瘀点或瘀斑，考虑败血症或 DIC。发现上述并发症应及时报告医生及时救治。

【健康教育】

向家长介绍该病的病因和预防方法。讲解正确复温、保证热量的重要性；介绍有关保暖措施与喂养方法，嘱母亲坚持排乳，鼓励母乳喂养、尽早开奶，保证足够的能量。经常与家长沟通，耐心解答家长的询问，主动介绍病情进展情况，消除家长的担心和焦虑。

目标检测

一、单项选择题

1. 治疗与护理新生儿寒冷损伤综合征的首要措施是（　　）
   A. 供给足够的热量　B. 供给足够的液体
   C. 逐渐复温　D. 预防各种感染
   E. 加强皮肤护理
2. 新生儿硬肿病的复温要求下列正确的是（　　）
   A. 迅速复温　B. 4～8 小时内体温恢复正常
   C. 6～12 小时体温恢复正常　D. 8～10 小时体温恢复正常
   E. 24～48 小时体温恢复正常
3. 下列因素中，与发生硬肿病无关的是（　　）
   A. 棕色脂肪少　B. 体表面积相对较大
   C. 寒冷　D. 皮下脂肪中饱和脂肪含量多
   E. 免疫功能低下
4. 新生儿寒冷损伤综合征硬肿部位最早出现于（　　）
   A. 上肢　B. 面颊　C. 臀部
   D. 躯干　E. 下肢外侧
5. 重症新生儿寒冷损伤综合征的常见死亡病因是（　　）
   A. 肾出血　B. 肺出血　C. 硬肿部位出血
   D. 颅内出血　E. 消化道出血

6. 患儿，日龄4天，诊断为新生儿硬肿病，下列处理措施不妥的是（　　）

A. 供给足够液体和热量
B. 尽量减少肌内注射
C. 应快速复温
D. 积极治疗原发病及并发症
E. 注意有无出血倾向

二、填空题

新生儿寒冷损伤综合征的主要病因包括__________、__________、__________、__________和__________。

三、问答题

1. 肛温 >30℃的新生儿寒冷损伤综合征患儿如何复温？
2. 肛温 <30℃的新生儿寒冷损伤综合征患儿如何复温？
3. 早产儿，有窒息史，生后5天，哭声低弱，反应差，查体：肛温33℃，心音低钝，小腿外侧皮肤发红、发硬。医生诊断为新生儿寒冷损伤综合征。试判断为何种程度？如何复温？如何对家长进行健康指导？

第八节　新生儿脐炎的护理

PPT

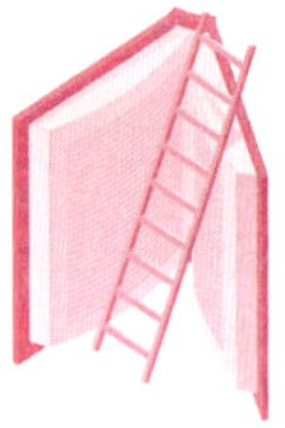

【学习目标】

1. **掌握**　新生儿脐炎的治疗要点与护理措施。
2. **熟悉**　新生儿脐炎的症状与体征。
3. **了解**　新生儿脐炎的主要病原菌与发病机制。

案例分析

案例：某足月、顺产新生儿，日龄8天，生后第4天脐带残端脱落，无出血；每日用浴盆洗浴。今晨洗浴时发现新生儿脐部皮肤红肿，脐窝有少许脓性分泌物，全身无异常状况。送医院就医。该患儿的诊断可能是什么？应该采取哪些措施进行处理？

分析：新生儿脐部皮肤红肿，脐窝有少许脓性分泌物，说明脐部有感染。这是由于细菌入侵脐带残端而引起的急性炎症，可能的诊断是新生儿脐炎。需要进行清除脐部感染灶，可用3%过氧化氢清洁脐部，再涂碘伏或75%乙醇。针对脐部的脓性分泌物可选用适宜抗生素控制感染，患儿全身无异常，说明感染比较轻。如果患儿的局部症状进一步加重的话可进行局部切开排脓。护理时需要注意：保持脐部清洁干燥，洗澡完毕，用消毒干棉签吸干脐窝内的水，并用75%乙醇消毒。勤换尿布或尿不湿，防止尿液污染。

【病因与发病机制】

新生儿脐炎是指细菌入侵脐带残端，并在其繁殖所引起的急性炎症，主要是由于断脐时或出生后处理不当而造成细菌污染，引起脐部发炎所致。最常见的病原菌有金黄色葡萄球菌、大肠埃希菌，其次为溶血性链球菌或混合细菌感染。

【症状与体征】

1. 局部表现　脐窝周围皮肤发红，脐带脱落后伤口不愈合；脐窝湿润、流液；脐周围红肿；脐部有黏液、脓性分泌物；有臭味；脐周皮肤红肿扩散或形成局部脓肿。重者会引起蜂窝织炎、脓毒血症或菌血症、败血症等。

2. 全身表现　伴有全身中毒症状，如发热、拒食、精神状态不好、烦躁不安等。

3. 慢性脐炎　脐部形成肉芽肿，可有樱红色肿物突出，流黏性分泌物，经久不愈。

【辅助检查】

脐部分泌物细菌培养阳性率很高，涂片可见细菌；血白细胞增高，以中性粒细胞升高为主。

【治疗要点】

1. 清除脐部感染灶　轻者用3%过氧化氢清洁脐部，再涂碘伏或75%乙醇。

2. 抗生素应用　脐部化脓者根据脐部脓性分泌物培养和药敏试验，选用适宜抗生素控制感染；合并蜂窝织炎的患儿可用青霉素。对已形成脓肿者，应及时切开排脓。

3. 肉芽肿形成者　可用10%硝酸银溶液烧灼后，敷以油膏，每日更换敷料，直到愈合为止。如肉芽肿较大，可手术切除。

【护理诊断】

1. 潜在并发症　败血症、蜂窝织炎。

2. 皮肤完整性受损　与脐部损伤、感染有关。

【护理目标】

患儿脐部感染得到控制，无并发症发生。

【护理措施】

1. 彻底清除感染灶　先用3%过氧化氢冲洗局部，从脐的根部由内向外环形消毒，轻者涂以0.5%碘伏，或者涂以碘伏后用75%乙醇脱碘，每日2~3次；重者需选用适当抗生素局部用药或静脉注射；如有脓肿形成，需切开引流。

2. 保持脐部清洁干燥　洗澡时，注意不洗湿脐部，洗澡完毕，用消毒干棉签吸干脐窝内的水，并用75%乙醇消毒，保持脐部干燥，勤换尿布或尿不湿，防止尿液污染。

3. 注意观察　观察脐部有无潮湿、有无渗出性分泌物、有无肉芽肿增生。一旦发现异常，必须及时处理。如果脐带残端长时间不脱落，应考虑重新结扎。

4. 保持臀部清洁干燥　避免大小便污染，使用透气性能好的消毒尿布或者尿不湿，避免被尿液污染的尿布或尿不湿污染到脐部。

5. 预防新生儿脐炎　断脐时必须严格执行无菌操作技术，保证脐部不受污染。新生儿断脐后24小时更换脐部外敷的纱布，覆盖干净的消毒方纱，并加脐兜固定。洗浴时避免弄湿脐部，洗浴后用75%乙醇消毒。避免尿液粪便污染脐部，保持局部清洁干燥。当脐部结痂时不可人为强行剥落。一般脐痂在生后7天脱落，脐痂脱落时如发现渗血、渗液按脐炎处理。

【健康教育】

指导家长正确的消毒方法，进行婴儿脐部护理时应洗手，注意婴儿腹部保暖。从脐带的根部由内向外环形彻底清洗消毒；做好断脐后的护理；保持脐部清洁、干燥，勤换尿布或者尿不湿，并避免尿布过长直接覆盖在脐部，接触患儿前后要洗手，污染物品要焚烧处理。

知识链接

新生儿破伤风及其预防

新生儿破伤风俗称“七日风”“脐风”“锁口风”，是由于破伤风梭菌侵入脐部并产生毒素而引起的急性感染性疾病。其原因主要是出生时不注意无菌操作、接生所用器械未经严格消毒或被污染，使破伤风梭菌侵入脐部所致。破伤风梭菌的芽孢对外界的抵抗力强，普通消毒剂不能将其杀灭，需要煮沸1小时以上，或者采用高压蒸汽消毒。

新生儿破伤风常在生后4～7天发病；早期表现一般为哭闹不安，继之出现牙关紧闭、苦笑面容、全身肌肉强直性痉挛等典型症状，重者出现角弓反张；呼吸肌痉挛、喉肌痉挛可引起呼吸困难、发绀、窒息。任何轻微的刺激（光、声、接触等）均可引发痉挛加重。护理时要注意避光、声及其他不必要的刺激，控制痉挛发作，保持呼吸道通畅；做好脐部消毒的护理。采用无菌接生法、严格执行无菌操作是预防新生儿破伤风的关键所在。

目标检测

一、单项选择题

1. 为预防新生儿脐炎，每次清洁后用何种消毒液消毒（　　）
   A. 0.1%苯扎溴铵　B. 0.5%碘伏　C. 75%乙醇
   D. 3%过氧化氢　E. 0.1%依沙吖啶
2. 新生儿脐炎最根本的治疗措施是（　　）
   A. 应用敏感抗生素　B. 输新鲜血　C. 蓝光治疗
   D. 静脉补充营养　E. 复温
3. 患儿，女，足月顺产，生后6天，有不洁接生史。出生第3天出现食奶量明显减少，皮肤出现黄染。入院查体：T 38.0℃，脐部周围皮肤红肿，诊断为新生

儿脐炎。该病最常见的病原体为（　　）

A. 铜绿假单胞菌　　B. 溶血性链球菌　　C. 金黄色葡萄球菌

D. 破伤风梭菌　　E. 大肠埃希菌

4. 针对合并蜂窝织炎的新生儿脐炎患儿，首选的抗生素为（　　）

A. 庆大霉素　　B. 头孢呋辛　　C. 林可霉素

D. 青霉素　　E. 阿米卡星

5. 新生儿，女，足月。出生后 10 天，吃奶差，精神欠佳，脐部出现红肿、渗液。最可能的诊断是（　　）

A. 新生儿感染　　B. 新生儿脐炎　　C. 新生儿湿疹

D. 新生儿破伤风　　E. 新生儿败血症

二、问答题

新生儿出生后如何正确护理脐部？如何指导家长正确地做好脐部护理？

第九节　新生儿低血糖的护理

PPT

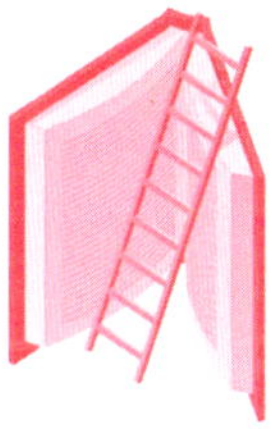

【学习目标】

1. **掌握**　新生儿低血糖的治疗要点与护理措施。
2. **熟悉**　新生儿低血糖的诊断标准、症状与体征。
3. **了解**　新生儿低血糖的主要病因与发病机制。

案例分析

案例：早产儿，出生体重为 2000g，无青紫，护士指导家长于生后 2～4 小时喂 10% 葡萄糖水 2ml/kg。请问：为什么？如果该早产儿出现反应低下、喂养困难、嗜睡、发绀、震颤等，你考虑患儿有可能发生了什么情况？应该如何紧急处理？

分析：在早产儿护理一节中，我们强调了出生体重在 1500g 以上而无青紫的早产儿应于生后 2～4 小时喂 10% 葡萄糖水 2ml/kg。因为早产儿糖原储存不足，而消耗增加，为预防出现低血糖，于生后 2～4 小时喂 10% 葡萄糖水 2ml/kg。

如果该患儿出现反应低下、喂养困难、嗜睡、发绀、震颤等，应考虑有可能发生了新生儿低血糖。对该患儿的紧急处理方法是：保持血糖稳定，可口服葡萄糖；若口服无效则改为静脉输注 10%～25% 葡萄糖 2～4ml/kg，速度 1ml/min；之后改用葡萄糖液 6～8mg/（kg·min）维持。

新生儿低血糖指足月儿出生 3 天内全血血糖 < 1. 67mmol/L（30mg/dl），3 天后 < 2. 2mmol/L（40mg/dl）；低体重儿出生 3 天内 < 1. 1mmol/L（20mg/dl），1 周后 < 2. 2mmol/L（40mg/dl）。目前认为，凡全血血糖 < 2. 2mmol/L（40mg/dl）可诊断为新生儿低血糖。新生儿低血糖是新生儿期常见病，多发于早产儿、低出生体重儿、糖尿

病母亲的婴儿及新生儿缺氧窒息、硬肿病、败血症等患儿。

【病因与发病机制】

糖原储存不足，而消耗增加；胰岛素分泌过多及遗传代谢障碍；颅内出血、胆红素脑病、垂体发育不全、肾上腺皮质功能不全等均可出现低血糖。

1. 暂时性低血糖 葡萄糖产生过少所致，多见于早产儿、小于胎龄儿，常与肝糖原、脂肪、蛋白质贮存不足和糖原异生功能低下有关；还可见于缺氧、败血症患儿及小于胎龄儿等，因葡萄糖无氧酵解利用增多或糖原储存不足所致；另外，患有糖尿病母亲的婴儿因葡萄糖利用增加也可致低血糖。

2. 持续性低血糖 低血糖持续到婴儿或儿童期。因为某些疾病致葡萄糖消耗增加，多见于糖尿病母亲婴儿，Rh 溶血病、窒息缺氧，婴儿胰岛细胞增生症、胰岛细胞瘤等致高胰岛素血症，先天性垂体功能不全等内分泌缺陷性疾病；遗传代谢性疾病常出现持续顽固的低血糖。

【症状与体征】

大多数低血糖患儿无临床症状或无特异症状，少数于生后数小时至 1 周内可出现嗜睡、反应低下、喂养困难、烦躁不安、嗜睡、气急、发绀、哭声异常、肌张力低下、震颤，甚至惊厥、呼吸暂停等非特异性症状，经静脉补充葡萄糖后症状消失，血糖恢复正常。如果反复发作，应该考虑糖原贮积症、先天性垂体功能不全等。

【辅助检查】

（1）高危儿应在生后 4 小时内反复监测血糖，之后每隔 4 小时复查，直至血糖浓度稳定。持续性低血糖者，根据病情测定血胰岛素、胰高血糖素等。

（2）对持续顽固性低血糖者，进一步做血胰岛素、胰高血糖素、T_4、TSH、生长激素及皮质醇等检查，以明确是否患有先天性内分泌疾病或代谢性缺陷病。

（3）高胰岛素血症时可做胰腺 B 超或 CT 检查。

【治疗要点】

保持血糖稳定，防止低血糖发生。无症状低血糖者，可口服葡萄糖。若口服无效则改为静脉输注葡萄糖。对有症状患儿需要静脉输注 10% ~25% 葡萄糖 2 ~4ml/kg，然后用葡萄糖液 6 ~8mg/（kg · min）维持。

对持续或反复低血糖者除静脉输注葡萄糖外，根据病情给予氢化可的松静脉滴注、胰高血糖素肌内注射或泼尼松口服；同时治疗原发病。

【护理诊断】

1. 潜在并发症 昏迷、惊厥或呼吸暂停。

2. 营养失调：低于机体需要量 与摄入不足、葡萄糖利用增加有关。

【护理目标】

患儿不发生昏迷与惊厥；合理喂养，保证营养摄入，避免低血糖的发生。

【护理措施】

1. 保证能量供给　无症状能吸吮者，生后尽早喂养，根据情况给予10%葡萄糖或吸吮母乳。对可能发生低血糖的患儿，生后1小时内即喂10%的葡萄糖。如口服不能纠正者，可静脉滴注葡萄糖。早产儿或窒息儿尽快建立静脉通路，保证葡萄糖输入。静脉输入葡萄糖时，定期监测血糖变化，及时调整输液速度，保证血糖浓度稳定。

2. 预防低血糖的发生　定期监测血糖，静脉输注葡萄糖时及时调整输注量及速度，根据血糖测定结果用输液泵控制速度；每小时观察记录1次。

3. 对症护理　低体重儿注意保暖；缺氧者给予吸氧；有感染者遵医嘱给予抗感染治疗。

4. 密切观察病情变化　监测血糖，观察神志、哭声、呼吸、肌张力及抽搐等情况，发现呼吸暂停时，给予拍背、弹足底等处理。根据患儿缺氧程度合理给氧。出现昏迷、惊厥时，立即报告医生、并及时处理。

【健康教育】

新生儿生后30分钟内开奶，吸吮母乳；向家长讲述低血糖的发生原因，指导家长了解低血糖发生时症状和体征的观察；加强新生儿保暖；预防感染。

目标检测

一、单项选择题

1. 新生儿低血糖的诊断标准是血糖低于（　　）

A. 1.8mmol/L　　B. 1.75mmol/L　　C. 1.88mmol/L
D. 2.0mmol/L　　E. 2.2mmol/L

2. 患儿，男，32周早产，小于胎龄儿，生后哭声异常，阵发性青紫，肢体抖动，实验室检查：血糖1.6mmol/L，诊断为新生儿低血糖。该病的主要病因是（　　）

A. 低体重儿　　B. 过期产儿　　C. 足月儿
D. 巨大儿　　E. 早产儿

3. 新生儿低血糖患儿不能经口喂葡萄糖者，需要静脉补充，维持量的速度为（　　）

A. 8～10mg/（kg·min）　　B. 6～8mg/（kg·min）
C. 4～5mg/（kg·min）　　D. 3～4mg/（kg·min）
E. 1～2mg/（kg·min）

4. 为新生儿低血糖患儿输注葡萄糖时，应重点注意（　　）

A. 监测血糖变化　　B. 防止昏迷　　C. 注意保暖
D. 给予高糖饮食　　E. 给予高蛋白饮食

5. 预防新生儿低血糖的主要措施（　　）

A. 尽早喂养　　B. 静脉补液　　C. 监测血糖

D. 观察病情　　　　E. 注意保暖

二、问答题

当早产儿被诊断为新生儿低血糖时，应该如何给予紧急处理？采取哪些护理措施？

第十节　新生儿低钙血症的护理

PPT

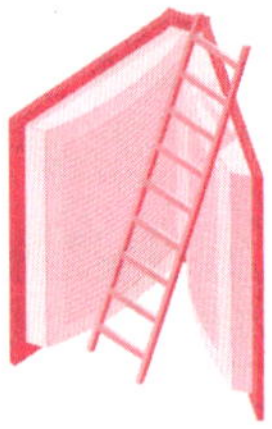

【学习目标】

1. **掌握**　新生儿低钙血症的症状与体征；新生儿低钙血症的治疗要点与护理措施。

2. **熟悉**　新生儿低钙血症的血清总钙浓度。

3. **了解**　新生儿低钙血症的病因与发病机制。

案例分析

案例：新生儿，生后 2 天。突然出现惊厥现象，肢体有震颤。查体：患儿心率加快，面色轻度发绀。在惊厥发作间歇期，该患儿体温正常，一般情况尚好，肌张力稍高。经实验室检查发现，该患儿的当血钙总量低于 1.75mmol/L。请问：该患儿发生惊厥的原因可能会是什么？如何处理？

分析：我们在儿科护理过程中经常会遇到患儿突然出现惊厥的症状。惊厥常会由于不同的原因发生。小儿惊厥最常见的是由于高热引起的惊厥，其次是低钙血症、低血糖；另外，低镁血症、低钠血症、高钠血症等都可以引起惊厥的发生。该患儿体温正常，所以首先排除高热惊厥。实验室检查结果：血钙总量低于 1.75mmol/L。这说明该患儿血钙降低了。新生儿正常血清总钙浓度为 2.5mmol/L（10mg/dl）。所以，可考虑该患儿发生惊厥的原因是由于血清钙降低引起，为新生儿低钙血症。

对该患儿的处理：首先要遵医嘱补充钙剂、抗惊厥。应用 10% 葡萄糖酸钙，剂量是每次 1.0~2.0ml/kg，用 5% 葡萄糖液稀释 1 倍后静脉缓慢推注，速度 <1ml/min。必要时 6~8 小时后重复用量 1 次。

新生儿低钙血症是新生儿时期惊厥的重要原因之一。新生儿出生后来自母亲的钙来源突然终止，血钙水平开始下降。新生儿正常血清总钙浓度为 2.5mmol/L。当血钙总量 <1.75mmol/L 或血清离子钙（游离钙）<0.9mmol/L 时称为新生儿低钙血症，常见于孕母患有糖尿病或妊娠高血压综合征、早产儿及有窒息史者。

【病因与发病机制】

胎盘能主动向胎儿转运钙，因此胎儿通常不会出现血钙降低。妊娠晚期，母血甲状旁腺激素（PTH）水平高，分娩时脐血总钙和游离钙均高于母血水平（早产儿除外）。所以，胎儿及新生儿甲状旁腺功能暂时受到抑制，致甲状旁腺和降钙素调节异常。出生后母体供钙停止、外源性供钙不足、骨质钙不能入血，导致低钙血症。分早期低钙血症和晚期低钙血症。

1. 早期低钙血症　出生后72小时内发生，常见于早产儿、低体重儿及各种难产、颅内出血、窒息、急性呼吸窘迫综合征（ARDS）、脓毒血症或菌血症、低血糖的患儿；或者在应用碱性液纠正酸中毒之后，或者孕母患有糖尿病、妊娠高血压综合征、产前出血；或婴儿饮食中缺乏钙及维生素D。早期发病者的血钙常低于1.75mmol/L。

2. 晚期低钙血症　出生后72小时后发生，高峰在第一周末。多见于牛乳喂养的足月儿，由于牛乳中磷的含量高（牛乳900～1000mg/L，人乳150mg/L），所以导致因磷摄入量过多，钙磷比例失调（牛乳1.35∶1；人乳2.25∶1），不利于钙的吸收，导致血磷偏高、钙吸收偏低，造成血钙降低。血钙值常低于2.00mmol/L。同时新生儿肾小球滤过率低，而肾小管对磷的重吸收能力较强，加重血磷过高，发生低钙血症。

3. 少数先天性甲状旁腺功能不全引起的低钙血症　常见于维生素D缺乏或者先天性甲状旁腺功能低下的婴儿，低钙血症持续时间长，发病可早可晚，症状持续较久，可达3周以上，但大部分患儿随年龄的增长甲状旁腺功能的发育仍可达到正常婴儿水平，所以属于暂时性的。

【症状与体征】

临床表现差异较大，与血钙浓度不平行，多出现于生后5～10天。主要表现为神经-肌肉兴奋性增高，出现惊跳、手足搐搦；局部、半身或全身惊厥；新生儿抽搐发作时可出现不同程度的呼吸改变、心率加快、发绀、呕吐等症状；严重者出现喉痉挛、呼吸暂停而窒息。在惊厥发作间歇期患儿神志清楚，一般情况良好，但肌张力可稍高。

【辅助检查】

血清总钙<1.75mmol/L（7.0mg/dl）或血清游离钙<0.9mmol/L（3.5mg/dl），血清磷>2.6 mmol/L（8mg/dl），碱性磷酸酶多正常。心电图Q-T间期延长（早产儿>0.2秒，足月儿>0.19秒），提示低钙血症。

【治疗要点】

补充钙剂、抗惊厥。用钙剂治疗有特效，给予静脉或口服钙剂治疗，维持血钙在正常范围内，新生儿晚期低钙血症者，宜改用母乳或配方乳喂养。静脉给药应用10%葡萄糖酸钙，剂量是每次1.0～2.0ml/kg，用5%葡萄糖液稀释1倍后静脉缓慢推注，速度<1ml/min。必要时6～8小时后重复用量1次。

【护理诊断】

1. 有窒息的危险　与血钙降低、惊厥、喉痉挛有关。

2. 知识缺乏　与家长缺乏育儿知识有关。

【护理目标】

患儿血钙维持正常，不发生惊厥和窒息。

【护理要点与措施】

1. 维持血钙浓度正常，降低神经-肌肉的兴奋性 遵医嘱补充钙剂，10%葡萄糖酸钙需用5%~10%葡萄糖液稀释至少1倍，静脉推注，速度<1ml/min，不能过快，而且必须有专人给予心电监护，以免注入过快引起呕吐和心脏停搏等毒性反应。当心率<80次/分时应停用。

2. 确保输液通畅 发现药液外溢时，要立即停止注射，以免造成局部组织坏死；并且局部要立即用25%~50%硫酸镁湿敷。

3. 正确用药 惊厥停止后可口服10%氯化钙1~2g/d，服前应用糖水稀释，以减少对胃的刺激，口服补钙要在两次喂奶之间给药，禁忌与牛奶搅拌在一起服用，以免影响吸收。

4. 调整饮食 因母乳中钙磷比例适当，有利于肠道内钙的吸收，故应提倡母乳喂养。母乳不足或没有条件进行母乳的，必须用钙磷比例适当的配方乳。

5. 备好急救物品 备好吸引器、氧气、气管插管、气管切开等急救物品；一旦发生喉痉挛等紧急情况，便于争分夺秒组织抢救。

【健康教育】

注意孕期营养，妊娠最后3个月，应该多食含钙剂、维生素D丰富的食物，定期检查、预防早产，多晒太阳。鼓励母乳喂养；按时补充钙剂与维生素D。

目标检测

一、单项选择题

1. 新生儿低钙血症的诊断标准是血钙低于（　　）

   A. 1.75mmol/L　　B. 1.0mmol/L
   C. 0.9mmol/L　　D. 2.2mmol/L
   E. 2.75mmol/L

2. 患儿，女，生后11天，人工喂养，进乳后，出现烦躁不安，肌肉抽动及震颤，3分钟后好转，1天内出现数次，发作期间，身体状况良好。查体：血清游离钙<0.9mmol/L（3.5mg/dl），血清磷>2.6mmol/L（8mg/dl）。该患儿可能是（　　）

   A. 新生儿寒冷损伤综合征　　B. 新生儿低血糖
   C. 新生儿颅内出血　　D. 新生儿低钙血症
   E. 新生儿破伤风

3. 某胎龄35周早产儿，生后不久即出现烦躁不安、肌肉抽动及震颤症状。医生诊断为早期低钙血症。新生儿早期发生低钙血症的时间，是指生后不超过（　　）

   A. 12小时　　B. 24小时　　C. 36小时
   D. 48小时　　E. 72小时

4. 某新生儿诊断为低钙血症，医嘱：静脉注射 10% 葡萄糖酸钙，护士要注意观察的是（　　）

A. 防止心动过缓，保持心率 >80 次/分

B. 防止心动过缓，保持心率 >90 次/分

C. 防止心动过缓，保持心率 >100 次/分

D. 防止心动过速，保持心率 <80 次/分

E. 防止心动过速，保持心率 <100 次/分

5. 患儿，男，生后 9 天，单纯牛乳喂养。因抽搐 2 次入院，血清总钙 <1.75 mmol/L。诊断医生诊断为新生儿低钙血症。对该患儿护理措施不正确的是（　　）

A. 惊厥时及时清除口鼻分泌物

B. 遵医嘱应用镇静剂钙剂

C. 补充钙剂时应快速静脉推注

D. 惊厥发作时保护患儿安全

E. 保持安静减少刺激

二、填空题

晚期低钙血症常发生在出生__________，多见于__________。

三、问答题

1. 简述新生儿出现低钙血症时的紧急处理方法。

2. 新生儿，生后 3 天。因出现肢体震颤，家长带婴儿到医院检查。经医生问诊得知，患儿在惊厥发作间歇期体温正常，精神状态与吸吮良好。查体：患儿心率加快、面色发绀，肌张力稍高。经实验室检查发现，该患儿的血钙总量低于 1.75mmol/L。对该患儿在治疗护理需要注意哪些问题？

书网融合……

微课 1　　微课 2　　微课 3　　微课 4

本章小结 1　　本章小结 2　　自测题

第六章 急症患儿的护理

儿科临床经常会有需要采取紧急治疗、护理措施的急症患儿。我们在前面学习的新生儿窒息、新生儿胆红素脑病、新生儿低血糖、新生儿低钙血症等都属于小儿急症的范畴。在这一章里，我们将学习临床常见的小儿惊厥及其护理，小儿心搏与呼吸骤停及其护理，急性呼吸衰竭患儿的护理。通过这部分的学习，我们会了解、熟悉或者掌握这些小儿急症的原因、特点，掌握小儿惊厥、小儿心搏与呼吸骤停和急性呼吸衰竭患儿的护理方法，以便采取有效的护理措施。

第一节 小儿惊厥及其护理 微课

PPT

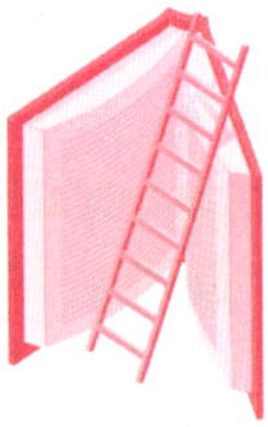

【学习目标】

1. **掌握** 不同原因引起的小儿惊厥的临床表现及其特点；小儿惊厥发作时的急救处理措施。
2. **熟悉** 小儿惊厥的定义、原因与分类。

案例分析

案例：丽丽，2岁，发热、鼻塞、轻咳1天，夜间突然抽搐1次，表现为头向后仰、双眼上翻、四肢呈强直性抽搐，持续2~3分钟后缓解，无呕吐。查体：T 39.6℃，颈软无抵抗，心、肺、腹无异常。脑膜刺激征（-）。血常规：白细胞8×10^9/L，中性粒细胞0.41，淋巴细胞0.59。请分析丽丽为何出现了抽搐？如何采取有效的急救处理措施？

分析：我们知道，腋温在37.5~38℃为低热，腋温在38.1~39℃为中等热，腋温在39.1~40℃为高热，腋温在41℃以上则为超高热。从丽丽的体温可知其为高热，不伴有神经系统的异常症状。我们在前面新生儿部分了解到新生儿窒息、新生儿缺氧缺血性脑病、新生儿颅内出血等与中枢神经系统有关的疾病常伴有惊厥；还有新生儿低血糖、新生儿低钙血症也可以引起惊厥。而丽丽除了体温高、抽搐、惊厥外，查体其他均正常，因此可首先排除神经系统疾病，并且根据体温可判断该患儿可能是由于高热而引起的惊厥，所以要首先采取降温措施。如果降温后仍有惊厥发生，还可以通过检查血糖、血钙等进行鉴别。

小儿惊厥是指全身或局部骨骼肌群突然发生不自主收缩，常伴意识障碍，是儿科常见的急症之一，发生率为成人的10~15倍，多见于婴幼儿。

【病因与发病机制】

由于小儿大脑皮层功能发育不完善，各种较弱的刺激，即可在大脑引起强烈的兴奋和扩散，使神经细胞突然出现大量异常反复放电活动，导致神经系统功能紊乱。神经细胞异常放电引起全身或局部肌群发生不自主的强直性或阵挛性收缩，同时伴有意识障碍的一种神经系统功能暂时紊乱的状态称惊厥。引起惊厥的病因很多，大致可分为感染性及非感染性两大类。

1. 感染性 ①颅内感染：常由细菌、病毒、原虫、寄生虫、真菌等引起的脑膜炎、脑炎和脑脓肿等。②颅外感染：多见于感染性疾病引起的高热惊厥、中毒性脑病（多由重症肺炎、中毒性痢疾、败血症等原发病引起）、破伤风等。其中，高热惊厥是小儿惊厥中最常见的。

2. 非感染性 ①颅内疾病：颅脑损伤；颅内占位性病变，如肿瘤、囊肿、血肿等；颅脑畸形，如脑积水、脑血管畸形等；各型癫痫等。②颅外疾病：电解质紊乱，如低钙血症、低血糖、低镁血症、低钠血症、高钠血症等；遗传代谢性疾病，如苯丙酮尿症、半乳糖血症等；全身性疾病，如急性心源性脑缺氧综合征、高血压脑病、尿毒症；药物及农药中毒等。

【症状与体征】

1. 典型表现 常突然发作，患儿意识丧失，双眼上翻、凝视或斜视，头向后仰，口吐白沫，牙关紧闭，面部及四肢肌肉呈阵挛性或强直性抽搐、二便失禁等。重者可因喉肌痉挛致呼吸道狭窄出现缺氧发绀，甚至窒息死亡。惊厥发作时间可由数秒至数分钟或更长时间，抽搐后多入睡，或转入嗜睡或昏迷状态。

2. 不典型表现 新生儿惊厥常表现为无定性多变的各种各样的异常动作，如呼吸暂停、不规则、两眼凝视、阵发性发绀或苍白。小婴儿惊厥有时仅表现为口角、眼角抽动，一侧肢体抽动或双侧肢体交替抽动。

3. 惊厥持续状态 指惊厥发作持续 30 分钟以上，或 2 次发作间歇期意识不能完全恢复者，为惊厥的危重型。由于惊厥持续时间过长，可引起高热、缺氧性脑损害、脑水肿甚至脑疝，而危及生命。

4. 热性惊厥 由于发热而引起的惊厥，是小儿惊厥中最常见的类型。惊厥多在发热早期发生，持续时间短暂，在一次发热疾病中很少连续发作多次，常在发热 12 小时内发生，发作后意识恢复快，无神经系统阳性体征，热退 1 周后脑电图恢复正常，预后良好。热性惊厥多由上呼吸道感染所致，其特点如下。

（1）多见于 6 个月至 3 岁小儿，男孩多于女孩。

（2）多发生于病初体温急剧升高 12 小时内。

（3）发作呈全身性，时间短，在 10 分钟之内，次数少，在一次发热性疾病中很少有连续多次发作。

（4）发作后意识恢复快，无神经系统异常体征。

（5）发作后 1 周脑电图正常。

（6）有既往高热惊厥史和家族遗传史。

（7）预后良好，少数（1% ~3%）可转为癫痫。

【辅助检查】

要检查血、尿、粪常规，病情需要时可测定血液生化和脑脊液，脑脊液检查主要鉴别有无颅内感染；眼底检查视神经盘水肿提示颅内高压；特殊情况还需做脑部超声、CT、MRI 及脑电图等检查，可以反映出惊厥的原因。颅脑 B 超主要检查脑室内出血及脑积水；颅脑 CT、MRI 主要检查颅内占位性病变和颅脑畸形；脑电图检查有利于预后推测。

【治疗要点】

1. 一般治疗 减少不必要的刺激，保持呼吸道通畅，必要时吸氧。建立静脉通路、监测生命体征。

2. 控制惊厥 一般首选地西泮缓慢静脉注射，1 ~2 分钟内起效，必要时 30 分钟可重复。除地西泮外，也可用苯巴比妥钠、水合氯醛等止惊药物，针刺人中穴、合谷穴等穴位。惊厥持续状态首选地西泮。新生儿惊厥首选苯巴比妥静脉注射。

3. 病因及对症治疗 查病因，治疗原发病；对症治疗，控制体温；防治脑水肿，降低颅内压。

【护理诊断】

1. 有窒息的危险 与惊厥时发生喉痉挛、意识障碍或者误吸呼吸道分泌物有关。

2. 有受伤的危险 与意识障碍、抽搐及惊厥发作时碰伤、坠床、舌咬伤等有关。

3. 体温过高 与感染或惊厥持续状态有关。

4. 潜在并发症 脑水肿、缺氧性脑损伤。

5. 恐惧 与惊厥反复发作、家长担心预后有关。

【护理目标】

患儿惊厥被控制，呼吸道通畅。抽搐发作时，不发生损伤。患儿体温逐渐降低并保持正常。无脑损伤、脑水肿发生或发生时能被及时发现。患儿家长情绪稳定。

【护理要点与措施】

1. 控制惊厥，保持呼吸道通畅

（1）惊厥发作时应就地抢救，不要搬运，立即让患儿平卧，头偏向一侧，松解衣服和领口，及时清除口鼻部分泌物及口腔呕吐物，避免胸部紧束；将舌轻轻向外牵拉，防止舌后坠阻塞呼吸道，保持呼吸道通畅。

（2）遵医嘱迅速应用止惊药物，控制惊厥。观察患儿用药后的反应并记录。

（3）保持安静，注意遮光，避免一切不必要的刺激及诱发惊厥的因素。

（4）备好气管插管用具及吸氧器、开口器等急救物品。

2. 注意安全，预防损伤 惊厥发作时，要有专人守护，拉上床档，并在床栏杆处放置棉垫，以防坠床或碰伤。勿强行牵拉或按压患儿肢体，以免骨折或脱臼。对已经出牙的患儿用纱布包裹压舌板置于患儿上下磨牙之间，防止舌咬伤。

3. 预防并监测并发症

（1）及时给予氧气吸入，以减轻缺氧性脑损伤。密切观察病情变化，注意患儿体温、脉搏、呼吸、血压、瞳孔及神志改变，如发现患儿呼吸节律不整，脉率减慢，瞳孔大小不等、对光反应减弱或消失，应及时报告医生，以便采取紧急抢救措施。

（2）密切观察惊厥先兆症状，及早处理，观察惊厥发作的类型、持续时间、发作频率及伴随症状，并详细记录，警惕有无脑水肿、颅内压增高的表现。如出现收缩压增高、脉率减慢、呼吸节律慢或不规则等，则提示颅内高压。

4. 采取降温措施 热性惊厥可给予物理降温或者遵医嘱给予药物降温。

5. 缓解家长紧张情绪 关心体贴患儿，抢救时操作要轻快、熟练；以取得家长信任，对家长予以安慰，并解释病情，以消除其恐惧心理，从而更好地配合护理工作。

【健康教育】

1. 康复指导 向家长介绍惊厥的有关知识，发生的病因、诱因。教会家长观察惊厥发作的方法，告诫家长高热惊厥患儿在日后发热时，可能还会发作，指导家长在患儿发热时及时用物理降温的方法控制体温。指导家长掌握惊厥的急救方法：发作时就地抢救，保持安静，不能摇晃着、大声喊叫着或抱着患儿往医院跑，以免加重惊厥或造成机体损伤。发作缓解时应迅速将患儿送往医院查明原因，防止再发作。

2. 预防宣教 指导小儿加强体格锻炼，多做户外运动、增强体质，根据天气变化适时增减衣服，防止受凉，积极防治上呼吸道感染等疾病。

目标检测

一、单项选择题

1. 小儿高热惊厥多见于（　　）

A. 结核性脑膜炎　　B. 低钙血症　　C. 中毒性菌痢
D. 上呼吸道感染　　E. 颅内出血

2. 小儿因发热引起的惊厥首选的止惊药物为（　　）

A. 苯妥英钠　　B. 苯巴比妥　　C. 水合氯醛
D. 硫酸镁　　E. 地西泮

3. 患儿，男，10 个月。因发热、咳嗽、惊厥来院就诊。查体：体温 39.8℃，咽充血，前囟平，神经系统检查无异常。请问该患儿惊厥的原因可能是（　　）

A. 癫痫发作　　B. 热性惊厥
C. 低钙惊厥　　D. 中毒性脑病
E. 化脓性脑膜炎

4. 关于惊厥发作患儿，下列处理不妥的是（　　）

A. 立即送往医院　　B. 将舌轻轻向外牵拉

C. 松解衣领，头偏向一侧　　D. 手心或腋下放置纱布

E. 用纱布包裹压舌板置于患儿上下磨牙间

5. 新生儿缺氧缺血性脑病出现惊厥发作时，首选的止惊药物为（　　）

A. 氯丙嗪　　B. 地西泮　　C. 异丙嗪

D. 苯巴比妥　　E. 苯妥英钠

二、填空题

惊厥是指 ______ 或 ______ 骨骼肌群突然发生不自主收缩，常伴有 ______，是儿科常见的 ______。小儿惊厥中，最常见的是 ______ 性惊厥。

三、问答题

1. 什么叫惊厥持续状态？

2. 小儿热性惊厥有哪些特点？

3. 患儿，男，2 岁。因上呼吸道感染出现咳嗽、发热入院。入院时体温 39.3℃，半小时前发生抽搐，持续约 1 分钟后停止。该患儿最可能是什么原因引起的惊厥？护理中应该特别注意哪些问题？

第二节　小儿心搏、呼吸骤停及其护理

PPT

【学习目标】

1. **掌握**　小儿心搏、呼吸骤停的急救方法与护理措施。
2. **熟悉**　小儿心搏、呼吸骤停的症状与体征。
3. **了解**　小儿心搏、呼吸骤停的主要原因。

同学们，如果小儿出现了心搏、呼吸骤停，心肺复苏的评估标准是否与成人一样？急救的程序、方法，心脏按压的部位、深浅度，呼吸的气量是否一样？让我们带着这些问题来学习心搏、呼吸骤停患儿的护理。以便一旦出现这类情况，我们能迅速、有效地实施抢救。

心搏、呼吸骤停是指患儿呼吸及循环功能突然停止，是临床上最危重的情况之一。心肺复苏是指采用一组简单的技术，使患儿迅速恢复呼吸、循环功能，生命得以维持的方法。

【病因与发病机制】

小儿心搏、呼吸骤停的主要原因是窒息。

（1）各种原因所致的窒息均可引起小儿心搏、呼吸骤停，比如新生儿窒息、异物或乳汁吸入气管、痰液堵塞等都可引起窒息。

（2）突发意外，如电击、溺水、中毒、外伤等。

（3）电解质与酸碱平衡失调，如高钾血症、低钾血症或低钙血症等。

（4）严重心脏病，如先天性心脏病、病毒性心肌炎、严重心律失常等。

（5）药物中毒或过敏，如强心苷中毒、青霉素过敏等。

（6）医源性因素，如心脏手术、麻醉意外、心导管检查、心血管造影术等。

心搏、呼吸骤停导致机体缺氧和二氧化碳潴留，并引起混合性酸中毒，使心肌收缩力减弱，心排血量减少，加重缺氧和酸中毒，最终心脏停搏。同时严重缺氧使脑组织受损，出现脑水肿。心搏、呼吸停止 4 ~6 分钟即可导致脑细胞死亡，呈不可逆性永久性死亡。

【症状与体征】

突然意识丧失，面色苍白并迅速转为发绀；可伴短暂抽搐；大动脉搏动消失，听诊心音消失，血压测不出，或者心动过缓，年长儿心率 <30 次/分，婴幼儿 <80 次/分，新生儿 <100 次/分；瞳孔散大、对光反射消失；呼吸停止，听诊呼吸音消失，或出现严重的呼吸困难。一般患儿突然意识丧失、大血管搏动消失即可判断为心搏、呼吸骤停，必须立即抢救。

【抢救措施与治疗要点】

及时发现，现场抢救，争分夺秒，心肺复苏同时进行，以保持呼吸道通畅、建立呼吸，在最短的时间内恢复呼吸、循环功能，以保证心、脑等重要器官的血液灌注及供氧。

1. 心脏胸外按压，建立血液循环

（1）按压方法 将患儿平卧于硬板上，抢救者以手掌根部压心前区胸骨处。按压部位为两乳头连线中点。新生儿可用双指法（单手示指和中指按压）或双拇指法（操作者双拇指重叠于按压部位，其他手指围绕胸廓托在后背）；婴儿采用双拇指法；幼儿可单掌法；年长儿同成人。每次按压与放松时间为 1∶1。

（2）按压位置 新生儿及婴儿心脏位置较高，应在胸骨中 1/3 处按压；儿童则在胸骨下 1/3 处按压。

（3）按压深度 婴儿胸骨下陷 1 ~2cm；1 ~8 岁胸骨下陷 2 ~3cm；8 岁以上胸骨下陷 4 ~5cm，一般深度为胸腔前后径 1/3 ~1/2。

（4）按压频率 新生儿 120 次/分；婴幼儿至少 100 次/分；学龄前儿童 80 次/分以上；年长儿 60 次/分以上。

（5）按压通气比 新生儿为 3∶1；小于 8 岁的双人操作为 15∶2，单人操作为 30∶2；大于 8 岁的同成人，无论单、双人操作均为 30∶2。

（6）对较小婴儿，可用双手环抱患儿胸部，将第 2 至第 5 指并拢置于背部，双手大拇指置于胸骨中 1/3 处，然后用两手拇指与其余 4 指同时相对按压。

2. 建立通畅的气道 移去枕头使头颈伸展，抬高下颌角避免舌根后坠，迅速清除口、咽腔和气管内分泌物后立即做人工呼吸。

3. 口对口人工呼吸 置仰卧位，一手抬颌，使头尽量后仰，气管伸直，另一手捏

住其鼻孔，术者深吸气后，对准患儿口内吹气，直到患儿胸部稍膨起，则停止吹气，放松鼻孔，让患儿肺部气体排出；如为幼婴儿，可以口对婴儿的口鼻一并吹气，牙关紧闭者可采用口对鼻孔吹气。吹气与排气的时间之比应为1∶2；人工呼吸频率在儿童为20~24次/分，婴幼儿为30~40次/分；次数过多不利于静脉血回流。对婴幼儿吹气不可用力过猛，以免肺泡破裂。尽快用简易呼吸器或气管插管，插管后接呼吸机，有利于加压给氧和辅助通气。

4. 按压有效标志 大动脉出现搏动；收缩压60mmHg（8.0kPa）以上；瞳孔缩小，发绀减退；自主呼吸恢复，神志恢复。

目前心肺复苏的程序常推荐用C—A—B—D—E—F方法。①C：胸外心脏按压、建立循环。②A：气道开放、保持呼吸道通畅。③B：人工呼吸。口对口人工呼吸是最简单、最有效的方法，首先连吹气2次，初步抢救成功后转送医院救治。④D：药物治疗。⑤E：心电监护。⑥F：电除颤。病情稳定后治疗原发病，防止器官衰竭。

【护理要点与措施】

患儿一旦出现意识丧失、大动脉搏动消失，应立即实施抢救。

1. 胸外按压，建立循环 畅通气道并进行两次吹气后，立即检查颈动脉，若未触及搏动，应立即给以胸外心脏按压。

2. 保持呼吸道通畅 将患儿就地仰卧在坚实的平面上，移去枕头使头颈伸展，抬高下颌角避免舌根后坠，迅速清除口鼻、咽腔异物，若气道有异物阻塞者可采用腹部冲击法（1岁内小儿采用拍击背部法）清除。用耳贴近患儿口鼻，头部侧向观察患儿胸腹部有无起伏；面部感觉患儿气道有无气体排出，耳听呼吸道有无气流通过的声音。若无上述体征，可确定为呼吸停止，立即进行人工呼吸。

3. 人工呼吸 包括口对口、口对鼻、口对口鼻人工呼吸。口对口适用于年长儿；口对鼻适用于牙关紧闭而不能张口或口腔有损伤者；口对口鼻适用婴幼儿。吹气量以胸廓上抬为准。频率为：儿童18~20次/分，婴儿可稍快。

现场急救的同时要不间断地评估。心肺复苏有效的标志：①自主呼吸建立；②触及颈、肱、股动脉搏动，血压>60mmHg（8kPa），心律失常转为窦性心律；③瞳孔收缩，对光反射恢复，此为组织灌流量、氧供给量足够的最早标志；④口唇颜色转红，四肢回暖。如心肺复苏有效，则将患儿置于恢复体位，如仍无呼吸循环征象则继续进行心肺复苏。

4. 药物治疗 首选肾上腺素，主要为增加全身循环阻力、升高血压、增加心脏血流量。其次是利多卡因，主要是抑制缺血心肌引起的室性心律失常。其他如碳酸氢钠纠正酸中毒等。给药途径包括静脉给药、气管内给药、心腔内注射等。

5. 心电监护 能及时发现心率和心律异常现象。

6. 电除颤 消除室颤和室性心动过速等效果好，应尽早进行。

7. 复苏后处理 经心肺复苏救治成功后仍需加强监护。设专人监护，密切观察循环、呼吸变化，一经出现异常及时救治。减轻脑水肿以降低颅内压，遵医嘱给予脱水剂、头部冷敷、脑细胞代谢激活剂等，促进脑功能的恢复。做好患儿家长心理护理，消除恐惧心理。

目标检测

一、单项选择题

1. 下列哪项不是诊断小儿心搏、呼吸骤停的依据（　　）
   A. 瞳孔缩小、面色苍白或青紫　　B. 意识突然丧失、瞳孔散大
   C. 颈动脉、股动脉搏动消失　　D. 血压测不到
   E. 心搏、呼吸停止
2. 急性呼吸衰竭患儿最早、最突出的表现是（　　）
   A. 心音消失　　B. 发绀　　C. 口唇樱桃红色
   D. 呼吸困难　　E. 血压下降
3. 小儿突发心搏、呼吸骤停，急救时最常用的药物是（　　）
   A. 普罗帕酮　　B. 维拉帕米　　C. 利多卡因
   D. 吗啡　　E. 肾上腺素
4. 小儿心搏、呼吸骤停最主要的原因是（　　）
   A. 药物中毒或过敏　　B. 窒息　　C. 溺水
   D. 电解质紊乱　　E. 先天性心脏病

二、填空题

救治心搏、呼吸骤停婴儿时，胸外按压的深度一般是__________；按压频率是__________。

三、问答题

简述目前儿科常用的现场心肺复苏抢救步骤。

第三节　急性呼吸衰竭患儿的护理

PPT

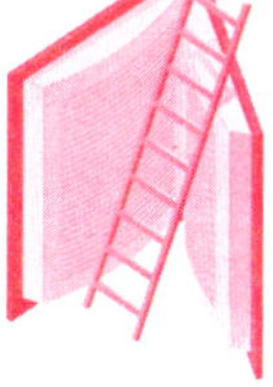

【学习目标】

1. **掌握**　急性呼吸衰竭患儿的症状与体征；呼吸衰竭患儿的治疗要点与护理措施。
2. **熟悉**　呼吸衰竭患儿的护理诊断。

小儿急性呼吸衰竭是儿科临床疾病的危重症，死亡率高。掌握小儿急性呼吸衰竭的症状与体征，及时发现并采取正确有效的护理措施，配合医生对患儿进行及时的救治，可降低呼吸衰竭患儿的死亡率。

小儿急性呼吸衰竭是指患儿由于短期内无法呼吸，大脑失去氧气后出现严重呼吸性酸中毒情况。呼吸衰竭是由于呼吸中枢或呼吸器官病变引起通气或换气功能障碍导致缺氧和（或）二氧化碳潴留而致的一系列生理功能和代谢紊乱的临床综合征，有中枢性呼吸衰竭和周围性呼吸衰竭，是小儿时期常见的急症之一，预后较差，死亡率高。

【病因与发病机制】

1. 中枢性呼吸衰竭 由呼吸中枢病变引起，如颅内感染、颅内出血、脑损伤、肿瘤、颅内压增高等；各种中毒引起，如吗啡、巴比妥等药物中毒；重度酸中毒；一氧化碳中毒等。

2. 周围性呼吸衰竭 由呼吸器官或呼吸肌的病变引起，如急性喉炎、气管异物、肺炎、哮喘、肺水肿、肺不张、呼吸窘迫综合征、脊髓灰质炎伴呼吸肌麻痹、重症肌无力等。

无论是中枢性呼吸衰竭还是周围性呼吸衰竭，均造成通气和（或）换气障碍，导致缺氧、二氧化碳潴留和呼吸性酸中毒；出现脑水肿、心肌收缩无力、心排血量减少、血压下降等。

【症状与体征】

起病急骤，表现为发绀、呼吸困难、呼吸不规则、节律不整等症状；患儿除有原发病的症状外，主要是呼吸系统症状及低氧血症和高碳酸血症引起的一系列脏器功能紊乱的表现。

1. 呼吸困难 是最早、最突出的表现。中枢性呼吸衰竭表现为呼吸节律不齐、深浅不均，出现潮式呼吸、叹息式呼吸、双吸气、呼吸暂停及下颌呼吸等。周围性呼吸衰竭主要表现为呼吸频率加快、鼻翼扇动、三凹征等。上呼吸道梗阻以吸气性呼吸困难为主；下呼吸道梗阻以呼气性呼吸困难为主；呼吸肌麻痹者呼吸浅表无力。

2. 其他症状 由于缺氧出现发绀；高碳酸血症时，可以出现皮肤潮红、口唇樱桃红色；早期血压可升高，心率增快；严重时转为心音低钝、心率减慢、心律不齐、心排血量减少、血压下降，甚至休克；可有意识障碍、抽搐等。低氧可以导致内脏血管应激性收缩，消化道出血和坏死，肝功能损害出现代谢酶异常增高，肾脏功能损害可出现蛋白尿、少尿和无尿等症状。呼吸衰竭后期视神经受到压迫时，可以出现瞳孔不等大改变。

【并发症】

重症患儿可发生心力衰竭、心源性休克、消化道出血、急性肾功能衰竭、脑疝等。

【辅助检查】

1. 血气分析 动脉氧分压（PaO_2）≤50mmHg，二氧化碳分压（$PaCO_2$）≥50mmHg。

2. 血液生化 低钾、高钾、低钠、低氯、低钙血症。

【治疗要点】

改善呼吸功能，保持呼吸道通畅；促进氧气的吸入和二氧化碳的排出；纠正酸碱失衡及电解质紊乱；维持重要器官（心、脑、肾、肺、肝）的功能；治疗原发病；预防、控制感染。

【护理诊断】

1. 气体交换受损 与肺通气与肺换气功能障碍有关。

2. 清理呼吸道无效 与呼吸功能受损、呼吸道分泌物黏稠积聚、无力咳嗽有关。

3. 不能维持自主呼吸 与呼吸肌麻痹及呼吸中枢功能障碍有关。

4. 潜在并发症 心力衰竭、肺性脑病、消化道出血、急性肾功能衰竭、休克等。

5. 焦虑（家长） 与患儿病情危重、担心患儿生命安危有关。

【护理目标】

（1）呼吸困难、发绀等缺氧症状缓解或消失、血气分析结果恢复正常。

（2）痰液能及时清除，呼吸道通畅；能维持自主呼吸或能借助人工辅助呼吸进行有效呼吸。

（3）不发生并发症或发生时能被及时发现并得到有效的处理；家长焦虑缓解、情绪稳定。

【护理要点与措施】

1. 保持呼吸道通畅，改善通气功能 立即送患儿入重症监护室，取半卧位或坐位，患儿衣服应宽松，被褥要松软、轻、暖。协助患儿排痰，定时翻身，并轻轻拍击背部，拍背时手固定成背隆掌空的杯状。可采用超声雾化器，湿化呼吸道，同时加入解痉、消炎、化痰药物，以利于痰液排出。对昏迷、气管插管或气管切开的患儿应定时吸痰；口、鼻、咽部的黏液可用吸痰管吸出；对下呼吸道黏稠分泌物引起的阻塞，应进行气管插管进行吸痰。

2. 吸入氧气 采用鼻导管或面罩、头罩给氧，鼻导管每日更换，两侧鼻孔交替使用。氧流量一般为1～2L/min，浓度25%～30%。严重缺氧时浓度可以60%～100%，但持续时间不可超过4～6小时。吸氧期间检测血气分析，保持氧分压在65～85mmHg。氧气要加温、加湿；吸氧前应先清除鼻腔内分泌物，以保证有效吸氧；每日需要更换湿化瓶内蒸馏水。

3. 密切观察病情 监测呼吸与心血管系统，包括全身情况，呼吸频率、节律、类型，心率、心律，血压以及血气分析结果；观察皮肤颜色、末梢循环、肢体温度等变化及用药反应。

4. 保证营养摄入 昏迷患儿可给予鼻饲或静脉给养，以防营养耗竭、呼吸肌疲劳发生。

5. 做好人工辅助呼吸

（1）协助医生进行气管插管或气管切开，进行人工辅助呼吸。

（2）专人监护，每小时检查呼吸机各项参数，做好记录；观察胸部起伏、患儿面色和周围循环状况，防止脱管、堵塞及气胸的发生。若患儿有自主呼吸，要调整呼吸机与其同步。

（3）防止继发感染，每日要更换加湿器湿化器滤纸，雾化液要新鲜配制以防污染，同时认真做好口腔、鼻腔护理。每日应采用紫外线照射消毒呼吸机管道1～2次，每次30分钟。

（4）当患儿病情改善，呼吸循环功能稳定，能维持自主呼吸2～3小时以上无异常改变，动脉氧分压（PaO_2）>50mmHg，二氧化碳分压（$PaCO_2$）<50mmHg时，可停用呼吸机。撤离呼吸机前应备好氧气装置、吸痰设备、解痉药品及插管物品；并且密切观察停用呼吸机后患儿的呼吸、心率等生命体征，以防病情变化。

【健康教育】

对患儿家长给予同情安慰，耐心介绍病情，减轻其恐惧心理；指导家长观察患儿呼吸、脉搏、皮肤颜色及肢体温度变化的方法；掌握翻身、拍背以及日常生活护理方法。

知识扩展

呼吸衰竭的标准、分型及高碳酸血症

呼吸衰竭标准：PaO_2 < 50mmHg，$PaCO_2$ >50mmHg，分型有Ⅰ型与Ⅱ型。

Ⅰ型：PaO_2 < 50mmHg，$PaCO_2$正常。

Ⅱ型：PaO_2 < 50mmHg，$PaCO_2$ >50mmHg。

Ⅰ型呼吸衰竭：即低氧血症型呼吸衰竭，又称换气障碍型呼吸衰竭。主要由肺实质病变引起。血气主要改变是动脉氧分压下降，这类患者常伴有过度通气，故动脉$PaCO_2$常降低或正常。若合并呼吸道梗阻因素，或疾病后期，$PaCO_2$也可增高。

Ⅱ型呼吸衰竭：即高碳酸血症型呼吸衰竭，又称通气功能障碍型衰竭。动脉血气改变特点是$PaCO_2$增高，同时PaO_2下降。可由呼吸道梗阻、呼吸中枢或胸廓的异常等引起。基本的病理生理改变是肺泡通气量不足。

另外，$PaCO_2$比正常增高5～10mmHg时，常见症状有出汗、摇头、烦躁不安、意识障碍；皮肤潮红、瞳孔缩小、脉速、血压升高及脉压差增大；$PaCO_2$比正常增高超过15mmHg时，则表现为昏睡、肢体颤动、心率增快及球结膜充血；$PaCO_2$继续增高则出现惊厥、昏迷、视神经盘水肿。$PaCO_2$增高会发生呼吸性酸中毒，pH值<7.20时，将严重影响循环功能及细胞代谢。

目标检测

一、单项选择题

1. 呼吸衰竭最早出现的症状是（　　）
   A. 发绀　　B. 呼吸困难　　C. 精神反常
   D. 心率减慢　　E. 消化道出血
2. 呼吸衰竭患儿保持呼吸道畅通，维护呼吸功能的重要环节是（　　）
   A. 消除积痰　　B. 加压吸氧　　C. 使用呼吸兴奋剂
   D. 控制呼吸道感染　　E. 纠正酸碱平衡紊乱
3. 小儿呼吸衰竭起病急骤，表现为（　　）
   A. 发绀　　B. 呼吸困难　　C. 意识障碍
   D. 心率减慢　　E. 以上均是

二、填空题

1. 呼吸衰竭患儿除有原发病的症状外，主要是 ______ 及 ______ 引起的一系列脏器功能紊乱的表现。

2. ______ 呼吸衰竭患儿主要表现为呼吸节律不齐、深浅不均。

3. ______ 呼吸衰竭主要表现为 呼吸频率加快、鼻翼扇动、三凹征等。

4. ______ 为呼吸衰竭最早出现的症状。上呼吸道梗阻为 ______ 性呼吸困难。

三、问答题

简述呼吸衰竭患儿的吸氧措施与护理要点。

书网融合……

微课　　本章小结1　　本章小结2　　自测题

第七章 营养性疾病患儿的护理

小儿在生长发育过程中会出现各种营养性疾病。婴幼儿的营养与生长发育关系非常密切，喂养不当、户外活动少、日照不足等都可以影响小儿的正常生长发育，甚至患病。最常见的营养性疾病有小儿营养不良、维生素 D 缺乏性佝偻病、维生素 D 缺乏性手足搐搦症、营养缺乏性贫血、小儿肥胖症等。这一章我们要学习的内容就是有关营养性疾病及护理。在这一章里，我们将会学习营养不良患儿的护理、维生素 D 缺乏性佝偻病患儿的护理、维生素 D 缺乏性手足搐搦症患儿的护理、肥胖症患儿的护理。营养缺乏性贫血将会在后面的血液系统疾病里重点介绍。

PPT

第一节 营养不良患儿的护理

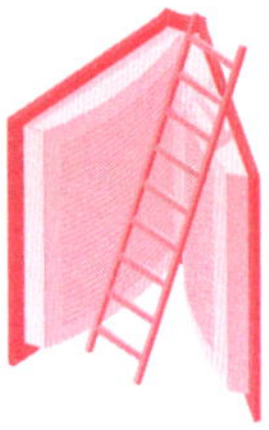

【学习目标】

1. **掌握** 小儿营养不良的治疗要点、预防与护理措施。
2. **熟悉** 小儿营养不良的分度、症状与体征及并发症。
3. **了解** 小儿营养不良的病因与发病机制。

案例分析

案例：12 个月宝宝，牛乳喂养，未添加辅食。近 4 个月食欲差、精神不振，体重 6.6kg，消瘦；皮下脂肪的厚度为 0.2cm。经医生检查后诊断为中度营养不良。对这样的宝宝应该如何护理？对宝宝的家长应该如何给予正确的指导？

分析：在宝宝的正常生长发育过程中，需要按时添加辅食，一般从 4 个月开始就需要给婴儿添加辅食，特别是牛乳喂养的婴儿，由于牛乳中所含有的营养成分比例不适合婴儿的吸收、消化能力，所以更容易出现营养不良。该患儿已经 12 个月了，又是牛乳喂养，未添加辅食，因此出现了一系列的营养不良症状：体重减轻、消瘦、皮下脂肪变薄。

对于这个宝宝，首先可参考原来的饮食情况，从每日 165～230kJ/kg（40～55kcal/kg）开始，逐步少量增加；若消化吸收能力较好，可逐渐加到每日 500～727kJ/kg（120～170kcal/kg），并按实际体重计算热能需要。体重恢复后，可给予同年龄组正常需要量。并且要指导家长给患儿逐渐增加辅食，调整饮食，要适合患儿的消化能力，符合机体的营养需要；要循序渐进，逐渐补充；要由少到多，由稀到稠，逐渐增加，直至恢复正常。

营养不良是指因缺乏热量和（或）蛋白质而引起的一种营养缺乏症，长期摄食不足是营养不良的主要原因。如多产、双胎及早产儿，若不注意科学喂养，常引起营养不良。唇裂等先天畸形及结核等慢性消耗性疾病，也可产生营养不良，多见于3岁以下婴幼儿。患儿最早出现的是体重不增或减轻，皮下脂肪逐渐消失。重者皮下水肿，肌肉萎缩，运动功能发育迟缓，智力低下，免疫力差，易患消化不良及各种感染。常伴有各器官不同程度的功能紊乱。

【病因与发病机制】

由于喂养不当、消化不良、吸收障碍等导致长期能量供应不足引起自身组织消耗。主要病因是喂养不当，其次是疾病因素。

1. 喂养不当，摄入不足　母乳不足或者奶粉配制过稀；未及时添加辅食；长期以淀粉类食品（如粥、米粉）喂养等。较大小儿的营养不良多为婴儿期营养不良的继续，或因不良的饮食习惯，如偏食、挑食、吃零食过多、不吃早餐等。

2. 消化吸收不良，消化吸收障碍　消化系统先天畸形、迁延性腹泻、过敏性肠炎等疾病均可影响食物的消化和吸收。

3. 需要量增加，消耗量过多　早产、双胎、急慢性传染病恢复期以及生长发育的快速阶段等需要量增加；发热、糖尿病、甲状腺功能亢进、恶性肿瘤等可使营养素消耗量过多。

【症状与体征】

体重不增是营养不良的早期表现，随之体重逐渐下降，患儿主要表现为消瘦，皮下脂肪逐渐减少以至消失；皮肤干燥、苍白、逐渐失去弹性；毛发枯黄，精神不振；体格生长速度减慢，直至停顿。皮下脂肪减少的顺序首先是腹部，其次为躯干、臀部、四肢，最后为面颊部。腹部皮下脂肪的厚度是判断营养不良程度的重要指标之一。

营养不良患儿常因缺乏蛋白质及造血物质而患有营养性贫血；因多种维生素和微量元素缺乏而患各种感染性疾病，如上呼吸道感染、支气管炎、鹅口疮、结核病、中耳炎、尿路感染等，营养不良还可并发自发性低血糖，若不及时诊治，可致死亡。临床上根据患儿各种症状的程度将营养不良分为轻、中、重三度（表7－1）。

表7－1　婴幼儿不同程度的营养不良的特点

	Ⅰ度（轻）	Ⅱ度（中）	Ⅲ度（重）
体重低于均值	15%～25%	25%～40%	>40%
腹部皮下脂肪厚度	0.8～0.4cm	<0.4cm	消失
消瘦	不明显	明显	皮包骨样
身长（高）	正常	稍低于正常	明显低于正常

续表

	Ⅰ度（轻）	Ⅱ度（中）	Ⅲ度（重）
皮肤及弹性	正常或稍干燥	干燥、苍白、弹性差	苍白、多皱纹、弹性消失
肌张力、肌肉	正常或稍有松弛	明显降低、肌肉松弛	肌张力低下、肌肉萎缩
精神状态	正常或稍不活泼	烦躁不安	萎靡、呆滞、反应低下

【并发症】

小儿营养不良常见的并发症有自发性低血糖；营养性贫血；继发各种感染；多种维生素缺乏和微量元素缺乏，其中维生素 A 缺乏最常见，维生素 A 缺乏可致干眼症。另外，自发性低血糖可使患儿发生致命的危险。

【辅助检查】

（1）血清白蛋白（又称血清清蛋白）浓度降低是营养不良的特征性改变，是早期诊断营养不良的可靠指标。

（2）多种血清酶活性降低；血糖、血清胆固醇水平降低；多种维生素与微量元素水平降低。

【治疗要点】

治疗原则是去除病因，调整饮食、补充营养，促进消化功能，治疗并发症。

1. 去除病因 在查明病因的基础上，积极治疗原发病，如纠正消化道畸形、控制感染性疾病、根治各种消耗性疾病、改进喂养方法等。

2. 调整饮食 饮食调整的量和内容，必须适合患儿的消化能力、符合营养需要。

3. 促进消化功能、补充矿物质 可给予 B 族维生素和胃蛋白酶、胰蛋白酶等以助消化，适当补充锌。

4. 治疗并发症 积极治疗处理各种并发症，特别是出现自发性低血糖时，必须立即处理。

【护理诊断】

1. 营养失调：低于机体需要量 与能量、蛋白质摄入不足和需要、消耗过多有关。

2. 有感染的危险 与机体免疫功能低下有关。

3. 生长发育迟缓 与营养物质缺乏、不能满足生长发育有关。

4. 潜在并发症 自发性低血糖、营养性贫血、维生素 A 缺乏。

5. 知识缺乏 家长缺乏正确的喂养及护理知识。

【护理目标】

通过调整饮食使患儿体重逐渐增加；住院期间无呼吸道、消化道等感染发生；无并发症的发生，或者在住院期间发生低血糖能被及时发现并及时处理；家长能正确地为患儿选择食物、合理喂养，配合医护人员给予正确的护理。

【护理要点与措施】

1. 饮食管理

（1）调整饮食　原则是适合消化能力，符合营养需要；循序渐进，逐渐补充；要由少到多，由稀到稠，逐渐增加，直至恢复正常。

轻度营养不良患儿：可从每日 250～330kJ/kg（60～80kcal/kg）开始，以后逐渐递增。在基本维持原膳食的基础上，较早添加含蛋白质和热量较高的食物。

中、重度营养不良患儿：可参考原来的饮食情况，从每日 165～230kJ/kg（40～55kcal/kg）开始，逐步少量增加；若消化吸收能力较好，可逐渐加到每日 500～727kJ/kg（120～170kcal/kg），并按实际体重计算热能需要。体重恢复后，可给予同年龄组正常需要量。

（2）注意喂养方法，提倡母乳喂养　婴儿以乳类为主。母乳喂养儿可根据患儿的食欲哺乳，按需哺喂；人工喂养儿从给予稀释奶开始，适应后逐渐增加奶量和浓度。

（3）及时增加辅食　除乳制品外，可给予蛋类、肝泥、肉末、鱼类、豆制品等食物；食物中应富含维生素和微量元素。较大婴儿要逐渐增加米面制品；要选择营养丰富、易消化的高能量、高蛋白、高维生素食物。

（4）蛋白质的补充　蛋白质摄入量从每日 1.5～2.0g/kg 开始，逐步增加到 3.0～4.5g/kg，过早给予高蛋白食物可引起腹胀和肝大。必要时少量多次输血或氨基酸、脂肪乳等静脉营养物质。另外，为促进机体蛋白质合成，可遵医嘱给予营养不良患儿肌内注射苯丙酸诺龙。

（5）促进消化功能，改善食欲　遵医嘱给予助消化药物，如胃蛋白酶、胰蛋白酶等；补充锌制剂，因为锌制剂可提高味觉敏感度，能增加食欲。可以给予 B 族维生素口服，以助消化。

2. 预防感染　保持皮肤清洁、干燥，防止皮肤破损。预防呼吸道感染，保持生活环境空气新鲜、舒适卫生；做好保护性隔离，防止交互感染。预防消化道感染，注意饮食卫生，做好口腔护理。

3. 观察病情，及时处理并发症

（1）观察输液速度，中、重度营养不良患儿输液时速度宜慢，补液量不宜过多。

（2）观察有无出现脉搏快、脉弱、四肢发凉、出汗、血压下降甚至神志不清、惊厥等低血糖的症状；有无维生素 A 缺乏、酸中毒等临床表现。如出现低血糖症状必须立即遵医嘱静脉输入 25%～50% 的葡萄糖溶液进行抢救。

（3）观察患儿有无眼干、畏光、眨眼或用手搓揉眼睛等干眼症的症状。患儿有干眼症症状可用生理盐水棉球湿润角膜，涂以抗生素眼膏，并按医嘱应用维生素 A 制剂。

4. 一般护理　提供舒适的环境，合理安排生活，减少不良刺激，保证患儿精神愉快，睡眠充足，促进生长发育。及时纠正先天畸形，进行适当的户外活动和体格锻炼。治疗和护理开始后，必须每日记录进食情况以及对食物的耐受情况，定期测量体重、身高及皮下脂肪的厚度，以判断治疗效果。

【预防】

（1）提倡母乳喂养，及时添加辅食，对母乳不足或不宜母乳喂养者应补以含优质蛋白的代乳品（如牛乳），防止单纯以淀粉类食品、炼乳或麦乳精喂养。

（2）按时进行预防接种，积极治疗小儿腹泻，防治传染病和先天的消化道畸形。保证睡眠，坚持户外活动与体育锻炼，纠正不良的卫生和饮食习惯，不偏食、不挑食。

（3）定期进行体格检查，监测生长发育指标，定期测量体重，并随时记录在生长发育监测图上，如发现体重增长缓慢或不增，应尽快查明原因，及时予以纠正。

【健康教育】

向家长介绍营养不良的常见原因及预防方法，介绍科学育儿的知识；纠正小儿的不良饮食习惯，避免偏食，避免强迫小儿进食，以防产生畏食心理。加强小儿体格锻炼，坚持户外活动，增加抵抗力。保证充足睡眠，预防感染，按时进行预防接种。有先天畸形的患儿应及时手术治疗；做好生长发育监测。

知识扩展

与小儿营养不良混淆的疾病鉴别

1. 进行性脊髓性肌萎缩 为常染色体隐性遗传性脊髓前角细胞变性。临床也表现为肌萎缩与无力，病程呈逐渐进展。但常见肌束颤动，肢体远端肌萎缩也多较为明显，血清酶学检查多无异常，肌电图特征是神经元性损害。

2. 多发性肌炎 起病较急，进展较快，常伴有肌痛或发热，无阳性家族史。实验室检查可有红细胞沉降率增快。肌肉活体组织检查可见炎性改变。

3. 重症肌无力 晚期可有肌萎缩。但肌无力为波动性，常晨轻暮重，抗胆碱酯酶类药物试验阳性。血清肌酶无升高，抗乙酰胆碱受体抗体多为阳性。肌电图检查时以重复频率刺激神经，可见动作电位波幅渐减。肾上腺皮质激素或抗胆碱酯酶类药物治疗有效。

4. 肌萎缩性侧索硬化症 儿童较少见。有肌肉萎缩及无力，病程逐渐进展。但常伴肌束颤动，并有肌张力增高、腱反射亢进及病理征阳性等上运动神经元损害的表现。

目标检测

一、单项选择题

1. 营养不良的最初症状是（　　）

A. 智力发育障碍　　B. 肌张力低下　　C. 身长（高）低于正常

D. 体重不增　　E. 运动功能发育落后

2. Ⅱ度营养不良患儿腹壁下脂肪厚度应是（　　）

A. 0.4～0.8cm　　B. 0.5～0.6cm　　C. 0.4cm以下

D. 0.1～0.2cm　　E. 基本消失

3. 营养不良最常见的原因是（　　）

A. 维生素A缺乏　　B. 日照不足　　C. 生长发育迅速

D. 吸收障碍　　E. 喂养不当

4. 中、重度营养不良患儿热量供应的原则是（　　）

A. 由少逐渐增加至正常需要量

B. 由少迅速增加至正常需要量

C. 由少逐渐增加至超过正常需要量

D. 由少迅速增加至超过正常需要量

E. 由少迅速增加至正常需要量的2倍

5. 轻度营养不良患儿调整饮食时，起始供给的热量为（　　）

A. 35～45kcal/kg　　B. 45～55kcal/kg　　C. 60～80kcal/kg

D. 80～100kcal/kg　　E. 100～120kcal/kg

6. 重度营养不良患儿调整饮食时，起始供给的热量为（　　）

A. 35～45kcal/kg　　B. 45～55kcal/kg　　C. 60～80kcal/kg

D. 80～100kcal/kg　　E. 100～120kcal/kg

7. 给予营养不良患儿肌内注射苯丙酸诺龙的目的是（　　）

A. 增强机体抵抗力　　B. 促进机体蛋白质合成

C. 促进机体脂肪合成　　D. 促进机体糖原合成

E. 促进营养物质的消化吸收

8. 患儿，6个月。体重5.5kg，生后母乳喂养，量少，未增添辅食。查体：精神可，面色稍苍白，腹部皮下脂肪0.5cm，最可能的诊断是（　　）

A. 正常儿　　B. 佝偻病　　C. Ⅰ度营养不良

D. Ⅱ度营养不良　　E. Ⅲ度营养不良

二、填空题

1. 营养不良的常见并发症有__________、__________、__________、__________，其中可以使患儿致命的是__________。

2. 营养不良患儿容易缺乏多种维生素，其中__________缺乏最常见，并且可致干眼症。

三、问答题

1. 给予营养不良患儿饮食调节的原则是什么？补液时应该注意什么问题？

2. 12个月小儿，男，面色略苍白，精神状态欠佳。查体：身高70cm，体重7.2kg，皮下脂肪的厚度为0.5cm。经医生检查后诊断为轻度营养不良。诊断依据是什么？对该患儿在饮食护理方面应注意哪些问题？怎样预防小儿营养不良？

第二节 维生素D缺乏性佝偻病患儿的护理

微课

PPT

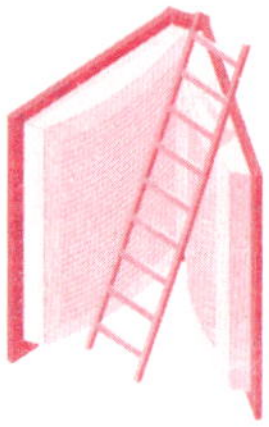

【学习目标】

1. **掌握** 维生素D缺乏性佝偻病的分期及各期症状与体征；维生素D缺乏性佝偻病的护理诊断、预防与护理措施。

2. **熟悉** 维生素D缺乏性佝偻病的主要病因。

3. **了解** 维生素D缺乏性佝偻病的辅助检查与治疗要点。

案例分析

案例：宝宝9个月，因母乳不足而混合喂养，7个月开始添加蛋黄。平时易激惹、睡眠时头部经常出汗；头部颅骨成方形；手腕与脚踝处可见环状隆起。血生化检查：血清钙稍降低，血磷明显降低，钙磷乘积<30，碱性磷酸酶增高。请问：你认为医生会对该小儿作出怎样的诊断？为什么？

分析：该患儿符合佝偻病激期（活动期）的症状和体征。佝偻病激期的患儿常有易激惹、多汗等症状，同时伴有骨骼方面的改变。该患儿头部颅骨成方形，即方颅；手腕与脚踝处可见环状隆起，即手镯和脚镯；而且钙磷乘积<30，碱性磷酸酶增高。所以医生会对该小儿作出佝偻病激期的诊断。

小儿佝偻病在婴儿期比较常见，是由于维生素D缺乏引起体内钙、磷代谢紊乱而致骨骼钙化不良所引起的一种疾病，是我国“小儿四病”之一的常见病。小儿佝偻病可与日光照射的长短有直接的关系。接下来就让我们一同来学习有关小儿佝偻病的病因、发病机制、预防、治疗及护理方面应注意的问题。

维生素D缺乏性佝偻病是由于体内维生素D不足使钙、磷代谢紊乱而产生的一种以骨骼病变为特征的全身慢性营养性疾病，多见于2岁内婴幼儿。因为婴幼儿生长快、户外活动少，所以是发生维生素D缺乏性佝偻病的高危人群。特别是我国的北方，由于冬季长、日照短，致使小儿佝偻病的患病率高于南方。小儿佝偻病是我国儿科重点防治的“四病”之一。

【病因】

1. 日光照射不足 是最主要的病因。体内维生素D的主要来源为皮肤内7-脱氢胆固醇经紫外线照射生成。婴幼儿室外活动不足；高大建筑阻挡日光照射；大气中的烟雾、尘埃吸收部分紫外线；冬季日照短，紫外线较弱；而且紫外线穿透力比较弱，不能通过普通玻璃窗。特别是北方的冬季，小儿户外活动少，紫外线照射明显不足，因此，易造成内源性维生素D生成不足。

2. 维生素D摄入不足　天然食物中含维生素D较少，母乳及其他乳类中维生素D含量也很少，生后不及时补充维生素D及鱼肝油等。

3. 生长速度快　早产及双胎婴儿生后生长发育快，需要维生素D较正常婴儿多，若未能及时补充易造成维生素D缺乏。

4. 体内贮存不足　母亲妊娠期、特别是妊娠后期维生素D补充不足；母亲患有严重营养不良性疾病；早产、双胎可使婴儿体内贮存不足。

5. 疾病的影响　胃肠道、肝、胆、肾等疾病可影响维生素D的合成和钙的吸收。

【发病机制】

婴幼儿体内维生素D的来源有三个途径，即内源性、外源性、胎儿通过胎盘从母体获得。

1. 内源性　皮肤经紫外线照射合成是主要来源，为内源性来源。人与高等动物的皮肤中存在一种名为7－脱氢胆固醇的物质，经阳光中的紫外线照射后转变成维生素D_3，再经肝脏、肾脏的代谢与转化转变成有活性的1,25－二羟胆骨化醇。

2. 外源性　从食物中摄取是外源性来源。维生素D可来自动物性食物，尤其是由海产类的鱼肝中提炼的鱼肝油。自然界中纯天然食物含有维生素D的非常少，母乳中维生素D的含量也很少；动物肝脏、蛋黄、奶油和奶酪中含有一定量的维生素D；瘦肉、纯奶、坚果中含有微量的维生素D。

3. 胎儿通过胎盘从母体获得　胎儿体内25－羟（25－OH）维生素D_3的贮存可满足生后一段时间的生长需要。早期新生儿体内维生素D的量与母体维生素D的营养状况及胎龄有关。所以孕妇要及时补充维生素D，多晒太阳。

维生素D的功能是促进肠道对钙、磷的吸收；促进肾小管对磷和钙的重吸收；促进成骨细胞功能，使钙盐沉积在骨质生长部位。所以，维生素D缺乏会导致钙和磷的供应不足，引起骨样组织钙化障碍、骨样组织堆积，出现骨骼改变。

【症状与体征】

该病最常见于3个月至2岁婴幼儿，特别是小婴儿。主要表现为神经、精神症状与骨骼的改变。患儿生长最快部位的骨组织钙化不全，肌肉松弛及神经兴奋性增高。临床分为四期：初期（早期）、激期（活动期）、恢复期和后遗症期。

1. 初期（早期）　多见6个月内小儿，特别是3个月内多见。主要表现为非特异性神经精神症状，如易激惹、烦躁不安、睡眠时易惊醒、头部多汗（与室温和季节无关）、枕秃（出汗刺激头皮引起婴儿摇头、蹭枕所致）。

2. 激期（活动期）　初期患儿若未经适当治疗可发展为激期。激期除有上述症状外，主要表现为骨骼改变。

（1）头部　颅骨软化（3~6个月），似乒乓球；方颅或鞍形颅（7~8个月）为骨样组织堆积形成；出牙迟缓；前囟过大或延迟闭合。

（2）胸部　一般在1岁左右出现。

1）肋膈沟　又称郝氏沟，由于下前侧胸壁的肋骨外翻附着在膈肌上的胸壁向内凹陷形成沟状。

2）肋骨串珠　在肋骨和肋软骨交界处因骨化不全堆积形成钝圆形突起（第7～10肋明显）。

3）鸡胸，表现为胸骨体向外突出；漏斗胸，表现为胸骨剑突向内凹陷。

（3）四肢与脊柱

1）手腕处与脚踝骨处可见环状隆起，似手镯或脚镯，多见于6个月以上小儿。

2）下肢由于承重，可出现O形腿或X形腿。

3）严重者可出现脊柱后突或侧弯。

4）运动功能及智力发育迟缓；头颈软弱无力；免疫功能低下；腹部膨隆，呈蛙型腹。

3. 恢复期　经适当治疗后，临床症状和体征逐渐减轻或消失，精神活泼，肌张力恢复。

4. 后遗症期　多见于2岁以后；临床症状消失，留有不同程度的骨骼畸形。

【辅助检查】

1. 初期　无明显骨骼改变，X线检查骨骼可正常或钙化带稍模糊；血清25－(OH) D_3下降；血钙正常或稍低，血磷降低，钙磷乘积稍低（30～40），碱性磷酸酶正常或升高。

2. 激期　X线检查示长骨钙化带消失，干骺端呈毛刷样、杯口状改变，骨骺软骨带增宽，骨密度减低，可有骨干弯曲畸形或青枝骨折。血生化示血清钙稍降低，血磷明显降低，钙磷乘积 <30，碱性磷酸酶增高。

3. 恢复期　血清钙磷浓度、钙磷乘积逐渐恢复正常，碱性磷酸酶开始下降，4～6周恢复正常；X线检查长骨重新出现不规则的钙化带。

4. 后遗症期　血生化及骨骼X线检查除仅有不同程度的骨骼畸形外均正常。

【治疗要点】

治疗原则为控制活动期，防止骨骼畸形。尽可能以口服为主，口服一般剂量为2000～4000IU/d，1个月左右改预防量400IU/d。不能口服者可一次大剂量肌内注射维生素 D_3 20万～30万IU，2～3个月后改用预防量口服。3个月以下患儿或有手足搐搦症（详见第三节）病史的患儿，注射维生素 D_3 前2～3天至注射后2～3周需按医嘱加服钙剂，防止低钙抽搐。

大剂量治疗中应监测血生化指标，避免高钙血症、高钙尿症。除采用维生素D治疗外，应注意加强营养，及时添加辅食，坚持每日户外活动。膳食中钙摄入不足时，应适当补充钙剂。严重骨骼畸形者需外科手术矫治。

【护理诊断】

1. 营养不足（维生素D缺乏）　与日光照射不足、维生素D摄入不足有关。

2. 有感染的危险　与胸廓畸形、免疫功能低下有关。

3. 潜在并发症　维生素 D 中毒。

4. 知识缺乏　家长缺乏对佝偻病的预防和护理知识。

【护理目标】

患儿多汗、易惊等神经精神症状消失；钙、磷乘积正常，碱性磷酸酶正常；X 线显示骨密度增加并逐渐恢复正常；无感染、无维生素 D 中毒发生；无骨骼受伤；家长了解小儿佝偻病的预防、护理知识，能正确配合治疗与护理。

【护理要点与措施】

1. 生活护理

（1）坚持每日户外活动，接受日光照射，在不影响保暖的情况下尽量暴露皮肤，直接接受阳光照射。夏季气温高时，应避免太阳直射，可在阴凉处活动。冬季在条件允许的情况下，室内活动时可适当开窗，让紫外线能够透过，但北方要注意保暖。初步到户外活动的小婴儿应逐渐增加每日晒太阳的时间。

（2）注意及时添加含维生素 D 及钙相对较多的食物，如动物肝脏、鱼类、蛋类、裙带菜、海带、瘦肉、奶油、奶酪等。

2. 补充维生素 D　正常足月儿生后 2 周开始口服维生素 D 400IU/d；早产儿、低出生体重儿、双胎儿生后 1 周即应补充维生素 D 800IU/d，3 个月后改 400IU/d。口服至 2 岁。

3. 预防骨骼畸形　尽量减少患儿负重，避免久坐、久站、久行，以防发生骨骼畸形。严重佝偻病患儿肋骨、长骨易发生骨折，所以护理动作要轻柔，避免重压和强力牵拉。

4. 预防感染　保持空气新鲜，温湿度适宜，阳光充足，避免交叉感染。

5. 预防维生素 D 中毒　严格按医嘱用药，维生素 D 服用过量可导致中毒。其常见表现是厌食、恶心、倦怠、烦躁不安、低热，甚至出现呕吐、腹泻、顽固性便秘、体重下降；密切观察病情，若发现患儿出现维生素 D 中毒症状时，应立即停用维生素 D，避免阳光照射，及时通知医生。

6. 加强体格锻炼　鼓励做俯卧、抬头、扩胸等动作，下肢可做肌肉按摩。对已有骨骼畸形者可采取主动和被动运动的方法矫正。遗留胸廓畸形者可做俯卧位抬头展胸运动。下肢畸形者可实行肌肉按摩：O 形腿按摩外侧肌，X 形腿按摩内侧肌。对于行外科手术矫正者，指导家长正确使用矫形器具。

【预防】

小儿佝偻病的预防关键在于日光照射与及时适量补充维生素 D，同时注意及时添加副食。孕妇也要注意多晒太阳，在妊娠后期适量补充维生素 D，使胎儿能贮存充足维生素 D，以满足生后一段时间生长发育的需要。

【健康教育】

向家长介绍护理患儿的注意事项，避免过早行走、久坐、久站等；指导家长学习矫正骨骼畸形的方法，如俯卧、抬头、扩胸、按摩等动作。指导家长正确应用维生素D，讲解维生素D过量的危害性及中毒的表现；介绍佝偻病的预防、护理知识；鼓励户外活动与日光浴，选择富含维生素D、钙、磷和蛋白质的食物；宣传母乳喂养。

目标检测

一、单项选择题

1. 口服维生素D治疗佝偻病，每日2000～4000IU，一般持续多久再改为预防量（　　）

A. 3～4周　　B. 5～6周　　C. 1周左右
D. 2～3个月　　E. 到骨骼症状消失

2. 下列预防小儿佝偻病补充维生素D的各种措施中，错误的是（　　）

A. 增加富含维生素D的食物　　B. 增加富含矿物质的食物
C. 大量快速地补充维生素D　　D. 给予适量维生素D
E. 接受日光照射

3. 维生素D的转化中活性最强的是（　　）

A. 7－脱氢胆固醇　　B. 胆骨化醇
C. 麦角骨化醇　　D. 25－羟维生素D
E. 1,25－二羟维生素D

4. 人体维生素D的主要来源是（　　）

A. 紫外线照射皮肤而合成　　B. 动物肝中的维生素D
C. 蛋黄中的维生素D　　D. 母乳中的维生素D
E. 牛乳中的维生素D

5. 维生素D缺乏性佝偻病的主要原因是（　　）

A. 日光照射不足　　B. 生长发育迅速
C. 肝肾功能不全　　D. 维生素D摄入不足
E. 饮食中钙磷比例不合适

6. 佝偻病激期的主要临床表现是（　　）

A. 神经精神症状　　B. 骨骼改变　　C. 肌肉松弛
D. 手足搐搦　　E. 惊厥、喉痉挛

7. 佝偻病骨样组织堆积的表现是（　　）

A. 方颅　　B. 乒乓颅　　C. 前囟宽大
D. 出牙延迟　　E. 睡眠不安

8. 预防佝偻病需要特别强调的首先是（　　）
A. 合理喂养　　B. 多晒太阳　　C. 口服钙剂
D. 长期口服鱼肝油　　E. 多吃富含维生素 D 的饮食

二、填空题

1. 小儿佝偻病的分期为________、________、________、________。
2. 小儿佝偻病的预防关键是________与________。

三、问答题

1. 正常足月儿、早产儿为预防佝偻病的发生，需要如何口服维生素 D？需要服用多久？

2. 宝宝 15 个月，1 月在北方出生。平时易激惹、睡眠时头部出汗；有方颅、枕秃；胸部有肋骨串珠。血生化检查：血钙磷乘积 < 30，碱性磷酸酶增高。X 线检查：临时钙化带消失。请问：宝宝出现了什么问题？在护理方面护理应注意哪些问题？对患儿家长应该如何给予指导？

第三节　维生素 D 缺乏性手足搐搦症患儿的护理

PPT

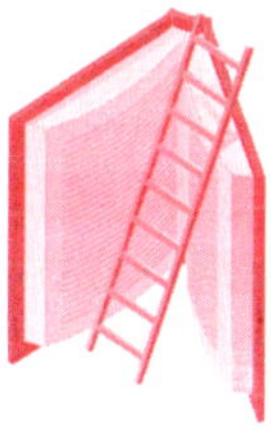

【学习目标】

1. **掌握**　维生素 D 缺乏性手足搐搦症的辅助检查、治疗要点；维生素 D 缺乏性手足搐搦症的预防、护理要点与措施。

2. **熟悉**　维生素 D 缺乏性手足搐搦症的症状与体征、护理诊断。

3. **了解**　维生素 D 缺乏性手足搐搦症主要病因和直接原因。

案例分析

案例：患儿，4 个月，睡眠时常烦躁哭闹，难以入睡，有枕秃和颅骨软化，临床诊断为佝偻病。遵医嘱给患儿肌内注射维生素 D_3 30 万 U 后突然发生全身抽搐，先后发作 3 次，每次 20～60 秒，发作停止时精神如常，体重 6.5kg，体温 37.9℃。实验室检查示血清钙 1.65mmol/L。请问：为什么给患儿肌内注射维生素 D 后会出现抽搐？我们遇到这种情况应如何处理？

小儿维生素 D 缺乏性手足搐搦症（tetany of vitamin D deficiency）又称佝偻病性低钙惊厥或婴儿手足搐搦症。由于维生素 D 缺乏，甲状旁腺代偿功能不足，导致血清钙离子浓度降低而致神经 - 肌肉兴奋性增高，出现惊厥、手足肌肉抽搐或喉痉挛等表现。常见于 2 岁以下小儿，4 个月至 3 岁婴幼儿最多见。

【病因与发病机制】

由于维生素D缺乏使血清钙离子浓度降低而导致神经－肌肉兴奋性增高。因此，血清钙离子浓度降低是引起惊厥、喉痉挛或手足搐搦的直接原因。下列情况可使血钙下降。

（1）维生素D缺乏早期，钙吸收减少，血钙下降，而甲状旁腺调节反应迟钝、分泌不足，骨钙不能及时游离入血，致使血钙下降。

（2）春夏季节小儿接触日光增多或者佝偻病患儿进行日光浴、接受维生素D治疗等，未能及时补钙，肠道吸收钙不足，同时骨骼加速钙化，大量钙盐沉积于骨骼，使血钙下降。

（3）人工喂养儿长期使用含磷过高的奶制品，导致血磷高、血钙低。

（4）发热、感染或者饥饿时，组织细胞分解释放磷，使血磷升高，抑制25－(OH) D_3（25－羟维生素 D_3）转化为1,25－$(OH)_2D_3$而致钙离子下降。

（5）血清钙离子水平还受pH值的影响，pH值升高，钙离子浓度降低。

【症状与体征】

典型症状为惊厥、喉痉挛、手足搐搦；常伴有烦躁、睡眠不安、易惊、夜啼、多汗等；或有不同程度的佝偻病激期表现。

1. 惊厥发作 多见于婴幼儿。如佝偻病患儿常于户外活动后发作。表现为两眼上翻、四肢及面肌抽动、神志不清；持续数秒至数分钟，发作为数日一次至一日数次或数十次不等。发作停止后意识很快恢复，神志萎靡而入睡；醒后活泼如常；无发热。发作症状轻者仅有短暂的眼球上翻和面肌抽动，神志清楚。

2. 喉痉挛 多见于2岁以下小儿，喉部肌肉、声门突发痉挛，出现呼吸困难、吸气时喉鸣；严重者可发生窒息而导致死亡。

3. 手足搐搦 多见于较大婴儿、幼儿和年长儿。手足肌肉突然出现痉挛呈弓状，手腕屈曲、手指僵直、拇指内收贴近掌心（被称为"助产士手"）；踝关节僵直、足趾弯曲向下（被称为"芭蕾舞足"）；发作停止后活动自如。

4. 特殊体征（隐性体征） 血钙浓度多在1.75～1.88mmol/L，没有典型发作症状，可通过刺激神经－肌肉引出下列体征。

（1）面神经征　用叩诊锤轻击患儿面部的颧骨弓与口角间，眼睑、口角抽动为阳性。新生儿可呈假阳性。

（2）腓反射　用叩诊锤骤击膝下外侧腓骨小头上方，足向外侧收缩为阳性。

（3）陶瑟征　用血压计袖带包裹上臂后打气，当压力在收缩压与舒张压之间时，5分钟之内患儿该手抽搐为阳性。

【辅助检查】

血钙浓度<1.75～1.88mmol/L（7.0～7.5mg/dl），或者血清钙离子浓度<1mmol/L（4mg/dl），血磷正常或者偏高。

【治疗要点】

治疗原则是止惊、补钙、给予维生素 D。方法是先止惊、后补钙，然后给予维生素 D。

1. 紧急处理 控制惊厥与喉痉挛，迅速使用镇静剂。首选地西泮，每次 0.1～0.3mg/kg，肌内或静脉注射；或苯巴比妥，每次 5～7mg/kg，肌内注射，也可应用 10% 水合氯醛，每次 40～50mg/kg 保留灌肠。喉痉挛时应先将舌头拉出口外，进行人工呼吸或加压给氧，必要时行气管插管或气管切开，保持呼吸道通畅。

2. 补充钙剂 10% 葡萄糖酸钙 5～10ml，用 10%～25% 葡萄糖液稀释 1～3 倍后缓慢推注（时间不得少于 10 分钟）或者静脉滴注。惊厥发作时，可 6 小时重复一次，直至惊厥控制后改为口服钙剂。惊厥、喉痉挛发作控制后或末期，给予 10% 氯化钙 5～10ml，用糖水稀释 3～5 倍后口服，每日 3 次，连服 3～5 天后改服 10% 葡萄糖酸钙。

3. 补充维生素 D 惊厥控制后补充钙剂。在应用钙剂的同时给予维生素 D 口服，2000～5000IU/d。重症病例可采用维生素 D_3 肌内注射，可按照维生素 D 缺乏性佝偻病的方法补充维生素 D，1 个月后改为预防量。

【护理诊断】

1. 有窒息的危险 与惊厥、喉痉挛发作有关。

2. 有受伤的危险 与惊厥、手足搐搦发作致舌咬伤、肢体碰伤、皮肤摩擦损伤有关。

3. 紧急处理不当 与家长缺乏医学知识、在家中处理惊厥与痉挛的方法错误有关。

【护理目标】

（1）患儿呼吸道通畅，不发生窒息。

（2）患儿不发生舌咬伤、肢体碰伤及皮肤摩擦损伤等。

（3）教会家长惊厥、痉挛发作时正确的处理方法。

【护理要点与措施】

1. 控制惊厥及喉痉挛 遵医嘱应用抗惊厥药物和钙剂。静脉给予钙剂时必须缓慢，以防血钙骤升引起心搏骤停；避免药液外渗造成组织坏死。保持环境安静，减少刺激。

2. 保持气道通畅 惊厥发作，就地抢救；松解衣领，头偏向一侧，清除口鼻腔分泌物，预防窒息。喉痉挛者，将舌轻轻向外牵拉，防止舌后坠阻塞呼吸道引起呼吸不畅；给予吸氧。做好气管插管或者气管切开的术前准备。

3. 专人看护以防损伤 腋下置纱布防止皮肤擦伤，为已经出牙的小儿放置牙垫防止舌咬伤；床栏遮挡并放置棉垫，防止坠床、碰伤。

4. 密切观察病情，配合治疗 注意患儿呼吸、神志的变化，详细记录发作的次数与治疗效果。随时备好急救物品与药品。

5. 及时补充钙剂，预防惊厥、抽搐发生 3 个月以下佝偻病患儿用维生素 D 治疗时，或曾经有过手足搐搦症病史的患儿，大剂量应用维生素 D 前 2～3 天至应用后 2～3 周按医嘱加服钙剂，防止低钙血症出现惊厥或抽搐。

【健康教育】

1. 预防宣教 佝偻病患儿在春夏季接受日光照射、大量补充维生素D或者遇到发热、感染等情况时，及时补充钙剂。

2. 康复指导 指导家长合理喂养；加强户外活动；遵医嘱补充维生素D，适量补充钙剂；积极预防、治疗佝偻病。教会家长惊厥、喉痉挛发作的紧急处理方法：使患儿平卧，松开衣领，颈部伸直，头后仰，以保持呼吸道通畅，同时呼叫医护人员。

知识链接

小儿四病及其特点与防治措施

"小儿四病"包括维生素D缺乏性佝偻病、营养缺铁性贫血、小儿肺炎、婴幼儿腹泻。每种疾病的特点与防治措施如下。

1. 维生素D缺乏性佝偻病 易激惹、睡眠不安、夜惊、多汗、枕秃、方颅；重者出现串珠肋、肋膈沟或鸡胸等骨骼改变。防治措施：孕妇及婴幼儿经常到户外活动，多晒太阳；给予含维生素D、钙、磷丰富的食物；提倡母乳喂养，及时添加辅食；2周岁内小儿以及早产儿、双胎儿给予维生素D口服预防。

2. 营养缺铁性贫血 面色苍白、眼睑、口唇、指甲苍白、精神不振。实验室检查示血红蛋白低于正常。防治措施：婴幼儿、儿童及孕妇及时添加含铁及维生素C较多的食品，注意蛋白质的补充；多进食含铁丰富的食品，如猪肝、瘦肉、海带、紫菜、木耳、香菇；其次是豆类、蛋类、蔬菜、水果。

3. 小儿肺炎 发热、咳嗽、喘憋，重者出现口唇青紫、鼻翼扇动、三凹征等呼吸困难的症状。防治措施：加强体格锻炼，增强机体抵抗力；避免接触患呼吸道感染的患者，做好计划免疫。

4. 婴幼儿腹泻 大便呈蛋花样或水样，每日4～10次，口干，尿少。防治措施：提倡母乳喂养；注意饮食卫生，每天将食具煮沸消毒，进食前母子都要洗手；不随地大小便，随地大小便容易污染食物而导致肠道感染。

目标检测

一、单项选择题

1. 婴儿手足搐搦症发生惊厥时首先需要做的紧急处理是（　　）

A. 输氧、人工呼吸　　B. 静注钙剂

C. 静注地西泮或苯巴比妥钠　　D. 肌注维生素D_3

E. 静滴葡萄糖、呼吸兴奋剂

2. 当血钙总量低于多少 mmol/L 称为低钙血症（ ）

A. 2.25　　B. 2.26　　C. 2.18

D. 1.75～1.88　　E. 2.05～2.15

3. 手足搐搦症的主要死亡原因是（ ）

A. 全身惊厥　　B. 手足搐搦　　C. 喉痉挛

D. 低钙血症　　E. 低血糖

4. 维生素 D 缺乏性手足搐搦症在发病机制上与佝偻病的区别是（ ）

A. 维生素 D 的缺乏　　B. 血钙降低

C. 血磷降低　　D. 甲状旁腺功能代偿不足

E. 钙磷乘积降低

5. 手足搐搦症发作时，血清钙离子浓度一般低于（ ）

A. 1.0mmol/L　　B. 1.75mmol/L　　C. 1.88mmol/L

D. 2.25mmol/L　　E. 2.45mmol/L

6. 维生素 D 缺乏性手足搐搦症患儿发生手足搐搦症状多见于（ ）

A. 新生儿期　　B. 婴儿期　　C. 幼儿期

D. 学龄前期　　E. 学龄期

7. 维生素 D 缺乏性手足搐搦症的正确治疗步骤是（ ）

A. 维生素 D→补钙→止惊　　B. 补钙→止惊→维生素 D

C. 止惊→补钙→维生素 D　　D. 维生素 D→止惊→补钙

E. 止惊→维生素 D→补钙

二、填空题

1. 由于维生素 D 缺乏使__________降低而导致__________增高使患儿出现惊厥、喉痉挛或手足抽搐。

2. 小儿患维生素 D 缺乏性手足搐搦症的主要原因是缺乏__________，而引起惊厥、喉痉挛或手足搐搦的直接原因是__________降低。

3. 维生素 D 缺乏性手足搐搦症的隐性体征有__________、__________、__________。

三、问答题

1. 维生素 D 缺乏性手佝偻病患儿在应用维生素 D 治疗时应该特别注意什么问题？

2. 患儿，4 个月，睡眠不安，头部多汗，有枕秃和颅骨软化，临床诊断为佝偻病。遵医嘱给予维生素 D_3 30 万 U 肌内注射后突然发生惊厥。实验室检查：血清钙 1.65mmol/L。请分析该患儿出现惊厥的原因是什么？如何进行紧急处理？怎样防止或者避免此类情况的发生？

第四节　肥胖症患儿的护理

PPT

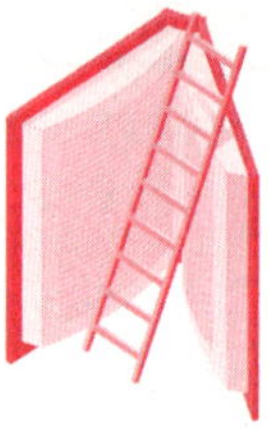

【学习目标】

1. **掌握**　小儿肥胖症的治疗要点与护理措施。
2. **熟悉**　小儿肥胖症的临床表现及其特点。
3. **了解**　小儿肥胖症的定义与主要病因。

案例分析

案例：飞飞，5 岁，身高 105cm，体重 23.5kg。平时喜欢吃甜食，食欲非常好。妈妈经常带他去肯德基吃炸鸡腿等食物。妈妈发现飞飞比同龄、同身高的孩子胖很多，很担心。所以来医院咨询医生。你能分析出医生会给飞飞作出什么诊断吗？作为护士，我们应该如何指导飞飞妈妈？

分析：根据身高与体重公式：2～12 岁儿童的身高（cm）＝年龄（岁）×7＋75，体重（kg）＝年龄×2＋8。那么，正常 5 岁儿童平均身高在 105cm，平均体重应该在 18kg 左右。而飞飞的体重已经超过了同龄、同身高儿童的 30%。医学上对体重超过按身长计算的平均体重 20% 的儿童，称为小儿肥胖症。超过 20%～29% 为轻度肥胖，超过 30%～49% 为中度肥胖。所以，医生会给飞飞诊断为中度小儿肥胖症。

作为护士，我们应该指导飞飞妈妈注意给飞飞调整饮食，培养良好的饮食习惯，杜绝过饱，鼓励飞飞多加运动，增加热量的消耗；饮食以高蛋白、低碳水化合物及低脂肪为宜，动物脂肪不宜超过脂肪总量的 1/3。多进食热量少、体积大的食物，如蔬菜及瓜果等；限制吃零食和甜食以及高热量的巧克力等。

肥胖症是指体内脂肪积聚过多，体重超过按身长计算的平均标准体重 20%；是常见的营养性疾病之一。医学上对体重超过按身长计算的平均标准体重 20% 的儿童，称为小儿肥胖症。超过 20%～29% 为轻度肥胖，超过 30%～49% 为中度肥胖，超过 50% 为重度肥胖。研究表明，小儿肥胖症常与成年后的冠心病、高血压和糖尿病等有密切关系。

【病因与发病机制】

肥胖症的病因迄今尚未完全明确，外因是以饮食过多、活动过少为主，热量摄入多于热量消耗，使脂肪合成增加是肥胖的物质基础；内因为脂肪代谢紊乱而致肥胖。一般认为与下列因素有关。

1. 营养过多　小儿摄入营养过多致使热量超过消耗量，多余的热量以甘油三酯形式储存于体内致肥胖。造成热量超过消耗量的原因之一是喂养不当所致。比如，婴儿每次哭的时候就立即喂奶，久之养成了习惯，以后婴儿每遇挫折就想找东西吃，以致造成婴儿肥胖。再者，过早给婴儿喂高热量的固体食物，使体重增加过快而形成肥胖症。妊娠后期过度营养成为生后肥胖的诱因。

2. 心理因素　该因素在肥胖症的发生上起重要作用。情绪创伤或心理障碍都有可能成为发生肥胖症的诱因。比如父母离异、丧父丧母、受到某种虐待、被过分溺爱等，还可由于胆小、恐惧、孤独等造成不合群、少活动，或者以进食为自娱而导致肥胖症。肥胖症小儿常有心理障碍如孤僻、自卑感等，可作为肥胖的起因或维持肥胖的因素之一。

3. 缺乏活动 儿童一旦肥胖形成，由于行动不便，就更不愿意活动，以致体重日增，形成恶性循环。某些疾病如瘫痪、原发性肌病、严重智能落后等，导致活动过少，消耗热量减少，发生肥胖症。

4. 遗传因素 肥胖症有一定家族遗传倾向，一般认为属多基因遗传。双亲肥胖，子代70%～80%出现肥胖；双亲之一肥胖，子代40%～50%出现肥胖；人类单纯性肥胖的发病有一定的遗传背景。有研究认为，双亲中一方肥胖，其子女肥胖率约为50%；双亲中双方均肥胖，其子女肥胖率上升至80%。

5. 中枢调节因素 正常人体存在中枢能量平衡调节功能，控制体重相对稳定。肥胖症患儿调节功能失平衡，致使机体摄入过多，超过实际需求，引起肥胖。

6. 内分泌因素 许多激素如甲状腺素、胰岛素、糖皮质激素等可调节摄食，因此推想这些激素可能参与了单纯性肥胖的发病机制。肥胖者对胰岛素抵抗而导致高胰岛素血症，而高胰岛素血症可使胰岛素受体降调节而增加胰岛素抵抗，从而形成恶性循环。胰岛素分泌增多，可刺激摄食，同时抑制脂肪分解，因此引起体内脂肪堆积。性激素在单纯性肥胖发病机制中可能起作用。

【症状与体征】

肥胖症分两大类，无明显病因者称单纯性肥胖症，目前大多数肥胖症儿童的情况属此类；有明显病因者称继发性肥胖症，常由内分泌代谢紊乱、脑部等疾病引起。肥胖症可见于任何年龄小儿，以1岁以内、5～6岁和青春期这三个年龄段为发病高峰。患儿食欲旺盛，有喜食油腻、甜食的习惯，懒于活动，体态肥胖，皮下脂肪丰厚。体重超过同龄小儿，且身高及骨龄皆在同龄小儿的高限，少数可超过，智力正常，性发育正常或提前。

单纯性肥胖者血中胰岛素水平升高，糖耐量试验和空腹血糖无明显异常。血总脂、胆固醇、甘油三酯及游离脂肪酸均增高。超声检查可见不同程度的脂肪肝。

【辅助检查】

血清甘油三酯增高；胆固醇多数增高；高胰岛素血症（可为正常值的1～4倍）。肝脏超声波检查常有脂肪肝。

【治疗要点】

1. 限制饮食 既要达到减肥目的，又要保证小儿正常生长发育，控制体重增长，使体重下降至超过该身长计算的平均标准体重的10%。重度肥胖儿童可按理想体重的热量减少30%或更多，以高蛋白、低碳水化合物及低脂肪饮食为宜，动物脂肪不宜超过脂肪总量的1/3。热量控制一般原则为：5岁以下2.51～3.35MJ/d（600～800kcal/d），5～10岁3.35～4.18MJ/d（800～1000kcal/d），10～14岁4.18～5.02MJ/d（1000～1200kcal/d）。

2. 增加运动 每日坚持运动，养成习惯。可先从小运动量活动开始，逐步增加。

要避免剧烈运动，以防增加食欲。

3. 行为治疗 教会患儿及家长行为管理方法。年长儿应学会自我监测，记录每日体重、活动、摄食及环境影响因素等情况；建立良好饮食与行为习惯。

【护理诊断】

1. 营养失调：高于机体需要量 与热量摄入过多、超过消耗量有关。

2. 自我形象紊乱 与体型过胖有关。

3. 知识缺乏 与对医学知识与营养膳食不了解有关。

【护理目标】

（1）患儿体重趋于或者低于按身长计算的同龄人标准平均体重20%以下。

（2）患儿的热量摄入能够按照年龄的治疗要求得到基本控制。

（3）教会家长掌握正确的喂养方法与饮食调整的方法。

【护理要点与措施】

1. 饮食护理 为了达到减轻体重的目的，要限制饮食。患儿每日摄入的热量必须低于机体消耗的总热量，同时必须满足小儿的基本营养及生长发育需要，以免影响其正常的生长发育。开始时不宜操之过急、使体重骤减，只要求控制体重增长，使其体重下降至超过该身长计算的平均标准体重的10%，即可不需要严格限制饮食。每日食物供能总量的减少量需要根据患儿年龄及其肥胖程度而定。

严重肥胖者可按理想体重所需热能减少30%或更多。肥胖患儿多采用低脂肪、低碳水化合物和高蛋白食谱，其中蛋白质供能占30%～35%，脂肪供能占20%～25%，碳水化合物供能占40%～45%，青春期生长发育迅速，蛋白质供能可提高至50%～60%。

2. 培养良好的饮食习惯 提倡少量多餐，杜绝过饱，鼓励患儿选择热能低的食品，如萝卜、青菜、黄瓜、番茄等。食品应以蔬菜、水果为主，加适量的蛋白质。饮食要以高蛋白质、低碳水化合物及低脂肪为宜，动物脂肪不宜超过脂肪总量的1/3。供给一般需要量的维生素和矿物质；限制甜食、高热量的巧克力等食品的摄入。

3. 增加活动量 坚持运动，增加运动量，培养良好饮食与行为习惯。

【健康教育】

（1）给予家长科学喂养的指导，以便于培养小儿良好的饮食习惯，避免营养过剩。指导家长给小儿创造条件和机会增加活动量，对其实施生长发育监测，定期门诊观察。

（2）经常向学龄期及青春期儿童强调正常饮食制度及良好饮食习惯的重要性。

（3）告诉家长和儿童，进食过快也可以引起肥胖。原因是神经系统将吃饱的信号传送至大脑时会延迟几分钟，所以当感觉到吃饱的时候，实际上已经吃过量了。

目标检测

一、单项选择题

1. 肥胖症是指体内脂肪积聚过多，体重超过按身长计算的平均标准体重的（　　）

A. 10%　　B. 20%　　C. 30%
D. 40%　　E. 50%

2. 肥胖患儿多采用低脂肪、低碳水化合物和高蛋白食谱，非青春期患儿的蛋白质供能占（　　）
A. 20% ~25%　　B. 25% ~30%　　C. 30% ~35%
D. 35% ~40%　　E. 40% ~45%

3. 小儿肥胖症的正确饮食结构是（　　）
A. 以蛋白质为主　　B. 以脂肪为主
C. 碳水化合物为主　　D. 以维生素和矿物质为主
E. 以纤维素为主

二、多项选择题

1. 研究表明，小儿肥胖症常与长大后成年人的哪些疾病有密切关系（　　）
A. 肺源性心脏病　　B. 冠心病　　C. 心包炎
D. 高血压　　E. 糖尿病

2. 小儿肥胖症的护理诊断有（　　）
A. 自我形象紊乱　　B. 营养失调：高于机体需要量
C. 活动无耐力　　D. 有感染的危险
E. 知识缺乏

三、填空题

1. 体重超过按身长计算的平均标准体重的 ________ 为轻度肥胖，超过 ________ 为中度肥胖，超过 ________ 为重度肥胖。

2. 肥胖症分两大类，无明显病因者称 ________ 。有明显病因者称 ________ 症，常由内分泌代谢紊乱、脑部等疾病引起。

四、问答题

如何预防单纯性小儿肥胖症？

书网融合……

微课　　本章小结 1　　本章小结 2　　自测题

第八章 急性传染病患儿的护理

传染病的防治是人类同疾病做斗争的重要任务之一。传染病的发生、发展、消灭有着一定规律。特别是小儿抗病能力低，缺乏自我保护意识，一旦接触传染病患者，更容易被传染。因此，我们必须掌握传染病的发病规律，从而做好监测，以便控制传染源、阻断传播途径、保护好易感儿，减少小儿传染病的发生。

第一节 儿科传染病护理与管理

PPT

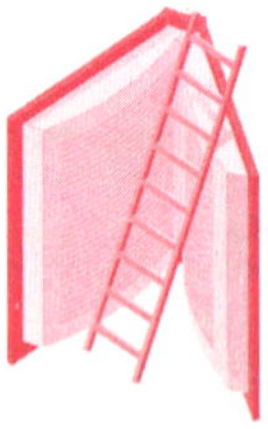

【学习目标】

1. **掌握** 小儿传染病的预防和护理管理要点。
2. **熟悉** 传染病的基本特征、临床特点。
3. **了解** 传染病流行过程和影响流行过程的因素。

一、传染病概述

传染病的基本特点是具有病原体，传染性、流行性、季节性、地方性，感染后免疫性。传染病的传播必须具备传染源、传播途径、易感人群三个基本环节。切断其中任何一个环节都能阻止传染病的流行。小儿时期免疫力低下，是各种传染病的易感人群；而且起病急、症状重，病情复杂多变，容易患并发症。

1. 传播途径 包括通过水与食物传播，通过空气飞沫传播，通过虫媒传播，通过接触传播。

2. 传染病的流行 受自然因素、社会因素的影响，包括气候、温度、湿度、地理环境、社会经济、文化教育、生活水平以及公共卫生设施和劳动环境等方面。

3. 传染病的临床特点 传染病的病程发展具有阶段性，可分为四个阶段。

（1）潜伏期 指从病原体侵入人体到开始出现临床症状为止。了解潜伏期的意义在于：①判断受感染时间，追踪传染源，查找传播途径；②确定接触者的留验、检疫和医学观察期限；③确定免疫接种时间；④评价预防措施效果。

（2）前驱期 指从起病至临床症状明显的时期，起病急骤者可无前驱期。

（3）临床症状期 指传染病患者出现疾病特异性症状和体征的时期，此期传染性最强。

（4）恢复期 临床症状基本消失，机体所遭受的损伤逐渐恢复，患者免疫力开始出现。

二、传染病患儿的一般护理

1. 建立预诊制度 在小儿门诊设预诊处，传染病门诊应有单独的治疗室、药房、化验室、观察室、厕所等，避免或减少交叉感染。患儿诊治完毕后，由指定出口离院。

2. 疫情报告制度 发现传染病后及时填写“传染病疫情报告卡”，并按国家规定的时间向防疫部门报告，以便采取措施进行疫源地消毒，防止传染病的播散。

3. 隔离消毒制度 隔离与消毒是防止传染病播散的主要措施。根据具体情况采取相应的隔离消毒措施，防止交叉感染，控制传染源，切断传播途径，保护易感人群。

4. 病情观察 急性传染病的病情进展快、变化多。小儿（尤其是婴幼儿）语言表达能力差，不会或不能准确说出病情，护理人员应掌握小儿常见传染病的临床表现及发病规律，及时仔细地观察病情变化、服药反应、治疗效果、特殊检查后的反应等。正确作出护理诊断，采取有效护理措施，随时做好各种抢救的准备工作。

5. 日常生活护理 小儿自理能力差，在患急性传染病后需要家长协助做好日常生活护理。急性期应卧床休息，症状减轻后可逐渐下床活动。

6. 症状护理 ①注意皮疹护理，严密观察皮疹的性质及出疹时间、部位、顺序对临床诊断有很大帮助。保持皮肤清洁，防抓伤继发感染。②观察生命体征尤其是体温的变化，高热可增加耗氧量，还可使患儿出现惊厥。因而患儿高热时应及时采取适当降温措施，高热伴循环不良时禁用冰水擦浴或酒精擦浴。降温伴大汗亦应注意防止虚脱的发生。③观察神志改变，根据神志改变的不同情况给予相应护理，如降温、止惊、使用脱水剂、吸痰、供氧等。

7. 心理护理 传染病患儿可因隔离而产生孤独、紧张、恐惧的心理，促使病情加重。患儿常表现出哭闹、拒食、抗拒治疗等。护理人员要倍加关注、耐心劝导患儿，使其配合治疗。对恢复期患儿鼓励适量活动，如做游戏、看电视等，保持良好情绪，促进疾病康复。

8. 健康教育 根据传染病的特点选择不同的教育方式，介绍传染病的发生、发展、转归和预防，配合医院做好消毒隔离工作，防止院内交叉感染，做好出院指导等。

三、传染病的预防

1. 管理传染源 对传染病患儿管理须做到五早：早发现、早诊断、早报告、早隔离、早治疗。根据《中华人民共和国传染病防治法》，我国法定传染病分为甲、乙、丙三类。其中乙、丙类传染病由国务院卫生行政部门根据传染病暴发流行和危害程度进行调整。

（1）甲类传染病 鼠疫、霍乱为强制管理传染病。

（2）乙类传染病 传染性非典型性肺炎、甲型 H_1N_1、艾滋病、病毒性肝炎、脊髓灰质炎、人感染高致病性禽流感、麻疹、流行性出血热、狂犬病、流行性乙型脑炎、登革热、炭疽、细菌性痢疾和阿米巴痢疾、肺结核、伤寒和副伤寒、流行性脑脊髓膜炎、百日咳、白喉、新生儿破伤风、猩红热、淋病、梅毒、钩端螺旋体病、血吸虫病、疟疾、布鲁氏菌病为乙类传染病。

2020 年 1 月国家卫生健康委员会发布公告，经国务院批准将新型冠状病毒肺炎（corona virus disease 2019，COVID－19）纳入乙类传染病，按照甲类传染病进行管理。另外，对乙类传染病中的传染性非典型性肺炎、肺炭疽、人感染高致病性禽流感、脊髓灰质炎也都要按照甲类传染病进行管理。

（3）丙类传染病　流行性感冒、流行性腮腺炎、风疹性出血性结膜炎、麻风病、流行性和地方性斑疹伤寒、黑热病、棘球蚴病、丝虫病、霍乱、细菌性痢疾和阿米巴痢疾、伤寒、副伤寒以外的感染性腹泻、手足口病列为丙类。

甲类传染病报告时间是有强制性要求的，城镇要求发病后 2 小时内通过传染病疫情监测信息网系统进行上报。我国要求责任报告单位和责任疫情报告人发现甲类传染病和乙类传染病中甲类管理的传染病，或发现其他传染病和不明原因疾病暴发时，于 2 小时内将传染病报告卡通过网络及时报告；未实行网络直报的责任报告单位应于 2 小时内以最快的通讯方式（电话、传真）向当地县级疾病预防控制机构报告，并于 2 小时内寄送出传染病报告卡。

对其他乙、丙类传染病患者，疑似患者和规定报告的传染病病原携带者在诊断后，实行网络直报的责任报告单位应于 24 小时内进行网络报告；未实行网络直报的责任报告单位应于 24 小时内寄送出传染病报告卡。

2. 切断传播途径　了解各种传染病的传播途径，严格执行消毒与隔离制度。经呼吸道传播的传染病有麻疹、水痘、流行性腮腺炎、百日咳、白喉、流行性脑脊髓膜炎等。经虫媒传播的传染病有流行性乙型脑炎。经胃肠道传播的传染病有中毒型痢疾、脊髓灰质炎。搞好卫生处理和消毒是切断传染病传播的关键步骤，管理好家禽、家畜，切断虫媒传染和动物源性传染的途径，注意做好空气消毒、手消毒和物品表面消毒。

3. 保护易感人群　远离传染源，进行预防接种。疫苗接种是预防传染病的最有力武器。主动免疫的保护作用大多可持续数年。被动免疫的保护作用时间较短。

目标检测

一、单项选择题

1. 传染病的传播途径一般是通过何种途径传播（　　）

　A. 水与食物　　B. 虫媒　　C. 空气飞沫

　D. 接触　　E. 以上都是

2. 以下属于乙类传染病甲类管理的有（　　）
   A. 传染性非典型性肺炎、炭疽中的肺炭疽
   B. 人感染高致病性禽流感、脊髓灰质炎
   C. 新型冠状病毒肺炎、艾滋病
   D. 人感染高致病性禽流感、麻疹、
   E. 新型冠状病毒肺炎、甲型 H_1N_1

3. 以下属于甲类传染病的有（　　）
   A. 传染性非典型性肺炎
   B. 流行性乙型脑炎
   C. 新型冠状病毒肺炎
   D. 手足口病
   E. 鼠疫、霍乱

4. 2020 年 1 月国家卫计委发布公告，经国务院批准将以下哪种纳入乙类传染病，并按照甲类传染病进行管理（　　）
   A. 布鲁氏菌病
   B. 新型冠状病毒肺炎
   C. 传染性非典型性肺炎
   D. 流行性脑脊髓膜炎
   E. 人感染高致病性禽流感

二、填空题

1. 经呼吸道传播的传染病有________、________、________、________、________、________等。

2. 经胃肠道传播的传染病有________、________，经媒虫传播的传染病有________。

3. 按传染病的病程发展可分为四个阶段________、________、________、________。

4. 传染病流行的三个环节是________、________和________。因此，传染病的预防是管理________、切断________、保护________。

5. 对传染病患儿管理必须做到五早：________、________、________、________、早治疗。

三、问答题

了解传染病潜伏期的意义是什么?

第二节　麻疹患儿的护理

PPT

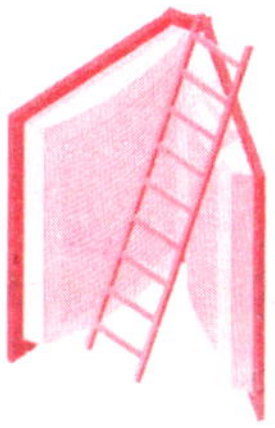

【学习目标】

1. **掌握**　麻疹的预防、护理诊断与护理措施。
2. **熟悉**　麻疹的典型症状、体征与并发症。
3. **了解**　麻疹的病因与皮疹特点。

案例分析

案例：患儿，男，11个月，因“发热、咳嗽6天，加重伴皮疹2天”入院。患儿5天前出现发热，呈中度发热，伴轻咳、流涕、流泪、畏光。入院前2天发热加重，同时咳嗽加剧，双眼红、有较多分泌物，耳后、颜面部、颈部、躯干等处出现皮疹。患儿精神状态欠佳，食欲减退。经询问家长得知患儿未接种麻疹疫苗，1周前有与麻疹患儿的接触史。查体：T 39.3℃，P 128次/分，R 38次/分，神情萎靡，呼吸急促；头部、颈部、躯干及四肢上端皮肤可见红色斑丘疹，双眼结膜充血明显并有分泌物，咽充血，颊黏膜有直径大约1.0mm灰白色小点，周围略微红。双肺呼吸音粗，未闻及啰音，心音有力，律齐，腹软，肝脾未扪及。实验室检查：颊黏膜涂片找到少量多核巨细胞；外周血WBC 11.0×10^9/L，N 0.73，L 0.27；麻疹病毒抗体IgM（++），胸部X线显示为支气管肺炎。请问该患儿最有可能发生了什么情况？

分析：根据患儿症状与体征，符合麻疹的诊断。麻疹一般从发热开始直至出疹为3～4天，首发症状为发热，体温可达39℃以上，热型不定；伴有咳嗽、流涕、流泪、咽部充血、头痛、食欲减退、精神不振等。结膜充血、流泪、畏光、眼睑水肿是麻疹前驱期的特点，颊黏膜处的灰白色小点为麻疹黏膜斑，是麻疹的重要诊断依据之一。所以该患儿是患了麻疹，且并发小儿支气管肺炎。小儿支气管肺炎是麻疹最常见的并发症。

麻疹是由麻疹病毒所致的小儿常见的急性呼吸道传染病，临床以发热、咳嗽、流涕、眼结膜炎、科氏斑（Koplik spot）及全身斑丘疹为主要表现。患病后获得的免疫力持久，多数人可终身免疫。我国自20世纪60年代开始普遍接种麻疹疫苗，使麻疹发病率一直保持下降的趋势。近年来，不足6个月的婴儿和年长儿患麻疹成为我国麻疹流行的新特点。按时接种麻疹减毒活疫苗是预防小儿患麻疹的有效方法。

【病因与发病机制】

麻疹病毒属副黏病毒，在体外生存力弱，加热至56℃，30分钟灭活；在阳光下和空气流通环境中，半小时失去活力；对消毒剂敏感。病毒存在于患者的口、鼻、咽、眼分泌物及血、尿中，出疹前后5天，可自这些体液中分离出来。

麻疹病毒随空气飞沫侵入呼吸道、口咽部和眼结膜上皮细胞及局部淋巴结。在上皮细胞和局部淋巴组织中繁殖并进入血液，于感染后第2～3天引起第一次病毒血症。被单核－吞噬细胞系统（肝、脾、骨髓）吞噬后在其内大量繁殖。在感染后第5～7天，大量复制后的病毒再次进入血液，形成第二次病毒血症。因病毒播散至全身各组织器官而引起一系列临床表现。病毒可随鼻咽分泌物、尿液、血液传播。

【流行病学】

麻疹患者是唯一的传染源，出疹前后5天均有传染性，有并发症者传染性可延至出疹后10天。主要经呼吸道进行传播，密切接触者亦可经污染病毒的手传播。病毒通过患者打喷嚏、咳嗽和说话等产生的空气飞沫传播。未接种麻疹疫苗的小儿或儿童均为易感人群。全年均可发病，冬、春季多见。

【症状与体征】

1. 潜伏期　一般为6～18天，接受过免疫者延长至3～4周。潜伏期末可有低热。

2. 前驱期（出疹前期）　一般从发热开始至出疹，常持续3～4天。首发症状为发热，体温可达39℃以上，热型不定；伴有咳嗽、流涕、流泪、咽部充血、头痛、食欲减退、精神不振等。结膜充血、流泪、畏光、眼睑水肿是麻疹前驱期的特点。发热2～3天后，约90%的患儿出现科氏斑，在口腔两侧颊黏膜部位第一磨牙对应处可见直径0.5～1.0mm灰白色小点，其周围有红晕（即科氏斑），随后迅速增多并融合。科氏斑是早期诊断麻疹的有力依据。皮疹出现后1～2天迅速消退。

3. 出疹期　一般为3～5天，多在发热3～4天后出皮疹。典型麻疹出疹顺序为耳后发际→面部→颈部→躯干→四肢→手心→足底。皮疹初为不规则淡红色斑丘疹，疹间皮肤正常，以后逐渐融合成片，颜色加深呈暗红，压之褪色。出疹时伴随全身中毒症状加重，体温骤升，咳嗽加重，嗜睡、烦躁、谵妄、抽搐、厌食、呕吐、腹泻，肺部可闻及干、湿啰音，肝、脾、淋巴结可见肿大。

4. 恢复期　出疹3～4天后，皮疹开始按出疹顺序消退。疹退后皮肤有棕色色素沉着伴糠麸样脱屑。若无并发症，体温逐渐下降，其他症状也随之好转。7～10天痊愈。

如果体温持续不降，提示有并发症。体弱多病、免疫力低下或护理不当时可有继发严重感染者，呈重型麻疹，表现为持续高热、中毒症状重、皮疹密集融合，这时常可出现四肢发凉、血压下降等循环衰竭表现，甚至死亡。

【并发症】

最常见的并发症是支气管肺炎；还有喉炎、中耳炎、心肌炎及脑炎。恢复期患儿常可见营养不良和维生素A缺乏；结核病患儿罹患麻疹时，会使结核病恶化。

【辅助检查】

1. 血常规　白细胞总数减少，淋巴细胞相对增多。

2. 病原学检查　麻疹患儿鼻咽分泌物、痰、尿沉渣涂片见多核巨细胞，可分离出麻疹病毒。

3. 血清学检查　血清中特异性IgM抗体为阳性，有早期诊断价值。

【治疗要点】

无特异性抗病毒疗法，主要为对症治疗、加强护理、预防并发症。原则是保持水、电解质及酸碱平衡，采取正确的降温、镇静等对症疗法，补充维生素A。

积极预防、治疗并发症。①合并支气管肺炎：首选青霉素治疗，体温正常后5天，肺部啰音消失后可以停药。②合并急性喉炎：尽早使用镇静药。有痰阻塞症状时，给予雾化吸入，选用抗生素，重症者用肾上腺皮质激素以缓解喉部水肿。出现喉梗阻者应及早行气管切开术或气管插管。

【护理诊断】

1. 体温过高　与病毒血症或继发感染有关。

2. 皮肤完整性受损　与麻疹病毒感染有关。

3. 有感染的危险　与免疫功能下降有关。

4. 潜在并发症　支气管肺炎、喉炎、脑炎等。

5. 有传播感染的危险　与隔离不当、呼吸道排出病毒有关。

【护理目标】

患儿体温能降至正常；皮肤完整性良好；无感染，无并发症发生或发现并发症能及时处理；其他小儿不发生因与患儿接触感染麻疹。

【护理要点与措施】

1. 一般护理　卧床休息至皮疹消退、体温正常。提高患儿的舒适度，保持室内空气新鲜，定期开窗通风，但要避免对流。室温18～22℃，湿度50%～60%，光线柔和。多饮水，以利于排毒、退热，使皮疹出透，必要时遵医嘱静脉输液。保证充足的营养，给予清淡、易消化、营养丰富的流质饮食，少量多餐；恢复期应添加高蛋白、高维生素的食物。

2. 适当降温，维持体温稳定　麻疹患儿的发热与出疹关系密切，应严密监测体温。通常体温在39～39.5℃时，最利于出疹。麻疹患儿不宜用药物及物理方法强行降温，通常体温不超过39.5℃时不需要处理。当体温超过39.5℃甚至升至40℃以上时，或者有高热惊厥既往史的患儿，为防止惊厥可用温水擦浴，缓慢降温，或者遵医嘱用小剂量退热药控制体温，使体温降至38～38.5℃即可。禁忌使用酒精擦浴及冷敷，不可强行降温。如果应用退热药物，一般只用常用剂量的1/3～1/2，不可超过常用剂量的2/3，以避免大量出汗而至患儿脱水。

3. 皮肤、口腔、五官的护理

（1）皮肤的护理　保持皮肤清洁，床褥干燥、清洁、平整，盖被松软，衣着宽松、舒适，防止皮肤摩擦受损。忌用厚被捂汗出疹，出汗后及时擦干更换衣被。每日温水擦浴1次，禁用肥皂。出疹期保持皮肤温暖，以微汗为宜。剪指甲，以防搔抓皮肤、继发感染。皮肤瘙痒者遵医嘱涂擦炉甘石洗剂。退疹后皮肤干燥者可涂润滑油。忌用激素类止痒药物。

（2）五官的护理　①每日用生理盐水或稀释2～5倍的复方硼砂含漱液，保持口腔清洁。②室内光线柔和，避免强光照射患儿眼睛，可用生理盐水或者2%硼酸溶液冲洗双眼，也可用氯霉素眼药水或红霉素眼膏。加服维生素A，预防干眼症。③防止呕吐物或泪水流入外耳道。④及时清除鼻痂，鼻周围皮肤涂油膏，保持呼吸道通畅。

4. 预防感染传播

（1）隔离患儿　采取呼吸道隔离至出疹后5天，有并发症者延至出疹后10天。接触者隔离观察21天。若接触后接受过被动免疫制剂者应延至4周。隔离患儿至出疹后

5天，并发肺炎者延长至出疹后10天。对接触麻疹患儿的易感儿童应隔离观察21天。8个月以上儿童可接种疫苗，接触患儿的易感儿童给予被动免疫可减轻病情或防止发病。

（2）严格消毒，切断传播途径　病房内每日应进行紫外线照射。患儿衣被、玩具可在阳光下暴晒1~2小时。减少不必要的探视，医务人员接触患儿后，必须在日光下或流动空气中停留30分钟以上，才可以再接触其他患儿或易感者。流行期间不去公共场所。

（3）保护易感人群　对年幼、体弱的易感儿尽早注射免疫血清球蛋白。在接触患者5天内进行被动免疫，可防止发病及减轻病情。6天后注射可减轻症状，有效免疫期为3~8周。对8个月以上未患过麻疹的小儿及时接种麻疹疫苗。易感儿接触患者后2天内接种麻疹疫苗有预防效果。

5. 观察病情，监测并发症　观察生命体征、神志的变化和出疹情况。麻疹患儿出疹期如出现持续高热、咳嗽加剧、鼻翼扇动、喘憋、发绀、肺部啰音增多等，常提示并发肺炎，重症可致心力衰竭。患儿若出现频咳，声音嘶哑、犬吠样咳嗽，吸气性呼吸困难及三凹征，提示并发喉炎。若患儿出现嗜睡、惊厥，甚至昏迷，应注意有无并发脑炎的情况。年长儿诉耳痛，婴幼儿抓耳、烦躁不安、哭闹为中耳炎的表现。出现上述情况要及时报告，并配合治疗。

【健康教育】

1. 预防宣教　麻疹传染性强，应向家长介绍本病的流行特点、病程、隔离时间、早期症状、并发症及预后；指导家长做好消毒隔离、皮肤护理及病情观察，防止继发感染。教育家长流行期间不带易感儿去公共场所。特别注意8个月以上小儿要及时接种麻疹疫苗。注意做好心理护理。

2. 康复指导　无并发症的患儿可在家中治疗护理，指导家长观察生命体征的变化，观察出疹的情况。教会家长如何正确护理，强调对麻疹患儿不能强行降温。指导家长做好营养饮食、饮水、皮肤、五官的护理。应注意患有呼吸道感染的患者不要接触麻疹患儿，以防引起交叉感染。

目标检测

一、单项选择题

1. 典型麻疹最先出现皮疹的部位是（　　）
   A. 面部、颈部　　B. 手心、足部　　C. 耳后发际
   D. 前胸　　E. 四肢
2. 小儿初次接种麻疹减毒活疫苗的年龄是（　　）
   A. 满1个月　　B. 满3个月　　C. 满5个月

D. 满 8 个月　　E. 1 周岁

3. 口腔有科氏斑提示患有（　　）

A. 水痘　　B. 风疹　　C. 麻疹

D. 猩红热　　E. 肠道病毒感染

4. 麻疹最常见的并发症是（　　）

A. 肺炎　　B. 脑炎　　C. 心肌炎

D. 急性呼吸衰竭　　E. 急性肾功能衰竭

5. 麻疹患儿，体温 40.5℃，皮疹已出，无并发症。此时应采取的退热措施是（　　）

A. 冰袋冷敷　　B. 酒精擦浴

C. 小量使用退热药，使体温稍降　　D. 大量使用退热药，及时退热

E. 迅速降低室温

6. 为预防传染，无并发症的麻疹患儿隔离期是（　　）

A. 至体温恢复正常　　B. 出疹后 5 天　　C. 出疹后 10 天

D. 出疹后 21 天　　E. 皮疹全部消退

7. 患儿，女，7 岁，发热 3 天后于头颈部出现淡红色充血性斑丘疹，体温 39.2℃，可采取以下哪项护理措施（　　）

A. 酒精擦浴　　B. 冰袋冷敷　　C. 冰盐水灌肠降温

D. 阿司匹林口服　　E. 让患儿卧床休息，多饮温开水

二、填空题

1. 典型的麻疹皮疹的特点为__________、疹间皮肤__________、__________。

2. 麻疹最常见的并发症是__________，还有__________、__________、__________、__________等。

三、问答题

1. 何为科氏斑？有何意义？

2. 简述如何做好麻疹患儿口、眼、耳、鼻的护理。

3. 患儿，女，10 个月，因“发热、咳嗽 6 天，伴皮疹 2 天”入院。5 天前开始发热，伴轻咳、流涕、流泪、畏光，并逐渐加重。入院前 2 天发热加重，同时咳嗽加剧，为连声干咳，双眼发红，有较多分泌物，身体多部位出现皮疹，从耳后开始，面部、颈部、躯干及四肢均出现红色斑丘疹。患儿尚未接种麻疹疫苗，患病前 1 周与麻疹患儿有密切接触史。查体：T 39.2℃，P 126 次/分，R 39 次/分。头部、颈部、躯干及四肢上端皮肤可见红色斑丘疹，双眼结膜充血，有较多分泌物，咽部充血，颊黏膜可见科氏斑，双肺呼吸音略粗，未闻及啰音，心音有力，律齐，腹软，肝脾未扪及。实验室检查：颊黏膜涂片找到少量多核巨细胞；外周血 WBC 11.0×10^9/L，N 0.73，L 0.27；麻疹病毒抗体 IgM（++）。请问：该患儿的临床诊断是什么？应采取哪些护理措施？

PPT

第三节　水痘患儿的护理

【学习目标】

1. **掌握**　水痘的皮疹特点、典型症状与并发症。
2. **熟悉**　水痘的预防、护理诊断与护理措施。
3. **了解**　水痘的病因与发病机制。

案例分析

案例：患儿，男，3岁10个月，2天前无明显诱因出现发热，体温高达39.7℃，口服退热药后可退热，4～5小时后再次发热。躯干部有淡红色皮疹，瘙痒。无咳嗽、呕吐、腹泻。1天前皮疹加重，伴有水疱。发病以来精神欠佳，食欲下降。幼儿园同班有类似疾病出现。请问：该患儿最有可能发生了什么传染病？该如何预防其传播？

分析：根据患儿发热皮疹为主要临床表现；水疱先呈斑丘疹后呈水疱样且瘙痒；患儿接触人群中有类似案例，考虑为皮损水疱样的传染性疾病，最常见为水痘。

应做好呼吸道及接触隔离，隔离至疱疹全部结痂或出疹后7天。无并发症者可家庭隔离，严禁与易感儿接触；有并发症者住院隔离治疗。易感儿接触后留检3周。患儿被褥应暴晒，患儿用具要煮沸；加强室内通风或采取紫外线照射等方法进行空气消毒；对患儿的呼吸道分泌物及污染物等要进行有效的消毒处理。对高危易感个体（体弱、免疫缺陷或者接受糖皮质激素及免疫抑制治疗者）接触水痘患儿后可注射水痘免疫球蛋白或者在接触后3天内接种水痘减毒活疫苗。

水痘是由水痘-带状疱疹病毒感染引起的急性出疹性传染病，传染性强。以发热及特征性皮疹为特征。其皮疹特点是皮肤黏膜分批出现斑疹、丘疹、疱疹和结痂，并在同一时间可见四期皮疹并存。该病为自限性疾病，患病后可获得持久性免疫力，一般不会再次感染。但也有在多年后感染复发而出现带状疱疹的病例。易感儿发病率可达95%以上，学龄前儿童多见。

【病因与发病机制】

水痘-带状疱疹病毒属疱疹病毒科。病毒在体外生活能力较弱，不能在痂皮中存活，不耐酸、不耐热，对乙醚敏感，不能在痂皮中存活，但在疱疹液中可长期存活。

水痘-带状疱疹病毒主要由飞沫传播，病毒侵入机体后在呼吸道黏膜细胞中复制，而后进入血液，形成病毒血症。在单核-吞噬细胞系统内再次增殖后释放入血，形成第二次病毒血症。因病毒间歇性播散入血，所以水痘皮疹会分批出现，并在同一时间可表现为多种形态皮疹同时存在。皮肤病变仅限于表皮棘细胞层，因而脱屑后不留瘢痕。

【流行病学】

水痘患者是唯一的传染源。冬末、春初多发，主要通过空气飞沫经呼吸道传播，也可直接接触患者水疱疱浆或被疱浆污染的用具而传播，传染性很强，集体机构中的易感者接触后80% ~90%发病。出疹前24小时至疱疹全部结痂之前均具有传染性。任何年龄均可感染，婴幼儿和学龄前及学龄期儿童发病较多，0 ~6个月婴儿因有从母体获得的抗体而不易感染。

临床以轻度发热、全身性分批出现的皮肤黏膜斑疹、丘疹、疱疹和结痂并存为特点，全身中毒症状轻。水痘的传染性极强，易感儿童接触水痘患儿后，几乎均可患病。

【症状与体征】

典型水痘的潜伏期为14 ~16天。皮疹出现前1 ~2天可有前驱症状，如发热、头痛、咽痛、咳嗽、周身不适、乏力等。发热1 ~2天后即进入发疹期。婴幼儿一般可无前驱期症状，皮疹和全身症状多同时出现。多数患儿伴有食欲减退以及上呼吸道症状。

皮疹多首发于躯干、头部，逐渐延及面部，最后达四肢。皮疹呈向心性分布，躯干多、四肢少。水痘皮疹发展的典型特点是按斑疹、丘疹、疱疹、结痂的顺序演变，最初为红色斑疹和丘疹，迅速发展为清亮、椭圆形的水疱，周围伴有红晕。疱液先透明后混浊，且出现脐凹现象。水疱易破溃，2 ~3天迅速结痂。连续分批出现，四种皮损在同一区域可同时存在，痒感重、疱疹略呈椭圆形，周围发红。水痘初呈清澈水珠状，以后稍混浊，疱疹壁较薄易破。水痘皮损表浅，按之无坚实感，数日后从疱疹中心开始干结、成痂，经1 ~2周脱落。无继发感染者痂脱后不留瘢痕。部分患儿口腔、咽喉、结膜和生殖器等处黏膜可出现浅表的疱疹，容易破溃，破溃后形成溃疡，伴疼痛。

此外，重症水痘多发生在白血病、淋巴瘤等恶性疾病或免疫功能低下病儿。可表现为持续高热和明显全身中毒症状，出疹1周后体温仍可达40 ~41℃，患儿皮疹融合，形成大疱型疱疹或出血性皮疹，常伴血小板减少而发生暴发性紫癜。

【并发症】

最常见并发症为皮肤继性发感染，如局部皮疹化脓性感染、蜂窝织炎等，重者可有淋巴结炎、丹毒、败血症等。也可引发脑炎、肺炎等。

【辅助检查】

外周血白细胞总数正常或稍高。疱液涂片检查可发现多核巨细胞及核内包涵体。

【治疗要点】

主要是对症治疗，降温、止痒，早期使用抗病毒药物，首选阿昔洛韦。给予镇痛剂等减轻痒感，可用维生素 B_{12} 肌内注射，如有高热者可用物理降温或适量退热剂，忌用阿司匹林，以免增加发生瑞氏综合征的危险。在水痘出疹期，禁用糖皮质激素，以防病毒播散。

【护理诊断】

1. 皮肤完整性受损 与感染水痘病毒、继发细菌感染有关。

2. 有感染的危险 与免疫功能下降有关。

3. 有传播感染的危险　与隔离不当及疱液排出病毒有关。

4. 潜在并发症　肺炎、脑炎等。

【护理目标】

患儿皮肤完整性良好；不出现其他小儿由于接触患儿而感染水痘；患儿无皮肤感染，无并发症发生或发生轻微并能及时处理。

【护理要点与措施】

1. 做好皮肤护理

（1）保持舒适　卧床休息，室温要适宜，衣被合适。可用温水洗浴，保持皮肤清洁，勤换内衣，防止疱疹破溃感染、继发感染；剪短指甲，小婴儿可戴手套。

（2）减轻皮肤瘙痒　皮肤可涂炉甘石洗剂或 0.25% 冰片或 5% 碳酸氢钠溶液，亦可按医嘱口服抗组胺药物，疱疹已破溃的可以涂甲紫，继发感染者局部可用抗生素软膏。

2. 用药及护理

（1）发热患儿应卧床休息、多饮水；患儿多为低热或中等热，不必使用降温药物；如有高热可采取物理降温，但避免酒精擦浴、冷水浴等，切记不可强行降温。必要时遵医嘱给予药物降温，但忌用阿司匹林。

（2）进清淡、易消化的流质或半流质食物，保证足够营养摄入，适当补充维生素。如有口腔疱疹影响进食时可补液。

（3）避免使用糖皮质激素类药物（包括激素类软膏），以免水痘病毒播散而加重病情。疱疹溃破可用 1% 甲紫，皮肤继发感染者局部可用抗生素软膏。

（4）正在应用糖皮质激素治疗的患有其他疾病的患儿，一旦接触水痘患儿，应立即肌内注射较大剂量的丙种球蛋白或带状疱疹免疫球蛋白；如被感染水痘，糖皮质激素要在短期内递减并逐渐停药。

3. 严密观察病情　水痘患者症状一般较轻，偶可出现并发症。注意观察精神、体温、食欲及有无呕吐等，如发现患儿高热不退、咳喘，提示并发肺炎；如呕吐、头痛、烦躁不安或嗜睡，提示并发脑炎；应早发现并予以相应的治疗及护理。

4. 预防感染传播

（1）隔离传染源　做好呼吸道及接触隔离，无并发症者可家庭隔离，严禁与易感儿接触，有并发症者住院隔离治疗，隔离至疱疹全部结痂或出疹后 7 天。

（2）切断传播途径　患儿被褥应暴晒，患儿用具要煮沸；加强室内通风或采取紫外线照射等方法进行空气消毒；对患儿的呼吸道分泌物及污染物等要进行有效的消毒处理。

（3）保护易感儿　易感儿接触后留检 3 周。高危易感个体（体弱、免疫缺陷或者接受糖皮质激素及免疫抑制治疗者）接触水痘患儿后，立即肌内注射较大剂量的丙种球蛋白或水痘免疫球蛋白进行被动免疫，也可在接触后 3 天内接种水痘减毒活疫苗。

【健康教育】

水痘是自限性疾病，预后良好，一般10天左右自愈。无并发症者即可在家进行隔离护理，消除家长和患儿的思想顾虑，做好心理护理。告知家长积极配合治疗、防止皮肤继发感染，疱疹结痂后一般不会留下瘢痕。指导患儿家长有关水痘的隔离、护理知识，并强调病程中禁用糖皮质激素类药物及水杨酸类药物。为家长示范皮肤护理方法，注意检查，指导家长学会观察病情，当患儿神志、体温、呼吸、皮疹情况出现异常改变时，应立即就诊。体弱多病者、孕妇及健康儿童要特别注意，不能接触水痘患者。

知识链接

瑞氏综合征

瑞氏综合征（RS）又称脑病合并内脏脂肪变性综合征、内脏脂肪变性急性脑病、肝脂肪变性－急性脑病综合征或婴儿急性特发性脑病，死亡率高。

常见于儿童在病毒感染（如流感、感冒或水痘）发病后期，其临床特点是病毒感染后出现意识障碍、惊厥等脑病症状，肝功能异常及代谢紊乱；多发生于6个月至4岁的婴幼儿和儿童，亦可见于任何年龄段。临床表现主要是患儿病前2周内有前驱病毒感染，常伴有呼吸道或消化道感染的症状，如发热、流涕、咳嗽、腹痛、腹泻等。之后出现急性进行性脑部症状，如突然发生剧烈头痛、频繁呕吐、烦躁不安，逐渐转为惊厥、昏迷。重症患者可发生意识障碍、脑疝。发生时会影响身体的所有器官，对肝脏和大脑带来的危害最大；伴有脱水、低血糖、高血氨症等代谢紊乱的症状。如果不及时治疗，会很快导致肝肾功能衰竭、脑损伤，甚至死亡。

本病的病理表现为脑组织水肿及内脏严重而弥漫的脂肪变性，以肝脏表现最为严重。服用阿司匹林会明显增加发生瑞氏综合征的机会。通常认为是因为阿司匹林阻碍了细胞的氧化磷酸化反应，破坏了细胞膜的完整性，引起了线粒体的氧化功能障碍。因此，随着对瑞氏综合征的认识和关注，阿司匹林已被严格限制应用于小儿退热治疗。

目标检测

一、单项选择题

1. 关于水痘的叙述，不正确的是（　　）

A. 是由水痘－带状疱疹病毒引起的　　B. 以全身出现疱疹为特征

C. 感染水痘后可持久免疫　　D. 水痘痂皮有传染性

E. 冬春季发病率高

2. 丘疹、水疱、结痂同时存在的出疹性疾病是（　　）
A. 麻疹　B. 幼儿急疹　C. 风疹
D. 猩红热　E. 水痘

3. 小儿患水痘后重返托幼机构的要求是（　　）
A. 体温正常　B. 食欲好转
C. 皮疹消退　D. 全部皮疹干燥结痂
E. 全部皮疹干燥结痂后痂盖脱尽

4. 以下哪项不符合水痘的特点（　　）
A. 潜伏期为 14 ~ 16 天　B. 有瘙痒感
C. 皮疹多见于面部和四肢　D. 发热 1 ~ 2 天内出疹
E. 皮疹一般在 1 ~ 6 天内分批出齐

5. 典型水痘皮疹的特点是（　　）
A. 均为水滴样疱疹　B. 皮疹呈离心性分布
C. 首发于头面部　D. 预后留瘢痕
E. 丘疹、新旧疱疹和结痂同时存在

6. 皮疹首发于躯干，呈向心性分布的疾病是（　　）
A. 麻疹　B. 水痘　C. 猩红热
D. 百日咳　E. 流行性腮腺炎

7. 患儿低热，伴流涕。皮肤黏膜丘疹、新鲜和陈旧的水疱疹以及干痂并存，疱疹有痒感。其最有可能的诊断是（　　）
A. 麻疹　B. 水痘　C. 风疹
D. 幼儿急疹　E. 药物疹

二、填空题

1. 水痘患儿应隔离至__________或__________。

2. 水痘患儿禁止应用__________药物降温；并且禁止将__________类软膏涂到皮疹上。

三、问答题

患儿，男，10 岁，2 天前无明显诱因出现发热，自服用抗病毒冲剂效果不佳。体温 38.4℃，背部可见有淡红色斑丘疹及水疱，痒感重。无咳嗽、呕吐、腹泻。1 天前皮疹加重，伴有水疱。发病后精神欠佳，无其他不适。同班同学有一人因水痘病假在家休息。否认药物过敏史。咽部充血，扁桃体Ⅰ度肿大，咽部可见水疱样疹。双肺呼吸音清，未闻及啰音。心率 110 次/分，律齐。心音有力，未闻及杂音。血常规：Hb 115g/L，RBC 3.9×10^{12}/L，WBC 5.0×10^{9}/L，未见异型淋巴细胞，PLT 315×10^{9}/L。经医生诊断为水痘。请问：在用药过程中应该注意哪些问题？如何指导家长进行正确的家庭护理？

第四节　猩红热患儿的护理

PPT

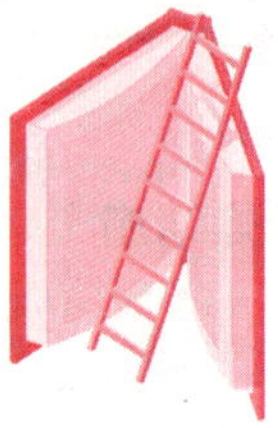

【学习目标】

1. **掌握**　猩红热的预防、护理诊断与护理措施。
2. **熟悉**　猩红热的典型症状、体征与并发症。
3. **了解**　猩红热的病因与皮疹特点。

案例分析

案例：患儿，男，1 天前无明显诱因突发高热，伴咽痛，口服退热药效果不佳。今晨仍发热，同时躯干四肢出现许多红色斑丘疹，略痒。伴恶心、食欲明显减退，无呕吐、腹泻。患儿同班同学有数人因发热而请假。患儿平素身体健康，按时预防接种，出生史、个人史、家族史无特殊记载。查体：T 39.5℃，P 105 次/分，R 25 次/分。神志清楚，精神差，面色潮红，口唇苍白。全身皮肤可见密集细小红色点状皮疹，疹间皮肤潮红，皮疹以颈部、肘窝和腹股沟等处较为密集，压之褪色。颈部和颌下可触及数枚花生米大小的淋巴结，质软，压痛（+）。口腔黏膜未见斑疹。咽部充血，双侧扁桃体Ⅱ度肿大。心、肺、腹（-）。

辅助检查：外周血 Hb 120g/L，WBC 15.2×10^9/L，N 0.86，尿常规（-），CRP 增高。请问该患儿最有可能发生了什么传染病？该如何预防其传播？

分析：临床诊断最可能是猩红热。因为根据患儿全身皮肤密集细小红色点状皮疹，疹间皮肤潮红，皮疹以颈部、肘窝和腹股沟等处为密集，类似猩红热皮疹。另外，其颈部和颌下淋巴结肿大、咽部充血、双侧扁桃体肿大，考虑是 A 族乙型溶血性链球菌感染引起的。

可通过以下方式预防其传播：呼吸道隔离至症状消失后 1 周，连续咽拭子培养 3 次阴性。有化脓性并发症者应隔离至痊愈为止。室内通风或用紫外线照射消毒，对患儿的鼻、咽分泌物用含氯消毒液消毒，患儿接触过的物品应浸泡、熏蒸或者经日晒方法消毒。密切接触者须医学观察 7 天，可口服磺胺类药物或应用青霉素 3～5 天以预防。

猩红热是由 A 族乙型溶血性链球菌引起的急性传染病，临床上以发热、咽峡炎、扁桃体化脓、全身弥漫性红疹为主要特征，患者疹退后有明显脱屑，也有极少数人在病后 1～5 周可出现变态反应性心、肾、关节的损害。

【病因与发病机制】

95% 猩红热由 A 族乙型溶血性链球菌（又称为 A 族 β 溶血性链球菌）引起，能产生致热性外毒素（又称红疹毒素）和溶血素，感染人体后引起猩红热。乙型溶血性链球菌对热及消毒剂敏感，经 56℃ 30 分钟加热及一般消毒剂均可将其杀灭。

猩红热的发病主要有以下三种病变。①菌体局部增殖：可以引起化脓性炎症，如急性化脓性扁桃体炎、中耳炎、蜂窝织炎等，重者可以发生败血症。②毒素作用：细菌产生的红疹毒素可以引起全身毒血症状，使皮肤血管充血水肿、黏膜的血管弥漫性充血，形成点状充血样皮疹，溶血毒素可以溶解红细胞、杀伤白细胞和血小板等，甚至损伤心肌。③变态反应性病变：在病期 2～3 周时，一部分患者会发生急性肾小球肾炎或风湿性心内膜炎等，可能与免疫复合物形成有关。

【流行病学】

猩红热患者和带菌者是主要传染源，以发疹前 24 小时至出疹期传染性最强。主要通过飞沫传播，也可以通过皮肤伤口或产道等处传播形成“外科型”或“产科型”猩红热。人群普遍容易感染，以 5～15 岁儿童发病率高。感染后人体可以产生抗菌免疫力和抗毒免疫力。全年均可发病，以冬春季为多。

【症状与体征】 微课

1. 潜伏期　1～7 天，多为 2～5 天，

2. 前驱期　一般不超过 24 小时，少数可达 2 天。大多骤起畏寒、发热，重者体温可升到 39～40℃，伴头痛、咽痛、食欲减退、全身不适、恶心、呕吐。咽部可见充血、水肿，扁桃体上可见点状充血或米粒大的出血性红色斑疹或出血点，即黏膜内疹，一般先于皮疹出现。

3. 出疹期　多数自起病第 1～2 天出现。皮疹依次从耳→颈→胸→背→上肢→下肢的顺序出现，直至小腿及足部，一般 24 小时波及全身，48 小时达高峰。典型的皮疹特点是细小、密集、均匀分布的充血性红疹，压之褪色，触之砂纸感，去压后 10 余秒钟恢复原状；疹间无正常皮肤，全身皮肤充血发红，少数呈鸡皮样丘疹，伴瘙痒感。颈及颌下淋巴结常伴有中度肿大、压痛。出疹期有三个重要特点：帕氏线、口周苍白圈、草莓舌或杨梅舌。

（1）帕氏线　在皮肤皱褶处如腋窝、肘窝、腹股沟部可见皮疹密集呈线状，为“帕氏线”。

（2）口周苍白圈　患儿面部充血潮红，有少量皮疹，口鼻周围相形之下显得苍白。

（3）草莓舌或杨梅舌　病初起时，舌被覆白苔、舌乳头红肿并突出于白苔之上，舌尖及边缘处显著，为“草莓舌”。2～3 天后白苔开始脱落，舌面光滑鲜红、舌乳头突起，称“杨梅舌”。

4. 恢复期　皮疹 1～2 天达高峰，以躯干及四肢近端为多，持续数日，然后依出疹顺序于 1～3 天退疹。一周后按着出疹顺序的开始脱皮，面部、躯干常为糠皮样脱皮；手、足掌、指（趾）处呈“手套”或“袜套”状脱皮。无色素沉着。

【并发症】

常见并发症有急性肾小球肾炎、风湿热、心肌炎等溶血性链球菌引起的变态反应性疾病。一般发生在猩红热的恢复期。比较少见的还有中耳炎、蜂窝织炎、肺炎等化

脓性炎症。

【辅助检查】

1. **血常规**　白细胞总数可达（10～20）$\times 10^9$/L，中性粒细胞达80%以上。

2. **病原学检查**　咽拭子或其他病灶分泌物培养可见溶血性链球菌生长。

【治疗要点】

控制感染、对症治疗、防治并发症。早期治疗可缩短病程，减少并发症。首选青霉素G，对青霉素过敏或耐药者用红霉素或第一代头孢菌素，疗程为7～10天。

【护理诊断】

1. **体温过高**　与感染、毒血症有关。

2. **皮肤完整性受损**　与皮疹、脱皮以及皮肤瘙痒有关。

3. **潜在并发症**　急性肾小球肾炎、风湿热、心肌炎等。

4. **有传播感染的危险**　与隔离不当、消毒不严格有关。

【护理目标】

患儿体温能逐渐降至正常；皮肤完整性良好，不发生皮肤抓挠破损伤；不发生并发症或者发生时能被及时发现并报告医生、及时治疗；其他小儿不发生因与患儿接触感染猩红热。

【护理要点与措施】

1. **监测体温、保证营养**　保持室内新鲜，温度、湿度适宜，急性期卧床休息2～3周，以预防并发症。监测体温，高热时可适当给予物理或遵医嘱行小剂量药物降温，忌用冷水或酒精擦浴，做好降温后的护理。多饮水，给予清淡、营养丰富、易消化流食或半流食；禁食辛辣刺激性食物及海产品。

2. **做好皮肤、五官的护理**　保持皮肤清洁，可用温水清洗皮肤，皮肤瘙痒时可用炉甘石洗剂止痒，忌用肥皂。衣服应宽大、柔软，被褥整洁舒适。指甲应剪短，以防搔抓损伤皮肤；恢复期可有大块脱皮，注意不能强行剥脱，必要时可用消毒剪刀修剪，以免皮肤感染。年长儿用生理盐水或稀释2～5倍的复方硼砂含漱液漱口，每日4～6次，婴幼儿可用生理盐水棉球进行口腔护理。口唇、鼻腔可涂抗生素软膏。

3. **严密观察病情，及时发现并发症**　发病后2～3周时注意观察尿的颜色和量，及时进行尿常规检查（每周检查尿常规至少2次），警惕急性肾小球肾炎的发生。注意观察患儿有无关节红肿、心率加快等风湿热与心肌炎的表现。观察患儿有无耳痛、耳道流脓、咳嗽、发热、气促等表现，如发现异常需及时报告医生，警惕中耳炎和肺炎的发生。

4. **预防感染传播**

（1）控制传染源　呼吸道隔离至症状消失后1周，且连续咽拭子培养3次阴性。有化脓性并发症者应隔离至痊愈为止。

（2）切断传播途径　室内及时通风，每日紫外线照射消毒，对患儿的鼻、咽分泌物用含氯消毒液消毒，患儿接触过的物品应浸泡、熏蒸或者经日晒消毒处理。

（3）保护易感人群　密切接触者须医学观察 7 天，可口服磺胺类药物或应用青霉素 3～5 天。儿童机构如有猩红热患儿出现时，儿童及工作人员均需严密观察 7 天；并认真进行晨检，有条件可做咽拭子培养。对可疑猩红热、咽峡炎患者及带菌者，都要给予隔离治疗。

【健康教育】

本病流行时，不带儿童去公共场所。室内每天应保持 2 次通风换气，每次不少于 15 分钟。急性期间应卧床休息，多饮水，可根据实际情况决定在家还是住院治疗，告知家长猩红热的治疗、护理和隔离知识，消除思想顾虑，做好心理护理。详细向患儿家长讲解病情观察的要点，解释定期检查尿液及心脏情况的重要性。玩具、用具等可以煮沸、日晒等措施消毒。

目标检测

一、单项选择题

1. 患儿，8 岁，因咽痛、高热 1 天来院就诊。查体：舌乳突肿胀，舌苔黄、粗糙，有红刺，全身可见红色粟粒样皮疹，诊断为猩红热。对患儿的密切接触者应给予医学观察的时间是（　　）

   A. 4 天　　B. 7 天　　C. 10 天

   D. 14 天　　E. 21 天

2. 猩红热的临床特点应除外（　　）

   A. 全身皮肤弥漫性密集红色细小丘疹

   B. 下磨牙颊黏膜处可见口腔黏膜斑

   C. 草莓舌

   D. 口周苍白圈

   E. 帕氏线

3. 患儿面部充血潮红，有少量点疹，口鼻周围相形之下显得苍白，称为（　　）

   A. 杨梅舌　　B. Koplik spot　　C. 草莓舌

   D. 口周苍白圈　　E. 帕氏线

4. 猩红热患儿为主要的传染源，为减少传播，应隔离患儿至（　　）

   A. 呼吸道隔离 21 天

   B. 呼吸道隔离出疹前 5 天，出疹后 5 天

   C. 呼吸道隔离至症状消失后 1 周，连续咽拭子培养 3 次阴性

   D. 呼吸道隔离至疹出热退

   E. 呼吸道隔离至疹出后 7 天

5. 猩红热患者传染性最强的阶段是（　　）
A. 发病前 48 小时至出疹期　　B. 发疹前 24 小时至出疹期
C. 出疹时至出疹 14 天　　D. 出疹期前后 3 天
E. 发病前 24 小时至出疹后 5 天

二、填空题

1. 猩红热患儿需要隔离至呼吸道症状__________，连续咽拭子培养__________。
2. 溶血性链球菌引起的变态反应性并发症有__________、__________、__________等。
3. 猩红热是__________感染引起的急性呼吸道传染病。
4. 为预防猩红热患儿并发症的发生，急性期需要卧床休息__________周。

三、问答题

麻疹与猩红热都有哪些不同的表现？

第五节　腮腺炎患儿的护理

PPT

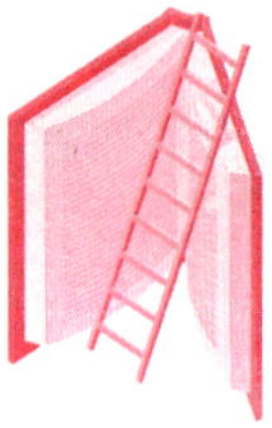

【学习目标】

1. **掌握**　腮腺炎的预防、护理诊断与护理措施。
2. **熟悉**　腮腺炎的典型症状、体征与并发症。
3. **了解**　腮腺炎的病因与发病机制。

案例分析

案例：患儿，男，13 岁，因发热、心悸伴双侧腮腺肿大 1 天入院。查体：体温 38.5℃，心率 100 次/分，呼吸 20 次/分，神清。双侧腮下可扪及一约 3cm×2cm 肿物，质硬，无移动性，无波动感。颈软，脑膜刺激征阴性。辅助检查：血常规 WBC 16.8×10^9/L，N 0.72，L 0.28，Hb 110g/L。追问病史，其弟弟 2 周前患流行性腮腺炎，已好转。请问：该患儿最可能患了何种传染病？该如何预防及隔离？

分析：根据患儿情况考虑诊断为流行性腮腺炎。呼吸道隔离至腮腺肿大完全消退后 3 天。室内通风或用紫外线照射消毒，患儿用过的食具、毛巾、用具等可煮沸消毒。及时发现并隔离患儿。密切接触者须医学观察 3 周，患病期间停止上学或者停送幼儿机构。对易感儿接种腮腺炎减毒活疫苗。

腮腺炎是由腮腺炎病毒引起的急性呼吸道传染病，好发于儿童及青少年，临床上以发热和腮腺非化脓性肿痛为特征，咀嚼受限。腮腺炎病毒还可侵犯其他腺体组织、神经系统及心、肾、肝等多器官，常可引起脑膜脑炎、睾丸炎、胰腺炎、乳腺炎、卵巢炎等。

【病因与发病机制】

腮腺炎病毒属副黏病毒科，耐寒、不耐热，对紫外线敏感，紫外线照射可迅速灭活。加热至55～60℃，10～12分钟即可失去活性；一般室温下2～3天其传染性即可消失。

腮腺炎病毒经口、鼻侵入人体后，在局部黏膜上皮细胞中复制增殖，引起局部炎症后入血液产生病毒血症，病毒经血液播散至多种腺体（腮腺、颌下腺、舌下腺、胰腺、性腺等）和中枢神经系统，病毒在这些器官中再度繁殖，并再次侵入血液循环形成第二次病毒血症。病毒随血行播散至第一次未曾侵入的其他器官引起病变，发生非化脓性炎症。腮腺炎病毒也可在多种器官的上皮细胞上复制造成多系统、多器官受累。其中主要是腮腺非化脓性炎症。

【流行病学】

腮腺炎患者和隐性感染者均为传染源，从腮腺肿大前1天至消肿后3天均有传染性。病毒存在于患者的唾液、血液、尿液和脑脊液中，通过接触、飞沫、唾液污染的食物及玩具等途径传播。人群普遍易感，多见于儿童。大多预后良好，病后可产生持久免疫力。全年均可发病，尤以冬春季多见。

【症状与体征】

潜伏期一般14～25天，平均18天。前驱期在数小时至1～2天，症状较轻，可有发热、头痛、乏力、食欲减退、恶心、呕吐等症状。典型症状为腮腺的非化脓性炎症。

发病数小时后腮腺出现肿疼，逐渐加重。体温可达39～40℃。肿大的特点是以耳垂为中心，向前、后、下发展，伴周围组织水肿、疼痛和感觉过敏，边缘不清，触之有弹性及触痛，患部皮肤不红，但局部皮肤发热、腮腺疼痛明显。腮腺管口无脓性分泌物。一侧腮腺先肿大为首发症状，2～3天后波及对侧，也有双侧同时肿大或始终限于一侧。张口、咀嚼及进食干燥、刺激性食物时疼痛加剧。腮腺肿大3～5天达高峰，1周左右逐渐消退。

【并发症】

常见并发症有脑膜炎或者脑膜脑炎，表现为剧烈头痛、呕吐、颈项强直等，常发生在腮腺肿胀1周左右。胰腺炎、睾丸炎、卵巢炎，青春期多见，睾丸胀痛；其他还有心肌炎、肾炎等。

1. 脑膜炎 发生率为15%左右。患者出现头痛、嗜睡和脑膜刺激征。一般发生在腮腺炎发病后4～5天。脑脊液变化主要是淋巴细胞增高，白细胞计数约为25×10^9/L，预后一般良好。脑膜脑炎及脑炎患者，常有高热、谵妄、抽搐、昏迷，重症者可致死亡，可遗留耳聋等后遗症。

2. 睾丸炎、卵巢炎 常见于发病后期腮腺肿大开始消退时，可有睾丸明显肿胀和疼痛，可并发附睾炎、鞘膜积液和阴囊水肿。部分患者睾丸炎后发生不同程度的睾丸萎缩。并发卵巢炎者可有卵巢局部压痛、下腹痛。

3. 胰腺炎 表现为中上腹剧痛和触痛，常与腮腺炎同时发生。患者可有恶心、呕吐及中上腹疼痛和压痛。腮腺炎可引起血、尿淀粉酶增高，故可进行胰脂肪酶检查，若升高则有助于胰腺炎诊断。

【辅助检查】

1. 血常规 白细胞总数正常或稍低，淋巴细胞相对增多。

2. 血清和尿液淀粉酶 病程早期血清和尿液淀粉酶增高。

3. 特异性抗体测定 血清或脑脊液中特异性 IgM 抗体增高。

4. 病毒分离 早期可从患儿唾液、尿、血、脑脊液中可分离出腮腺炎病毒。

【治疗要点】

腮腺炎为自限性疾病，主要是对症与支持疗法。头痛或腮腺肿痛者可用局部冷敷，也可用中药外敷。有脑膜脑炎、胰腺炎、睾丸炎、卵巢炎等并发症要积极治疗。

【护理诊断】

1. 疼痛 与腮腺肿胀有关。

2. 体温过高 与病毒感染有关。

3. 潜在并发症 脑膜脑炎、胰腺炎、睾丸炎、卵巢炎等。

4. 有传播感染的危险 与隔离不当、消毒不严格有关。

【护理目标】

患儿腮腺疼痛、肿胀逐渐减轻以至消失；体温恢复正常；能及时发现患儿的脑膜脑炎、胰腺炎、睾丸炎等表现并及时处理；其他小儿不发生因与患儿接触感染腮腺炎。

【护理要点与措施】

1. 监测体温，减轻疼痛，注意饮食与口腔护理 控制体温于正常范围，高热时给予物理或遵医嘱给予药物降温。患儿要卧床休息、多饮水；经常用生理盐水漱口，保持口腔清洁。给予清淡、营养丰富、易消化流食或半流食；忌食酸、辣、生、冷、硬等刺激性食物，以免引起唾液分泌增加时疼痛加剧。腮腺局部可冷敷，以减轻充血、减轻疼痛。也可用中药如意金黄散、青黛粉等以食醋调成糊状敷于患处，保持药物湿润，以发挥药效。

2. 严密观察病情，及时发现并发症 如有无颈项强直、呕吐、嗜睡，甚至昏迷、惊厥等症状，多提示脑膜炎。睾丸肿大、触痛、睾丸鞘膜积液和阴囊皮肤水肿等提示睾丸炎发生。睾丸炎时必须卧床休息，用丁字带将阴囊托起，必要时给予冰袋冷敷局部，以减轻肿胀和疼痛。胰腺炎时应禁食，并遵医嘱加用抗生素。密切观察病情，发现异常，及时报告医生，尽早处理。

3. 预防感染传播 呼吸道隔离至腮腺肿大完全消退后 3 天。室内通风或用紫外线照射消毒，患儿用过的食具、毛巾、用具等可煮沸消毒。流行期间应加强托幼机构的晨检，及时发现并隔离患儿。密切接触者须医学观察 3 周，患病期间停止上学或者停送幼儿机构。对易感儿接种腮腺炎减毒活疫苗。

【健康教育】

单纯腮腺炎患儿可在家中隔离治疗与护理，指导家长做好隔离、用药、饮食、退热等护理。在病情恢复过程中，患儿体温若再度升高，并伴有并发症的表现时，应立即就诊。做好患儿和家长的心理护理，介绍减轻疼痛的方法，使患儿配合治疗。本病流行时，对青少年可在暴发流行期中行应急接种。

目标检测

一、单项选择题

1. 患儿，6 岁，确诊流行性腮腺炎，为预防疾病传播，应嘱其隔离至（　　）
   A. 体温恢复正常
   B. 腮腺肿大完全消退
   C. 发病后 21 天
   D. 腮腺肿大完全消退后再观察 3 天
   E. 腮腺肿大完全消退后再观察 7 天
2. 与腮腺炎患儿接触过的幼儿园小朋友必须医学观察（　　）
   A. 4 天　　B. 7 天　　C. 10 天
   D. 14 天　　E. 21 天
3. 患儿，男，5 岁，患流行性腮腺炎 3 天出现高热、头痛、呕吐，应初步考虑该患儿并发了（　　）
   A. 肾炎　　B. 胰腺炎　　C. 脑膜炎
   D. 心肌炎　　E. 支气管炎
4. 患有流行性腮腺炎患儿具有传染性的时段为（　　）
   A. 腮腺肿大前 1 天至腮腺消肿后 3 天
   B. 腮腺肿大前 1 天至腮腺消肿后 5 天
   C. 腮腺肿大前 2 天至腮腺消肿后 5 天
   D. 腮腺肿大前 3 天至腮腺消肿后 9 天
   E. 腮腺肿大期
5. 患儿，女，6 岁，因腮腺肿大伴发热、腹痛 3 天入院，入院后诊断为急性腮腺炎。为了查明患儿腹痛的原因，应做下列哪项检查（　　）
   A. 血糖　　B. 血及尿淀粉酶检查
   C. 肝功能检查　　D. B 超
   E. 腹腔穿刺

二、填空题

1. 典型的腮腺炎症状是__________和__________。

2. 腮腺炎患儿需要隔离至__________，再继续隔离__________天。

3. 腮腺炎常见的并发症有__________、__________、__________、__________等。

4. 腮腺炎是由__________引起的急性呼吸道传染病。

三、问答题

1. 腮腺炎患儿合并睾丸炎护理时应该特别注意哪些问题？

2. 对腮腺炎患儿的饮食护理应该注意哪些问题？

3. 患儿，女，8 岁，小学生，因发热、右耳垂周围肿痛来医院就诊。经医生检查诊断为腮腺炎。护士按医嘱给患儿进行处置并对家长进行了家庭护理指导，患儿回家进行家庭隔离治疗。1 周后，患儿由于头痛剧烈，并伴有呕吐而再次就诊。该患儿第二次就诊可能出现了什么情况？为预防疾病的传播，应该对该患儿的家庭成员及与患儿接触过的儿童实施什么措施？

第六节　中毒型细菌性痢疾患儿的护理

PPT

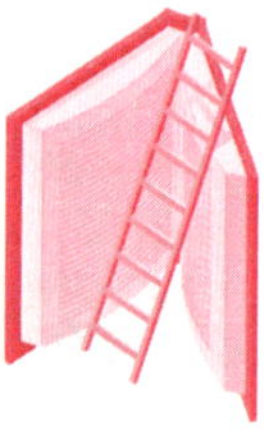

【学习目标】

1. **掌握**　中毒型细菌性痢疾的护理诊断与护理措施。
2. **熟悉**　中毒型细菌性痢疾的分型、症状与体征。
3. **了解**　中毒型细菌性痢疾的病因。

案例分析

案例：患儿，男，4 岁。因高热、反复抽搐、意识不清入院。患儿面色苍白、四肢冰凉、出冷汗、口唇青紫、呼吸深浅不匀、快慢不齐，偶有呼吸暂停，心率微弱、血压下降、脉细而快或摸不到。查体：T 39.5℃，P 120 次/分，R 26 次/分，BP 89/50mmHg。白细胞 15×10^{9}/L，肛拭子取粪便见脓细胞 8 个/HP，红细胞 12 个/HP。请问：该患儿最有可能是什么疾病？该如何预防其传播？

分析：患儿最有可能是患了中毒型细菌性痢疾。对患儿采取肠道隔离至临床症状消失后 1 周或 3 次大便培养阴性。加强饮水、饮食、粪便的管理及灭蝇、灭蟑螂工作。养成良好卫生习惯，如饭前便后洗手、不喝生水、不吃变质、不洁食物等。在菌痢流行期间，易感者口服多价痢疾减毒活菌苗，保护率可达 85% ~100%，免疫期维持 6 ~12 个月。常规检疫 1 周。

细菌性痢疾是由痢疾志贺菌引起的急性肠道传染病，中毒型细菌性痢疾是急性细菌性痢疾的危重型，起病急骤，临床以突发高热、反复惊厥、嗜睡、昏迷为主要表现，肠道症状常缺如，而迅速发生循环衰竭和（或）呼吸衰竭。该病来势凶猛、变化迅速，如治疗不及时，可因呼吸、循环衰竭而死亡。

【病因与发病机制】

痢疾杆菌属志贺菌属革兰阴性杆菌，对外界环境抵抗力较强，耐寒、耐湿。在水果、蔬菜中能存活10天左右，在牛奶中存活20天，在阴暗潮湿或冰冻的条件下可存活数周；但是60℃加热10分钟、日光照射30分钟及用各种消毒剂消毒均可灭活。

痢疾杆菌于结肠侵入肠黏膜上皮细胞和黏膜固有层，在局部迅速繁殖并裂解，细菌在肠黏膜上皮细胞并在其内繁殖，后进入固有层继续繁殖，可引起肠黏膜的炎性反应和固有层微循环障碍，致使肠黏膜变性、坏死，形成浅表性溃疡，出现腹痛、腹泻、里急后重、黏液和脓血便。痢疾杆菌产生的内毒素可引起发热等全身中毒症状，其外毒素与引起肠道症状及神经系统症状有关。

中毒型菌痢的发病机制尚不十分清楚，可能因强烈的过敏反应导致全身急性微循环障碍和弥散性血管内凝血。在不同的个体微循环障碍的部位完全不同，可以引发休克、心功能不全、呼吸衰竭等不同的危象。但以脑组织的严重病变最常见，是中毒型痢疾死亡的主要原因。

【流行病学】

痢疾患者及带菌者为传染源，主要通过粪－口途径传播，多见3岁以上儿童。通过污染的手、生活接触、食物、水源或借苍蝇均可传播，全年均可发病，7～9月为发病的高峰季节。主要致病因素有：①夏秋湿热适合于痢疾杆菌繁殖；②夏季苍蝇滋生，易污染用具和食物；③夏季人们爱喝生水、冷饮，喜食凉菜、瓜果等，导致感染的机会增多；④夏季炎热，人的胃酸分泌减少，或大量饮水使胃酸稀释导致胃内杀菌作用减弱。此外，中毒型痢疾与儿童机体对菌痢毒素敏感、反应性过高有关。

【症状与体征】

潜伏期通常为1～2天，但可短至数小时。起病急骤，突然高热；体温可达40℃以上；反复惊厥、嗜睡、昏迷；迅速发生呼吸和循环衰竭。肠道症状多不明显，甚至无腹痛与腹泻。根据临床特点可分为4种类型。

1. 休克型（周围循环衰竭型）　患儿主要表现面色苍白、肢端厥冷、脉搏细速、血压正常或偏低、脉压小；随着病情进展出现口唇、指端发绀，皮肤花纹，血压明显降低或测不出，心音低钝，少尿或无尿。

2. 脑型　轻者精神萎靡、嗜睡、惊厥、呼吸加快、面色发灰、口唇发绀、四肢肌力增高，血压正常或轻度升高。重者神志不清，频繁或持续性惊厥，面色苍灰，双瞳孔不等大、对光反射迟钝或消失，有中枢性呼吸衰竭症状，呼吸深浅不匀、节律不整或有双吸气、叹息样呼吸等，患儿可突然呼吸停止而死亡。

3. 肺型　主要表现为进行性呼吸困难、烦躁不安、发绀。常在脑型或休克型基础上发展而来。病情危重，病死率高。

4. 混合型　出现以上两型或三型的表现，极易发生多器官功能衰竭。病情最重，病死率高。

【辅助检查】

血常规检查示白细胞总数与中性粒细胞增高；有黏液脓血便的患儿，大便常规镜检可见大量脓细胞、红细胞和巨噬细胞。粪便培养出痢疾杆菌是确诊的最直接依据。

【治疗要点】

迅速扩充血容量，纠正酸中毒；改善微循环，维持水、电解质平衡；首选20%甘露醇降低颅内压，降温、止惊；选用敏感抗生素控制感染；吸氧，保持气道通畅。

【护理诊断】

1. 体温过高 与内毒素导致的毒血症有关。

2. 组织灌流量改变 与毒血症致微循环障碍有关。

3. 潜在并发症 颅内压增高、呼吸衰竭。

4. 有传播感染的危险 与消化道排出病原体和消毒不严有关。

5. 焦虑 与病情危重有关。

【护理目标】

患儿体温下降并维持正常范围；脉搏细速、血压下降、少尿等微循环障碍的表现消失；发生颅内压增高、呼吸衰竭等并发症时能及时发现；不发生其他人感染；家长情绪稳定。

【护理要点与措施】

1. 抗休克，维持有效血液循环 患儿取仰卧中凹位，注意保暖，记录24小时液体出入量，密切观察生命体征与神志的变化。建立有效静脉通路，维持水、电解质平衡，纠正酸中毒。如患者神清、血压回升、口唇转红、四肢转暖及收缩压>90mmHg、脉压>30mmHg、脉搏<100次/分且充盈有力、尿量>30ml/h时，应减慢输液速度。

2. 降低并维持正常体温 绝对卧床休息，监测体温，高热采用物理降温或遵医嘱给予药物降温，使体温在短时间内降至37℃左右，防高热惊厥致脑缺氧、脑水肿加重。对持续高热不退甚至惊厥不止者可采用亚冬眠疗法，并于头额部放置冰袋。

3. 防治脑水肿和呼吸衰竭 遵医嘱应用镇静剂、脱水剂、利尿剂等，控制惊厥，降低颅内压；注意大便的次数、性质，观察有无脱水的情况发生。保持呼吸道通畅，做好人工呼吸、气管插管、气管切开的准备；必要时使用呼吸机治疗。

4. 密切观察病情，监测并发症 严密观察有无颅内压增高、呼吸衰竭等并发症的表现，注意瞳孔、血压、尿量、呼吸等情况。如有瞳孔大小不等、对光反射消失、呼吸节律异常，为脑疝、呼吸衰竭的表现。

5. 预防感染的传播 对患儿采取肠道隔离至临床症状消失后1周或3次大便培养阴性。加强饮水、饮食、粪便的管理及灭蝇、灭蟑螂工作。养成良好卫生习惯，如饭前便后洗手、不喝生水、不吃变质不洁食物等。在菌痢流行期间，易感者口服多价痢疾减毒活菌苗，保护率可达85%~100%，免疫期维持6~12个月。常规检疫1周。

【健康教育】

主动向家属解释病情，消除心理紧张，使之配合治疗。指导家长与患儿急性期多饮水；学会观察大便的性状、量及伴随症状；学会观察药物的疗效及不良反应。平时注意饮食卫生，向患儿及家长讲解菌痢的传播方式和预防知识。

目标检测

一、单项选择题

1. 中毒型菌痢有特征性的临床表现为（　　）

A. 高热　　B. 吐泻不止

C. 黏液脓血便　　D. 感染性休克

E. 抽搐

2. 下列哪一项可以确诊为中毒型细菌性痢疾（　　）

A. 血压下降　　B. 黏液脓血便

C. 腹痛、腹泻、呕吐　　D. 夏秋季急性起病，高热

E. 大便检查发现痢疾杆菌

3. 对中毒型细菌性痢疾患儿的肠道隔离至临床症状消失后几周或几次大便培养阴性（　　）

A. 2，3　　B. 1，2　　C. 2，3

D. 3，2　　E. 1，3

4. 菌痢病儿何时可解除隔离进入幼儿园（　　）

A. 大便镜检恢复正常　　B. 大便次数恢复正常

C. 体温恢复正常　　D. 大便培养连续 3 次阴性

E. 临床症状消失

二、填空题

1. 中毒型细菌性痢疾发病早期肠道症状__________，甚至__________。

2. 中毒型细菌性痢疾有__________型、__________型、__________型、__________型。

三、问答题

1. 中毒型细菌性痢疾出现休克时如何护理？

2. 患儿，男，6 岁。因高热、反复抽搐、意识不清入院。急查白细胞 $14\times10^9/L$，肛拭子取粪便见脓细胞 8 个/HP，红细胞 12 个/HP。医生诊断为中毒型细菌性痢疾。请问：针对该患儿的情况，护士应该采取怎样的护理措施？

第七节　流行性乙型脑炎患儿的护理

PPT

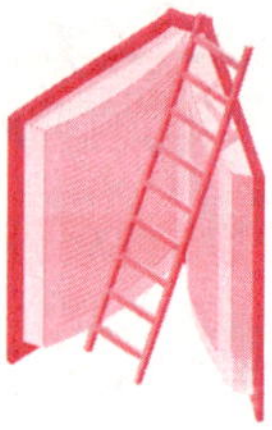

【学习目标】

1. **掌握**　流行性乙脑的预防与护理措施。
2. **熟悉**　流行性乙型脑炎的分型、症状与体征。
3. **了解**　流行性乙型脑炎的病因与发病机制。

案例分析

案例：患儿，男，3岁，高热伴进行性意识障碍1周就诊。于1天前突发高热、烦躁、嗜睡，今日早起无法唤醒，并发惊厥及肢体抽搐，故来院就诊。呼吸频率不规则。曾有蚊虫叮咬史。白细胞数 $18\times10^9/L$；中性粒细胞0.85。脑脊液压力增高，外观清亮，蛋白轻度增高，糖与氯化物正常。白细胞增高。血清学特异性IgM抗体（+）。查体：T 41.2℃，P 130次/分，R 30次/分，BP 135/87mmHg。请问：该患儿最有可能是什么传染病？该如何控制其传播？

分析：根据患儿高热及进行性意识障碍表现，且有蚊虫叮咬史，加脑脊液及血液、血清学抗体IgM，考虑为流行性乙型脑炎（乙脑）。乙脑为自然疫源性疾病，患儿应隔离至体温正常，病室要彻底灭蚊，须有防蚊设备。应注意加强环境卫生管理，消除蚊的滋生环境，人畜生活区域应分开，有效开展防蚊灭蚊工作。易感儿童接种乙脑灭活疫苗。

流行性乙型脑炎简称乙脑，是由乙型脑炎病毒引起脑实质炎症为主要病理改变的急性中枢神经系统传染病。临床上起病急骤，表现为高热、意识障碍、惊厥、强直性痉挛和脑膜刺激征，重症者常留有神经系统后遗症，致死率达30%左右。乙脑的病死率和致残率高，是威胁儿童健康的主要传染病之一。

【病因与发病机制】

流行性乙型脑炎由乙型脑炎病毒引起，经蚊虫传播。是夏秋季流行的一种人畜共患的中枢神经系统急性传染病。乙型脑炎病毒对热、紫外线、乙醇、碘及酸敏感，56℃ 30分钟、100℃ 2分钟可灭活，零下20℃可存活数月。

感染的蚊虫通过叮咬人体将病毒传给人，并在局部组织细胞和淋巴结以及血管内皮细胞内增殖，然后侵入血流，形成病毒血症。人体是否发病，取决于病毒的数量。绝大多数感染者不发病，当机体免疫功能低下时，由于病毒有嗜神经性，所以能突破血－脑屏障侵入中枢神经系统，引起脑炎。

【流行病学】

流行性乙型脑炎为人畜共患的自然疫源性传染病，多种动物可感染，主要经过生物媒介传播，蚊虫叮咬为主要传播方式，病毒可在蚊虫体内传代。

感染后出现病毒血症的动物和人，其中感染的猪是最主要的传染源，特别是幼猪。人群对乙脑病毒普遍易感，感染后多数呈隐性感染，感染后可获得持久免疫力。流行季节在7~9月，患儿多为10岁以下儿童。近年来，成年人尤其老年人发病人数开始增加，可能与儿童计划免疫及老年人自然免疫抗体衰减有关。

【症状与体征】

潜伏期一般5~15天。大多数患者症状较轻或呈无症状的隐性感染，仅少数出现中枢神经系统症状，表现为高热、意识障碍、惊厥等。

1. 分期 典型病例的病程可分4个阶段。

（1）初期 起病急，体温急剧上升至39~40℃，伴头痛、恶心和呕吐，部分患者有嗜睡或精神倦怠，并有颈项轻度强直。

（2）极期 突出表现为全身毒血症状及脑部损害症状。①高热：一般体温持续超过40℃，是乙脑必有的表现。②意识障碍：嗜睡常为乙脑早期特异性表现，可渐进至意识模糊、昏睡，甚至昏迷。意识障碍时间越长，病情越重。③惊厥或抽搐：是乙型脑炎的严重症状之一。表现为烦躁不安，肌张力高，肢体阵挛性抽搐、全身抽搐或强直性抽搐；伴有意识障碍。④呼吸衰竭：最为严重的症状，是乙脑致死的主要原因。主要为中枢性呼吸衰竭，表现为呼吸节律不规则、叹息式呼吸、潮式呼吸等，有时可因呼吸道痰阻、呼吸肌麻痹等导致周围性呼吸衰竭。⑤颅内高压症及神经系统的症状与体征。

（3）恢复期 上述症状日趋好转，一般于2周左右完全恢复，重型患儿可能需1~6个月逐渐恢复，如超过6个月仍无法完全恢复者，进入后遗症期。

（4）后遗症期 主要为痴呆、失语、瘫痪、癫痫、精神障碍等；癫痫有时可持续终生。

2. 分型 临床根据病情轻重，通常可分为四型。

（1）轻型 体温在39℃以下，多数在1周内恢复，神志始终清醒。

（2）普通型 体温在39~40℃，病程约10天，有意识障碍如昏睡或浅昏迷，一般无后遗症。

（3）重型 体温持续在40℃以上，昏迷，反复和持续抽搐，瞳孔缩小，浅反射消失，深反射亢进后消失，病理征阳性，可有中枢性呼吸衰竭，病程常在2周以上，常有恢复期症状，部分重症患者会留有后遗症。

（4）暴发型 体温迅速上升，在1~2天升至40℃以上，伴有反复或持续强烈抽搐，出现深昏迷，有瞳孔变化、脑疝和中枢性呼吸衰竭等表现，如不及时抢救，常因呼吸衰竭而死亡。幸存者都有严重后遗症。

【并发症】

肺部感染最为常见，因患者神志不清，呼吸道分泌物不易咳出，导致支气管肺炎和肺不张。其次有背部压疮、口腔感染、尿路感染、败血症等。

【辅助检查】

1. 血常规 白细胞数为（10～20）×10^9/L，少数可更高；中性粒细胞占白细胞总数常在80%以上（有别于大多数病毒感染）。在流行后期，少数轻型患者的血常规结果可在正常范围内。

2. 脑脊液 压力增高，外观清亮，蛋白轻度增高，糖与氯化物正常。白细胞增高，早期中性粒细胞为主，后期淋巴细胞为主。

3. 血清学检查 血中特异性IgM抗体在病后3～4天即可出现，2周达高峰，有早期诊断价值。

4. 病毒培养 病毒主要存在于脑组织，在血及脑脊液中浓度很低。

【治疗要点】

对于乙脑病毒尚无特效抗病毒药物，主要采用对症支持治疗。对高热患儿采取降温措施；肌注或缓慢静注地西泮控制惊厥、抽搐；用20%甘露醇等给予脱水治疗，降低颅内压。处理好高热、抽搐和呼吸衰竭等是抢救危重患者、降低死亡率的关键。

【护理诊断】

1. 体温过高 与病毒血症及脑部炎症有关。

2. 意识障碍 与中枢神经系统损害有关。

3. 潜在并发症 惊厥、呼吸衰竭、肺部感染等。

4. 焦虑 与预后差有关。

【护理目标】

患儿体温能下降并维持正常；患儿出现意识障碍症状能及时发现并及时处理；无并发症发生或及时发现并发症并及时处理；家长的焦虑情绪减轻，能正确面对患儿的疾病。

【护理要点措施】

1. 降低体温，控制惊厥 卧床休息，监测体温，高热患儿采用物理降温或遵医嘱药物降温，保持室内安静、避光，护理操作应集中，避免不必要的刺激诱发惊厥，隔离至体温正常为止。出现惊厥或抽搐的患儿可立即取仰卧位，头偏向一侧，解开衣领，注意保护舌头以防咬伤，

2. 降低颅内压，防治呼吸衰竭 遵医嘱应用镇静剂、脱水剂、利尿剂等，控制惊厥，降低颅内压。一旦出现惊厥或抽搐，应让患儿取仰卧位，头偏向一侧，解开衣领，用牙垫或开口器放在上、下磨牙之间，防止咬伤舌头，或用舌钳拉出舌头，以防舌后坠阻塞呼吸道。及时清除口、鼻中的分泌物，保持呼吸道的通畅，必要时吸氧。

3. 密切观察病情，监测并发症 病房内应备好急救药品和器械，密切观察和记录病情变化，特别是体温、呼吸、脉搏、血压、瞳孔、意识、尿量等情况。如果出现瞳孔大小不等、对光反射消失及呼吸节律异常，为脑疝、呼吸衰竭的表现。要早发现、

早报告、早处理。

4. 预防感染的传播 患儿应隔离至体温正常，病室要彻底灭蚊，须有防蚊设备。易感儿童接种乙脑灭活疫苗。还要加强环境卫生管理，防蚊灭蚊，搞好畜类卫生。

【健康教育】

乙脑为自然疫源性疾病，应注意加强环境卫生管理，消除蚊的滋生环境，人畜生活区域应分开，有效开展防蚊灭蚊工作。有后遗症的患儿应对家长做好康复指导，鼓励患儿坚持康复训练和治疗，教会家长切实可行的护理措施及康复疗法，如语言训练、肢体功能锻炼等。嘱家长注意抚摸患儿身体，对其听、视觉及皮肤给予良性刺激，坚持用药，定期复诊。

知识链接

引起脑炎的虫媒病毒

引起脑炎的虫媒病毒属披膜病毒科A组（亦称甲病毒属 alphavirus A），可引起东方马脑炎、西方马脑炎、委内瑞拉马脑炎等10余种疾病。黄病毒科B组虫媒病毒可引起流行性乙型脑炎、圣路易脑炎、墨累河山谷脑炎、西尼罗河脑炎、森林脑炎等39种疾病。

除流行性乙型脑炎和森林脑炎外，其余脑炎在我国较为少见或尚未发现。随着改革开放，这些有明显地区性和季节性的虫媒病毒传染病侵袭我国已成为可能。临床上主要有高热、脑炎脑膜炎等表现，护理主要针对高热、癫痫、惊厥、昏迷、脑水肿和呼吸衰竭等进行有效处理。

目标检测

一、单项选择题

1. 流行性乙型脑炎的传播途径是（ ）

A. 呼吸道传播　B. 消化道传播　C. 接触传播
D. 蚊虫传播　E. 空气、飞沫

2. 乙脑的主要死因是（ ）

A. 心衰　B. 呼吸衰竭　C. 惊厥
D. 休克　E. 高热

3. 乙型脑炎发生时脑脊液特点为（ ）

A. 压力增高，外观混浊，蛋白轻度增高，糖与氯化物增高
B. 压力降低，外观清亮，蛋白轻度增高，糖与氯化物正常
C. 压力增高，外观呈毛玻璃样，蛋白轻度增高，糖与氯化物降低

D. 压力增高，外观清亮，蛋白轻度增高，糖与氯化物正常

E. 压力正常，外观清亮，蛋白轻度增高，糖与氯化物正常

4. 流行性乙型脑炎最常见的并发症为（　　）

A. 肺部感染　　B. 压疮　　C. 口腔感染

D. 尿路感染　　E. 败血症

5. 流行性乙型脑炎最常累及的是（　　）

A. 大脑实质　　B. 延髓　　C. 神经根

D. 脑脊髓膜　　E. 末梢神经

二、填空题

1. 处理好__________、__________和__________等是抢救乙脑危重患者成功的关键。

2. 乙脑是由__________病毒引起，由__________传播，夏秋季流行的一种人畜共患的中枢神经系统急性传染病。

3. 乙脑的极期主要有__________、__________、__________、__________、__________。

三、问答题

1. 乙脑患儿出现脑疝、呼吸衰竭时都有哪些表现？

2. 怎样预防乙型脑炎病毒感染的传播？

3. 患儿，男，8 岁，不明原因出现高热伴进行性意识障碍 3 天，肢体抽搐 1 天就诊。患儿发病于 3 天前突发高热、烦躁、嗜睡，今日早起无法唤醒，自测体温 41.7℃，并发惊厥及肢体抽搐，故来院就诊。患儿发病前曾在农村亲戚家度暑假，有蚊虫叮咬史。请问：针对患儿情况应该如何处理？

书网融合……

微课　　本章小结 1　　本章小结 2　　自测题

第九章　结核病患儿的护理

结核病是由结核分枝杆菌感染引起的一种慢性、全身性传染病。属丙类传染病，流行广泛，患病时间长，严重影响患儿的健康。儿童以原发性肺结核最常见，严重者可发生血行播散而引起血行播散型结核或结核性脑膜炎，而且结核性脑膜炎是引起结核病患儿死亡的主要原因。

第一节　小儿结核病

PPT

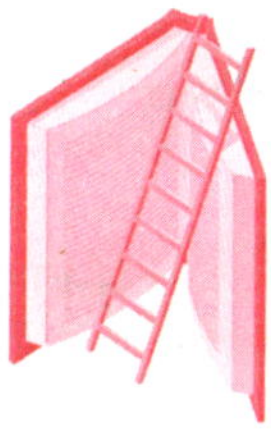

【学习目标】

1. **掌握**　结核菌素试验方法与结果判定。
2. **熟悉**　结核菌素试验的临床意义。
3. **了解**　小儿结核病的主要病因。

一、概述

小儿发生结核病以初次感染引发的原发性肺结核最常见，如发生血行播散可引起血行播散型结核或结核性脑膜炎，结核性脑膜炎是小儿结核病的主要死因。

【病因与发病机制】

结核分枝杆菌属革兰阳性菌，因菌体特殊结构需要特殊抗酸染色才能在显微镜下呈现红色，故也称为抗酸杆菌。可引起人结核病的有人型结核分枝杆菌和牛型结核分枝杆菌，人型结核分枝杆菌是引起我国小儿结核病的主要病菌。

结核分枝杆菌对酸、碱和消毒剂有较强的耐受力。痰中的结核分枝杆菌需要用5%苯酚或20%漂白粉经过24小时的处理才能被杀灭；冰冻一年半仍然保持活性；5%～12%甲酚皂溶液接触2～12小时，70%乙醇接触2分钟均可杀死结核分枝杆菌。对湿热的耐受力差，湿热对它杀菌力较强，在65℃ 30分钟、70℃ 10分钟、80℃ 5分钟煮沸1分钟即可杀死。干热100℃需20分钟以上才能杀死。阳光下暴晒2小时、紫外线照射10～20分钟即可将结核分枝杆菌杀死。

结核分枝杆菌初次感染人体时主要累及淋巴结及淋巴管，表现为局部急性淋巴炎症，初次感染4～8周后，免疫系统产生Ⅳ型变态反应（迟发型变态反应），机体再次接触结核分枝杆菌或菌体蛋白时可发生渗出、变性及坏死。因此，小儿感染结核分枝杆菌4～8周后，结核菌素试验可呈阳性反应。

【流行病学】

结核病患者是主要传染源，30% ~50% 的结核病患儿有与成人开放性肺结核患者的密切接触史。小儿结核病主要通过呼吸道传播，排菌的结核病患者是重要传染源。也有少部分可通过消化道传染。结核分枝杆菌侵袭儿童后，若免疫力较强或感染的结核分枝杆菌数量少、毒力弱，可不发病，形成“隐性感染”；若儿童免疫力低下或感染结核分枝杆菌的数量多、毒力强，则可发病。小儿吸入带菌的飞沫或尘埃可在肺部引起原发感染。随着卡介苗的广泛的接种，小儿结核病的发病率和死亡率都大幅下降。

二、结核菌素试验的方法、结果判定及临床意义 微课

结核菌素试验可测定受试者是否感染过结核分枝杆菌。小儿受结核分枝杆菌感染4 ~8 周后，其结核菌素试验呈阳性反应。是由于致敏淋巴细胞和巨噬细胞积聚在真皮的血管周围，且血管通透性增高，在注射局部形成硬结。常用的结核菌素试验的试液有以下两种。

1. 旧结核菌素（old tuberculin，OT） 是以甘油蛋白胨肉汤为培养基培养的结核分枝杆菌产生的特异产物，有杂质，但其重要成分为结合蛋白。

2. 结核菌素纯蛋白衍生物（protein purified derivative，PPD） 不含任何非特异性物质，试验结果更准确，应用较多。

【试验方法】

一般采用 OT 或者 PPD 制剂 1∶2000 稀释液 0.1ml（含结核菌素 5 单位），在左前臂屈侧中、下 1/3 交界处皮内注射，使之形成 6 ~10mm 的皮丘。对有明显结核接触史或结核过敏现象（结节性红斑、疱疹性结膜炎）等，要用 1∶10000（含 1 个结核菌素单位）的稀释液开始，以防止局部或病灶的强烈反应。若测试为阴性，可逐渐增加浓度复试，如果 1∶100 仍阴性，可除外结核感染。

【结果判断】

48 ~72 小时观察结果。以局部硬结的直径毫米数来记录，硬结直径 <5mm 为阴性“ –”；5 ~9mm 为阳性“ +”；10 ~19mm 为中阳性“ + +”；20mm 以上为强阳性“ + + +”；局部除硬结外，还可见水疱、坏死等为极强阳性反应“ + + + +”（表 9 –1）。

表 9 –1 结核菌素试验结果判断

反应	符号	反应性质和强度
阴性	–	可无硬结，局部发红，或有硬结但直径 <5mm
阳性（弱）	+	红肿，硬结直径在 5 ~9mm
阳性（中）	+ +	红肿，硬结直径在 10 ~19mm
阳性（强）	+ + +	红肿，硬结直径≥20mm
阳性（极强）	+ + + +	除硬结外还有水疱、坏死（不计硬结的直径大小）

【临床意义】

1. 阳性反应　①曾接种过卡介苗，为人工免疫所致；②未接种卡介苗的儿童如无临床症状、仅呈一般阳性反应者，表示曾感染过结核分枝杆菌；③3 岁以下尤其是 1 岁以内未接种过卡介苗者，表示体内有新的结核病灶，年龄愈小，活动性结核的可能性越大；④强阳性反应者，常提示体内有活动性结核病灶；⑤由阴性反应转为阳性反应，或反应强度由原来小于 10mm 增至大于 10mm，且增加幅度大于 6mm，表示新近有感染。

2. 阴性反应　①未感染过结核；②结核菌素效价不足或错误的技术操作；③结核分枝杆菌感染后的结核变态反应前期（初次感染 4 ~8 周内）；④假阴性反应见于应用糖皮质激素、机体免疫功能低下或受抑制所致、淋巴细胞免疫系统缺陷或者患麻疹、重度营养不良、百日咳、严重结核病或老年人等。

【预防】

1. 控制传染源　痰涂片阳性患者与开放性肺结核患者是主要传染源，对可疑结核病患者进行痰液的结核分枝杆菌筛查可以较早发现开放性肺结核。应做到早发现、早隔离、早治疗。

2. 切断传播途径　结核病患者的痰液可用漂白粉消毒，用物可煮沸消毒；严禁随地吐痰。

3. 保护易感人群　预防呼吸道感染，避免着凉；积极防治急性传染病，如麻疹、百日咳等。加强营养、增强体质，提高机体自身的抵抗力。按时接种卡介苗，定期复查结核菌素试验，出现阴性时，积极补种卡介苗。接种时需注意禁忌证。

4. 药物性预防　需要进行药物预防的有：①密切接触开放性肺结核患者的小儿；②3 岁以下婴幼儿未接种过卡介苗并且结核菌素试验阳性者；③结核菌素试验新近由阴性转为阳性者；④结核菌素试验阳性伴有结核中毒症状者；⑤结核菌素试验阳性、新近患麻疹或者百日咳的小儿；⑥结核菌素试验阳性、需要长期使用糖皮质激素或者免疫抑制剂者。

【治疗】

1. 治疗原则　加强营养、适当休息；早期、适量、联合、全程、规律应用抗结核药物。

2. 抗结核药物　全杀菌药有异烟肼（INH）、利福平（RFP）；半杀菌药有链霉素（SM）和吡嗪酰胺（PZA）；抑菌药有乙胺丁醇（EMB）、对氨基水杨酸（PAS）。

（1）异烟肼（INH，H）　全杀菌药，口服，不良反应为肝损害，可作为预防性用药。

（2）利福平（RFP，R）　全杀菌药，饭前口服，不良反应为胃肠反应及肝功能损害。

（3）链霉素（SM，S）　半杀菌药，肌内注射，不良反应为听力障碍、眩晕、肾功能障碍及过敏等。

（4）吡嗪酰胺（PZA，Z）　半杀菌药，口服，不良反应为肝损害、胃肠反应、过敏、高尿酸血症等。

（5）乙胺丁醇（EMB，E） 抑菌药，口服，不良反应为视力减退、视野缩小等；停药多能恢复。

（6）对氨基水杨酸（PAS，P） 饭后口服，不良反应为食欲减退、恶心、呕吐、腹泻。

3. 抗结核治疗方案

（1）初治肺结核 有下列情况之一者为初治：①尚未开始抗结核治疗的患者；②正进行标准化疗方案用药而未满疗程的患者；③不规则化疗未满1个月的患者。初治方案：强化期2个月，常用S（E）HRZ；巩固期4个月，常用HR。

（2）复治肺结核 有下列情况之一者为复治：①初治失败的患者；②规则用药满疗程后痰菌又复阳的患者；③不规则化疗超过1个月的患者；④慢性排菌患者。复治方案：强化期3个月，常用SHRZE 2个月+HRZE 1个月；巩固期5个月，常用HRE。

（3）普通疗法 用于无明显症状的原发性肺结核，服用异烟肼、利福平和（或）乙胺丁醇。疗程为9~12个月。

（4）两阶段疗法 用于活动性原发性肺结核、急性粟粒型肺结核、结核性脑膜炎。①强化治疗阶段：联用3~4种杀菌药（联合使用INH、RFP、PZA及SM），长程3~4个月，短程2个月。②巩固治疗阶段：联用2种抗结核药（连续应用INH、RFP或EMB），长程12~18个月，短程4个月。总疗程大于12个月。

（5）短程疗法 选用6个月短程化疗方案。

知识扩展

迟发型超敏反应

迟发型超敏反应又称Ⅳ型超敏反应，是由效应T细胞再次接触相同抗原48~72小时后发生的，形成以单个核细胞浸润和组织损伤为主要特征的炎症反应。

Ⅳ型超敏反应通常由胞内寄生菌、病毒、寄生虫和化学物质引发，起主要作用的是效应T细胞、单核-巨噬细胞、细胞因子，无抗体及补体参与。反应发生时局部发生由T细胞介导的炎症反应和组织损伤。

结核分枝杆菌初次侵入人体并不能引发Ⅳ型超敏反应，而通常仅在人体淋巴系统留下免疫记忆，当人体初染结核分枝杆菌4~8周后，再次接触结核分枝杆菌表面标志蛋白时，将激活$CD4^+$ Th1细胞、$CD8^+$ CTL、单核-巨噬细胞等效应细胞，于72小时内产生明显的炎症表现。应用这一现象，将菌体蛋白注入皮内，因局部产生红斑和硬结的大小与机体对结核分枝杆菌的免疫反应强度一致，故结核菌素试验可以间接反应患者感染结核分枝杆菌的情况。

目标检测

一、单项选择题

1. 下列有关结核菌素试验的概念正确的是（　　）
   A. 结核菌素试验阴性可排除结核病
   B. 卡介苗接种成功，结核菌素反应呈阴性
   C. 结核菌素试验阳性，可确诊有结核病
   D. 结核菌素试验后 12 小时观察结果准确
   E. 严重肺结核病时，结核菌素试验可能会有阴性反应
2. 婴儿，15 个月，生后未接种卡介苗，体质较弱。近 1 个月咳嗽，食欲不振，午后微热，体温 37.8℃，肺部听诊呼吸音粗，无湿啰音。为确诊，应首选哪种检查（　　）
   A. 全血常规　　B. 肺部 CT
   C. 结核菌素试验　　D. 血清病毒抗体测定
   E. 红细胞沉降率
3. PPD 试验一般用 PPD 制剂 0.1ml，含结核菌素（　　）
   A. 1 单位　　B. 2 单位　　C. 3 单位
   D. 4 单位　　E. 5 单位
4. 结核病预防性化疗常选用的药物是（　　）
   A. 异烟肼　　B. 利福平
   C. 链霉素　　D. 吡嗪酰胺
   E. 乙胺丁醇
5. 结核病短程疗法的疗程一般为（　　）
   A. 3 个月　　B. 6 个月　　C. 9 个月
   D. 12 个月　　E. 18 个月

二、填空题

1. 小儿结核病的主要传染源是__________。
2. 小儿结核病主要通过__________传播，消化道及皮肤或胎盘传染者较少。

三、问答题

请说出结核菌素试验的临床意义。

第二节　原发性肺结核患儿的护理

PPT

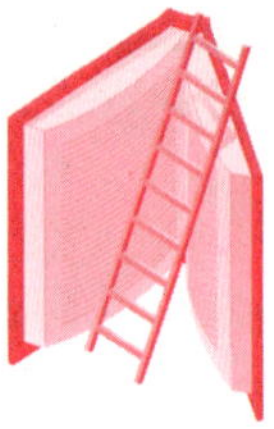

【学习目标】

1. **掌握**　小儿原发性肺结核的护理诊断、预防与护理措施。
2. **熟悉**　小儿原发性肺结核的症状和体征。
3. **了解**　小儿原发性肺结核的主要病因。

案例分析

案例：患儿，男，2岁，低热，伴咳嗽、食欲减退。出生时未接种卡介苗，家中保姆有肺结核史。查体：体温39.2℃；肝脾轻度肿大；消瘦，营养状况差；有疱疹性结膜炎，肺部体征不明显，胸部X线呈哑铃“双极影”。根据家中保姆有肺结核史，所以给患儿做了结核菌素试验，72小时后观察结果，局部硬结直径16mm。请问该患儿有可能发生了什么？

分析：根据患儿免疫接种情况，2岁，出生时未及时接种卡介苗，且有结核病患者接触史，故有患结核病的危险。本次发病有发热，结核菌素试验中阳性（++），特别是肺部可见的哑铃状“双极影”为原发性肺结核的特点。所以，该患儿患了原发性肺结核。

结核分枝杆菌初次侵入肺部引起感染为原发性肺结核，多见于儿童。人体初次感染结核分枝杆菌后在体内形成的病灶，常表现为肺部的原发病灶、淋巴管炎及肺门淋巴结炎，合称原发综合征；是小儿肺结核的主要类型，一般预后良好。但若同时感染急性传染病或应用免疫抑制剂者，对结核分枝杆菌敏感，肺结核常可继续发展甚至恶化，甚至出现干酪样性肺炎、结核性胸膜炎；还可经血行播散而引起结核或结核性脑膜炎。

【病因与发病机制】

结核分枝杆菌第一次经呼吸道入侵肺部。多位于胸膜下、肺上叶底部和下叶的上部，右侧较多见。基本病变为渗出、增殖、坏死。在原发病灶形成过程中，结核分枝杆菌沿局部淋巴管侵入肺门或纵隔淋巴结，引起淋巴管炎和淋巴结肿大。与结核病患者特别是与开放性肺结核患者接触的小儿容易被感染。特别是近期患有急性传染病，应用免疫抑制剂，既往有疱疹性结膜炎、结节性红斑等结核过敏者，都对结核分枝杆菌敏感。

【症状与体征】

1. 结核中毒症状　少数患者症状不明显或全无症状，仅在胸部X线检查时发现。一般起病缓慢，常以全身结核中毒症状为主，长期不规则低热、食欲低下、盗汗、乏力等。如有发生血行播散的情况，患儿可出现高热、呼吸困难加重及严重的结核毒性症状。

2. 咳嗽 是常见症状之一，少痰，有时由于肿大淋巴结压迫支气管分叉处或肉芽组织侵入支气管壁而出现阵发性痉挛性咳嗽。

3. 婴幼儿症状 急性起病，突然高热，2～3 周后转为低热，出现食欲减退、消瘦等结核中毒症状，可伴有肝、脾、淋巴结肿大，而肺部体征不明显。

4. 其他 高度肿大的淋巴结可出现压迫和刺激症状，常表现为干咳和刺激性咳嗽、喘鸣、声音嘶哑；全身浅表淋巴结可有不同程度的肿大，少数患儿可伴有结节性红斑、疱疹性结膜炎和结核性风湿症等结核变态反应。

【辅助检查】

1. 胸部 X 线检查 是诊断小儿肺结核的重要方法之一，原发综合征呈典型哑铃状双极影；支气管淋巴结结核为肺门淋巴结肿大，表现为炎症型和结节型。

2. 结核菌素试验 呈强阳性或由阴性转为阳性。

【治疗要点】

无明显症状的患儿可用普通疗法，活动性原发性肺结核采用直接督导下短程化疗。高热、结核中毒症状重者在充分使用抗结核药物的基础上同时可使用糖皮质激素减轻炎症和变态反应，促进炎症吸收。

【护理诊断】

1. 营养失调：低于机体需要量 与食欲差、疾病消耗过多有关。

2. 活动无耐力 与结核分枝杆菌感染至营养消耗过多、摄入不足有关。

3. 潜在并发症 肝损害、末梢神经炎、耳聋等药物副作用所致。

4. 有传播感染的可能 与排出结核分枝杆菌有关。

5. 知识缺乏 家长缺乏隔离、服药的知识。

【护理目标】

患儿食欲好转，体重增加；活动耐力增加；患儿能严格遵医嘱服药；用药期间不出现并发症或者出现能被及时发现并处理；未发生其他小儿被传染；家长了解相关知识并配合治疗。

【护理要点与措施】

1. 保证营养供给、注意休息 给予高热量、高蛋白、高维生素饮食，如牛奶、鸡蛋、瘦肉、鱼、豆腐、新鲜水果、蔬菜等，以提高患儿抵抗力，促进机体修复能力和病灶愈合。

2. 生活护理 有发热、中毒症状的患儿卧床休息。保持室内空气流通，阳光充足。保证患儿有充足的睡眠时间，避免患儿受凉引起上呼吸道感染。

3. 观察病情、注意药物的不良反应 根据患儿所用药物注意观察相关药物的不良反应。发现患儿出现不良反应时及时报告医生。

（1）链霉素可引起耳聋、耳鸣及肾功能损害，注意有无听力下降，定期检查肾功能。

（2）利福平可引起肝功能损害，注意定期检查肝功能。

（3）异烟肼应观察有无皮疹、手足麻木及烧灼感。

（4）对氨基水杨酸可有胃肠道反应，注意消化道症状。

（5）乙胺丁醇可以出现球后视神经炎、视力减退及皮疹等，注意观察视力等。

4. 做好隔离 患儿病房应采取呼吸道隔离，定期空气消毒；痰菌阳性患儿痰液应进行消毒处理；血行播散型肺结核患儿还可经由呼吸道、消化道、泌尿道多途径发生传播，所以患儿餐具与日常用物必须按规定进行消毒，并避免接触其他急性传染病患儿引起交叉感染。

【健康教育】

向家长和患儿介绍肺结核的病因和传播途径，用浅显易懂的语言讲述疾病的一般知识，解除家长顾虑，克服焦虑心理。告诉家长应用抗结核药物是治愈结核病的关键；密切观察抗结核药物的副作用；积极防治各种急性传染病、营养不良、佝偻病等的发生，以免加重病情。

知识链接

卡介苗与小儿结核病的预防

卡介苗（BCG vaccine）是由减毒牛型结核分枝杆菌悬浮液制成的活菌苗，具有增强巨噬细胞活性，加强巨噬细胞杀灭肿瘤细胞的能力，活化T淋巴细胞，增强机体细胞免疫的功能。最早由法国科学家卡尔梅特（Calmette）和介朗（Guérin）研制成功，二人应用牛型结核分枝杆菌在5%甘油胆汁马铃薯培养基上，经过13年230余代的反复培养，使病菌失去致病的性能然后制成菌苗接种到人体，使受种者产生对结核病的免疫力。为了纪念发现者卡尔梅特和介朗，将这一预防结核病的疫苗定名为“卡介苗”。

卡介苗接种的主要对象是新生儿和婴幼儿。新生婴儿一出生就需要接种卡介苗。如果出生时没能及时接种，在1岁以内一定要到当地结核病统治所卡介苗门诊或者计划免疫门诊去补种。

接种卡介苗是预防小儿结核病最有效的措施，可降低小儿结核病的发病率和死亡率。小儿结核病的发病与小儿的健康状况和生活环境有密切的关系。按时接种疫苗、良好的卫生习惯、不随地吐痰，可预防结核病的发生。

目标检测

一、单项选择题

1. 小儿时期的结核病，以哪型多见（　　）

A. 原发性肺结核　　B. 血行播散型肺结核

C. 支气管淋巴结核　　D. 结核隐性感染
E. 结核性脑膜炎

2. 预防小儿结核病的有效措施是（　　）
A. 隔离患者　　B. 接种卡介苗
C. 及时发现患者　　D. 积极治疗患者
E. 隔离治疗患者及普种卡介苗

3. 结核病短程疗法的疗程一般为（　　）
A. 3 个月　　B. 6 个月　　C. 9 个月
D. 12 个月　　E. 18 个月

4. 原发性肺结核包括（　　）
A. 胸膜炎　　B. 肺部空洞　　C. 原发综合征
D. 干酪样坏死　　E. 支气管淋巴结结核

5. 结核病的原发综合征典型的胸部 X 线表现是（　　）
A. 云雾状阴影　　B. 团块状阴影　　C. 哑铃状“双极影”
D. 斑点状阴影　　E. 粟粒状阴影

6. 6 岁男孩，接种过卡介苗，入学体检做 PPD 皮试，结果为硬结直径为 8mm，浅红色，应考虑该男孩（　　）
A. 结核感染　　B. 应复种卡介苗
C. 给予预防性治疗　　D. 接种卡介苗后的反应
E. 体内有活动性肺结核

二、填空题

小儿结核病的主要传染源是__________；小儿结核病主要通过__________传播。

三、问答题

患儿，3 岁，咳嗽发热 1 周，高热 1 天入院，双肺内弥漫散在的粟粒状阴影，经医生诊断后该患儿是患了急性血行播散型肺结核。请问：在护理该患儿时应注意哪些问题？

第三节　结核性脑膜炎患儿的护理

PPT

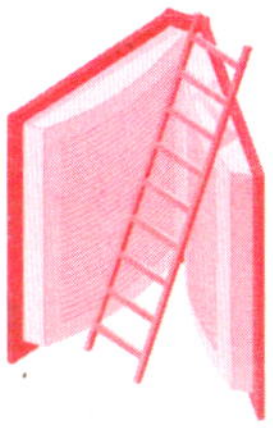

【学习目标】

1. **掌握**　小儿结核性脑膜炎的护理诊断、预防与护理措施。
2. **熟悉**　小儿结核性脑膜炎的主要病因。
3. **了解**　小儿结核性脑膜炎的临床症状和体征。

案例分析

案例：患儿，男，1岁，低热、睡眠不安7天，时有呕吐、咳嗽，家中无结核病患者。查体：烦躁不安，前囟隆起，心、肺无异常，肝脾轻度肿大，脑脊液外观毛玻璃样，WBC 25×10^6/L，N 0.3，L 0.7，潘氏试验（+），糖1.63mmol/L，氯化物95.8mmol/L，PPD皮试（+）。请问：该患儿最可能的医疗诊断是什么？

分析：患儿的临床表现，呕吐、咳嗽，烦躁、前囟隆起，脑脊液毛玻璃样外观，糖与氯化物降低，均符合结核性脑膜炎的诊断。所以，患儿最可能的医疗诊断是结核性脑膜炎。

结核性脑膜炎（结脑）是由结核分枝杆菌侵犯脑膜引起的中枢神经系统感染，是小儿结核病中最严重的一型。多见于3岁以内的婴幼儿，死亡率高，是小儿结核病致死的主要原因。

【病因与发病机制】

感染原发性肺结核或血性播散型肺结核后，因婴幼儿免疫功能低下，血－脑屏障不完善，结核分枝杆菌侵入淋巴系统，经血行播散进入脑膜和脑实质；结核分枝杆菌可入蛛网膜下腔，并随脑脊液播散，经数天至数周引起结核性脑膜炎。一般发生在原发感染后12个月内，尤其是初次感染结核分枝杆菌后3～6个月最易发病。全年均可发生，尤以冬春季节多见。

结核性脑膜炎的发生与机体的高度过敏性有关。亦可因脑实质或脑膜干酪灶破溃而引起。病理表现脑部肿胀，脑膜呈弥漫性特异性改变，水肿、渗出并形成结核结节，蛛网膜下腔聚积大量炎性渗出物；尤以脑底部明显，可引起脑神经损害和脑脊液循环受阻。脑血管呈炎性改变，重者致脑组织缺血、软化，患儿可出现肢体瘫痪。

【症状与体征】

结核性脑膜炎典型表现为起病较缓慢，临床上大致可分为早、中、晚3期。

1. 早期（前驱期） 1～2周。患儿早期的特殊表现为性情改变，易疲倦或烦躁不安；对周围事物不感兴趣，表情淡漠、双眼凝视、精神呆滞；同时伴有低热、厌食、盗汗、消瘦、便秘及不明原因的呕吐等症状，年长儿可诉头痛。

2. 中期（脑膜刺激期） 1～2周。随着颅内压增高出现剧烈头痛、喷射性呕吐、嗜睡或惊厥等。脑膜刺激征（颈项强直、克尼格征、布鲁津斯基征）阳性是结脑重要的、常见的体征。婴幼儿多表现为前囟隆起等。可出现脑神经障碍，最常见面神经瘫痪。

3. 晚期（昏迷期） 1～3周。上述症状逐渐加重，出现意识障碍，由意识模糊、半昏迷状态进入完全昏迷状态，惊厥频繁发作，甚至呈僵直状态。患儿极度消瘦，呈舟状腹；常伴有水、电解质代谢紊乱。婴儿可因颅内压急剧增高出现前囟膨出、颅缝裂开，最终可因脑疝死亡。

【辅助检查】

1. 脑脊液 压力增高，外观呈毛玻璃样或透明，白细胞增多，以淋巴细胞为主，蛋白定量增加，糖和氯化物同时降低。脑脊液静止 12～24 小时后可见蜘蛛网状薄膜形成，取表层进行抗酸染色后可查出结核分枝杆菌。

2. 其他 85% 患儿 X 线检查有结核病改变，常可见肺内有粟粒状阴影，为血行播散性病灶，可辅助确诊结脑。眼底检查有时可见脉络膜粟粒状结节。由于病情较严重或者初期可使用了糖皮质激素，结核菌素试验可呈假阴性。

【治疗要点】

1. 抗结核治疗 采用两阶段治疗方案。强化治疗阶段：联合使用 INH、RFP、PZA 及 SM；巩固治疗阶段：连续应用 INH、RFP 或 EMB。RFP 或 EMB 时间为 9～12 个月。待脑脊液恢复正常后应继续治疗 6 个月。

2. 降低颅内压 遵医嘱应用 20% 甘露醇，常量每次 0.5～1g/kg，于 30 分钟内快速静脉注入，4～6 小时一次。有脑疝形成时可大剂量，加用利尿剂。

3. 应用糖皮质激素 初期可使用糖皮质激素有利于减轻炎症反应、降低颅内压；并可减少粘连，预防或减轻脑积水的发生。应注意严格遵照医嘱进行用药，并严密监测患儿生命体征及用药反应。

【护理诊断】

1. 潜在并发症 颅内压增高，脑积水。

2. 营养失调：低于机体需要量 与食欲下降、摄入不足及消耗增多有关。

3. 有感染的危险 与机体免疫力低下有关。

4. 焦虑（家长） 与疾病预后差、病情危重及缺乏结核性脑膜炎知识有关。

【护理目标】

患儿摄入的营养满足机体的需要，体重逐渐恢复到正常标准；患儿皮肤完整，未发生压疮；患儿未将疾病传染给他人，无新感染的表现；稳定家长情绪，焦虑程度减轻。

【护理要点与措施】

1. 降低颅内压，预防脑疝发生

（1）保持安静，注意体位 避免刺激（包括声、光等）。护理和治疗操作应集中进行，动作轻、快，以免频繁惊扰患儿而加重颅内高压。使患儿侧卧位，头肩抬高 15°～30°，以利于头部血液回流降低颅内压，并避免呕吐物误吸而造成窒息。腰椎穿刺后要去枕平卧 4～6 小时，以防头痛。

（2）防止缺氧 及时清除呼吸道分泌物，避免呕吐物误吸，保持呼吸道通畅。及时关注血氧浓度，缺氧者及时吸氧，防止脑缺氧性损伤。

（3）用药的护理 遵医嘱应用抗结核药物、脱水剂、利尿剂。严格控制液体输入量与输液速度，以免加重颅内压升高。注意抗结核药物及其他药物的不良反应。

（4）观察病情，防治并发症　监测生命体征、意识、瞳孔等，应经常巡视、密切观察、及时记录。若患儿出现呼吸节律不规则，瞳孔忽大忽小或两侧不对称、对光反射减弱或者消失，四肢肌张力增高，呼吸不规则等，应警惕脑疝及呼吸衰竭的发生；若患儿出现意识障碍、前囟隆起、烦躁不安等，提示颅内压增高；应立即通知医生并做好抢救准备。随时准备好氧气、吸引器、人工呼吸机、呼吸兴奋剂、穿刺包及侧脑室引流包等。

2. 保证热量供给　保证足够的热量摄入，给予高热量、高蛋白、高维生素、清淡、易消化的流食、半流食，不能进食者可给予鼻饲或静脉补充营养。

3. 做好口腔、皮肤、黏膜护理　每日清洁口腔，保持口腔清洁；避免受伤或坠床，防舌咬伤；保持皮肤、臀部清洁干燥。注意对有昏迷或瘫痪的患儿定时给予翻身、局部按摩，预防压疮的发生。

4. 防止交叉感染　严格消毒痰液、呕吐物及各种用具。病室每日通风至少 3 次；紫外线空气消毒每日 2 次；保持适宜的室温、湿度。严格执行有关结核病的隔离消毒措施，接近患者时应戴口罩、穿隔离衣、戴手套。

【健康教育】

（1）供给充足的营养；为患儿制定良好的生活制度，保证休息时间，适当进行户外活动。

（2）指导家长自觉执行治疗计划，坚持全程、合理用药，并做好病情及药物毒副作用的观察，定期门诊复查；避免继续与开放性结核病患者接触，以防重复感染。

（3）对留有后遗症的患儿，指导家长对瘫痪肢体进行被动活动等功能锻炼，帮助肢体功能恢复，防止肌挛缩。对失语和智力低下者，进行语言训练和适当教育。

目标检测

一、单项选择题

1. 下列哪一项不是结核性脑膜炎的并发症（　　）

A. 脑出血　　B. 脑积水　　C. 继发性癫痫

D. 脑性瘫痪　　E. 脑神经障碍

2. 10 个月患儿，发热、轻度咳嗽 10 天，惊厥 2 次，1 个月前患麻疹，PPD（+），脑脊液检查：WBC 880×10^6/L，蛋白质 1000mg/L，糖 1.52mmol/L，氯化物 99mmol/L。应诊断为（　　）

A. 病毒性脑膜炎　　B. 化脓性脑膜炎　　C. 结核性脑膜炎

D. 真菌性脑膜炎　　E. 中毒性脑病

3. 结核性脑膜炎早期的表现为（　　）

A. 惊厥、昏迷　　B. 脑神经瘫痪　　C. 右侧肢体偏瘫

D. 脑膜刺激征阳性　　E. 情绪改变

4. 结核性脑膜炎中期的表现为（　　）

A. 惊厥、昏迷　　B. 脑神经瘫痪　　C. 右侧肢体偏瘫

D. 脑膜刺激征阳性　　E. 情绪改变

5. 结核性脑膜炎晚期的表现为（　　）

A. 惊厥、昏迷　　B. 脑神经瘫痪　　C. 右侧肢体偏瘫

D. 脑膜刺激征阳性　　E. 情绪改变

二、填空题

1. 结核性脑膜炎是小儿结核病中最__________的一种，__________高；是__________的主要原因。

2. 结核性脑膜炎分为__________期、__________期、__________期。

3. 结核性脑膜炎的治疗原则：①__________；②__________；③应用糖皮质激素。

三、问答题

1. 护理结核性脑膜炎患儿时，如何能降低颅内压，预防脑疝的发生？

2. 患儿，女，8个月，因低热、嗜睡半个月，烦躁、呕吐、双眼上翻入院。查体：前囟饱满，心肺无异常，颈抵抗（+）。脑脊液检查：潘氏实验（++），细胞数 200×10^6/L，糖1.5mmol/L，氯化物95mmol/L。请问：最可能的医疗诊断是什么？护理方面应注意哪些？

书网融合……

微课　　本章小结1　　本章小结2　　自测题

第十章 呼吸系统疾病患儿的护理

呼吸系统疾病是小儿常见疾病，占住院患儿的25%、门诊患儿的60% ~70%，流行季节可高达90%。呼吸系统以环状软骨为界分为上呼吸道和下呼吸道。上呼吸道包括鼻、咽、喉等；下呼吸道包括气管、支气管、细支气管、呼吸性细支气管、肺泡管及肺泡。

在这一章里，需要同学们掌握的是急性上呼吸道感染、急性感染性喉炎、小儿支气管肺炎的主要症状与体征、治疗要点与护理措施，特别是如何让患有呼吸系统疾病的患儿得到有效的治疗与护理。

第一节 呼吸系统解剖生理特点

PPT

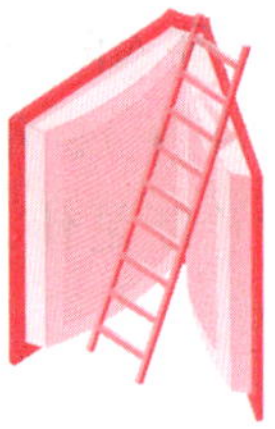

【学习目标】

1. **掌握** 小儿呼吸系统的生理特点。
2. **熟悉** 小儿呼吸系统的免疫特点。
3. **了解** 小儿呼吸系统的解剖特点。

一、解剖特点

呼吸系统以环状软骨为界，划分为上、下呼吸道。上呼吸道包括鼻、鼻窦、咽、咽鼓管、会厌、喉；下呼吸道包括气管、支气管、细支气管、呼吸性细支气管、肺泡管及肺泡。

（一）上呼吸道

1. 鼻 小儿鼻腔相对短小，无鼻毛，鼻道狭窄，黏膜柔嫩，血管丰富，易于感染引起黏膜充血肿胀出现鼻塞，导致呼吸困难、张口呼吸而影响吮乳。

2. 鼻窦 鼻腔黏膜与鼻窦黏膜相连续，且鼻窦口相对较大，故急性鼻炎时易导致鼻窦炎，多见于上颌窦和筛窦感染。

3. 咽鼓管 婴幼儿咽鼓管较宽、短、直，呈水平位，故鼻咽炎时易侵及中耳而致中耳炎。

4. 咽部 小儿咽部相对窄小且垂直，富有淋巴组织，咽喉壁淋巴组织感染时可发生咽后壁脓肿。腭扁桃体在1岁末逐渐增大，4~10岁达高峰，14~15岁又逐渐退化，故扁桃体炎多见于年长儿，1岁以内婴儿少见。

5. 喉部　儿童喉部呈漏斗型，相对狭窄，黏膜柔嫩，血管丰富，富含淋巴组织，感染时易发生充血、水肿，致喉头狭窄、痉挛而窒息，出现声音嘶哑和吸气性呼吸困难。

（二）下呼吸道

1. 气管及支气管　婴幼儿的气管、支气管管腔相对狭窄，软骨更柔软，缺乏弹力组织支撑，纤毛运动差，加之黏液腺分泌不足、气道干燥，故易发生感染，且易导致呼吸道阻塞。右侧支气管粗短，较为垂直，是主支气管的直接延伸，因此，异物易进入右侧支气管。

2. 肺　小儿肺泡数量较少，间质发育旺盛，弹力组织发育差，血管丰富，故其相对含血多而含气少，易于发生肺部感染，并易引起间质性肺炎、肺不张及肺气肿等。

（三）胸廓、纵隔

婴幼儿胸廓上下径较短且呈桶状，肋骨呈水平位，膈位置较高，呼吸肌发育差；婴儿胸壁柔软，呼吸时胸廓运动幅度较小，肺的扩张不充分，影响肺的通气和换气；小儿纵隔相对较大，纵隔周围组织松软、富于弹性，胸腔积液或积气时易致纵隔移位。

二、生理特点

1. 呼吸频率和节律　婴幼儿尤其是早产儿、新生儿由于呼吸中枢发育未完全成熟，易出现呼吸节律不齐，甚至发生呼吸暂停。由于小儿代谢旺盛，需氧量高，故小儿年龄越小，呼吸频率越快，各年龄小儿呼吸频率见表 10－1。

表 10－1　不同年龄儿童的呼吸频率

年龄	新生儿	1 个月至 1 岁	1～3 岁	4～7 岁	8～14 岁
呼吸频率（次/分）	40～45	30～40	25～30	20～25	18～20

2. 呼吸类型　婴幼儿呼吸肌发育差，呼吸时胸廓的活动范围小而膈肌活动明显，呈腹膈式呼吸；随着年龄的增长，呼吸肌逐渐发育和膈肌下降，肋骨由水平位逐渐变为斜位，胸廓前后径和横径增大，出现胸式呼吸，7 岁以后呼吸类型接近成人。

3. 呼吸功能　小儿肺活量、潮气量和气体弥散量等均较成人小，而呼吸道阻力较成人大，如肺活量为 50～70ml/kg，仅为成人肺活量的 1/3；儿童潮气量为 6～10ml/kg，1 岁以内婴儿潮气量是成人的 1/12，故小儿各项呼吸功能的储备能力均较低，当患呼吸系统疾病时，易发生呼吸衰竭。

不同年龄小儿呼吸频率、心率及呼吸与心率之比见表 10－2。

表 10－2　不同年龄小儿呼吸频率、心率及呼吸与心率之比

年龄	新生儿	1 个月至 1 岁	2～3 岁	4～7 岁	8～14 岁
呼吸（次/分）	40～45	30～40	25～30	20～25	18～20

续表

年龄	新生儿	1个月至1岁	2～3岁	4～7岁	8～14岁
心率（次/分）	120～140	110～130	100～120	80～100	70～90
呼吸：脉搏	1：3	1：3～1：4	1：3～1：4	1：4	1：4

三、免疫特点

小儿呼吸道的非特异性及特异性免疫功能均较差。小儿咳嗽反射和气道纤毛运动功能差，清除气道吸入的尘埃和异物的能力较低，同时婴幼儿肺泡巨噬细胞功能不足，体内的免疫球蛋白（尤其是分泌型IgA）含量低，乳铁蛋白、溶菌酶、干扰素、补体等数量和活性不足，故易患呼吸系统感染。

目标检测

一、单项选择题

1. 婴幼儿易患呼吸道感染，主要缺乏的免疫球蛋白是（　　）
   A. IgA　B. IgD　C. IgE
   D. IgG　E. sIgA
2. 呼吸系统分为上、下呼吸道，其分界处为（　　）
   A. 喉部　B. 声带　C. 环状软骨
   D. 总气管分叉部　E. 会厌软骨
3. 小儿右支气管的特点是（　　）
   A. 较长、狭窄，呈漏斗形　B. 粗而短
   C. 短、宽、直，呈水平位　D. 黏膜柔嫩，血管丰富
   E. 纤毛较多
4. 小儿咽鼓管的特点为（　　）
   A. 位置高　B. 较易阻塞
   C. 管路较长　D. 漏斗形
   E. 咽鼓管短、直、平，易发生中耳炎
5. 新生儿的呼吸频率是（　　）
   A. 15～20次/分　B. 20～25次/分　C. 25～30次/分
   D. 30～40次/分　E. 40～50次/分
6. 呼吸系统患病的常见部分是（　　）
   A. 鼻　B. 咽　C. 喉
   D. 小气道　E. 胸膜

7. 小儿肺部易发生感染主要内因是（　　）

A. 呼吸中枢不健全　　B. 黏膜纤毛运动差

C. 胸腔小儿肺相对较大　　D. 肺含血量丰富，含气量小

E. 肋骨呈水平位，呼吸运动度小

8. 不符合小儿肺脏解剖特点的是（　　）

A. 肺间质发育旺盛　　B. 肺泡小而数量少

C. 弹力纤维发育不完善　　D. 全肺含气量多而含血量少

E. 全肺血管丰富

9. 小儿呼吸系统解剖、生理特点叙述错误的是（　　）

A. 咽鼓管相对宽、短，易患中耳炎

B. 年龄越小，呼吸越慢

C. 肺含血量多于含气量

D. 右侧支气管比左侧直

E. 婴幼儿缺乏 sIgA 易患呼吸道感染

10. 婴儿的呼吸类型是（　　）

A. 胸式呼吸　　B. 腹式呼吸

C. 胸腹式呼吸　　D. 胸式与腹式呼吸交替

E. 男婴胸式呼吸，女婴腹式呼吸

二、填空题

1. 上呼吸道包括______、______、______、______、______、______。

2. 由于小儿咽鼓管宽、短、直，且呈水平位，故鼻咽炎时易致______。

三、问答题

简述不同年龄小儿的呼吸频率。

第二节　急性上呼吸道感染患儿的护理

PPT

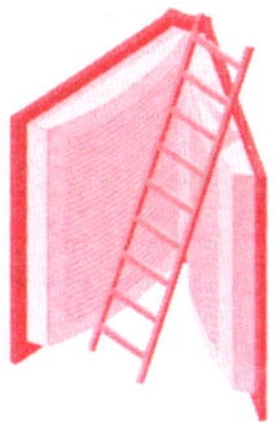

【学习目标】

1. **掌握**　小儿急性上呼吸道感染的症状与体征、护理措施。

2. **熟悉**　小儿急性上呼吸道感染的分类、病因与治疗要点。

3. **了解**　小儿急性上呼吸道感染的发病机制、辅助检查。

案例分析

案例：患儿，男，5岁。晨起时，妈妈发现孩子精神萎靡，烦躁不安，哭诉嗓子疼，妈妈测其体温为38.5℃。遂来医院就诊，经护理体检，目前患儿T 39℃，P 135次/分，R 36次/分。精神萎靡，咽部充血，扁桃体Ⅱ度肿大。辅助检查：血常规示白细胞正常。医生初步临床诊断为急性上呼吸道感染。请根据患儿情况作出相应的护理诊断，并为患儿制订合理的降温措施。

分析：根据患儿的症状与体征，该患儿的护理诊断是：①体温过高与感染有关；②舒适的改变与上呼吸道炎症有关；③潜在并发症可发生高热惊厥。针对患儿的情况，可采取适当的降温措施。观察体温变化，当患儿体温超过38.5℃时，可及时采取物理降温，比如头部冷敷或枕冰袋、腋下及腹股沟处置冰袋、温水擦浴或冷盐水灌肠等。必要时遵医嘱给予退热剂。

急性上呼吸道感染简称上感，俗称“感冒”，是小儿最常见的感染性疾病，主要指鼻腔、咽或喉部的急性感染。若上呼吸道某一局部炎症特别突出，即按该炎症处命名，如急性鼻炎、急性咽炎、急性扁桃体炎等。本病一年四季均可发生，以冬春季及气候骤变时多见。

【病因与发病机制】

各种病毒和细菌均可引起该病，90%以上由病毒引起，如呼吸道合胞病毒、流感病毒、副流感病毒、腺病毒、鼻病毒、柯萨奇病毒等。在病毒感染的基础上可继发细菌感染，常见细菌有溶血性链球菌，其次为肺炎球菌、流感嗜血杆菌等，其他病原体如肺炎支原体也可引发本病。婴幼儿时期由于上呼吸道的解剖生理和免疫特点易患呼吸道感染，同时，疾病影响（如维生素D缺乏性佝偻病、营养不良、贫血、先天性心脏病等）、环境因素（如通风不良、气候改变等）及护理不当则易引发该病并使病情反复或使病程迁延。

【症状与体征】

1. 一般类型上呼吸道感染 临床症状轻重不一，与年龄、病原体及机体抵抗力不同有关。婴幼儿局部症状不明显而全身症状重；年长儿全身症状轻，以发热、咳嗽等局部症状为主。

（1）潜伏期 常于受凉后1～3天出现症状。

（2）轻症 患儿只有局部症状和体征，主要表现为鼻咽部症状，如流涕、鼻塞、喷嚏、咳嗽、咽部不适和咽痛等，多于3～4天自然痊愈。新生儿和小婴儿可因鼻塞而出现张口呼吸或拒乳。查体可见咽部充血，扁桃体肿大、充血并有渗出物，颌下淋巴结肿大、触痛。肠道病毒引起者可出现不同形态的皮疹。肺部听诊一般正常。

（3）重症 表现为全身症状，尤其婴幼儿起病急，多有高热，体温可达39～40℃，常持续2～3天甚至1周以上，常伴有呕吐、腹泻、烦躁不安，甚至高热惊厥。年长儿也表现为发热、头痛、全身不适、乏力等。部分患儿发病早期可有阵发性脐周疼痛，有的类似急腹症，与发热所致肠痉挛或肠系膜淋巴结炎有关。

2. 流行性感冒 简称流感，由流感病毒、副流感病毒引起，有明显的流行病学史，潜伏期一般1～3天，起病初期传染性最强。典型流感，全身症状较重，如发热、头痛、咽痛、肌肉酸痛、全身乏力等，甚至可引起恶心、呕吐等呼吸道外的各种病症及支气管炎、中耳炎、肺炎等并发症，呼吸道症状可不明显。查体可见眼结膜外眦充血、咽部充血、软腭上滤泡。

3. 两种特殊类型上呼吸道感染

（1）疱疹性咽峡炎 由柯萨奇A组病毒引起，好发于夏秋季。主要表现为急起高热、咽痛、流涎、拒食等。查体可见咽部充血，咽腭弓、腭垂和软腭等处黏膜上有2～4mm大小灰白色的疱疹，周围有红晕，疱疹破溃后形成小溃疡。病程1周左右。

（2）咽结合膜热 由腺病毒引起，好发于春夏季，可发生小流行。临床以发热、咽炎、结合膜炎为特征，主要表现为高热、咽痛、眼部刺痛、畏光流泪等。查体可见咽部充血，一侧或双侧滤泡性眼结合膜炎，可伴有球结膜充血、颈部及耳后淋巴结肿大。病程1～2周。

【并发症】

婴幼儿上呼吸道感染可并发中耳炎、鼻窦炎、咽后壁脓肿、颈淋巴结炎、喉炎、扁桃体周围脓肿、支气管炎及肺炎等。年长儿可因继发链球菌感染时可并发急性肾小球肾炎及风湿热。

【辅助检查】

病毒感染者外周血白细胞计数正常或偏低，中性粒细胞减少，淋巴细胞相对增多；病毒分离和血清学检查可明确病原。细菌感染者外周血白细胞可增高，中性粒细胞增高。

【治疗要点】

以支持疗法及对症治疗为主，注意预防并发症。

1. 支持治疗 患儿多休息、多饮水，室内通风，做好呼吸道隔离，防止并发症。

2. 抗感染治疗 抗病毒药物常用利巴韦林，中药治疗有一定效果。如继发细菌感染或发生并发症者，可使用青霉素类、头孢菌素类及大环内酯类抗生素。若为链球菌感染或既往有肾炎或风湿热病史者，青霉素疗程应为10～14天。

3. 对症治疗 高热者给予物理或药物降温，高热惊厥者给予镇静止惊等处理，咽痛者给予咽喉片含服。

【护理诊断】

1. 体温过高 与感染有关。

2. 舒适的改变 与上呼吸道感染有关。

3. 潜在并发症 高热惊厥。

【护理目标】

患病早期患儿体温恢复正常；治疗期间患儿舒适度增加；治疗期间患儿不发生并发症。

【护理措施】

1. 维持体温

（1）保持室内温度18～22℃，湿度50%～60%，每日通风2次以上，保持室内空气清新，但避免空气对流或直吹。

（2）松解衣被，衣服和被子不宜过多、过紧，以免影响散热。

（3）密切观察体温变化，每4小时监测一次体温，体温过高或有高热惊厥史者1～2小时监测一次。体温超过38.5℃时给予物理降温，如头部冷敷或枕冰袋、腋下及腹股沟处置冰袋、温水擦浴或冷盐水灌肠等。必要时遵医嘱给予退热剂。

（4）严格遵医嘱使用抗病毒药物，如利巴韦林等，合并细菌感染应遵医嘱使用抗生素。

2. 促进舒适

（1）高热患者应卧床休息，减少活动，及时清除鼻腔及咽喉部分泌物，保证呼吸道通畅。

（2）保证营养和水分的摄入，鼓励患儿多饮水，给予易消化和富含维生素的清淡饮食，必要时按医嘱静脉补液。

（3）及时清理鼻咽分泌物和干痂，为保护鼻周皮肤可用凡士林或液体石蜡涂抹，以减少分泌物对鼻周皮肤的刺激。鼻塞严重时应先清除鼻腔分泌物后在哺乳或临睡前15分钟用0.5%麻黄碱液滴鼻，每次1～2滴，使鼻腔通畅，保证吸吮，但不能使用过频。

（4）加强口腔护理，保证口腔清洁。婴幼儿饭后可喂少量温开水清洗口腔，年长儿饭后漱口，口唇涂油避免干裂。及时更换被汗液浸的衣服。

3. 预防惊厥及其他并发症 密切观察体温变化，警惕高热惊厥的发生。当患儿体温超过38.5℃时应给予降温处理，特别注意有既往热性惊厥史的患儿，及时发现体温变化给予降温，必要时可按医嘱预防性用镇静剂。当高热患儿出现惊跳等惊厥先兆时，应立即通知医生。发生惊厥时要就地抢救，按惊厥护理。经常观察患儿口腔黏膜及皮肤有无皮疹，注意咳嗽的性质及神经系统症状等，以便能早期发现麻疹、猩红热及流行性脑脊髓膜炎等急性传染病。疑有咽后壁脓肿时，应及时报告医师并配合处置，同时要注意防止脓肿破溃后脓液流入气道引起窒息。

【健康教育】

居室要经常通风，保持室内空气清新；气候骤变时，及时增减衣服。合理喂养，保证充足的营养和睡眠；婴儿提倡母乳喂养，及时添加辅食，保证营养均衡。避免到人多拥挤的公共场所，多进行户外活动，加强体格锻炼，增强体质，提高抗病能力；

按时预防接种。做好呼吸道隔离，在集体小儿机构中，应早期隔离患儿。如有流行趋势，可用食醋熏蒸法消毒。积极防治佝偻病、贫血、营养不良等慢性病，增强患儿的抗病能力。

目标检测

一、单项选择题

1. 急性上呼吸道感染最常见的病原体是（　　）
   A. 细菌　B. 支原体　C. 衣原体
   D. 病毒　E. 真菌
2. 急性上呼吸道感染最常见的细菌是（　　）
   A. 流感嗜血杆菌　B. 溶血性链球菌　C. 肺炎球菌
   D. 葡萄球菌　E. 革兰阴性杆菌
3. 年长儿链球菌引起的上呼吸道感染可诱发（　　）
   A. 肠炎　B. 脑膜炎　C. 急性肾炎
   D. 肺炎　E. 心肌
4. 婴幼儿急性上呼吸道感染最严重的并发症是（　　）
   A. 中耳炎　B. 扁桃体炎　C. 支气管炎
   D. 肺炎　E. 急性肾炎
5. 急性上呼吸道感染患儿预防热性惊厥的首要护理措施为（　　）
   A. 保持安静　B. 观察病情　C. 控制体温
   D. 给镇静药　E. 控制感染
6. 急性上呼吸道感染预防不包括（　　）
   A. 及时增加营养　B. 加强体格锻炼　C. 房间温度、湿度适宜
   D. 居室空气消毒　E. 使用药物预防
7. 3 岁患儿，急性上呼吸道感染。体温 38.0℃，食欲不振，应为患儿提供的饮食是（　　）
   A. 高脂饮食　B. 半流质饮食　C. 高蛋白饮食
   D. 低热能饮食　E. 低蛋白饮食
8. 11 个月的小儿。因急性上呼吸道感染出现发热，在服用阿司匹林后大汗淋漓，测量体温为 37.3℃，该患儿主要的护理问题是（　　）
   A. 体温升高　B. 体温过低　C. 有体液不足的危险
   D. 心排血量减少　E. 有皮肤完整性受损的危险
9. 下列属于年长儿上呼吸道感染主要症状的是（　　）
   A. 发热、乏力　B. 流涕、咳嗽　C. 畏寒、呕吐
   D. 烦躁不安　E. 头痛、高热惊厥

10. 下列哪种病毒引起的急性上呼吸道感染可出现不同形态的皮疹（　　）
A. 腺病毒　　B. 鼻病毒　　C. 肠道病毒
D. 流感病毒　　E. 呼吸道合胞病毒

11. 6个月患儿，体温39.2℃，鼻塞、烦躁、拒食，突然惊厥，该患儿可能发生了（　　）
A. 低血糖　　B. 低钙惊厥　　C. 低镁惊厥
D. 热性惊厥　　E. 中毒性脑病

二、填空题

1. 小儿上呼吸道感染中的疱疹性咽峡炎的病原体是______。

2. 8个月患儿，发热、咳嗽2天，查体：T 39.4℃，P 140次/分，R 35次/分，诊断为急性上呼吸道感染，目前首要的护理诊断是______。

3. 患儿，男，3岁，2天前受凉后出现发热、鼻塞严重、烦躁不安等上感症状，护士用0.5%麻黄碱液为患儿滴鼻的时间为______。

三、问答题

简述上呼吸道感染如何维持体温。

第三节　急性感染性喉炎患儿的护理

PPT

【学习目标】

1. **掌握**　小儿急性感染性喉炎的症状与体征、护理措施。
2. **熟悉**　小儿急性感染性喉炎喉梗阻的分类和治疗要点。
3. **了解**　小儿急性感染性喉炎的病因、发病机制、辅助检查。

案例分析

案例：患儿，男，1岁。3天前淋雨后出现发热，奶奶发现患儿有犬吠样咳嗽、声音嘶哑遂来医院就诊。患儿精神萎靡，烦躁不安，安静时有吸气性喉鸣和三凹征，指端发绀。查体：T 37.9℃，P 150次/分，R 35次/分；听诊可闻及喉传导音及管状呼吸音，双肺呼吸音减弱。辅助检查血常规示无异常。医生临床诊断为急性感染性喉炎。请根据患儿表现判断患儿的临床诊断是什么？

分析：根据患儿的临床表现，可判断出该患儿患了急性感染性喉炎，并出现了Ⅲ度喉梗阻症状（根据喉梗阻分度：Ⅱ度为安静时有喉鸣和吸气性呼吸困难，肺部听诊可闻喉传导音或管状呼吸音，心率增快，120～140次/分；Ⅲ度为除Ⅱ度喉梗阻症状外，患儿因缺氧而出现烦躁不安等，肺部听诊呼吸音明显减弱，心音低钝，心率快，140～160次/分。

急性感染性喉炎为喉部黏膜急性弥漫性炎症，以犬吠样咳嗽、声音嘶哑、喉鸣、吸气性呼吸困难为临床特征，多发生在冬春季节，常继发于上呼吸道感染，婴幼儿多见。

【病因与发病机制】

本病由病毒或细菌感染引起，常为上呼吸道感染的一部分。也可在麻疹、百日咳或其他急性传染病的病程中并发。由于小儿的喉部解剖特点，炎症时喉部充血、水肿而导致喉梗阻。

【症状与体征】

起病急，症状重，可有不同程度的发热、声音嘶哑、犬吠样咳嗽、吸气性喉鸣和三凹征（胸骨上窝、肋间隙和剑突下吸气时凹陷）。一般白天症状轻，夜间入睡后喉部肌肉松弛，分泌物阻塞导致症状加重。严重时患儿迅速出现烦躁不安、吸气性呼吸困难、发绀、心率加快等缺氧症状。查体可见咽部充血，间接喉镜检查可见喉部及声带不同程度充血、水肿。临床上根据吸气性呼吸困难的轻重，将喉梗阻分为4度（表10－3）。

Ⅰ度：安静时无症状，活动后出现吸气性喉鸣和呼吸困难，肺部听诊呼吸音清晰，心率无改变。Ⅱ度：安静时有喉鸣和吸气性呼吸困难，肺部听诊可闻喉传导音或管状呼吸音，心率增快（120～140次/分）。Ⅲ度：除上述喉梗阻症状外，患儿因缺氧而出现烦躁不安、口唇及指（趾）发绀、双眼圆睁、惊恐状、头部出汗，肺部听诊呼吸音明显减弱，心音低钝，心率快（140～160次/分）。Ⅳ度：患儿呈衰竭状态，昏迷或昏睡、抽搐、面色苍白，由于无力呼吸，三凹征不明显，肺部呼吸音几乎消失，仅有气管传导音，心音低钝，心律不齐。

表10－3　喉梗阻的分度

分度	临床表现	体征
Ⅰ	仅于活动后出现吸气性喉鸣和呼吸困难	呼吸音及心率无改变
Ⅱ	安静时出现喉鸣和吸气性呼吸困难	肺部听诊可闻及喉传导音或管状呼吸音，心率加快
Ⅲ	除喉鸣和吸气性呼吸困难外，还有烦躁不安、口唇及指（趾）端青紫、双眼圆睁、惊恐状、头面部出汗等缺氧表现	肺部呼吸音明显减弱，心音低钝，心率快
Ⅳ	逐渐衰竭，呈昏睡状态，因无力呼吸，三凹征可不明显，面色苍白或青灰	肺部听诊呼吸音几乎消失，仅有气管传导音，心音低钝，心律不齐

【辅助检查】

病毒感染者外周血白细胞计数正常或偏低。细菌感染者外周血白细胞计数增高，中性粒细胞计数增高。

【治疗要点】

1. 保持呼吸道通畅　肾上腺皮质激素雾化吸入，减轻黏膜水肿，痰多者可给予祛痰剂。

2. 控制感染　病毒感染可给予利巴韦林等抗病毒药物；细菌感染可选用敏感抗生

素，有气促、呼吸困难时，及时静脉输入足量广谱抗生素。

3. 应用肾上腺皮质激素 应用抗生素同时给予肾上腺皮质激素，以减轻喉头水肿、缓解喉梗阻症状，常用泼尼松，每日1～2mg/kg，分次口服。重症可用地塞米松静脉推注，每次2～5mg；继之每日1mg/kg静脉滴注，用2～3天，至症状缓解。

4. 对症治疗 有呼吸困难、发绀、烦躁不安等缺氧症状者给予氧气吸入；烦躁不安者应给予异丙嗪镇静。

5. 气管切开 有严重缺氧征象或有Ⅲ度以上喉梗阻者应立即行气管切开术。

【护理诊断】

1. 低效性呼吸型态 与喉头水肿有关。

2. 有窒息的危险 与喉梗阻有关。

3. 体温过高 与感染有关。

【护理目标】

患儿能正常呼吸，无缺氧现象；患儿呼吸道通畅；患儿体温降至正常。

【护理措施】

1. 改善呼吸功能，维持有效呼吸

（1）保持室内空气清新，温度、湿度适宜，以减少对喉部的刺激，减轻呼吸困难。置患儿于舒适体位，保持安静。

（2）遵医嘱给予抗生素、糖皮质激素治疗，以控制感染、减轻喉头水肿、缓解症状。

（3）密切观察病情变化，根据患儿三凹征、喉鸣、发绀、烦躁不安等表现判断患儿缺氧的程度，给予氧气吸入。发生窒息后及时抢救，随时做好气管切开的准备，以免因吸气性呼吸困难而导致患儿窒息。

2. 维持正常体温，促进舒适

（1）密切观察体温变化，体温超过38.5℃时给予物理降温（参见本章第二节“维持体温”护理措施）。

（2）补充足量的水分和营养，喂饭、喝水时避免患儿发生呛咳。

（3）保持患儿安静，尽可能将所需要的检查及治疗集中进行，以不打扰患儿的休息。一般情况下不用镇静剂，若患儿过于烦躁不安，遵医嘱给予异丙嗪，以达到镇静和减轻喉头水肿的作用。避免使用氯丙嗪，以免使喉头肌松弛，加重呼吸困难。

3. 密切观察病情 密切观察患者表现，正确评估患儿喉梗阻程度，随时做好配合医生气管切开的准备。

【健康教育】

指导家长正确护理患儿，为患儿提供空气清新、温湿度适宜的室内环境。平时加强患儿的体格锻炼，适当带患儿进行户外活动。定期预防接种，积极预防上呼吸道感染和各种传染病。指导家长学会患儿喉梗阻程度的观察判断和喉梗阻发作时的急救措施。

目标检测

一、单项选择题

1. 下列不属于小儿急性喉炎的临床表现的是（　　）
A. 喉鸣　B. 声音嘶哑　C. 犬吠样咳嗽
D. 呼气性呼吸困难　E. 低热

2. 喉梗阻的最主要表现为（　　）
A. 三凹征　B. 声音嘶哑　C. 犬吠样咳嗽
D. 吸气性呼吸困难　E. 呼气性呼吸困难

3. 患儿，女，10 个月。1 天前出现发热，T 38.8℃，犬吠样咳嗽、声音嘶哑、烦躁不安，安静时有吸气性喉鸣和三凹征，听诊双肺可闻及喉传导音或管状呼吸音，心率加快，此患儿被诊断为急性感染性喉炎，其喉梗阻程度为（　　）
A. Ⅰ度　B. Ⅱ度　C. Ⅲ度
D. Ⅳ度　E. Ⅴ度

4. 患儿，女，2 岁。1 天前，出现发热、声音嘶哑、喉鸣和吸气性呼吸困难，双肺可闻及喉传导音或管状呼吸音，心率加快，护士考虑该患儿最可能的诊断是（　　）
A. 喘憋性肺炎　B. 支气管哮喘
C. 急性感染性喉炎　D. 支气管肺炎合并心衰
E. 腺病毒性肺炎合并心衰

5. 关于喉梗阻分度，依据正确的是（　　）
A. 根据呼气性呼吸困难程度　B. 根据声音嘶哑程度
C. 根据犬吠样咳嗽程度　D. 根据吸气性呼吸困难程度
E. 根据实验室结果

6. 急性感染性喉炎治疗时不易使用的药物是（　　）
A. 青霉素　B. 红霉素　C. 氯丙嗪
D. 地塞米松　E. 异丙嗪

7. 出现Ⅳ度吸气性呼吸困难时应立即首选（　　）
A. 地塞米松静脉注射　B. 强心剂
C. 吸氧　D. 气管切开
E. 利尿剂

8. 关于急性感染性喉炎的临床特点，描述正确的是（　　）
A. 多继发于上呼吸道感染　B. 多为高热
C. 呼气性喉鸣　D. 面色潮红
E. 症状白天重，夜间轻

9. 关于喉梗阻，描述正确的是（　　）
   A. Ⅲ度以上喉梗阻需要加皮质激素治疗
   B. Ⅱ度喉梗阻表现为安静时如常人，活动后才出现呼吸困难
   C. Ⅰ度喉梗阻不会出现啰音
   D. Ⅲ度喉梗阻可出现口唇发绀
   E. Ⅳ度喉梗阻肺部可闻及明显中粗啰音
10. 3岁患儿，发热、咳嗽2天就诊，哭声低微。查体：体温37.5℃，烦躁不安，头面出汗，吸气性喉鸣，三凹征，口唇及面色发青，双肺呼吸音减低，无啰音及喘鸣音，心率140次/分，心音低钝，肝肋下2cm。此患儿应诊断为（　　）
   A. Ⅰ度喉梗阻　B. Ⅱ度喉梗阻　C. Ⅲ度喉梗阻
   D. Ⅳ度喉梗阻　E. 支气管哮喘重度发作
11. 急性感染性喉炎行气管切开的指征是（　　）
   A. 呼吸困难　B. 三凹征
   C. 喉头水肿　D. 严重缺氧或有Ⅲ度以上喉梗阻
   E. 呼吸衰竭
12. 关于急性感染性喉炎的治疗原则，错误的是（　　）
   A. 吸氧、雾化吸入，消除黏膜水肿
   B. 控制感染
   C. 给肾上腺皮质激素减轻喉头水肿
   D. 烦躁不安者给予氯丙嗪镇静
   E. 有严重缺氧者及时行气管切开术
13. 患儿，男，1岁。2天前受凉后，出现发热、犬吠样咳嗽、声音嘶哑、烦躁不安。查体：T 39℃，安静时有吸气性喉鸣和三凹征，双肺可闻及喉传导音或管状呼吸音，心率加快，护士应提出的护理诊断是（　　）
   A. 体温过高　B. 体液不足　C. 低效性呼吸型态
   D. 气体交换受损　E. 清理呼吸道无效

二、问答题

1. 简述小儿急性感染性喉炎喉梗阻的分度。

2. 患儿，男，15个月。由于上呼吸道感染出现发热，家长叙述患儿有犬吠样咳嗽、声音嘶哑。查体：患儿精神萎靡，烦躁不安，安静时有吸气性喉鸣和三凹征，指端发绀，T 38.1℃，P 140次/分，R 32次/分。听诊可闻及喉传导音及管状呼吸音。辅助检查血常规示无异常。医生临床诊断为急性感染性喉炎。请问，根据患儿的临床表现，护士应对该患儿采取哪些护理措施？

第四节　小儿支气管炎的护理

PPT

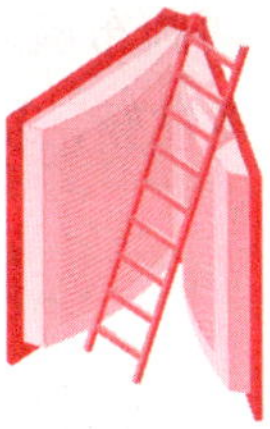

【学习目标】

1. **掌握**　小儿支气管炎的症状与体征、护理措施。
2. **熟悉**　小儿支气管炎的病因和治疗要点。
3. **了解**　小儿支气管炎的发病机制、辅助检查。

案例分析

案例：患儿，女，6岁，因受凉后发热、咳嗽、咳痰3天，痰液黏稠，不易咳出，食欲差，体温最高时38.8℃，遂入院治疗。查体：T 38.2℃，P 102次/分，R 28次/分，听诊可闻及位置不固定少量干湿啰音。辅助检查：血常规示无异常。胸部X线片显示两肺纹理增粗。医生初步诊断患儿为急性支气管炎。根据患儿目前的临床症状，应如何实施相应的护理？

分析：根据患儿目前咳嗽、咳痰，而且痰液黏稠、不易咳出的症状，需要保持呼吸道通畅，可采用超声雾化吸入或蒸汽吸入，以湿化呼吸道，促进排痰。患儿入院体温38.2℃，但在家时最高体温为38.8℃，所以要密切观察体温的变化。当体温超过38.5℃时可采取物理降温或按医嘱给予药物降温。可按医嘱使用抗生素、止咳祛痰剂等药物，并注意观察药物疗效及不良反应，保证充足的水分及营养的供给，保持室内空气清新，避免对流风，温湿度适宜，减少对支气管黏膜的刺激。卧位时可抬高头胸部，并经常变换患儿体位，指导并鼓励患儿有效咳嗽，以利呼吸道通畅，易于排痰。

急性支气管炎是指由于各种致病原引起的支气管黏膜的急性炎症，气管常同时受累，故又称为急性气管支气管炎。本病是儿童时期最常见的呼吸道疾病，婴幼儿多见。常继发于上呼吸道感染，或为一些急性呼吸道传染病（麻疹、百日咳等）的临床表现之一。

【病因与发病机制】

病原体常为各种病毒或细菌，或为混合感染。凡能引起上呼吸道感染的病原体均可引起支气管炎。免疫功能低下、特异性体质、营养不良、佝偻病和支气管局部结构异常等均为本病的危险因素。空气污染、气候变化、理化刺激也可诱发本病。

【症状与体征】

大多先有上呼吸道感染症状，后以咳嗽为主要症状，初为干咳，以后有痰。婴幼儿症状较重，常有发热、乏力、食欲不振、呕吐、腹泻等症状。一般全身症状不明显，无气促和发绀。肺部听诊呼吸音粗或有不固定、散在的干湿啰音，啰音常在体位改变或咳嗽后减少甚至消失。

婴幼儿可发生一种特殊类型的支气管炎，称为哮喘性支气管炎，又称喘息性支气管炎，泛指一组以喘息为突出表现的婴幼儿急性支气管感染。患儿除有上述支气管炎临床表现外，主要特点有：①多见于3岁以下、有湿疹或其他过敏史的婴幼儿；②有类似哮喘的临床表现，如呼气性呼吸困难、肺部叩诊呈过清音、听诊两肺布满哮鸣音及少量粗湿啰音；③部分病例复发，大多与感染有关；④近期预后大多良好，3~4岁后发作次数减少渐趋康复，但少数可发展为支气管哮喘。

【辅助检查】

病毒感染者外周白细胞计数正常或偏低；细菌感染者白细胞及中性粒细胞均增高。胸部X线检查多无异常改变，或有肺纹理增粗、肺门阴影加深。

【治疗要点】

主要是控制感染和止咳、化痰、平喘等对症治疗。一般不用镇咳剂或镇静剂，以免抑制咳嗽反射，影响痰液咳出。

【护理诊断】

1. 清理呼吸道无效 与痰液黏稠不易咳出有关。

2. 体温过高 与病毒或细菌感染有关

【护理目标】

患儿能顺利有效地排痰，呼吸道通畅；患儿体温降至正常。

【护理措施】

1. 保持呼吸道通畅

（1）保持室内空气清新，避免对流风，温湿度适宜，减少对支气管黏膜的刺激，以利于排痰。

（2）减少活动，注意休息，保证充足的水分及营养的供给。

（3）卧位时可抬高头胸部，并经常变换患儿体位，指导并鼓励患儿有效咳嗽，以利呼吸道通畅，易于排痰。

（4）采用超声雾化吸入或蒸汽吸入，以湿化呼吸道，促进排痰。

（5）按医嘱使用抗生素、止咳祛痰药及平喘药，并注意观察药物疗效及副作用。

（6）哮喘性支气管炎的患儿，注意观察有无缺氧症状，必要时给予吸氧。

2. 维持体温正常 密切观察体温变化，体温超过38.5℃时采取物理降温或按医嘱给予药物降温，以防发生惊厥（参见本章第二节）。

【健康教育】

向家长介绍小儿支气管炎的基本知识和护理要点，告知家长支气管炎患儿的护理应加强营养，增强体质，积极开展户外活动，进行体格锻炼，增强机体对气温变化的适应能力。同时应积极预防营养不良、佝偻病、贫血和各种传染病，按时预防接种，增强机体免疫力。

目标检测

一、单项选择题

1. 急性支气管炎患儿最主要的临床表现是（　　）
   A. 咳嗽　　B. 气促　　C. 发绀
   D. 胸痛　　E. 肺部固定湿啰音
2. 哮喘性支气管炎患儿的突出表现是（　　）
   A. 发热　　B. 流涕　　C. 咳嗽
   D. 咳痰　　E. 喘息
3. 患儿，女，1岁，诊断为急性支气管炎3天，咳嗽、咳痰加重，评估患儿痰液黏稠，患儿自己难以咳出，清理患儿呼吸道首先选用的方法是（　　）
   A. 继续鼓励患儿咳嗽排痰　　B. 少量多次饮水
   C. 体位引流　　D. 超声雾化吸入
   E. 负压吸痰
4. 患儿，7岁，发热、咳嗽2天，体温38℃，呼吸24次/分，肺部有少量细湿啰音，痰液黏稠，不易咳出，该患儿的主要护理措施是（　　）
   A. 立即物理降温　　B. 给予适量止咳药
   C. 室内温度应保持在40%　　D. 嘱患儿勿进食过饱
   E. 定时雾化吸入，排痰
5. 患儿，2岁，发热，鼻塞，体温39.8℃，咽部充血，咳嗽有痰，诊断为急性支气管炎，对该患儿的护理措施应首选（　　）
   A. 解开过厚衣被散热　　B. 口服退热药
   C. 饮用退热栓　　D. 用0.5%麻黄碱滴鼻
   E. 用50%酒精擦浴
6. 喘息性支气管炎的主要特点不包括（　　）
   A. 多见于有湿疹或其他过敏史的婴幼儿
   B. 有类似哮喘的临床表现，如吸气性呼吸困难
   C. 部分患者可复发，大多与感染有关
   D. 近期预后良好
   E. 少数可发展为支气管哮喘
7. 关于急性支气管炎的治疗原则，错误的是（　　）
   A. 控制感染　　B. 止咳化痰平喘
   C. 常口服祛痰剂以止咳祛痰　　D. 可行超声雾化吸入
   E. 使用镇咳剂

8. 关于急性支气管炎的护理措施，错误的是（　　）

A. 保持室内空气清新，温度适宜

B. 保证充足的水分及营养供给

C. 指导患儿有效咳嗽

D. 采用超声雾化吸入，湿化呼吸道

E. 体温超过39.5℃采用物理降温

9. 2岁小儿，咳嗽3天，T 38℃，双肺有干性及不固定湿啰音，其诊断应首先考虑（　　）

A. 支气管肺炎　B. 支气管炎　C. 上呼吸道感染

D. 毛细支气管炎　E. 支气管异物

10. 患儿，男，2岁，体温38.4℃，听诊双肺有干性及不固定的湿啰音，该患儿可能患（　　）

A. 急性上呼吸道感染　B. 支气管炎

C. 急性支气管炎　D. 轻症肺炎

E. 重症肺炎

11. 患儿，男，5岁，因咳嗽、咳黏液痰2天入院，双肺呼吸音粗，胸部X线示双肺纹理粗，以急性支气管炎入院，该患儿的主要护理问题是（　　）

A. 清理呼吸道无效　B. 气体交换受损　C. 低效性呼吸型态

D. 高热　E. 知识缺乏

12. 哮喘性支气管炎的特点不包括（　　）

A. 好发于3岁以下　B. 有过敏史　C. 一般无家族史

D. 有哮喘表现　E. 预后大多较差

二、填空题

1. 急性支气管炎的主要护理诊断是______。

2. 患儿，5个月，发热、咳嗽2天，体温39.5℃，心率150次/分，呼吸35次/分，该患儿首选护理诊断/问题是______。

三、问答题

简述保证急性支气管炎患者呼吸道通畅的措施。

第五节　小儿肺炎的护理 微课

PPT

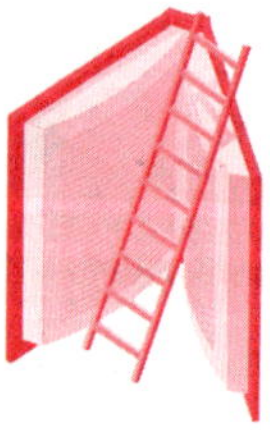

【学习目标】

1. **掌握**　小儿肺炎的症状与体征、护理措施。
2. **熟悉**　小儿肺炎的分类和治疗要点。
3. **了解**　小儿肺炎的病因与发病机制、辅助检查。

案例分析

案例：患儿，女，7个月。因“发热、气促1天，咳嗽3天”入院。查体：T 38.6℃，P 170次/分，R 60次/分，精神萎靡，呼吸急促，鼻翼扇动，口周发绀，双肺可闻及少量中、细湿啰音。入院后咳嗽加重，伴有气促和喘憋，咳嗽同时有痰液并逐渐增多。血常规：白细胞 20×10^9/L，中性粒细胞80%。胸部X线显示两肺下野可见散在的云絮状阴影，临床初步诊断为支气管肺炎。请问：患儿目前有可能发生了哪种并发症？对该患儿应该着重从哪方便进行密切观察与护理？

分析：从患儿出现的烦躁不安、呼吸急促、鼻翼扇动、口周发绀、心率增快、P 170次/分，R 60次/分判断，患儿目前有可能发生了循环系统的并发症。对该患儿需要密切观察呼吸、心率、心音、神志、面色等变化，若患儿出现烦躁不安、面色苍白、呼吸和心率继续增快、心音低钝或出现奔马律、肝脏短期内迅速增大时，应考虑肺炎合并了心力衰竭，应及时报告医生，立即给予吸氧、减慢输液速度。若患儿突然口吐粉红色泡沫痰，应考虑肺水肿，并给予间歇吸入20%～30%乙醇湿化的氧气，每次吸入时间不宜超过20分钟。

肺炎是指由不同致病原或其他因素所引起的肺部炎症。临床以发热、咳嗽、气促、呼吸困难及肺部固定湿啰音为特征。肺炎是婴幼儿的常见病，为我国住院患儿死亡第一位，被国家卫生部列为小儿重点防治的“四病”之一。该病四季均可发病，以冬、春寒冷季节及气候骤变时多见。

【分类】

目前，小儿肺炎的分类尚未统一，目前常用的分类方法如下。

1. 按病理分类　大叶性肺炎（儿科少见）、小叶性肺炎（即支气管肺炎，儿科多见）、间质性肺炎等。

2. 按病因分类　①感染性肺炎：如病毒性肺炎、细菌性肺炎、真菌性肺炎、支原体肺炎、衣原体肺炎、原虫性肺炎。②非感染性肺炎：如吸入性肺炎、过敏性肺炎等。

3. 按病程分类　①急性肺炎：病程<1个月。②迁延性肺炎：病程1～3个月。③慢性肺炎：病程>3个月。

4. 按病情分类　①轻症肺炎：主要是呼吸系统受累，其他系统无或仅轻微受累，无全身中毒症状。②重症肺炎：除呼吸系统受累外，其他系统也受累且全身中毒症状明显。

5. 其他分类　根据临床表现典型与否分类为典型性肺炎和非典型肺炎。

支气管肺炎为小儿常见的肺炎，故本节重点介绍。

【病因与发病机制】

常见的病原体为细菌和病毒。病毒以呼吸道合胞病毒最多见，其次是人鼻病毒、副流感病毒等；细菌以肺炎链球菌多见，其他有流感嗜血杆菌、金黄色葡萄球菌、表皮葡萄球菌等。近年来，肺炎支原体、衣原体及流感嗜血杆菌引起的肺炎有增多趋势。肺炎链球菌、金黄色葡萄球菌和流感嗜血杆菌是重症肺炎的主要病因。目前发达国家小儿肺炎以病毒感染为主，发展中国家以细菌感染为主。

病原体常由呼吸道入侵，少数经血行入肺，引起肺组织充血、水肿、炎性细胞浸润。炎症使肺泡壁充血水肿而增厚，支气管黏膜水肿，管腔狭窄，造成通气和换气功能障碍，导致缺氧和二氧化碳潴留，从而造成一系列病理生理改变。

1. 酸碱平衡失调与电解质紊乱 缺氧和二氧化碳潴留致呼吸性酸中毒、呼吸衰竭；低氧血症、高热、进食少致代谢性酸中毒，所以重症肺炎常出现混合性酸中毒。进食少、利尿及激素治疗又可致低钾血症，导致低钾性碱中毒。

2. 循环系统 缺氧和二氧化碳潴留致肺动脉高压，引起右心负荷加重，加之病原体毒素作用于心肌，致中毒性心肌炎、心力衰竭。

3. 神经系统 缺氧和二氧化碳潴留致脑毛细血管扩张、通透性增加，引起脑水肿。病原体毒素作用也可引起脑水肿、中毒性脑病。

4. 消化系统 低氧血症和病原体毒素可致中毒性肠麻痹，胃肠道毛细血管通透性增加，可致消化道出血。

【症状与体征】

1. 轻症肺炎 仅表现为呼吸系统症状和相应的肺部体征。

（1）症状 大多起病急，主要表现为发热、咳嗽、气促和全身症状。①发热：热型不定，多为不规则热，新生儿和重度营养不良儿可不发热，甚至体温不升。②咳嗽：较频，初为刺激性干咳，以后咳嗽有痰，新生儿则表现为口吐白沫。③气促：多发生在发热、咳嗽之后。④全身症状：精神不振、食欲减退、烦躁不安、轻度腹泻或呕吐。

（2）体征 呼吸加快，40～80 次/分，可有鼻翼扇动、点头呼吸、三凹征、唇周发绀。肺部可听到较固定的中、细湿啰音，以背部、两肺下方、脊柱两旁较易听到，深吸气末更为明显。

2. 重症肺炎 除呼吸系统症状和全身中毒症状外，常有循环、神经和消化系统受累的表现。

（1）循环系统 常见心肌炎、心力衰竭。前者主要表现为面色苍白、心动过速、心音低钝、心律不齐，心电图显示 ST 段下移、T 波低平或倒置；后者主要表现为呼吸困难加重，呼吸加快（>60 次/分），烦躁不安，面色苍白或发绀，心率增快（婴儿>180 次/分，幼儿>160 次/分），心音低钝或出现奔马律，肝脏迅速增大等。重症革兰阴性杆菌感染者还可以发生微循环障碍、休克甚至 DIC。

（2）神经系统 发生脑水肿时出现烦躁或嗜睡、意识障碍、惊厥、前囟隆起、瞳孔对光反射迟钝或消失、呼吸节律不齐甚至停止等。

（3）消化系统 表现为食欲减退、呕吐或腹泻。发生中毒性肠麻痹时可出现明显的腹胀，呼吸困难加重，肠鸣音消失；发生消化道出血时可出现呕吐咖啡样物，大便潜血试验阳性或柏油样便。若延误诊断或金黄色葡萄球菌感染可引起并发症。如在肺炎的治疗中，中毒症状及呼吸困难突然加重，体温持续不退或退而复升，应考虑脓胸、脓气胸、肺大疱等并发症的可能。

3. 几种不同病原体所致肺炎的特点

（1）呼吸道合胞病毒肺炎 2岁以内，尤以2~6个月婴儿多见。临床表现有两种类型。①喘憋性肺炎：起病急骤，喘憋明显，很快出现呼气性呼吸困难及缺氧症状，肺部体征以喘鸣为主，可听到细湿啰音，全身中毒症状明显。②毛细支气管炎：表现同喘憋性肺炎，但全身中毒症状不严重。肺部X线以肺间质病变为主，常伴有肺气肿和支气管周围炎。

（2）腺病毒肺炎 以腺病毒为主要病原体。临床特点：①本病多见6个月至2岁幼儿；②起病急骤，全身中毒症状明显，体温达39℃以上，呈稽留热或弛张热，重症可持续2~3周；③肺部体征出现较晚，咳嗽频繁，可出现喘憋、呼吸困难、发绀；多在发热4~5天后开始出现肺部湿啰音，以后因肺部病变融合而出现肺实变体征；④胸部X线改变出现较肺部体征为早，特点为大小不等的片状阴影或融合成大病灶，肺气肿多见，病灶吸收需数周至数月。

（3）肺炎支原体肺炎 临床特点是症状与体征不成比例。起病多较缓慢，学龄期儿童多见，学龄前期儿童也可发生。刺激性干咳为突出的表现，有的酷似百日咳样咳嗽，常有发热，热程1~3周。而肺部体征常不明显，中毒症状也不重。部分患儿出现全身多系统的临床表现，如溶血性贫血、心肌炎、脑膜炎等。肺部X线改变包括肺门阴影增多、支气管肺炎改变、间质性肺炎改变、均一的实变影。

（4）金黄色葡萄球菌肺炎 本病多见于新生儿及婴幼儿。临床起病急、病情重、发展快。多呈弛张热，婴幼儿可呈稽留热。中毒症状明显，面色苍白，咳嗽，呻吟，呼吸困难。肺部体征出现早，双肺可闻及中、细湿啰音，易并发脓胸、脓气胸。常合并循环、神经及消化系统功能障碍。

【辅助检查】

1. 血常规检查 病毒性肺炎白细胞总数大多正常或降低；细菌性肺炎白细胞总数及中性粒细胞增高，并有核左移。

2. 病原学检查 可做病毒分离或细菌培养，以明确病原体。血清冷凝集试验在50%~70%的支原体肺炎患儿中可呈阳性。

3. 胸部X线检查 早期肺纹理增粗，以后出现大小不等的斑片阴影，可融合成片，可伴有肺不张或肺气肿。

【治疗要点】

主要为控制感染，改善通气功能，对症治疗，防治并发症。

1. 控制感染

（1）抗菌药物治疗 明确为细菌感染或病毒感染继发细菌感染者应使用抗菌药物。

1）原则 根据不同病原菌选用敏感药物；使用原则是早期、联合、足量、足疗程，重症者宜静脉给药。

2）根据不同病原选择抗菌药物　①肺炎链球菌肺炎：首选青霉素或阿莫西林。青霉素过敏者选用大环内酯类。②肺炎支原体：首选大环内酯类，如阿奇霉素。

3）疗程　一般用至体温正常后5～7天，症状、体征消失后3天。

（2）抗病毒治疗　病毒感染者可选用利巴韦林，口服或静脉滴注；或应用干扰素等抗病毒药物。

2. 对症治疗　止咳，平喘，纠正水、电解质与酸碱平衡紊乱，改善低氧血症。

3. 其他　中毒症状明显或严重喘憋、脑水肿、呼吸衰竭及合并感染性休克等患者可短期应用糖皮质激素。合并心力衰竭者可进行吸氧、镇静、强心、利尿、应用血管活性药物等治疗；合并中毒性脑病者可进行脱水、改善通气、止痉、促进脑细胞恢复等治疗；合并中毒性肠麻痹者可进行禁食、胃肠减压，也可给予酚妥拉明等治疗；合并其他并发症者应及时对症处理；并发脓胸及脓气胸者宜及时进行胸腔引流。

【护理诊断】

1. 气体交换受损　与肺部炎症有关。

2. 清理呼吸道无效　与呼吸道分泌物过多、黏稠、无力咳出有关。

3. 体温过高　与肺部感染有关。

4. 营养失调：低于机体需要量　与摄入不足、消耗增加有关。

5. 潜在并发症　心力衰竭、中毒性脑病、中毒性肠麻痹等。

【护理目标】

患儿气促、发绀症状逐渐改善以至消失，呼吸平稳；患儿能有效排痰，呼吸道通畅；患儿体温降至正常；患儿住院期间得到充足的营养；患儿不发生并发症或并发症得到及时发现和处理。

【护理措施】

1. 保持呼吸道通畅

（1）休息与环境　病室环境安静、空气新鲜、温湿度适宜。做好呼吸道隔离，防止交叉感染，不同病原引起的肺炎应分别收治，防止交叉感染。保持室内空气新鲜，定时开窗通风，避免空气对流或直吹。维持室温在18～22℃，相对湿度在50%～60%为宜。患儿卧床休息，减少活动，被褥松软，衣物宽松，以免影响呼吸。合理安排各项护理操作时间，原则上应集中完成，以减少刺激，避免患儿哭闹增加耗氧量。

（2）及时清除患儿口鼻分泌物　分泌物过多并且黏稠不易咳出者给予超声雾化吸入，稀释痰液，使之易于咳出；雾化液中可遵医嘱加入化痰、抗炎等药物，分泌物过多影响呼吸时，可应用吸引器吸痰，但应注意动作轻柔，操作规范，防止损伤患儿呼吸道黏膜或加重缺氧症状。

（3）根据病情给患儿安置合适的体位并经常更换，以利于肺的扩张和顺利排痰。定时翻身拍背，促进痰液排出，防止坠积性肺炎。拍背的方法是五指并拢，稍向内合掌，手呈空心状，由下向上、由外向内轻轻地叩击患儿背部，同时指导患儿有效咳嗽，结合叩击的震动促使痰液排出。如痰液较多、排出困难，在患儿身体条件允许的情况下，可进行体位引流，利用重力引出痰液。

（4）按医嘱给予祛痰剂等药物，促进痰液稀释和排出。

2. 改善呼吸功能

（1）凡有缺氧症状，如呼吸困难、口唇发绀、烦躁、面色灰白等情况时，应立即给氧。一般采用鼻导管给氧，氧流量为0.5～1L/min，氧浓度不超过40%，氧气应湿化，以免损伤呼吸道黏膜。缺氧明显者可用面罩给氧或头罩给氧，氧流量2～4L/min，氧浓度50%～60%。若出现呼吸衰竭，尽早应用人工呼吸器辅助呼吸。氧气吸入过程中加强对吸氧设备的检查，防止吸氧导管堵塞、折压导致氧气输出不畅，同时观察患儿缺氧症状是否缓解，如有异常及时处理。

（2）按医嘱使用抗生素治疗肺部炎症、改善通气，注意观察药物的疗效及不良反应。

3. 维持体温正常　发热者应注意体温的监测，警惕高热惊厥的发生，并采取相应的降温措施（详见本章第二节）。

4. 补充营养及水分

（1）宜给予易消化、营养丰富的流质、半流质饮食，多喂水。

（2）少量多餐，避免进食过饱影响呼吸；喂哺时将患儿抱起或抬高患儿头部，耐心喂哺，防止呛咳。

（3）重症不能进食的患儿，给予静脉营养，输液时应严格控制输液量及滴速，必要时使用输液泵，保持均匀滴入。

5. 密切观察病情

（1）密切观察患儿呼吸、心率、心音、神志、面色等变化，若患儿出现烦躁不安、面色苍白、呼吸加快（>60次/分）、心率增快（160～180次/分）、心音低钝或奔马律、肝脏短期内迅速增大时，考虑肺炎合并心力衰竭，应及时报告医生，立即给予吸氧，并减慢输液速度。若患儿突然口吐粉红色泡沫痰，应考虑肺水肿，并给予间歇吸入20%～30%乙醇湿化的氧气，每次吸入时间不宜超过20分钟。

（2）若患儿出现烦躁、嗜睡、惊厥、昏迷、呼吸不规则等颅压增高的表现，应考虑中毒性脑病的可能，立即报告医生并配合抢救。

（3）若患儿病情突然加重，体温持续不降或退而复升，咳嗽和呼吸困难加重，面色青紫，应考虑脓胸或脓气胸的可能，及时报告医生并配合抢救。

【健康教育】

向患儿家长讲解疾病的有关知识和防护方法。指导家长合理喂养，婴儿期提倡母乳喂养；婴幼儿少去人多的公共场所，多进行户外活动；注意气候变化，及时增减衣服，避免着凉；一旦发生上呼吸道感染，及时治疗，以免继发肺炎；指导家长给患儿养成良好的卫生习惯，不随地吐痰，咳嗽时应用手帕或纸巾捂住嘴，尽量使痰飞沫不向周围喷射；积极预防和治疗佝偻病、贫血等原发病。

目标检测

一、单项选择题

1. 重症肺炎与轻症肺炎的主要区别在于（　　）
A. 高热　B. 呼吸困难较重　C. 肺部湿啰音
D. 咳嗽较频　E. 伴有循环、神经和消化系统受累

2. 腺病毒肺炎主要的临床表现是（　　）
A. 年长儿多见　B. 高热，但一般情况较好
C. 憋喘，但肺部体征出现较晚　D. 夏季多见
E. 咳嗽少

3. 重症肺炎患儿出现严重腹胀、肠鸣音消失，最常见的原因是（　　）
A. 低钙血症　B. 低镁血症　C. 低钾血症
D. 低钠血症　E. 中毒型肠麻痹

4. 婴幼儿肺炎合并脓胸时，应首先给予（　　）
A. 外科手术　B. 中药治疗　C. 对症治疗
D. 胸腔穿刺排脓　E. 大剂量抗生素静脉点滴

5. 患儿，5 岁，患肺炎支原体肺炎。该病的突出表现为（　　）
A. 喘憋　B. 稽留高热　C. 刺激性咳嗽
D. 全身中毒症状　E. 意识障碍

6. 护理肺炎患儿应采取的措施是（　　）
A. 应加快输液速度　B. 经常翻身更换体位
C. 不断用吸痰器吸痰　D. 持续正压面罩吸氧
E. 病室温度应 25℃

7. 重症肺炎患儿，突然口吐粉红色泡沫痰，下列处理正确的是（　　）
A. 大量间歇氧气吸入
B. 小量间歇氧气吸入
C. 间歇吸入 20% ~30% 乙醇湿化氧气
D. 持续高流量氧气吸入
E. 持续低流量氧气吸入

8. 符合腺病毒肺炎的检查结果的是（　　）
A. WBC 正常或降低
B. WBC 总量及淋巴细胞升高
C. 血清冷凝集试验 50% ~70% 可呈阳性
D. 抗链球菌溶血素 O 抗体升高

E．Hb、RBC 减少，网织红细胞升高

9. 患儿，5 岁，弛张热，气促，咳嗽有黄痰，突然出现明显的呼吸困难、烦躁、剧烈咳嗽、面色发绀、不能平卧，查体：胸廓饱满，叩诊上方呈鼓音、下方胸廓叩诊呈实音，听诊呼吸音减弱。该患儿最可能合并（　　）

A. 气胸　　B. 肺不张　　C. 脓气胸
D. 心力衰竭　　E. 中毒性脑病

10. 患支原体肺炎时，50% ~70% 患儿呈阳性的检查是（　　）

A. 血清冷凝集试验　　B. 血培养　　C. 血常规
D. C 反应蛋白　　E. 血清肥达试验

11. 关于小儿肺炎的治疗原则，错误的是（　　）

A. 早期、联合、足量、足疗程用抗生素
B. 抗生素的用药时间为持续至临床症状消失
C. 止咳、平喘
D. 中毒症状明显可应用糖皮质激素
E. 脓胸和脓气胸者应及时进行穿刺引流

12. 肺炎时容易并发脓胸，脓气胸的常见病原体是（　　）

A. 肺炎球菌　　B. 溶血性链球菌　　C. 金黄色葡萄球菌
D. 铜绿假单胞菌　　E. 白念珠菌

13. 患儿，7 岁，发热，咳嗽、咳痰 6 天，痰液黏稠，不易咳出，查体：体温 37.5℃，呼吸 24 次/分，肺部听诊有少量湿啰音，最恰当的护理措施是（　　）

A. 立即物理降温　　B. 给予镇咳药
C. 面罩吸氧　　D. 对患儿及家长进行健康指导
E. 超声雾化吸入，保持呼吸道通畅

14. 患儿，2 岁，发热，体温 37.5℃，咳嗽，食欲减退，乏力，初为干咳，现有大量的痰，不易咳出。查体：双肺呼吸音粗，可闻及散在的干、湿啰音，胸部 X 线示双肺大小不等的片状阴影。护士首先提出的护理问题应是（　　）

A. 营养失调　　B. 体液不足　　C. 体温过高
D. 活动无耐力　　E. 清理呼吸道无效

15. 患儿，1 个月，发热 2 天，体温高达 39.8℃，面色苍白、呻吟、呼吸困难，呼吸频率 65 次/分，心率 180 次/分，心音低钝，肝肋下 2cm，双肺可闻及中量的细小啰音，右上肺叩诊稍浊，呼吸音减弱。X 线示双肺大小不等的片状阴影，右上肺大片浓密阴影，阴影内似有液 - 气平面。护士判断此患儿为（　　）

A. 金黄色葡萄球菌肺炎合并脓气胸
B. 链球菌肺炎合并脓气胸
C. 呼吸道合胞病毒肺炎合并脓胸
D. 呼吸道合胞病毒肺炎合并气胸

E. 腺病毒肺炎合并脓气胸

二、填空题

1. 急性肺炎的病程为__________。
2. 慢性肺炎的病程为__________。
3. 重症肺炎小儿常存在酸碱平衡失调的类型是__________。
4. 按病理分类，婴幼儿最常见肺炎是__________。
5. 支气管肺炎抗生素应用至体温正常后__________。
6. 小儿患支气管炎、肺炎时室内湿度宜维持在__________。
7. 小儿肺炎患者病室室温应维持在__________。
8. 肺炎链球菌肺炎首选抗生素__________。

三、问答题

1. 简述给予肺炎患儿氧气吸入的临床指征及操作要求。

2. 患儿，男，2 岁，因支气管肺炎入院。住院 3 天后患儿突然出现烦躁不安，面色苍白，呼吸 60 次/分，心率 180 次/分，肝脏肋下 3cm。该患儿可能出现了哪种并发症？简述此时针对该的患儿主要护理措施。

书网融合……

微课　本章小结 1　本章小结 2　自测题

第十一章 循环系统疾病患儿的护理

小儿心血管系统出生时尚未发育成熟，随着年龄的增长而逐渐发育完善。在小儿时期，先天性心脏病是常见的循环系统疾病，也是我国婴儿死亡的主要原因之一。本章节主要介绍小儿循环系统的解剖生理特点、先天性心脏病、病毒性心肌炎和充血性心力衰竭患儿的护理。

第一节 小儿循环系统解剖生理特点

PPT

【学习目标】

1. **掌握** 不同年龄小儿心率正常值；小儿血压的测量方法和计算公式。
2. **熟悉** 小儿循环系统解剖生理特点。
3. **了解** 胎儿血液循环特点及出生后的改变。

一、解剖生理特点

（一）解剖特点

1. 心脏大小与重量 小儿年龄越小，心脏体积相对越大，重量相对越重。新生儿心脏重量为20～25g，约占体重的0.8%，而成人仅占0.5%左右。在整个小儿时期，心脏重量的增长速度并非匀速进行，出生6周内，心脏重量增长很少，此后，心脏的重量呈持续跳跃式增长。1岁时心脏重量为出生时的2倍，5岁时为出生时的4倍，9岁时为出生时的6倍，青春期后增长到出生的12～14倍，达到成人水平。

2. 心脏位置与形态 小儿心脏在胸腔的位置随年龄而改变，年龄越小，心脏的位置越高。2岁以内小儿心脏多呈横位，心尖搏动在第4肋间锁骨中线外1～2cm处，心尖部分主要为右心室；2岁以后随着重力作用、肺和胸部的发育、横膈下降等因素的影响，心脏由横位逐渐转成斜位，心尖搏动下移至第5肋间锁骨中线，心尖部分主要为左心室；7岁以后心尖位置逐渐转移至锁骨中线内0.5～1cm。婴幼儿期心脏呈球形、圆锥形或椭圆形，6岁以后心脏形状与成人相似，为长椭圆形。

3. 血管特点 小儿动脉相对比成人粗。新生儿的动脉、静脉内径比为1∶1，而成人为1∶2。在大血管方面，10岁以前肺动脉直径较主动脉宽，至青春期时主动脉直径超过肺动脉。婴儿期微血管特别粗，冠状动脉也相对比成人粗，故其心、肺、肾及皮肤的供血较好。

（二）生理特点

1. 心率 年龄越小，心率越快，血流速度也越快。由于小儿新陈代谢旺盛、交感神经兴奋性高而心脏的每搏输出量较少，因此只有通过增加心脏的搏动次数才能满足身体的代谢所需。但心率容易受体温波动、进食、活动、哭闹、情绪激动等各种因素的影响，因此应在小儿安静状态下测量心率。如体温每升高1℃，心率每分钟增快10～15次；入睡时心率每分钟减少10～12次。每次测心率应测满1分钟并正确记录。不同年龄小儿心率正常值见表11－1。

表11－1 不同年龄小儿心率正常值

年龄	新生儿	<1岁	2～3岁	4～7岁	8～14岁
心率（次/分）	120～140	110～130	100～120	80～100	70～90

2. 血压 动脉血压的高低主要取决于心搏出量和外周血管的阻力。小儿由于心搏出量较少、动脉血管口径相对较粗、动脉壁柔软弹性较好，故血压较低，以后随年龄增长而逐渐升高。新生儿收缩压为60～70mmHg，婴儿收缩压为70～80mmHg，2岁以后可按公式计算，收缩压＝（年龄×2＋80）mmHg，舒张压约为收缩压的2/3。若测得血压高于此标准20mmHg以上则为高血压，低于此标准20mHg以下则为低血压。正常情况下肢比上肢血压高20～40mmHg。当小儿哭闹、体位改变、情绪紧张时皆可引起血压波动，故测量血压应在小儿安静状态下进行并选择宽窄合适的袖带，合适的袖带宽度应为小儿上臂长度的1/2～2/3，袖带过宽测得的血压偏低，袖带过窄测得的血压偏高。

二、胎儿血液循环与出生后的改变

（一）正常胎儿血液循环

胎儿的营养物质和气体交换是经脐血管在胎盘与母体之间通过弥散方式进行交换的。来自胎盘富含氧气和营养成分的血液经脐静脉进入胎儿体内，在肝下缘分成两支，一支进入肝脏与门静脉汇合，再经肝静脉汇入下腔静脉；另一支经静脉导管直接流入下腔静脉，与来自下半身的静脉血混合共同流入右心房。来自下腔静脉的混合血（以动脉血为主，氧含量较高）流入右心房后，由于下腔静脉瓣的阻隔，使约1/3的血液经卵圆孔流入左心房，再经左心室流入主动脉，主要供应心、脑及上肢；来自上半身的静脉血经上腔静脉回流入右心房后，绝大部分流入右心室与来自下腔静脉的血液一起进入肺动脉，由于胎儿时期肺未扩张，此时肺动脉压高于主动脉，只有少量血液经肺动脉流入肺，再经肺静脉流入左心房，而大部分的血液则通过动脉导管进入降主动脉与来自升主动脉的血液汇合后，供应腹腔器官、躯干和下肢，然后经脐动脉回流至胎盘，换取营养物质和氧气完成下一次循环（图 11－1）。

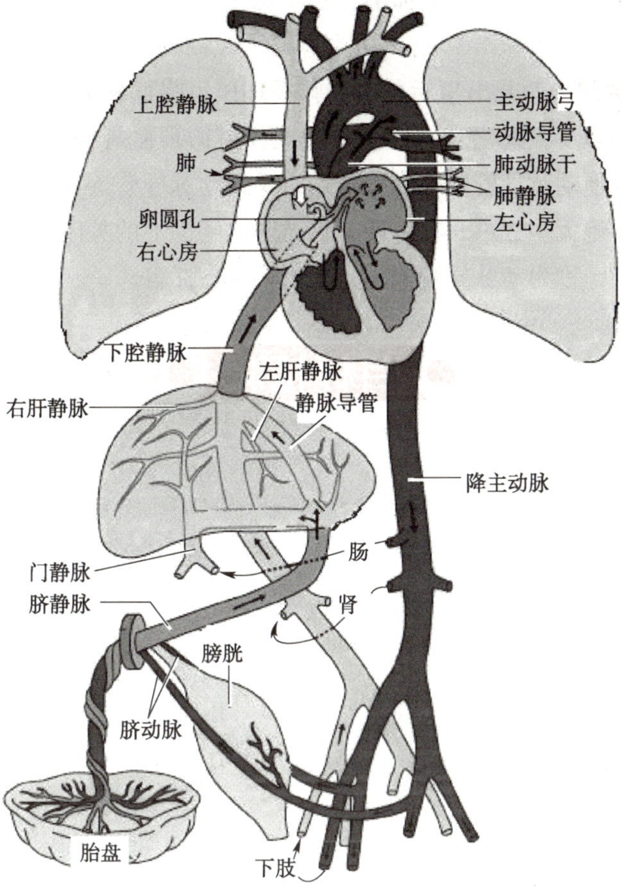

图 11－1 正常胎儿血液循环示意图

综上所述，正常胎儿血液循环具有以下特点。

（1）胎儿的营养与气体交换是通过胎盘与脐血管来完成的。

（2）只有体循环，几乎无有效的肺循环。

（3）胎儿体内绝大部分是混合血。

（4）静脉导管、卵圆孔和动脉导管是胎儿血液循环中的特殊通道。

（5）胎儿时期血氧含量最高的器官是肝脏，心、脑、上肢次之，腹腔脏器和下半身的含氧量最低。

（二）出生后血液循环的改变

出生后血液循环的主要改变是胎盘血液循环停止而肺循环建立，血液气体交换由胎盘向肺转移。

1. 静脉导管和脐血管关闭 出生脐带结扎后静脉导管和脐血管因血流停止而废用，经 6～8 周后完全闭锁，最终脐静脉形成了肝圆韧带，脐动脉形成了膀胱脐韧带。

2. 卵圆孔关闭 出生后肺扩张开始建立呼吸，肺循环阻力降低，从右心室流入肺的血量和经肺静脉流入左心房的血量增多，随着回流血量的增加，左心房的压力随之增高，当左心房压力超过右心房时卵圆孔发生功能性关闭，至出生后 5 ~7 个月形成解剖上的关闭，留下卵圆窝。

3. 动脉导管关闭 胎儿出生后，由于肺循环压力降低和体循环压力升高，流经动脉导管的血液逐渐减少，加之自主呼吸的建立使体循环血氧含量增高以及前列腺素 E 浓度下降，直接促使动脉导管壁平滑肌收缩，导致动脉导管逐渐闭塞，最后血流停止，形成功能性关闭。绝大多数小儿在生后 1 年内形成解剖上的关闭，最终形成动脉韧带。若 1 岁后仍未关闭，称为动脉导管未闭，属先天性心脏病。

目标检测

一、单项选择题

1. 1 岁时心脏的重量是出生时的（　　）

A. 1 倍　　B. 2 倍　　C. 3 倍
D. 4 倍　　E. 5 倍

2. 婴儿心率的正常范围是（　　）

A. 120 ~140 次/分　　B. 110 ~130 次/分
C. 100 ~110 次/分　　D. 90 ~100 次/分
E. 70 ~90 次/分

3. 小儿血压测量要点正确的是（　　）

A. 小儿血压测量方法与成人差别较大
B. 袖带过窄测得血压偏低
C. 袖带的宽度为上臂长度的 2/3
D. 袖带的宽度为上臂长度的 1/3
E. 上肢血压比下肢血压高约 20mmHg

4. 小儿心率随年龄增长而逐渐减慢，下列不正确的是（　　）

A. 新生儿心率平均为 120 ~140 次/分
B. 1 岁以内心率为 110 ~130 次/分
C. 2 ~3 岁心率为 100 ~120 次/分
D. 4 ~7 岁心率为 80 ~100 次/分
E. 8 ~14 岁心率为 60 ~70 次/分

5. 小儿动脉收缩压用下列公式推算（　　）

A. 年龄 ×2 +75mmHg　　B. 年龄 ×2 +80mmHg
C. 年龄 ×2 +85mmHg　　D. 年龄 ×2 +8mmHg
E. 以上均错误

二、填空题

1. 胎儿时期血氧含量最高的器官是__________，最低的是__________和__________。

2. 脐血管于生后__________完全闭锁，卵圆孔于生后__________形成解剖上的关闭。

3. __________、__________和__________是胎儿血液循环中的特殊通道。

三、问答题

正常胎儿血液循环具有哪些特点？

第二节　先天性心脏病患儿的护理

微课

PPT

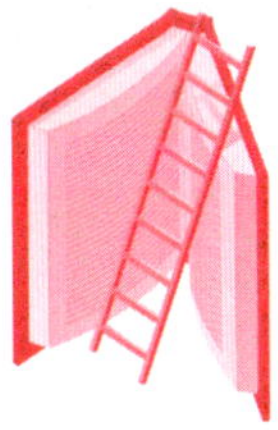

【学习目标】

1. **掌握**　先天性心脏病的分类、护理评估和护理措施。
2. **熟悉**　先天性心脏病的护理诊断。
3. **了解**　常见几种先天性心脏病的血流动力学。

【能力目标】

能对先天性心脏病患儿及家长进行健康教育。

案例分析

案例：患儿，男，1岁，因“活动后青紫、晕厥”入院。该患儿自生后3个月起青紫渐明显，常喜蹲踞，入院当天吃奶时出现阵发性呼吸困难，烦躁易激惹。查体：T 36.5℃，P 125次/分，R 30次/分，BP 70/50mmHg，Wt 8kg。口唇、鼻尖、耳垂、指（趾）青紫明显，消瘦，生长发育明显落后于同龄儿，双肺（－），胸骨左缘可闻及Ⅲ级收缩期杂音，肺动脉第二心音减弱，腹软，肝脾未触及，杵状指，神经系统（－）。辅助检查：胸部X线片示双肺纹理减少，“靴型心”；心电图提示右心室肥大。请问：该患儿最有可能是哪种类型的心脏病，判断依据是什么？为什么患儿会出现青紫、呼吸困难、喜蹲踞和生长发育落后等表现？护理该患儿时应注意什么？

分析：①根据患儿自生后不久即出现青紫、杵状指、喜蹲踞、生长发育明显落后的病史；胸骨左缘可闻及Ⅲ级收缩期杂音，肺动脉第二心音减弱的体征；胸部X线片示双肺纹理减少，提示肺循环血量减少，“靴型心”是法洛四联症典型的心影改变；心电图提示右心室肥大等，可判断出该患儿最大的可能性是得了右向左分流型先天性心脏病中的法洛四联症。②法洛四联症患儿出现血液右向左分流，导致肺循环血量减少，体循环血量增多。右心的静脉血进入体循环导致血氧含量下降，对机体的营养和氧供不足，出现生长发育落后，活动无耐力，稍活动或吃奶、哭闹、情绪激动时可出现气促和青紫加重，甚至昏厥或抽搐等表现。当患儿蹲踞时体循环阻力增加，血液右向左分流减少，患儿缺氧等症状可得到暂时缓解，故常有蹲踞表现。③参考法洛四联症患儿的护理措施。

先天性心脏病简称先心病，是胎儿时期心脏及大血管发育异常所致的先天畸形，是小儿最常见的心脏疾病，也是先天发育异常致死的主要原因。发病率为活产婴儿的7% ~8%，早产儿的发病率是足月儿的2 ~3 倍，死胎的发生率是活产儿的10 倍。近年来，随着诊疗技术的提高，多数患儿得以根治，先心病的预后大为改观。

【病因与发病机制】

先天性心脏病的病因和发病机制尚未完全明确，目前认为胚胎 2 ~8 周是心脏发育的关键时期，如在此期间受内在或外在等不利因素影响可导致心脏或大血管发育畸形。

1. 内在因素 主要与遗传有关。如染色体易位与畸变、先天性代谢紊乱等。

2. 外在因素 多与感染和环境有关。如孕早期发生风疹病毒、腮腺炎病毒、流行性感冒病毒、柯萨奇病毒等导致的宫内感染；孕妇接触了大剂量放射线或服用了某些能引起心血管发育畸形的药物，如抗肿瘤药、甲苯磺丁脲等；孕妇患代谢紊乱性疾病，如糖尿病、高钙血症等；孕妇有不良嗜好，如饮酒或吸毒等；各种可引起子宫内缺氧的慢性疾病等。

【分类】

临床根据心脏左、右两侧及大血管（动脉、静脉）之间有无分流及分流方向，将先心病分为三类。

1. 左向右分流型（潜伏青紫型） 常见的有房间隔缺损、室间隔缺损、动脉导管未闭等。由于在左心、右心或大血管间存在异常通路，正常情况下体循环压力高于肺循环、左心压力高于右心，所以血流从左向右分流，由于无静脉血进入体循环，故临床上患儿通常无青紫。但当患儿屏气、剧烈哭闹或患肺炎时，肺动脉或右心压力骤然增高，当超过主动脉或左心压力时，血液便改变了之前的分流方向转为右向左分流，出现暂时性青紫，当诱因去除后青紫便可消退，故称为潜伏青紫型。但随着病情进展，肺血流量的持续增加致使肺小动脉发生痉挛，肺循环阻力进行性增加，形成梗阻性肺动脉高压，产生反向分流而出现持续性青紫，称为艾森门格综合征。此时已不能进行手术治疗。

2. 右向左分流型（青紫型） 是先心病中最严重的类型，常见的有法洛四联症、大血管错位等。由于在左心、右心或大血管之间有异常通道，静脉血流入右心后不能全部流入肺循环进行气体交换，反而部分或大多数的静脉血自右心流入左心或主动脉从而进入体循环，导致皮肤黏膜青紫。

3. 无分流型（无青紫型） 常见的有肺动脉狭窄、主动脉缩窄、右位心等。左、右心或大血管之间无异常通路及血液分流，临床上不出现青紫。

常见先心病的血液分流示意图见图 11 -2 至图 11 -5。

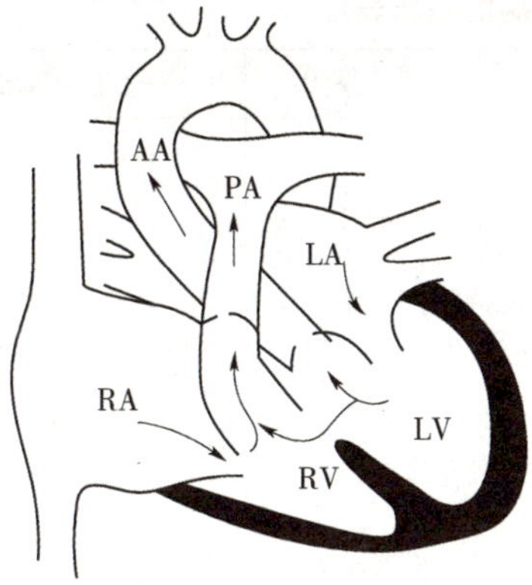

图 11－2　室间隔缺损血液循环示意图

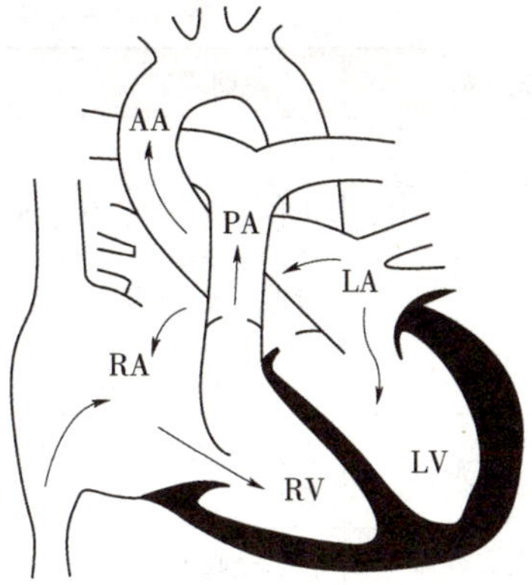

图 11－3　房间隔缺损血液循环示意图

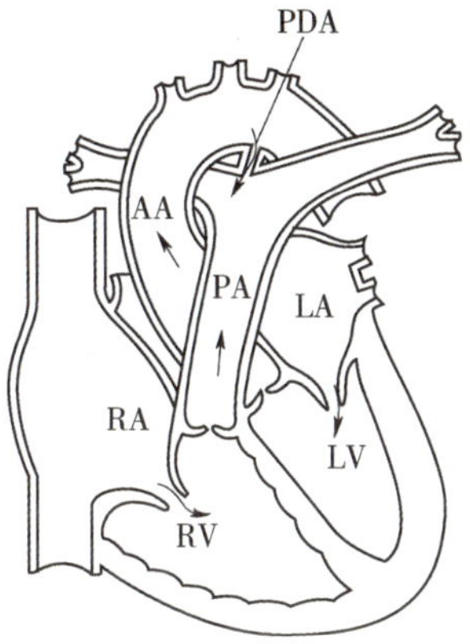

图 11－4　动脉导管未闭血液循环示意图

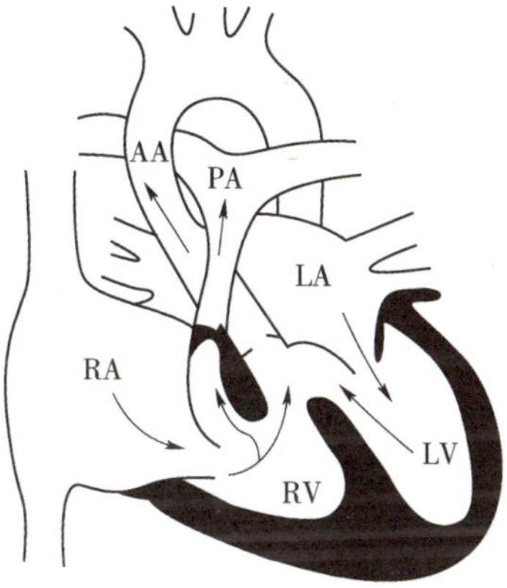

图 11－5　法洛四联症血液循环示意图

【症状与体征】

1. 左向右分流型先心病　主要有房间隔缺损、室间隔缺损、动脉导管未闭。此类型先心病，如缺损小、分流量少者，一般无临床症状，查体时仅闻及心脏杂音；但缺损大、分流量多者，患儿出现临床表现。其中，室间隔缺损是先心病中最常见的类型，约占我国先心病发病率的一半。

2. 右向左分流型先心病　法洛四联症最多见。法洛四联症是由肺动脉狭窄、室间隔缺损、主动脉骑跨和右心室肥厚四种畸形组成，其中肺动脉狭窄是最重要的病理生理改变，肺动脉狭窄的程度决定了青紫的程度。青紫是此类型先心病最突出的表现，在口唇、口腔黏膜、指（趾）甲床、眼结膜等毛细血管丰富的浅表部位最易观察。轻者出生 2～3 个月后逐渐出现青紫，病情严重者出生后即有青紫。

3. 无分流型先心病　主要有肺动脉狭窄、主动脉缩窄及右位心。左、右心或大血管之间无异常通路及血液分流，临床上不出现青紫，但在发生心力衰竭时可出现青紫。

表 11－2　几种常见先天性心脏病的临床表现

先心病		室间隔缺损	房间隔缺损	动脉导管未闭	法洛四联症
分类		左向右分流型			右向左分流型
症状		生长发育落后，体格瘦小，面色苍白，乏力，活动后心悸，多汗，喂养困难，当剧哭、屏气、患肺炎或心力衰竭时可出现暂时性青紫，晚期形成梗阻性肺动脉高压时出现持续性青紫（艾森曼格综合征），动脉导管未闭患儿表现为差异性青紫（颈部、上肢不青紫，其他部位出现青紫）			青紫明显，生长发育落后，活动无耐力，喜欢蹲踞，可有阵发性晕厥
体征	杂音部位	胸骨左缘第 3～4 肋间	胸骨左缘第 2～3 肋间	胸骨左缘第 2 肋间	胸骨左缘第 2～4 肋间
	杂音性质	粗糙全收缩期杂音	收缩期喷射性杂音	连续性机器样杂音	喷射性收缩期杂音
	震颤	有	有	有	可有
	P_2	亢进	亢进，固定分裂	亢进	减弱
	其他	无	无	周围血管征	杵状指（趾）
X 线检查	肺动脉段	凸出	凸出	凸出	凹陷
	肺门舞蹈	有	有	有	无
	肺野	充血	充血	充血	清晰
	肺门阴影	增粗	增粗	增粗	缩小
	房室增大	右室、左房、左室	右房、右室，左房可大	左房、左室	右室，呈“靴形心”
常见并发症		反复呼吸系统感染（如肺炎）、心力衰竭、亚急性细菌性心内膜炎等			脑血栓、脑脓肿、亚急性细菌性心内膜炎等

【辅助检查】

可选择超声心动图、胸部 X 线、心电图、心导管、心血管造影、磁共振成像等检查方法。超声心动图由于无痛、非侵入性并能精确显示心脏内部结构图像以确定缺损部位的检查特点成为先心病的主要诊断措施。

【治疗要点】

1. 保守治疗　对于年龄小、缺损小、分流少的患儿可用药物进行保守治疗，如动脉导管未闭患儿可在生后第 1 周内使用吲哚美辛，促使动脉导管平滑肌收缩而关闭。部分小型缺损在 1 岁内有自然闭合的可能性，但中、大型缺损自然闭合的可能性小。保守治疗的目的在于维持患儿正常生活，防止并发症的发生，使之能安全地达到手术年龄。

2. 外科治疗　常见的左向右分流型及无分流型先心病，大部分患者能施行根治手术并且效果良好。手术的适当年龄应根据患儿心脏畸形的类型、伴随症状、精神状态和社会因素等条件而定，左向右分流型先心病一般手术年龄以 4～6 岁为宜，但右向左分流型先心病，如法洛四联症的患儿，大多数于 2 岁左右进行手术，病情严重者可先做姑息性分流术，2 岁以后再做选择性根治术。

【护理诊断】

1. 活动无耐力　与血氧饱和度下降或体循环血量减少有关。

2. 营养失调：低于机体需要量　与体循环血量减少、组织缺氧及喂养困难有关。

3. 有感染的危险　与机体免疫力低下、肺血流量增多有关。

4. 潜在并发症　充血性心力衰竭、急性脑缺氧发作、脑血栓等。

5. 焦虑/恐惧　与患儿或家长对疾病的认知不足和对手术的恐惧有关。

【护理目标】

患儿活动后无气促、心悸、乏力等表现；患儿能获得足够的营养，保证生长发育所需；患儿治疗期间不发生感染；患儿不发生并发症或发生时能被及时发现并处理；使患儿及家长焦虑、恐惧情绪得以缓解，能积极配合医务工作者的治疗和护理。

【护理措施】

1. 制定合理的活动方案　安排好患儿作息时间，保证充足的睡眠和休息，避免患儿情绪激动或大哭大闹。重症患儿最好卧床休息，以减少心脏负担。患儿如要进行活动，需先评估活动耐力，医护工作者根据评估结果制定相应的活动方案，患儿在家长或医护人员的监护下进行活动，每日测脉率2～4次，每次测量时间不少于1分钟。

2. 合理喂养，保证营养所需　供给高热量、高蛋白、高维生素、易消化的饮食，以保证小儿生长发育营养所需。先心病婴儿的喂养比较困难，常在吸奶时出现气促、青紫或大汗淋漓等情况而被迫中止喂养，甚至有时还有呕吐，所以对先心病婴儿的哺喂要细心和有耐心，喂哺时将患儿抱起，取斜抱位间歇喂乳，选择大些的乳孔以免患儿吸吮费力增加耗氧量，或采用滴管喂养，必要时在喂哺前先吸氧，每次喂乳时间可适当延长，喂乳后取右侧卧位，以免呕吐或溢乳导致窒息。有水肿时采取低盐或无盐饮食，多食蔬菜类粗纤维食品以保证大便通畅，少量多餐，勿进食过饱。

3. 预防感染　先心病患儿应与感染性疾病患儿分室居住以免交叉感染。保持病室内空气新鲜、温湿度适宜，避免对流风，根据气候变化及时增减衣服，预防呼吸道感染。在进行拔牙或扁桃体切除等手术之前，应给予抗生素以预防感染性心内膜炎的发生。

4. 预防和处理并发症

（1）预防心力衰竭　保持病室安静，避免患儿情绪激动或哭闹以减少耗氧量。并发肺炎的患儿宜取半卧位休息，以免膈肌上抬影响呼吸，同时减少静脉回心血量，减轻心脏负荷。严格控制输液量（每日 <75ml/kg）和输液速度（每小时 <5ml/kg）。密切观察病情变化，如患儿突然出现烦躁不安、呼吸和脉搏明显加快、面色苍白、呼吸困难、青紫加重等表现，应立即报告医生并按心力衰竭进行护理。

（2）预防急性脑缺氧发作　对法洛四联症患儿应严格进行活动管理，防止因活动过度诱发肺动脉痉挛而导致缺氧加重。当法洛四联症患儿出现蹲踞（蹲踞时体循环阻力增加，右向左分流减少，缺氧可得到暂时缓解）时不要将其强行拉起，应让患儿自然蹲踞待缺氧缓解后再慢慢起立，以免脑缺氧发作导致晕厥。如患儿在啼哭、活动后、喂哺及排便时突然发生昏迷、晕厥等缺氧表现，应立即将患儿置于膝胸卧位并给予吸氧，立即报告医生，同时准备普萘洛尔、吗啡等急救药品，如有酸中毒者还需使用碳酸氢钠纠正酸中毒。

（3）预防脑血栓形成　法洛四联症患儿在夏季多汗、发热或吐泻时应供给足够的液体，以预防脱水导致血液黏稠引发脑血栓，并密切观察有无偏瘫等脑栓塞的表现，一旦出现异常，立即报告医生并及时处理。

5. 缓解患儿或家长焦虑（恐惧）心理　护理人员应多拥抱、抚摸患儿，消除患儿紧张心理。对家长和年龄较大的患儿解释病情程度、目前治疗的进展和预后等，以缓解焦虑、消除恐惧、增强信心、取得信任，使其能积极配合治疗。

【健康教育】

指导家长合理安排患儿生活作息，做到劳逸结合，平时避免患儿哭闹，尽量保持患儿安静、减少活动以降低耗氧量；给予易消化的饮食，在保证营养供给的同时，注意摄入膳食纤维，促进肠道蠕动保持大便通畅；注意防寒保暖，避免呼吸道感染；做各种口腔手术时，使用抗生素预防感染性心内膜炎的发生；除严重心力衰竭外，患儿均要按时预防接种以降低罹患传染病的风险；教会患儿或家长测脉率的方法，每日测脉率 2～4 次，每次测量时间不少于 1 分钟；密切观察病情变化；定期复诊等。

知识扩展

活动耐力的评估与皮肤黏膜青紫

1. 如何评估患儿活动耐力　医护人员给患儿安排不同强度的活动或游戏，对患儿耐受程度进行评估，以明确患儿可耐受的活动强度和活动时间。具体方法：在活动前测量生命体征，之后患儿进行活动，在活动过程中密切观察患儿有无缺氧表现，活动后立即测量生命体征，患儿休息 3 分钟后再次测量生命体征。如呼吸、血压恢复到活动前水平，脉率增快不超过每分钟 6 次，则说明活动适度。如患儿出现面色苍白、精神恍惚、青紫、眩晕、胸闷、心悸等症状，则说明活动强度过大，应立即停止活动、抬高床头、卧床休息并记录。

2. 皮肤黏膜为什么会出现青紫　皮肤黏膜青紫是由于血液中还原型血红蛋白量增多所致。当动脉血氧合不足或静脉血流入动脉，都可造成毛细血管内还原型血红蛋白增多而出现皮肤黏膜青紫。

目标检测

一、单项选择题

1. 目前认为先天性心脏病的病因主要是（　　）
A. 宫内病毒感染　B. 胎盘早剥　C. 宫内支原体感染
D. 母亲妊娠毒血症　E. 宫内细菌感染
2. 属于左向右分流型先天性心脏病的是（　　）
A. 室间隔缺损　B. 法洛四联症　C. 肺动脉狭窄
D. 大血管错位　E. 主动脉缩窄
3. 法洛四联症的畸形应除外（　　）
A. 房间隔缺损　B. 室间隔缺损　C. 肺动脉狭窄
D. 右心室肥厚　E. 主动脉骑跨
4. 导致肺循环血量减少而体循环血量增加的先天性心脏病是（　　）
A. 房间隔缺损　B. 室间隔缺损　C. 法洛四联症
D. 主动脉狭窄　E. 肺动脉狭窄
5. 下列检查中既能明确先天性心脏病的诊断又属无创性检查项目的是（　　）
A. 动态心电图　B. 常规心电图　C. 超声心动图
D. 心导管检查　E. 心血管造影
6. 下列哪一项不是左向右分流型先心病的表现特点（　　）
A. 易患呼吸系统疾病　B. 肺循环血量减少
C. 体循环血量减少　D. 可出现潜伏性青紫
E. 生长发育受影响
7. 房间隔缺损患儿进行胸部 X 线检查时，可发现（　　）
A. 左房明显增大　B. 主动脉弓抬高　C. 左室增大
D. 肺门舞蹈　E. 心脏外形无改变
8. 法洛四联症患儿合适的手术年龄为（　　）
A. 1～2 岁　B. 2～3 岁　C. 3～5 岁
D. 5～9 岁　E. 9 岁以后
9. 动脉导管未闭患儿出现声音嘶哑的原因是（　　）
A. 扩大的左心房压迫喉返神经　B. 扩大的右心房压迫喉返神经
C. 扩张的主动脉压迫喉返神经　D. 扩张的肺动脉压迫喉返神经
E. 扩张的肺动脉压迫喉上神经
10. 胸骨左缘第 2 肋间闻及连续性机器样杂音可见于（　　）
A. 肺动脉狭窄　B. 室间隔缺损　C. 房间隔缺损
D. 法洛四联症　E. 动脉导管未闭

二、填空题

1. 临床根据心脏左、右两侧及大血管（动脉、静脉）之间有无分流及分流方向，将先心病分为__________、__________和__________。

2. __________是左向右分流型先心病中最常见的类型。

3. 法洛四联症包含__________、__________、__________、__________四种心脏畸形。

三、问答题

1. 右向左分流型先心病常见的并发症有哪些？

2. 先天性心脏病的护理诊断有哪些？

第三节　病毒性心肌炎患儿的护理

PPT

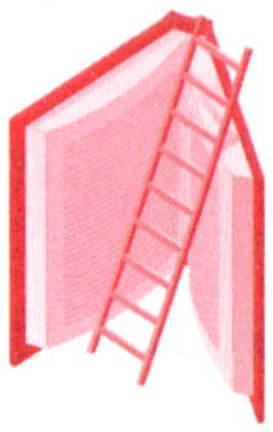

【学习目标】

1. **掌握**　小儿病毒性心肌炎的护理措施。
2. **熟悉**　小儿病毒性心肌炎的护理评估和护理诊断。

【能力目标】

能对病毒性心肌炎患儿及家长进行健康教育。

病毒性心肌炎是指病毒侵犯心脏，导致心脏扩大、心律失常，甚至心力衰竭、心源性休克为特征的一种感染性心肌疾病。部分患儿可伴有心包炎和心内膜炎。多种病毒感染可引起本病，主要是肠道和呼吸道病毒，以柯萨奇 B 组病毒最常见，但发病机制尚不明确，是小儿时期较常见的心脏病之一。

【病因与发病机制】

病毒性心肌炎由多种病毒感染导致，比如柯萨奇病毒、埃可病毒、肝炎病毒、流行性出血热病毒、流感病毒、腺病毒等，以柯萨奇病毒最常见。病毒性心肌炎常是全身性疾病在心肌上的炎症性表现，由于心肌病变范围大小及病变程度的不同，轻者可无临床症状，严重可致猝死。

【症状与体征】

评估患儿在起病前 1 ~3 周内有无呼吸道或消化道病毒感染史；有无发热、心前区不适、胸闷、乏力等表现。

病毒性心肌炎临床表现轻重不一，轻者可无明显症状，查体时仅发现心动过速、期前收缩等，因症状轻微，常被忽视；重者可突然出现心源性休克，甚至猝死。

1. 急性期　病程在 6 个月以内。

（1）轻型　症状轻微，以乏力表现为主，有多汗、苍白、心悸、气短、胸闷、头晕、精神萎靡、食欲不振等。查体见面色苍白、口周发绀，听诊第一心音低钝。

（2）中型　较为少见，起病急，除上述症状外，乏力为突出的表现，年长儿诉心前区疼痛。检查见心动过速或过缓，心律不齐，心脏略大，心音低钝，肝脏增大。

（3）重型　罕见，呈暴发型，起病急骤，1～2 天内出现心功能不全或突发心源性休克，患儿极度乏力、头晕、烦躁、呕吐、心前区疼痛，严重心律失常，病情发展迅速，若不及时抢救有生命危险。

2. 迁延期　病程 6～12 个月。临床表现反复出现，各项实验室检查指标不见好转。

3. 慢性期　病程在 12 个月以上。进行性心脏增大，反复出现心力衰竭或心律失常，病情时轻时重。

【辅助检查】

1. 心电图检查　持续性心动过速，多出现 ST 段偏移和 T 波低平、双向或倒置，Q－T 间期延长，QRS 波群低电压。心律失常以期前收缩多见，可有部分或完全性房室传导阻滞。

2. 血生化检查　磷酸激酶（CPK）在早期多升高，以心肌同工酶（CK－MB）为主。乳酸脱氢酶（SLDH）同工酶增高，对心肌炎的早期诊断有意义。心肌肌钙蛋白的变化对心肌炎有特异性诊断意义。

3. 超声心动图检查　可见左室扩大，室间隔及左室后壁运动幅度降低。可有少量心包积液和二尖瓣关闭不全。

4. 胸部 X 线检查　轻症心影正常；伴心力衰竭者，心影明显增大。

5. 病毒学检查　心包积液、咽拭子、大便中分离病毒结合血清抗体检测有助于明确病因。

【治疗要点】

本病目前尚无有效治疗方法。主要是减轻心脏负担，改善心肌代谢和心功能，促进心肌修复。①卧床休息：患儿应卧床休息，以减轻心脏负担及耗氧量。一般休息至症状缓解或体温正常后 3～4 周，有心脏扩大及并发心力衰竭者休息应至少 6～12 个月。②保护心肌：可应用大量维生素 C、丙种球蛋白、1,6－二磷酸果糖、辅酶 Q、维生素 E 等，以清除自由基、改善心肌代谢和促进心肌修复。③对症治疗：重症可用肾上腺糖皮质激素。烦躁严重者可镇静，心前区或肌肉疼痛严重者可镇痛，发生心力衰竭者可应用利尿剂、强心剂及血管扩张剂等。

【护理诊断】

1. 活动无耐力　与心肌收缩力下降，组织供氧不足有关。

2. 潜在并发症　心律失常、心力衰竭、心源性休克。

【护理目标】

减轻患儿心脏负荷，提高活动耐力；严密观察病情变化，防治并发症。

【护理措施】

1. 减轻心脏负荷　急性期应卧床休息至体温稳定后 3～4 周，病情稳定后逐渐增加活动量，总休息时间不少于6个月。有心脏扩大及心力衰竭的重症患儿，应延长卧床休息时间，待心功能恢复正常后再逐渐增加活动量，总休息时间6~12个月及以上。

2. 严密观察病情变化，防治并发症 密切观察并记录患儿精神状态、面色、心率、心律、呼吸、体温和血压的变化。

（1）防治心律失常 有明显心律失常者应持续进行心电监护，发现异常立即报告医生，护理人员应备好抢救药物和器械，以便配合医生抢救。

（2）防治心力衰竭 尽量避免呼吸道感染、剧烈运动、情绪激动、饱餐、寒冷、用力排便等，静脉输液过程中滴速不能太快，以免诱发心力衰竭。注意有无呼吸困难、心率增快、颈静脉怒张、水肿、肺部湿啰音等表现。一旦发现应立即通知医生，并将患儿置于半卧位，保持安静，给氧，按医嘱给强心苷，在使用强心苷期间密切观察有无强心苷中毒反应。

（3）防治心源性休克 在使用血管活性药物和扩血管药物时，要准确控制好滴速，最好使用输液泵，以免引起血压过大波动。

【健康教育】

对患儿和家长介绍本病的治疗过程和预后，减轻其焦虑和恐惧心理；强调休息对心肌炎恢复的重要性，注意休息，避免劳累，以免复发；指导患儿进食高蛋白、高维生素、易消化的饮食，尤其注意补充富含维生素C的食物，如新鲜蔬菜、水果，不仅可以促进心肌代谢和修复，还可保持大便通畅，防止便秘发生；教会患儿和家长测心率和观察节律的方法，若发现异常或出现心悸、胸闷等不适要及时复诊；告知患儿和家长预防呼吸道感染和消化道感染的常识，适当锻炼身体，增强抵抗力，注意保暖，疾病流行期间尽量避免去公共场所，防止交叉感染；强调定期门诊复查的重要性，在出院后的1个月、3个月、6个月、1年时到医院复查。

目标检测

一、单项选择题

1. 病毒性心肌炎主要由病毒感染引起，下列不属于其常见病原体的是（ ）
   A. 柯萨奇病毒　B. 腺病毒　C. 轮状病毒
   D. 流感病毒　E. EB病毒
2. 病毒性心肌炎急性期休息时间为（ ）
   A. 根据具体情况而定　B. 休息到热退后3~4周
   C. 心肌酶恢复正常后　D. 休息到热退后2~3周
   E. 总休息时间6个月以内
3. 休息作为病毒性心肌炎的一项重要治疗原则，下列说法正确的是（ ）
   A. 一般休息至症状消失1周左右即可进行正常体力活动

B. 休息以急性期为主，至恢复期则应进行积极的体力训练
C. 心脏扩大者应卧床休息 6 个月以上
D. 在恢复期不需限制患儿活动
E. 早期积极使用药物者不必强调休息

4. 下列治疗病毒性心肌炎的药物中，通过免疫调节作用减轻心肌细胞损害的是（　　）
A. 维生素 C　　B. 1，6－二磷酸果糖
C. 辅酶 Q　　D. 丙种球蛋白
E. 利尿剂

5. 生化检查示乳酸脱氢酶同工酶增高，提示患儿可能患有（　　）
A. 室间隔缺损　　B. 房间隔缺损
C. 动脉导管未闭　　D. 法洛四联症
E. 病毒性心肌炎

二、填空题

1. 病毒性心肌炎急性期的病程在______以内。
2. 对心肌炎有特异性诊断意义的实验室检查结果是______。
3. 病毒性心肌炎一般休息至症状消除后的______周，有心脏扩大及并发心力衰竭者应至少休息______个月。

三、问答题

1. 如何对病毒性心肌炎患儿及家长进行健康教育？
2. 患儿，男，3 岁，因“发热 1 周，胸闷、气短 2 天”入院。近 2 天来，患儿精神萎靡、食欲差、胸闷、气短。查体：T 38.2℃，P 130 次/分，咽部充血，双肺呼吸音清，心音低钝，肝脾未触及。实验室检查：白细胞计数正常，心电图 T 波低平，ST 段下移，心肌酶增高。请分析该患儿现存的主要护理问题是什么？

第四节　充血性心力衰竭患儿的护理

PPT

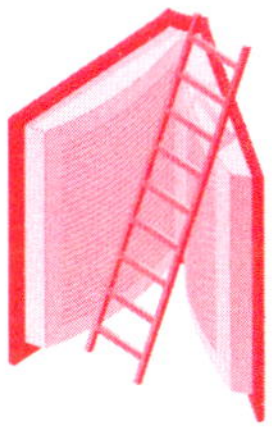

【学习目标】

1. **掌握**　小儿充血性心力衰竭的临床表现和护理措施；强心苷药物的使用注意事项。
2. **熟悉**　小儿充血性心力衰竭的护理评估和护理诊断。

【能力目标】

能对充血性心力衰竭患儿及家长进行健康教育。

案例分析

案例：患儿，女，日龄20天，因“气促加剧伴呛咳、面色苍白1天”入院。患儿出生后即气促，于1天前气促加剧伴吃奶呛咳。查体：T 37.3℃，P 180次/分，R 75次/分，血压50/30mmHg，SaO_2 90%。患儿意识清楚，面色苍白，双眼睑水肿，两肺呼吸音粗，未闻及啰音，心律齐，心前区可闻及Ⅲ级收缩期杂音，腹软，肝肋下可触及3cm，脾肋下可触及1.5cm，少尿。请问：该患儿最可能的临床诊断是什么？请列出该患儿主要护理诊断及相应的护理措施。

分析：该患儿为日龄20天的新生儿，出后即有气促、吃奶呛咳等表现，加之在心前区可闻及Ⅲ级收缩期杂音，考虑有先天性心脏病。心力衰竭是先心病的常见并发症之一，再加上患儿心率增快、呼吸困难（呼吸急促、吃奶呛咳等）、缺氧发绀（SaO_2 90%、面色苍白）、肝脾肿大、双眼睑水肿、少尿等表现，患儿出现心力衰竭的可能性较大，为明确诊断还需要做进一步相关实验室检查。主要护理诊断及相应的护理措施本章的护理诊断和护理措施内容。

充血性心力衰竭简称心衰，是指心肌收缩力或舒张力下降致使心排血量绝对或相对减少，导致组织器官血液灌注不足，不能满足机体代谢的需要，出现肺循环和（或）体循环淤血的一种临床综合征。充血性心力衰竭是小儿时期常见的危重急症之一。

【病因与发病机制】

1. 心血管因素 婴儿期的心力衰竭以先天性心脏病引起者最为常见，其他时期则以风湿性心脏病引起多见。能导致心肌收缩力减弱或使心脏负荷增加的心血管疾病均可导致心力衰竭的发生。

2. 非心血管因素 呼吸系统疾病、中枢神经系统疾病、急性肾小球肾炎、严重贫血、甲状腺功能亢进、低血糖、严重电解质紊乱和酸中毒等均可引起。输液或输血量过多、过快也可诱发心力衰竭。

当心肌发生病变或心脏长期负荷加重，可使心肌收缩力逐渐下降。早期机体可通过加快心率、肥厚心肌和扩大心脏进行代偿，以调整心排血量来满足机体需要，这个阶段临床上无症状，为心功能代偿期。心功能进一步减退后，以上代偿机制不能维持足够的心排血量而出现静脉回流受阻、组织间液过多、脏器淤血等，即发展为充血性心力衰竭。

【症状与体征】

评估患儿有无引起心力衰竭的原发疾病及诱发因素；有无呼吸困难、咳嗽、水肿、青紫等表现。

（1）年长儿心力衰竭的症状与成人相似，左心衰竭主要是肺循环淤血的表现，如呼吸困难、端坐呼吸、咳粉红色泡沫痰、肺部可闻及湿啰音或哮鸣音等。右心衰竭主要是体循环淤血的表现，如心率增快、心音低钝、心脏扩大、出现奔马律及颈静脉怒张或肝颈静脉回流征阳性、肝脏在短时间内迅速增大、下肢水肿等。全心衰时可出现上述两方面的表现。

（2）新生儿早期表现常不典型，如嗜睡、淡漠、乏力、拒食或呕吐、体重增加不明显，有时仅表现为烦躁不安、心绞痛等，这些非特异性表现常容易被忽视。

（3）婴幼儿心力衰竭的临床表现　①安静时心率增快，婴儿 > 180 次/分，幼儿 > 160 次/分，不能用发热或缺氧解释。②呼吸困难、青紫突然加重，安静时呼吸频率 > 60 次/分。③肝大，超过右肋下 3cm 以上，或肝在短时间内较前增大，不能以横膈下移等原因解释。④心音低钝或出现奔马律。⑤突然烦躁不安，面色苍白或发灰，不能用原发病解释。⑥少尿、下肢水肿，排除营养不良、肾炎等原因导致。前四项为临床诊断的主要依据。

（4）患儿因发生呼吸、循环障碍出现明显不适，易产生焦虑或恐惧心理；患儿家长因缺乏对该病的认知以及患儿出现的表现，易出现焦虑、沮丧等情绪。

【辅助检查】

1. 胸部 X 线检查　心影多有增大，肺纹理增多增粗。

2. 心电图检查　可提示心房、心室肥厚及心律变化，虽不能表明有无心力衰竭，但有助于病因诊断及指导强心苷的应用。

3. 超声心动图　可见心室和心房扩大、心脏搏动减弱、射血分数降低，有利于判断引起心力衰竭的病因。

【治疗要点】

去除病因，改善心功能，减少氧的消耗和纠正代谢紊乱。

【护理诊断】

1. 心排血量减少　与心肌收缩力降低有关。

2. 体液过多　与心功能下降、循环淤血、肾灌注不足、少尿有关。

3. 气体交换受损　与肺循环淤血、气体交换障碍有关。

4. 活动无耐力　与心排出量减少致组织缺氧有关。

5. 潜在并发症：药物不良反应　与使用强心苷等药物有关。

【护理目标】

患儿缺氧和心肌收缩功能得到改善，使其度过危险期后能更好地治疗原发病；严密监测心率变化，避免药物不良反应。

【护理措施】

1. 减轻心脏负荷　患儿应单室居住，室内环境保持安静，最好卧床休息，床头抬高 15°～30°，有明显左心衰竭时，置于半卧位或坐位，双腿下垂，以减少回心血量，减轻心脏负荷；各种护理操作集中进行，以减少对患儿的刺激，避免患儿烦躁、哭闹，以减少氧的消耗；限制水和钠的入量，低盐或无盐饮食，以减少血容量；输液治疗时，每日输液量不超过 75ml/kg，每小时输液速度不超过 5ml/kg。

2. 吸氧 有呼吸困难或青紫者应给予吸氧。如出现咳粉红色泡沫样痰时，可用20% ~30%乙醇湿化氧气吸入，每次吸入时间10 ~20分钟，可每隔15 ~30分钟重复1 ~2次，加入乙醇湿化氧气可使患儿吸入后肺泡内泡沫表面张力减低而破裂，增加气体与肺泡壁的接触，改善气体交换。

3. 用药护理

（1）强心苷的用药护理　强心苷能增强心肌收缩力，减慢心率，增加心排血量，改善血液循环。但强心苷的治疗量和中毒量相近且无有效的解毒药物，故应用此药时要严格掌握给药方法，精确计算给药剂量，给药期间密切观察有无中毒症状。

1）监测心率　当心率减慢，如婴儿<90次/分、幼儿<80次/分、学龄儿<60次/分时，应暂停用药并报告医生。

2）注意用药方法　为了保证强心苷使用剂量的准确性，本药应单独服用，勿与其他药物混合，尤其不可与钙剂同时使用，钙剂对强心苷有协同作用，易导致强心苷药物中毒。此外，低钾血症也可促使强心苷药物中毒，故在使用强心苷药物期间应注意补钾。

3）熟悉强心苷中毒反应　当出现心率过缓、心律失常、恶心、呕吐、食欲减退、视物模糊、黄绿视、嗜睡、头晕等症状时，应先停用强心苷，及时报告医生并备好抢救药物和补钾。

（2）利尿剂的用药护理　合理应用利尿剂是治疗心力衰竭的一项重要措施，利尿剂能使潴留的水、钠排出，减轻心脏负荷，改善心功能。

1）注意用药时间　氢氯噻嗪在餐后给药，以减轻对胃肠道的刺激；利尿药宜于清晨或上午给予，以免夜间多次排尿影响睡眠。

2）避免出现低钾血症　低钾血症的发生可诱发强心苷中毒反应，故在使用利尿剂期间应鼓励患儿进食含钾丰富的食物，如柑橘、菠菜、苋菜、豆类等，防止钾的丢失过多继发低钾血症。如出现四肢无力、腹胀、腱反射减弱、心音低钝、心律失常等表现时，应及时报告医生并注意补钾。

（3）血管扩张剂的用药护理　常用的有卡托普利、硝普钠等。在给药过程中应避免药物外渗，以防局部组织坏死。在使用硝普钠期间要密切监测心率和血压。

4. 密切观察病情变化 密切监测患儿呼吸、脉搏、血压，观察患儿尿量、四肢末梢温度、精神状态等，并详细记录以便评估病情变化。

【健康教育】

向患儿和家长介绍心力衰竭的有关知识、诱发因素及防治措施；指导患儿或家长根据病情程度合理安排活动计划，以免过度劳累加重病情；避免患儿情绪激动；注意补充营养；防止感冒受凉；教会患儿或家长监测脉搏的方法；如病情复发及时复诊。

知识链接

心力衰竭的急救方法

1. 心力衰竭患儿的急救方法　当心力衰竭患儿在睡眠中憋醒，被迫坐起，出现呼吸困难、口唇发绀、大汗淋漓、咳粉红色痰、脉搏细而快时，首先让患儿保持安静，松解衣领，让患儿取坐位，两下肢沿床边下垂，必要时可用约束带轮流结扎四肢近心端，每侧肢体结扎 5 分钟，以减少回心血量、减轻心脏负担，同时限制饮水量，并立即报告医生。

2. 老年人心力衰竭患者的家庭急救方法　心力衰竭是老年人常见的心血管疾病，如果处理不当，会导致严重的后果。老年人一旦出现心力衰竭时，家庭急救时要注意：首先要立即半卧位休息，或者坐位下垂双腿，避免平卧，保持良好的通风，有条件的时候可以吸氧，并监测血压、心率。如果血压明显升高，可以立即口服降压药物；如果有硝酸甘油等药物，可以放舌下含化，以利于扩张血管，减轻心脏负荷。如果家中有经常服用的利尿类药物（如呋塞米），可口服。利尿是减轻心脏负荷的有力措施之一。在采取这些措施的同时拨打 120 急救，防止病情加重。

目标检测

一、单项选择题

1. 洋地黄中毒最严重反应是（　　）

A. 胃肠道反应　B. 心律失常　C. 视物模糊
D. 黄绿视　E. 头晕、头痛

2. 作为心力衰竭的临床诊断指标之一，婴儿安静状态下心率是（　　）

A. >30 次/分　B. >60 次/分
C. >80 次/分　D. >160 次/分
E. >180 次/分

3. 婴儿期最易出现心力衰竭的疾病是（　　）

A. 心肌炎　B. 先天性心脏病
C. 心内膜弹力纤维增生症　D. 风湿性心脏病
E. 急性肾小球肾炎

4. 患儿，男，6 岁，以“充血性心力衰竭”入院。患儿心律齐，心前区可闻及Ⅲ级收缩期杂音，腹软，肝肋下可触及 3.5cm，少尿。作为护士，应指导该患儿采取的体位是（　　）

A. 平卧位　B. 左侧卧位　C. 右侧卧位
D. 仰卧位　E. 半坐卧位

5. 患儿，男，7 岁，诊断为“先天性心脏病并发充血性心力衰竭”。患儿拟服用地高辛维持治疗，护士在给服地高辛前，必须监测（　　）

A. 体温　　B. 脉搏　　C. 瞳孔

D. 血压　　E. 神志

6. 心力衰竭患儿应限制液体入量，每日液体入量应控制在（　　）

A. <65ml/kg　　B. <75ml/kg　　C. <85ml/kg

D. <95ml/kg　　E. <100ml/kg

二、填空题

1. 左心衰竭主要是__________的表现，右心衰竭主要是__________的表现。

2. 婴儿时期的心力衰竭以__________引起者最为常见，儿童时期则以__________引起多见。

3. 做__________检查对强心苷的使用具有指导意义。

三、问答题

婴幼儿心力衰竭的临床表现有哪些？

书网融合……

微课　　本章小结 1　　本章小结 2　　自测题

第十二章 消化系统疾病患儿的护理

消化系统疾病是儿童最常见的疾病，由于儿童消化功能尚不完善，易发生消化系统紊乱，水、电解质和酸碱平衡失调，从而造成慢性营养障碍甚至影响儿童的生长发育，同时也会造成儿童机体抵抗力下降而导致感染性疾病的发生。

PPT

第一节 小儿消化系统解剖生理特点

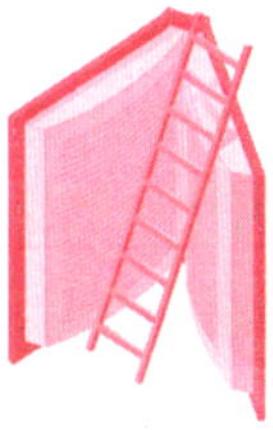

【学习目标】

1. 掌握 小儿消化系统解剖生理特点。
2. 熟悉 正常小儿粪便特点。

【素质目标】

培养良好的职业素质和学习态度。

一、口腔

口腔黏膜柔嫩，血管丰富，但由于唾液腺发育不成熟，唾液分泌少，导致口腔黏膜较干燥，易受损伤和感染；3～4个月时唾液分泌开始增多，5～6个月后唾液腺发育完善，唾液量明显增加，但婴幼儿口腔浅，不能及时吞咽过多分泌的唾液，因此常发生生理性流涎。

二、食管

新生儿和婴幼儿的食管呈漏斗状，黏膜薄嫩，腺体、肌肉组织和弹力组织发育尚不完善，食管下段括约肌发育不成熟，控制能力差，加之婴儿吸奶时常吞咽下大量的空气，易发生溢乳和吐乳，8～10个月后逐渐消失。新生儿食管长8～10cm，1岁时长约12cm，5岁时长约16cm，学龄儿童长20～25cm。

三、胃

婴儿胃呈水平位，开始站立行走后，逐渐变为垂直位。婴儿贲门括约肌发育差，幽门括约肌发育良好，易导致溢乳和呕吐。胃黏膜血管丰富，但盐酸和消化酶分泌少且活力低，故消化功能较差。小儿胃容量随着年龄的增长而增加，新生儿30～60ml，1～3个月90～150ml，1岁时250～300ml，5岁时700～850ml。小儿胃排空时间与食物种类有关，水为1.5～2小时，母乳为2～3小时，牛乳为3～4小时。

四、肠

小儿肠管相对较长，为身长的5～7倍，消化道面积相对较大，肠壁薄，黏膜血管丰富，小肠绒毛发育好，有利于营养物质的吸收，但由于肠壁薄、通透性高、屏障功能差，当消化道发生感染时，肠道内细菌、病毒或毒素也容易吸收入血而引起全身感染和变态反应性疾病。小儿肠系膜长而柔软，活动度大，易患肠套叠和肠扭转。小儿直肠相对较长，黏膜和黏膜下层固定差，肌层发育不完善，易发生脱肛。

五、肝

小儿年龄越小，肝脏相对越大，婴幼儿时期肝可在右肋下触及1～2cm，柔软，无压痛，6～7岁后不易触及。小儿肝脏血管丰富，肝细胞和肝小叶发育不完善，解毒功能差，对外来毒素反应较强。当患传染病、中毒、缺氧或血流障碍时，肝脏易肿大或变性。婴儿肝脏结缔组织发育较差，肝细胞再生能力强，故小儿不易发生肝硬化。肝糖原贮存相对较少，易发生低血糖。婴儿期胆汁分泌较少，对脂肪的消化功能较差。

六、胰腺

出生时胰液分泌量少，3～4个月时胰液分泌量随着胰腺的发育而增多，但在6个月以内胰淀粉酶活性低，1岁后接近成人，故小儿3～4个月以内不宜喂淀粉类食物。婴儿胰脂肪酶和胰蛋白酶的活性均较低，对脂肪和蛋白质消化不良。

七、肠道细菌

胎儿肠道内无细菌，出生后数小时细菌从口、鼻、肛门侵入肠道。肠道内菌群种类与摄入的食物有关，单纯母乳喂养儿以双歧杆菌占绝对优势，人工喂养和混合喂养儿则大肠埃希菌、嗜酸杆菌、双歧杆菌、肠球菌所占比例几乎相等。婴幼儿肠道内正常菌群脆弱，易受各种因素影响而发生菌群失调，引起消化功能紊乱。

八、正常小儿粪便特点

1. 胎粪 由胎儿吞咽下的羊水、肠道脱落的上皮细胞和消化液组成，呈墨绿色糊状，质黏稠，酸性无臭味，多在生后12小时内开始排出，每日排便4～6次/日，2～3天后排干净并逐渐转为正常粪便。若生后24小时内无胎粪排出，应检查有无肛门闭锁等消化道畸形。

2. 母乳喂养儿粪便 呈黄色或金黄色，多为均匀糊状或带少许黄色颗粒，有时微带绿色，酸性无臭味，每日排便2～4次。

3. 人工喂养儿粪便 呈淡黄色，较干稠或成肠形，中性或碱性，有一定臭味，每日排便1～2次。

4. 混合喂养儿粪便　大便性状视牛乳、羊乳的添加量而定，如以牛乳、羊乳喂养为主，母乳较少，则大便同人工喂养儿粪便，但大便颜色较黄、性状较软。添加各种辅食后，粪便颜色和性状接近成人，每日排便1～2次。

目标检测

一、单项选择题

1. 下列小儿消化系统解剖生理特点，描述不正确的是（　　）
   A. 足月新生儿出生时即有较好的吸吮能力
   B. 新生儿和婴儿的食管呈漏斗状
   C. 婴儿的胃呈水平位
   D. 婴幼儿肝脏右肋下可及1～2cm
   E. 2个月小儿可试喂淀粉类食物
2. 正常新生儿胃容量为（　　）
   A. 10～20ml　B. 20～30ml　C. 30～60ml
   D. 50～70ml　E. 80～100ml
3. 小儿不宜喂淀粉类食物的年龄是（　　）
   A. 小于2个月　B. 小于3个月　C. 小于7个月
   D. 小于5个月　E. 小于6个月
4. 正常新生儿开始排胎便的时间是（　　）
   A. 生后12小时内　B. 生后24小时内　C. 生后36小时内
   D. 生后48小时内　E. 生后60小时内
5. 牛乳、羊乳喂养小儿的粪便颜色是（　　）
   A. 金黄色　B. 浅黄色　C. 深绿色
   D. 浅绿色　E. 黄色

二、填空题

1. 水的胃排空时间为__________，母乳为__________，牛乳为__________。
2. 新生儿食管长度约为__________，1岁时长度约为__________，5岁时长约__________，学龄儿童长度约为__________。
3. 小儿肠道正常菌群有__________、__________、__________、__________。

三、问答题

1. 为什么小儿不宜过早喂淀粉类食物？
2. 为什么小儿容易发生肠套叠和肠扭转？

第二节 小儿口炎的护理

PPT

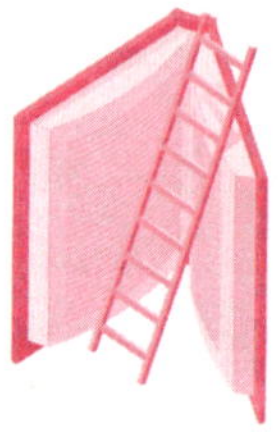

【学习目标】

1. **掌握** 小儿口炎的护理评估和护理措施。
2. **熟悉** 小儿口炎的护理诊断及健康教育。
3. **了解** 小儿口炎的护理目标。

【能力目标】

能指导家长对患儿进行正确的口腔护理。

案例分析

案例：患儿，男，11 个月，因"烦躁、拒食、流涎 3 天"就诊。查体：T 38.5℃，P 120 次/分，R 32 次/分，体重 8kg，口腔颊黏膜、牙龈等处可见成簇小疱疹，部分疱疹破裂后形成小溃疡，表面覆盖黄白色纤维素样渗出物，颌下淋巴结肿大。请问：该患儿出现了什么健康问题？该如何对患儿进行口腔护理？

分析：根据患儿口腔疱疹出现的部位（口腔疱疹分布在颊黏膜、牙龈等处）和溃疡面的表现特点，以及伴随体温升高、颌下淋巴结肿大等表现。综合考虑，该患儿最有可能出现了疱疹性口炎。需要嘱家长给患儿多喝水，保持口腔黏膜的清洁湿润；及时清理涎液保持口角皮肤的清洁干燥；用 3% 过氧化氢溶液清洗口腔，局部涂西瓜霜、锡类散等药物，如继发感染还可涂 2.5% ~5% 金霉素鱼肝油；饮食以温凉流质或半流质高热量、高蛋白、高维生素饮食为宜，避免酸、辣、热、粗、硬等刺激性食物以减轻疼痛；疼痛严重者可于餐前在口腔局部涂 2% 利多卡因止痛。

口炎是指口腔黏膜的炎症，可由病毒、真菌、细菌等感染引起，亦可因口腔黏膜局部受理化因素刺激而发生。如病变仅局限于舌、牙龈、口角，可称为舌炎、牙龈炎或口角炎。本病多见于婴幼儿，可单发也可继发于急性感染、腹泻、营养不良、B 族维生素或维生素 C 缺乏等全身性疾病。

【临床症状】

一、健康史

评估患儿家长有无乳具消毒习惯，有无不适当地擦拭患儿口腔；患儿有无食用过热食物的饮食史，有无急性感染、腹泻、营养不良、B 族维生素或维生素 C 缺乏等全身性疾病，有无长期、大量使用广谱抗生素或激素的用药史。

二、身体状况

1. 鹅口疮 又称雪口病，为白念珠菌感染在口腔黏膜表面形成白色斑膜的疾病。

多见于新生儿及营养不良、腹泻和菌群失调的患儿。

2. 疱疹性口炎　由单纯疱疹病毒Ⅰ型感染导致，多见于婴幼儿，无明显季节性，传染性强，可在集体托幼机构引起小流行。本病应注意与疱疹性咽峡炎相鉴别。

3. 溃疡性口炎　主要由链球菌、金黄色葡萄球菌、肺炎链球菌、铜绿假单胞菌、大肠埃希菌等细菌感染导致，常发生于感染、长期腹泻等机体抵抗力下降时，多见于婴幼儿。

三种常见口炎的护理评估见表12－1。

表12－1　三种常见口炎的护理评估

	鹅口疮	疱疹性口炎	溃疡性口炎
病原	白念珠菌	单纯疱疹病毒Ⅰ型	细菌
好发年龄	新生儿和菌群紊乱患儿	婴幼儿	婴幼儿
病因	产道感染、乳头不洁或乳具污染等	感染、长期腹泻、机体免疫力低下、口腔不洁等	感染、长期腹泻、机体免疫力低下、口腔不洁等
局部特征	口腔黏膜表面出现白色或灰白色乳凝块样点或片状物，不易拭去，强行剥离后局部黏膜可有渗血	牙龈、舌、唇内、颊黏膜处出现单个或成簇的黄白色小疱疹，周围有红晕，破溃后形成溃疡，溃疡面可见黄白色纤维素性分泌物	口腔黏膜充血水肿，之后形成糜烂或溃疡，表面覆盖灰白色或黄色假膜，假膜边界清楚，易拭去，剥离后可见溢血的糜烂面
全身表现	患处不痛、不痒，患儿不流涎、不影响吃奶，一般无全身症状	发热，局部疼痛剧烈，患儿拒食、流涎、烦躁，常有颌下淋巴结肿大	常有发热，局部疼痛明显，患儿拒食、流涎、烦躁，局部淋巴结肿大
辅助检查	取少许白膜显微镜下可见真菌菌丝和孢子	血常规显示白细胞总数正常或偏低	血常规显示白细胞总数和中性粒细胞增高，涂片可见大量细菌
治疗要点	2%碳酸氢钠溶液清洁口腔，局部涂制霉菌素鱼肝油混悬溶液	为自限性疾病，3%过氧化氢溶液清洁口腔，局部涂西瓜霜、锡类散等，继发感染可涂2.5%～5%金霉素鱼肝油，疼痛严重者餐前用2%利多卡因	选用有效抗生素治疗，3%过氧化氢溶液清洁口腔，溃疡面涂5%金霉素鱼肝油、锡类散等，同时注意补充水分和营养

【辅助检查】

病原学检查、血常规检查等。

【治疗要点】

以清洁口腔和局部涂药为主，继发细菌感染时按医嘱使用抗生素，体温升高时积极退热，疼痛明显影响进食时可选用局部麻醉剂止痛。

【护理诊断】

1. 口腔黏膜受损　与护理不当、口腔不洁、口腔感染或口腔黏膜受理化刺激等有关。

2. 体温过高　与感染有关。

3. 疼痛　与口腔黏膜糜烂、溃疡有关。

4. 营养失调：低于机体需要量 与疼痛引起拒食有关。

5. 知识缺乏 患儿及家长缺乏本病的预防和护理知识。

【护理目标】

患儿口腔黏膜恢复完好；体温恢复正常；口腔疼痛感消失；能够正常进食，摄入足够的营养物质可保证生长发育所需；教会家长口炎的预防和护理方法。

【护理措施】

1. 促进口腔黏膜愈合

（1）清洁口腔 鼓励患儿多饮水，进食后漱口，保持口腔黏膜的清洁湿润。清洁口腔的时间以餐前或餐后 1 小时左右为宜。鹅口疮患儿用 2% 碳酸氢钠溶液清洁口腔，疱疹性口炎和溃疡性口炎患儿均可用 3% 过氧化氢溶液清洁口腔，较大儿童可用含漱剂。流涎较多者要及时清理口角涎液，保持口周皮肤清洁干燥，避免出现湿疹或口角糜烂。

（2）正确涂药 涂药前先清洁口腔，然后用无菌纱布或干棉球放在颊黏膜腮腺管开口处或舌系带两侧以隔断唾液，再用干棉球将涂药表面吸干，然后用棉签蘸取药物在局部进行滚动式涂药。鹅口疮患儿局部涂制霉菌素鱼肝油混悬溶液，疱疹性口炎和溃疡性口炎患儿可涂 1% 甲紫溶液或 2.5% ~5% 金霉素鱼肝油，此外，疱疹性口炎还可用疱疹净或西瓜霜喷剂喷涂患处，涂药后不可立即漱口、饮水或进食，嘱患儿闭口 10 分钟再取出纱布和棉球，每天涂药 2 ~3 次。

2. 维持体温正常 密切监测体温变化，当体温超过 37.4℃不及 38.5℃时，积极给予物理降温，超过 38.5℃时及时遵医嘱给予退热剂等。

3. 减轻疼痛 饮食以温凉流质或半流质饮食为宜，避免酸、辣、热、粗、硬等刺激性食物以减轻疼痛。清洁口腔或涂药时动作要轻柔，采用滚动式涂药法，避免在创面来回涂搽加重疼痛。因疼痛剧烈影响进食者，可在进食前口腔局部涂 2% 利多卡因止痛。

4. 纠正营养失调 供给高热量、高蛋白、高维生素的清淡饮食，对不能进食者给予肠道外营养，保证能量和水分供给以满足生长发育所需。

【健康教育】

（1）向家长讲解口炎发生的原因，教会家长清洁口腔和局部涂药的方法，讲解做好奶瓶、乳头、玩具等清洁消毒的重要性。鹅口疮患儿使用过的奶瓶和奶嘴，应放在 5% 碳酸氢钠溶液中浸泡 30 分钟后再煮沸消毒 30 分钟。疱疹性口炎具有较强的传染性，应注意与健康小儿隔离，患儿用过的食具、玩具、毛巾等要及时消毒，以防交叉感染。

（2）教育小儿养成良好的卫生习惯，纠正小儿吮指、不刷牙等不良习惯，保持口腔卫生；宣传均衡营养对提高机体抵抗力的重要性，培养良好的饮食习惯，避免偏食、挑食。

知识扩展

白念珠菌

白念珠菌是重要的人体致病真菌，它是一种腐物寄生菌，平时生存于人体的皮肤、黏膜、消化道及其他脏器中，大多数情况下寄居于人体口腔、肠道、上呼吸道及阴道黏膜表面，一般情况下不会引起感染。但当机体免疫力下降时，白念珠菌就会大量繁殖，达到一定量时，就会引起皮肤、黏膜、内脏、中枢神经等处发生真菌感染，引起发病。

因此，白念珠菌是一种条件致病菌。白念珠菌还可以通过公共浴池、浴盆、浴巾、游泳衣、衣服、医疗器械和敷料等传播。

目标检测

一、单项选择题

1. 患儿，5 个月，因疱疹性口炎入院，导致该病的主要病原体是（　　）

A. 白念珠菌　　B. 埃可病毒

C. 柯萨奇病毒　　D. 金黄色葡萄球菌

E. 单纯疱疹病毒

2. 引起小儿鹅口疮的病原体是（　　）

A. 腺病毒　　B. 单纯疱疹病毒

C. 链球菌　　D. 金黄色葡萄球菌

E. 白念珠菌

3. 鹅口疮的临床表现是（　　）

A. 口腔黏膜弥散性充血　　B. 溃疡表面有黄白色渗出物

C. 有发热等全身中毒症状　　D. 因疼痛出现拒乳和流涎

E. 口腔黏膜有乳凝块样物

4. 患儿，4 个月，因鹅口疮入院。给该患儿清洁口腔用（　　）

A. 3% 过氧化氢溶液　　B. 0.1% 依沙吖啶溶液

C. 2% 碳酸氢钠溶液　　D. 0.9% 氯化钠溶液

E. 10% 氯化钾溶液

5. 患儿，1 岁，发热 2 天后口角、舌面及牙龈处出现成簇小疱疹，部分疱疹破溃成溃疡，颌下淋巴结肿大，咽充血，心、肺正常。护士考虑该患儿疾病最有可能是（　　）

A. 鹅口疮　　B. 疱疹性口炎　　C. 溃疡性口炎

D. 疱疹性咽峡炎　　E. 咽－结合膜热

6. 下列关于小儿口炎的说法不正确的是（　　）
   A. 是口腔黏膜的炎症
   B. 疱疹性口炎是单纯疱疹病毒感染
   C. 鹅口疮由白念珠菌染引起
   D. 溃疡性口炎可由链球菌感染引起
   E. 溃疡性口炎只由金黄色葡萄球菌感染引起
7. 下列关于疱疹性口炎说法正确的是（　　）
   A. 以学龄期儿童多见
   B. 不需要隔离
   C. 多个小疱疹不会融合成大溃疡
   D. 表面覆盖黄白色纤维素样渗出物
   E. 传染性极强
8. 下列不属于溃疡性口炎表现的是（　　）
   A. 多见于婴幼儿
   B. 口腔黏膜充血水肿
   C. 疼痛不明显
   D. 常有颌下淋巴结肿大
   E. 有黄白色渗出物形成的假膜覆盖

二、填空题

1. 疱疹性口炎患儿口腔疱疹出现部位多见于__________、__________、__________、__________。
2. 小儿口炎可由__________、__________、__________感染引起。
3. 引起溃疡性口炎的细菌主要有__________、__________、__________、__________、__________。

三、问答题

小丽早上给刚出生20天的宝宝喂水时，发现宝宝舌头上有大块白色乳凝块样物，喂水后白色乳凝块仍然存在口腔中，但不影响宝宝吃奶喝水，宝宝体温也正常。请问宝宝可能出现了什么口腔问题？该如何进行口腔护理？

第三节　小儿腹泻的护理

PPT

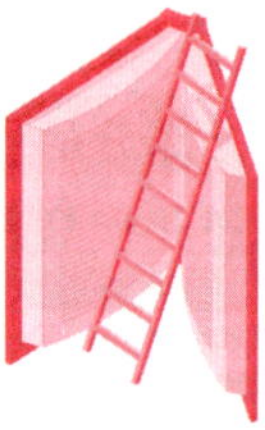

【学习目标】

1. **掌握**　小儿腹泻的护理评估和护理措施。

2. **熟悉**　小儿腹泻的病因、分类、护理诊断及健康教育。

3. **了解**　小儿腹泻的发病机制及辅助检查。

【能力目标】

学会对腹泻患儿实施整体护理。

案例分析

案例：患儿，男，10 个月，人工喂养。因“呕吐、腹泻 4 天，少尿 1 天”入院。该患儿于 4 天前无明显诱因出现呕吐，每日 1～2 次，呕吐物为胃内容物，量少；腹泻频繁，每日 15～20 次，大便呈蛋花汤样；近 1 天来尿量明显减少，伴轻咳、流涕等症状。查体：T 37℃，P 135 次/分，R 38 次/分，Wt 7.5kg，精神萎靡，口唇干燥，前囟及眼窝极度凹陷，皮肤弹性极差，四肢发凉。实验室检查：血清钠 135mmol/L。请判断：该患儿的脱水程度和脱水性质？该患儿是轻型腹泻还是重型腹泻？该如何对患儿实施护理？

分析：①患儿呕吐、腹泻，体液丢失导致脱水。该患儿出现呕吐和腹泻，腹泻次数达 15～20 次/日，尿量明显减少，体重下降，精神萎靡，口唇干燥，前囟及眼窝极度凹陷，皮肤弹性极差，四肢发凉等均是脱水的表现。根据以上脱水表现可判断出脱水程度为重度脱水。根据血清钠浓度为 135mmol/L（在 130～150 mmol/L 之间）可判断出脱水性质为等渗性脱水。②轻型腹泻和重型腹泻的主要鉴别要点在于患儿有无出现水、电解质和酸碱平衡紊乱等表现。此患儿为重度脱水，并且大便次数明显增多，有严重的胃肠道症状，因此判断出该患儿为重型腹泻。③实施护理参考小儿腹泻的护理措施。

小儿腹泻又称腹泻病，是由多病原、多因素引起的以大便次数增多和性状改变为特点的消化道综合征，严重者可引起水、电解质和酸碱平衡紊乱，是婴幼儿时期的常见病，也是我国儿童保健重点防治的“四病”之一。多发于 2 岁以下小儿，其中 1 岁以内者约占半数。一年四季均可发病，但夏秋季发病率较高。

【病因】

（一）易感因素

1. 消化系统特点　婴幼儿消化系统发育尚不成熟，胃酸和消化酶分泌较少，消化酶活性低，加之婴儿期生长发育迅速，所需营养物质相对较多，胃肠道负担较重，加之不能适应食物质和量的较大变化，因此容易出现消化功能紊乱。

2. 机体防御功能差　婴儿胃排空较快，对进入胃内的细菌杀灭能力较弱；血清免疫球蛋白和胃肠道 sIgA 含量较低，免疫功能较差；正常肠道菌群尚未完全建立，缺乏对入侵致病微生物的拮抗作用；滥用广谱抗生素和激素时可导致肠道菌群失调，诱发肠道感染。

3. 与喂养方式有关　人工喂养儿是腹泻的高发人群，牛乳、羊乳等动物乳类缺乏 sIgA、乳铁蛋白、巨噬细胞、粒细胞、溶菌酶等免疫活性物质，加之乳类中的这些免疫物质容易在加热过程中被破坏，且动物乳和乳具易受污染，故人工喂养儿肠道感染发生率明显高于母乳喂养儿。

（二）感染因素

1. 肠道内感染 可由病毒、细菌、真菌、寄生虫等引起，以前两者感染多见。

（1）病毒 寒冷季节的婴幼儿腹泻80%以上由病毒感染引起。主要为轮状病毒，其次有埃可病毒、柯萨奇病毒、肠道腺病毒、冠状病毒、星状病毒及杯状病毒等。

（2）细菌 大肠埃希菌是引起夏季腹泻的主要病原体，根据引起腹泻的发病机制和不同致病性可将大肠埃希菌分为五组。①致病性大肠埃希菌；②产毒性大肠埃希菌；③侵袭性大肠埃希菌；④出血性大肠埃希菌；⑤黏附－集聚性大肠埃希菌。其他细菌还有空肠弯曲菌、耶尔森菌、沙门菌属、变形杆菌、金黄色葡萄球菌等。

（3）真菌 致腹泻的真菌有白念珠菌、曲菌和毛霉菌等，以白念珠菌感染最多见。长期、大量使用广谱抗生素或激素容易导致小儿肠道菌群紊乱而诱发真菌感染。

（4）寄生虫 常为蓝氏贾第鞭毛虫、阿米巴原虫和隐孢子虫等。

2. 肠道外感染 患中耳炎、上呼吸道感染、肺炎、泌尿道感染、皮肤感染及急性传染病时也可引起腹泻，引发腹泻的原因为肠道外感染的病原同时感染肠道（主要是病毒）或由于发热及病原体的毒素作用使消化液分泌减少，引起消化功能紊乱所致。

（三）非感染因素

1. 饮食因素 喂养不当是引起腹泻的常见原因，饮食因素引发的腹泻多为轻型腹泻。

（1）食饵性腹泻 常因喂养不定时、进食量过多或过少、食物成分不适宜引起，如过早进食淀粉类或脂肪类食物、大量果汁等可引起高渗性腹泻。

（2）过敏性腹泻 患儿对蛋白类食物如牛奶、豆浆等过敏导致腹泻。

（3）乳糖不耐受性腹泻 原发性或继发性双糖酶（主要为乳糖酶）缺乏或酶活性降低，肠道对糖的消化吸收不良而引起腹泻。

2. 气候因素 气候骤变、腹部受凉使肠蠕动亢进、天气过热使消化液分泌减少等，均可诱发消化功能紊乱而致腹泻。

【发病机制】

（一）非感染性腹泻

主要由喂养不当引起，当进食过量或食物成分不适宜、气候因素影响或肠道外感染时可导致消化吸收功能障碍，代谢不全产物刺激肠壁，使肠蠕动增强而引起腹泻。不能被消化吸收的食物积滞于肠道上部，同时酸度降低，有利于肠道下部细菌的繁殖与上移，并分解食物产生发酵和腐败，使消化功能更为紊乱。食物分解不全所产生的有害物质（如乳酸、胺类等）使肠腔内渗透压升高而引起腹泻。

（二）感染性腹泻

1. 病毒性肠炎 病毒在小肠绒毛顶端的上皮细胞内复制使细胞变性、坏死，微绒毛变短、脱落，小肠黏膜可吸收面积减少，吸收水和电解质的能力受损，肠液在肠腔内大量集聚而引起水样或蛋花汤样腹泻。

2. 细菌性肠炎　产毒性细菌如产毒性大肠埃希菌在肠腔内释放肠毒素，抑制小肠绒毛上皮细胞吸收水、钠，使小肠液增加，导致水样便。各种侵袭性细菌如侵袭性大肠埃希菌、空肠弯曲菌、沙门菌属、耶尔森菌及金黄色葡萄球菌等直接侵袭小肠或结肠壁，使肠黏膜充血、水肿、炎症细胞浸润，引起渗出和溃疡等病变，出现黏液脓血样便。

3. 真菌性肠炎　多有不恰当的用药史，如长期、大量使用广谱抗生素或激素，引起肠道微生态内环境失调，出现肠道菌群失调，导致白念珠菌大量繁殖生长，患儿出现泡沫样稀便并多伴有鹅口疮。

4. 隐孢子虫肠炎　人体感染隐孢子虫后，小肠黏膜微绒毛被破坏，引起小肠吸收障碍和双糖酶缺乏，造成渗透性腹泻，出现腹痛、稀水带黏液样便，恶臭味明显。

总之，腹泻的发病机制主要是肠腔内存在大量不能吸收的具有渗透活性的物质（渗透性腹泻），肠腔内电解质分泌过多（分泌性腹泻），炎症所致的液体大量渗出（渗出性腹泻），肠道运动功能异常（肠道功能异常性腹泻）四方面共同作用的结果。

【临床症状】

按病因分类分为感染性腹泻和非感染性腹泻。按病程分类分为急性腹泻（病程在2周之内）、迁延性腹泻（病程2～8周）、慢性腹泻（病程在8周以上）。按病情分类分为轻型腹泻和重型腹泻。

（一）急性腹泻

1. 急性腹泻的共同临床表现

（1）轻型腹泻　多为饮食因素、气候因素或肠道外感染所致。起病可急可缓，以胃肠道症状为主。主要表现为食欲减退，偶有溢乳或呕吐，大便次数增多，每天多在10次以下，每次量不多，呈黄色或黄绿色稀水样，有酸味，常夹杂白色或黄白色奶瓣和泡沫；全身症状不明显，体温多正常，偶有低热；无脱水、电解质和酸碱平衡紊乱及全身中毒症状。

（2）重型腹泻　多为肠道内感染所致，也可由轻型腹泻逐渐加重发展而来，除有严重的胃肠道症状外，还有脱水、电解质和酸碱平衡紊乱及全身中毒症状。

1）胃肠道症状　表现为食欲低下，常有呕吐，严重者可吐咖啡色物。大便频繁，每天10余次或数十次，多为黄色水样或蛋花汤样便，含有少量黏液，每次量多，向外溅射。由于大便的频繁刺激，可使肛周皮肤发红或糜烂，出现臀红。呕吐患儿因频繁呕吐，呕吐物的刺激或脱水使口腔黏膜干燥，易导致口炎。此外，重度脱水患儿由于眼窝深度凹陷，眼睑无法完全闭合导致角膜暴露在空气中，容易导致角膜炎。

2）全身中毒症状　患儿多有发热，但由于新生儿或小婴儿体温调节中枢发育不完善也可出现体温不升、面色发灰、烦躁不安、精神萎靡、嗜睡甚至昏迷、惊厥或休克。

3）水、电解质和酸碱平衡紊乱

①脱水：由于呕吐、腹泻丢失体液以及摄入量减少，导致出现脱水。根据水分和

电解质丢失比例不同以区分脱水程度（表12－2）和脱水性质（表12－3）。

表12－2　不同脱水程度的表现

	轻度	中度	重度
失水占体重百分比（每千克体重失水量）	<5%（30～50ml/kg）	5%～10%（50～100ml/kg）	>10%（100～120ml/kg）
精神状态	稍差、略烦躁	萎靡或烦躁	淡漠或昏迷
皮肤弹性	稍差	差	极差
口腔黏膜	稍干燥	干燥	极干燥或干裂
眼窝及前囟	稍凹陷	明显凹陷	深凹陷或露睛
眼泪	有	少	无
尿量	稍减少	明显减少	极少或无尿
周围循环衰竭	无	不明显	明显

表12－3　不同脱水性质的表现

	等渗性脱水	低渗性脱水	高渗性脱水
水、电解质的丢失	大致相同	电解质的丢失多于水	水的丢失多于电解质
血钠浓度	130～150mmol/L	<130mmol/L	>150mmol/L
主要丢失液体	细胞外液	细胞外液	细胞内液
口渴	明显	不明显	极明显，烦渴
血压	低	很低，易发生休克	正常或稍低
精神状态	精神萎靡	嗜睡、昏迷或惊厥	烦躁、肌张力增高

②代谢性酸中毒：腹泻丢失大量碱性肠液；进食少，肠道吸收不良使脂肪分解代谢增加，产生大量酮体；脱水时血容量减少，血液浓缩，血流缓慢，组织缺氧导致无氧代谢增加而使乳酸堆积；脱水时肾血流量灌注不足，酸性代谢产物排出减少滞留体内等因素导致出现代谢性酸中毒。中、重度脱水多有不同程度的代谢性酸中毒，又可根据以下表现分为轻、中、重三个程度（表12－4）。

表12－4　代谢性酸中毒的分度及表现

	轻度	中度	重度
CO_2CP（mmol/L）	13～18	9～13	<9
精神状态	正常	精神萎靡、嗜睡或烦躁不安	昏睡或昏迷
呼吸改变	稍快	深长	深快、节律不齐，呼出烂苹果味气体
口唇颜色	正常	樱桃红色	青紫、发绀

③低钾血症：由于吐泻丢失大量钾离子；进食少，钾的摄入不足；肾保钾功能较差，在缺钾时仍有一定量的钾继续排出，故腹泻患儿都有不同程度的低钾血症。在脱

水或酸中毒未得到纠正时，钾离子由细胞内向细胞外转移，加之此时血液浓缩，体内钾离子总量虽减少但血清钾离子浓度可维持在正常范围。随着脱水或酸中毒被纠正，钾离子由细胞外向细胞内转移，血清钾离子浓度迅速下降，当血清钾离子浓度低于3.5mmol/L时可出现症状，表现为精神萎靡、反应低下、躯干和四肢肌无力、腱反射减弱、腹胀、便秘、肠鸣音减弱、心率增快、心音低钝、心脏扩大、心律不齐，甚至血压下降，心电图T波增宽、低平或倒置，Q－T间期延长，ST段下降，出现病理性U波，重者可出现心律失常而危及生命。

④低钙血症和低镁血症：由于腹泻患儿进食少，钙和镁离子的吸收减少，加之腹泻从肠道丢失了大量的钙离子和镁离子，使血清中钙离子和镁离子的浓度下降，活动性佝偻病和营养不良患儿更多见。在脱水和酸中毒时，由于血液浓缩、离子钙向细胞外转移，体内钙离子总量虽减少但血清钙离子浓度可维持在正常范围。当脱水和酸中毒纠正后易出现手足抽搐、惊厥、震颤等表现，可用10%葡萄糖酸钙5～10ml加等量5%～10%葡萄糖溶液稀释后缓慢静脉注射，若钙剂治疗无效时考虑低镁血症的可能，可深部肌注25%硫酸镁止惊。

2. 不同病原所致腹泻表现特点

（1）轮状病毒肠炎　也称秋季腹泻，多发生在秋、冬季，潜伏期1～3天，好发于6个月到2岁的小儿。是由轮状病毒感染引起的一种急性腹泻病，常伴有发热和上呼吸道感染症状，无明显中毒症状，大便呈水样或蛋花汤样，无黏液或含少量黏液，腥臭味不明显。大便镜检有少量白细胞。本病为自限性疾病，病程较短，1周左右可痊愈。

（2）致病性和产毒性大肠埃希菌肠炎　多发生在夏季，以6～8月份多见，潜伏期1～2天，起病较急，大便次数增多，常伴呕吐，大便呈水样或蛋花汤样，混有黏液，严重时可出现发热和水、电解质、酸碱平衡紊乱。大便镜检无白细胞。本病同样为自限性疾病，病程3～7天或更长时间。

（3）侵袭性细菌性肠炎　全年均可发病，多见于夏季，潜伏期长短不一，起病急，腹泻频繁，大便呈黏液脓血样便，有明显腥臭味，常伴恶心、呕吐、腹痛和里急后重，严重者可出现全身中毒症状，如高热、意识改变甚至感染性休克。大便镜检有大量白细胞或数量不等的红细胞。本病需做大便培养与细菌性痢疾相鉴别。

（4）出血性大肠埃希菌肠炎　开始为黄色水样便，后转为血水样便，有特殊臭味。可有腹痛，但体温多正常。大便镜检有大量红细胞，常无白细胞。

（5）金黄色葡萄球菌肠炎　多继发于大量使用抗生素之后与肠道菌群失调有关。全身中毒症状重，典型大便为暗绿色似海水样便，量多，带黏液，少数为血便。大便镜检有大量脓细胞和革兰阳性球菌。

（6）空肠弯曲菌肠炎　多发生在夏季，初期呈水样便，后期转为痢疾样脓血样便，常伴发热。大便镜检可见大量脓细胞、红细胞和白细胞。

（7）真菌性肠炎　多为白念珠菌感染所致。2岁以下小儿多见，常并发于其他感染之后或有肠道菌群失调者。呈黄色稀便带黏液，泡沫较多，有时可见豆腐渣样细块，病程迁延，常伴鹅口疮。大便镜检可见真菌孢子和假菌丝。

（二）迁延性腹泻和慢性腹泻

迁延性腹泻和慢性腹泻多与急性腹泻未得到控制、菌群失调或营养不良等有关，以人工喂养儿和营养不良儿多见。表现为腹泻迁延不愈，病情反复，腹泻次数和大便性状不稳定，吐泻频繁时可出现脱水、电解质和酸碱平衡紊乱。由于胃肠道长期消化吸收功能障碍，故患儿多伴有精神萎靡、消瘦、贫血、多种维生素缺乏及继发感染等。

（三）生理性腹泻

生理性腹泻多见于6个月以内、外观虚胖、常有湿疹的婴儿，表现为出生后不久即出现腹泻，但除大便次数增多外无其他症状，小儿食欲好、精神好、体重增长正常，生长发育不受影响，随着生长发育和添加辅食后，大便逐渐转为正常。研究发现，此类腹泻多为乳糖不耐受的一种特殊类型。生理性腹泻与某种致病菌所致的腹泻鉴别见表12－5。

表12－5　不同原因所致腹泻的临床特点

腹泻类型	多发年龄与季节	表现特点	排便特点	大便检查
生理性腹泻	6个月内	外观虚胖，常伴湿疹，食欲、精神好，体重增长正常，不影响生长发育，不需特殊治疗	除大便次数增多外，无其他症状，添加辅食后，大便逐渐转为正常	正常
轮状病毒肠炎（秋季腹泻）	6～24个月 秋、冬季	常伴有发热、上感症状，一般无明显中毒表现	排便次数多、量多、水分多，黄色水样或蛋花样便带少量黏液，无腥臭味	无或少量白细胞
致病性和产毒性大肠埃希菌肠炎	任何年龄 夏季	可伴发热、脱水、电解质紊乱和酸中毒	腹泻频繁，蛋花汤样或水样，混有黏液	无或少量白细胞
侵袭性大肠埃希菌肠炎	任何年龄 夏季	常有恶心、呕吐、里急后重及全身中毒症状，甚至休克	腹泻频繁，大便带脓血，有腥臭味	大量脓细胞、白细胞和红细胞
真菌性肠炎	2岁以内 任何季节	常伴鹅口疮，多并发于其他感染之后或肠道菌群失调者，病程迁延	黄色稀便带黏液，泡沫较多，有时可见豆腐渣样细块	真菌孢子和假菌丝

【辅助检查】

1. 便常规检查　饮食、气候因素、病毒和非侵袭性细菌感染引起的腹泻，大便中可见大量脂肪球，无白细胞或白细胞数量少；各种侵袭性细菌感染引起的腹泻可见较多白细胞和数量不等的红细胞。大便细菌培养有助于明确病原体。

2. 血常规检查　细菌感染时白细胞总数和中性粒细胞增多；寄生虫感染和过敏性腹泻多有嗜酸性粒细胞增多。

3. 血生化检查　血钠测定有助于脱水性质的判断；血钾、血钙、血镁的测定可判断有无电解质紊乱；血气分析或二氧化碳结合力测定有助于判断有无酸中毒和酸中毒的程度。

【治疗要点】

调整饮食；合理用药；预防和纠正水、电解质及酸碱平衡紊乱；对症处理；密切观察病情进展，防治并发症等。急性腹泻侧重于控制感染，预防和纠正水、电解质及酸碱平衡紊乱；迁延性和慢性腹泻则多侧重肠道菌群失调问题的调理和饮食疗法。

【护理诊断】

1. 腹泻　与喂养不当、感染导致胃肠道功能紊乱有关。

2. 体液不足　与腹泻、呕吐引起胃肠道液体丢失过多和摄入不足有关。

3. 体温过高　与感染有关。

4. 有皮肤完整性受损的危险　与大便次数增多刺激肛周皮肤、呕吐物的残留刺激口周皮肤有关。

5. 知识缺乏　家长缺乏科学喂养和护理防护等相关知识。

【护理目标】

患儿腹泻、呕吐次数逐渐减少至停止，大便性状恢复正常；水、电解质和酸碱平衡紊乱得以纠正；体温恢复正常；臀部、口周皮肤保持完好，不发生臀红或口炎。家长能掌握一定的科学喂养和腹泻护理防护等相关知识。

【护理措施】

（一）减轻腹泻

1. 调整饮食　无呕吐或呕吐较轻者无需限制饮食或禁食，否则易导致营养不良，不利于身体康复，甚至会影响小儿生长发育。母乳喂养儿继续母乳喂养，暂停辅食；人工喂养儿可喂稀释的牛乳或其他代乳品，腹泻次数减少后给予流质或半流质饮食，待病情好转后逐步过渡到正常饮食；病毒性肠炎患儿多有乳糖酶缺乏，应暂停乳类喂养，改为米汤、豆制代乳品、去乳糖配方乳等喂养以减轻腹泻，缩短病程。重型腹泻伴严重呕吐者可暂禁食4～6小时（不禁水），待患儿呕吐症状缓解后按上述方法进行喂养。腹泻初期以清淡饮食为主，腹泻症状好转后逐渐恢复营养丰富的饮食并每日加餐1次，持续2周左右，以保证营养供给；对于严重病例，必要时进行全静脉营养。

2. 合理用药　急性腹泻一般不用止泻剂和抗生素。止泻会增加毒素的吸收，感染性腹泻早期更要禁用止泻剂；病毒性肠炎以饮食疗法和支持疗法为主，如明确为细菌感染，遵医嘱使用敏感抗生素；肠道微生态疗法有助于恢复肠道正常菌群的生态平衡，控制腹泻，常用益生菌等药物；胃肠黏膜保护剂能吸附病原体和毒素，常用蒙脱石散；此外，腹泻患儿还要注意补锌，补锌可缩短腹泻病程。

3. 防止交叉感染　严格执行消毒隔离制度，感染性腹泻与非感染性腹泻患儿应分室居住；护理前后认真洗手；腹泻患儿用过的尿布、尿盆应消毒以防交叉感染。

（二）预防和纠正水、电解质及酸碱平衡紊乱

1. 口服补液 口服补液盐（ORS）用于预防脱水以及纠正轻、中度脱水。轻度脱水需50～80ml/kg，中度脱水需80～100ml/kg，于8～12小时内补入体内，在口服ORS期间可多饮水，脱水纠正后可按病情需要进行补充。新生儿、呕吐频繁、严重腹胀、休克、心肾功能不全及严重并发症者不宜使用。

2. 静脉补液 用于中重度脱水或吐泻、腹胀严重的患儿（具体补液方法见本章第四节）。护理人员应向家长解释静脉输液的目的及意义，以取得家长配合；对患儿做好鼓励和解释工作，以消除患儿恐惧心理；对不合作的患儿可给予适当的约束或按医嘱给予镇静剂，以保证静脉输液能顺利进行；护士要具备熟练的静脉穿刺技术，尽量避免重复穿刺，增加患儿痛苦，甚至延误治疗；应全面了解患儿病情，严格掌握输液速度，并随时检查液路是否通畅、针头有无滑脱、局部有无红肿、液体有无外渗及有无输液反应等情况。

（三）对症处理

1. 眼部护理 可用浸润生理盐水的纱布覆盖眼睛湿润角膜并涂眼药膏或滴眼药水以防感染。

2. 体温过高的护理 及时擦干汗液，勤换浸湿的内衣，多饮水，并结合患儿年龄和体温情况选择不同的降温方式，使体温维持在正常范围。

3. 皮肤护理 及时清理呕吐物并嘱患儿多饮水或漱口，以保持口腔黏膜的清洁湿润和口周皮肤的清洁干燥，以防出现口炎。每次便后用温水清洗臀部并吸干水分，勤换尿布，避免使用不透气的塑料布或橡胶布，保持臀部及会阴部皮肤清洁干燥，防止臀红发生。如出现臀红，按臀红进行护理。

4. 腹胀的护理 腹部注意保暖，避免受凉，局部热敷并顺时针按摩腹部，腹胀严重者可进行肛管排气、胃肠减压或新斯的明足三里穴封闭治疗。如因低钾血症导致的腹胀，应注意补钾。

（四）密切观察病情进展防治并发症

1. 观察生命体征 注意观察患儿体温、脉搏、呼吸、血压，如出现烦躁不安或呼吸、脉搏增快等，应警惕由于输液量过多或输液速度过快而发生肺水肿或心力衰竭的可能。

2. 观察大便情况 观察并记录大便次数、颜色、气味、性状和量，为输液和治疗方案提供参考依据。

3. 观察全身中毒症状 重点观察患儿体温和意识状态改变，为判断病情程度和治疗提供参考依据。

4. 观察脱水情况 准确记录患儿24小时出入量，注意患儿腹泻、呕吐的次数及量，观察患儿意识状态、口渴程度、皮肤黏膜干燥程度、前囟及眼窝凹陷程度、眼泪及尿液多少、末梢循环等情况变化。如补液方案合理，患儿一般于补液3～4小时内开

始排尿，说明血容量已恢复，并应在24小时内脱水症状消失；如补液后眼睑水肿，可能是输入液体张力过高，需要告知医生，并调整补液液体张力；补液后尿量多而脱水症状未改善，提示可能是输入液体张力过低，应报告医生，并调整补液液体张力。

5. 观察电解质和酸碱平衡紊乱等情况　观察酸中毒、低钾血症、低钙血症、低镁血症等表现，发现异常及时报告医生并给予恰当处理。

【健康教育】

（1）宣传预防腹泻的相关知识，如提倡母乳喂养、避免在夏季断奶；指导合理喂养，按辅食添加原则进行食物转换；注意气候变化，防止腹部受凉；培养小儿良好的卫生习惯；注意保持食物的新鲜清洁，注意食具消毒，喝安全的饮用水，正确处理排泄物，避免环境污染造成肠道内感染。

（2）向家长介绍本病的致病因素、治疗要点和护理措施等相关知识。教会家长观察病情变化和正确护理腹泻患儿的方法。指导家长在服用微生态制剂时应与抗生素至少间隔2小时；告诉家长胃肠黏膜保护剂应在两餐之间服用且不能和其他药物同服；避免长期滥用抗生素和激素类药物。

（3）应主动与患儿或家属进行交流，鼓励患儿将焦虑、害怕、恐惧等不良情绪表达出来并加以正确疏导。

目标检测

一、单项选择题

1. 秋季腹泻最常见的病原体是（　　）
   A. 柯萨奇病毒　　B. 埃可病毒
   C. 轮状病毒　　D. 致病性大肠埃希菌
   E. 金黄色葡萄球菌

2. 区别轻型和重型腹泻的主要依据是（　　）
   A. 病程长短　　B. 热度高低　　C. 大便次数
   D. 呕吐次数　　E. 有无水、电解质紊乱

3. 下列说法中，不是轮状病毒肠炎特点的是（　　）
   A. 多见于6个月至2岁小儿　　B. 多见于秋季
   C. 常伴有上呼吸道感染　　D. 全身中毒症状不明显
   E. 大便有腥臭味

4. 判断脱水性质最有效的辅助检查是（　　）
   A. 测量体重　　B. 记24小时出入量
   C. 血钠浓度　　D. 血钾浓度
   E. 二氧化碳结合力

5. 患儿，女，4 个月，体重 6kg，母乳喂养，未添加辅食。现腹泻 1 个月余，大便 4～6 次/日，黄色糊样便，无黏液和脓血，大便培养阴性。考虑该患儿为（　　）
A. 慢性腹泻　　B. 生理性腹泻　　C. 迁延性腹泻
D. 感染性腹泻　　E. 消化不良

6. 患儿，4 岁，腹泻 2 天。体温 37.8℃，烦躁不安，皮肤黏膜干燥，查血清钠浓度为 140mmol/L。该患儿脱水程度和脱水性质是（　　）
A. 中度高渗性脱水　　B. 中度低渗性脱水
C. 中度等渗性脱水　　D. 轻度等渗性脱水
E. 轻度低渗性脱水

7. 患儿，10 个月，因腹泻 1 天入院。该患儿呕吐频繁，腹胀明显，需要禁食，一般禁食时间不应超过（　　）
A. 24 小时　　B. 12 小时　　C. 10 小时
D. 8 小时　　E. 6 小时

8. 患儿，男，8 个月，腹泻 2 天。大便呈蛋花汤样，每日 12～15 次，精神萎靡，眼泪少，少尿，呼吸快，唇红，血钠 138mmol/L，皮肤弹性差。诊断为（　　）
A. 轻度等渗脱水，酸中毒　　B. 中度低渗脱水，酸中毒
C. 重度低渗脱水，酸中毒　　D. 中度等渗脱水，酸中毒
E. 重度等渗脱水，酸中毒

9. 患儿，男，8 个月，因腹泻、发热 2 天入院。大便每日 10 次以上，为黄色稀水样便，量较多，偶有呕吐，尿量较少。查体：T 39℃，烦躁，哭时无泪，皮肤弹性差。应做哪些检查（　　）
A. 便常规 + 便培养 + 血电解质测定
B. 便常规 + 血气分析 + 血电解质测定
C. 便常规 + 血培养 + 大便病毒分析
D. 便常规 + 血常规 + 便培养
E. 便常规 + 血培养 + 血电解质测定

10. 患儿，8 个月，因腹泻伴脱水入院。当进行补液治疗后，患儿突然发生惊厥，应首先考虑（　　）
A. 低钾血症　　B. 低钠血症　　C. 低钙血症
D. 低镁血症　　E. 低血糖

二、填空题

1. 小儿腹泻按病程分类可分为__________、__________、__________。
2. 根据水和电解质的丢失比例不同，可把脱水分为不同的性质，分为__________、__________、__________。
3. 小儿腹泻的发病机制有__________、__________、__________、__________。
4. 重型腹泻容易出现电解质紊乱，可出现__________、__________、__________。

三、问答题

1. 为什么急性腹泻一般不用止泻剂？

2. 患儿，男，8 个月，因“腹泻伴发热 2 天”入院。2 天前无明显诱因出现腹泻，大便呈蛋花汤样，每日 10 余次，伴发热、呕吐、咳嗽、流涕等症状。入院前 4 小时排尿 1 次，量少。查体：T 39℃，精神萎靡，皮肤弹性差，前囟和眼眶明显凹陷，口腔黏膜干燥，口唇呈樱桃红色，咽红，双肺听诊正常，心音低钝，腹稍胀，肠鸣音减弱，四肢稍凉，腱反射减弱。辅助检查：血钠 120mmol/L，血钾 3mmol/L，CO_2CP 12mmol/L。请问：该患儿的主要护理问题是什么？针对该患儿的护理问题应给出哪些相应的护理措施？

第四节　小儿液体疗法

微课

PPT

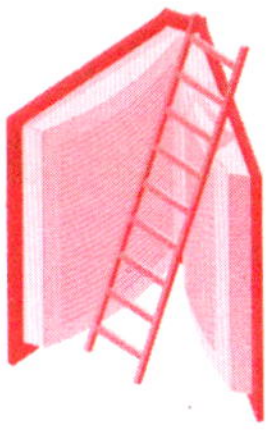

【学习目标】

1. **掌握**　小儿液体疗法的具体方法；液体疗法疗效的判断。
2. **熟悉**　小儿液体疗法常用溶液的种类、成分及配制。
3. **了解**　小儿体液特点以及水代谢特点。

体液是人体的重要组成部分，保持体液平衡是维持生命的重要条件。体液平衡包括维持水、电解质、酸碱度和渗透压的正常，主要依赖于神经系统、内分泌系统及肺、肾等器官的正常调节功能。儿童由于体液占体重比例较大、器官功能发育尚不成熟、体液平衡调节功能差等生理特点，极易受疾病和外界环境的影响而发生体液平衡失调，如处理不当或处理不及时，严重可危及生命。因此，调节体液平衡的液体疗法是儿科治疗中的重要内容。

一、小儿体液特点

1. 体液总量和分布　体液包括细胞内液和细胞外液，分布在血浆和组织间质的液体称为细胞外液，分布在细胞内的液体称为细胞内液。体液的总量和分布与年龄有关，年龄越小，体液总量占体重的比例越大，其中间质液占的比例越高，而血浆和细胞内液的比例与成人水平相似（表 12－6）。

表 12－6　不同年龄小儿的体液分布特点（占体重的%）

年龄	细胞内液	细胞外液		体液总量
		血浆	间质液	
新生儿	35	6	37	78
1 岁	40	5	25	70
2～14 岁	40	5	20	65
成人	40～45	5	10～15	55～60

2. 体液电解质组成 刚生数日的新生儿，血钾、氯、磷和乳酸含量偏高，血钠、钙和碳酸氢盐含量偏低，之后小儿体液的电解质组成与成人相似。细胞内液以 K^+、Ca^{2+}、Mg^{2+}、HPO_4^{2-} 和蛋白质为主，K^+ 起维持细胞内液渗透压的作用；细胞外液以 Na^+、Cl^- 和 HCO_3^- 为主，其中 Na^+ 是维持血浆渗透压的主要离子。临床上常以测定血钠浓度来反映血浆渗透压或用于判断脱水性质。

3. 水代谢特点 小儿时期由于生长发育迅速、新陈代谢旺盛及体表面积相对较大等特点，年龄越小，每日需水量相对越多。婴儿每日水的交换量是细胞外液量的1/2，而成人仅为1/7，婴儿水的交换率比成人快3～4倍。因此，小儿对缺水的耐受力比成人差，当水摄入不足或丢失过多时，比成人更容易脱水。

4. 体液调节特点 小儿肾浓缩功能较差，排出同等量溶质所需水量比成人多，当水的入量不足或失水量增加时，易发生代谢产物滞留体内或高渗性脱水；小儿肾小球滤过率低，当摄水量过多时易导致水肿和低钠血症；此外，由于小儿肾脏排钠、排酸、产氨能力差，也易导致高钠血症和酸中毒。总之，小儿年龄越小，肾功能发育越不完善，体液调节功能越差，越容易引起水、电解质和酸碱平衡紊乱。

二、常用溶液

（一）非电解质溶液

非电解质溶液常用5%和10%葡萄糖溶液。5%葡萄糖溶液为等渗液，临床最常用，10%葡萄糖溶液为高渗液。葡萄糖输入人体后，很快分解代谢产生水和二氧化碳，同时提供能量或转变成糖原储存体内，由于葡萄糖溶液不含有离子，不能维持血浆渗透压，所以将其视为无张力溶液。主要作用是供给水分和热量。10%葡萄糖溶液虽渗透压比5%葡萄糖溶液高1倍，但它可提供更多的热量；使用时输入速度不宜过快，否则会引起高血糖及渗透性利尿。

（二）电解质溶液

电解质溶液主要用于补充体液和所需要的电解质以及纠正酸碱平衡紊乱。此类溶液为有张力性溶液。

1. 生理盐水（0.9%氯化钠溶液） 此溶液与血浆离子渗透压相近，故为等渗性溶液（也叫等张性溶液）。但生理盐水中氯离子含量比血浆高，若长期或大量使用可致血氯增高，导致高氯性酸中毒。

2. 复方氯化钠溶液（林格液） 此溶液作用及特点与生理盐水基本相同，同样为等渗性溶液。但溶液中含有氯化钠、氯化钾、氯化钙，可避免输液时发生低钾血症和低钙血症。

3. 碱性溶液

（1）1.4%碳酸氢钠溶液　为等渗含钠碱性溶液，常用于纠正酸中毒。市售成品为5%碳酸氢钠，为高渗性溶液，一般不可直接使用，可加入5%或10%葡萄糖溶液稀释

3.5倍成等渗性溶液（即1.4%碳酸氢钠溶液）后使用。在紧急抢救严重酸中毒时，5%碳酸氢钠溶液可不经稀释直接静脉注入，但量不宜过大，以免引起细胞外液高渗状态。

（2）1.87%乳酸钠溶液　同为等渗含钠碱性溶液。市售成品为11.2%乳酸钠溶液，为高渗性溶液，可加入5%或10%葡萄糖溶液稀释6倍成等渗性溶液（即1.87%乳酸钠溶液）后使用。乳酸钠需要在有氧条件下，经肝脏代谢分解产生 HCO_3^- 而发挥作用，显效缓慢。因此，有肝功能不全、缺氧、休克、新生儿及乳酸性酸中毒时不宜选用。

4. 10%或15%氯化钾溶液　用于纠正低钾血症，10%氯化钾溶液较常用。静脉滴注时应配制成0.2%～0.3%的浓度（即100ml溶液中加入10%氯化钾2～3ml），切忌直接静脉推注，否则有引起心搏骤停的危险。使用该溶液时还应注意肾功能和排尿情况，做到见尿补钾。

（三）混合溶液

将非电解质溶液和电解质溶液按一定比例混合在一起即配制成混合溶液，此种溶液在临床上最常用，可避免使用单一溶液的缺点，以满足患儿不同病情时的输液需要（表12－7）。

表12－7　常用混合溶液的配制和张力

溶液种类	0.9%氯化钠溶液	5%或10%葡萄糖溶液	1.4%碳酸氢钠溶液	张力
1∶1液	1份	1份	—	1/2
1∶2液	1份	2份	—	1/3
1∶3液	1份	3份	—	1/4
1∶4液	1份	4份	—	1/5
2∶1液	2份	—	1份	等张
2∶3∶1液	2份	3份	1份	1/2
4∶3∶2液	4份	3份	2份	2/3

（四）口服补液盐

口服补液盐（ORS）是世界卫生组织推荐用以治疗急性腹泻合并脱水的一种溶液。传统口服补液盐的张力约为2/3张，新配方为低渗透压配方（氯化钠2.6g、枸橼酸钠2.9g、氯化钾1.5g、葡萄糖13.5g，加温开水1000ml溶解而成），张力约为1/2张。

1. 适应证　一般用于预防脱水或纠正无严重呕吐和腹胀者的轻、中度脱水。严重腹胀、休克、心肾功能不全、呕吐频繁和有严重并发症的患儿及新生儿不宜使用口服补液盐。

2. 使用方法　轻度脱水约补50ml/kg，中度脱水约补100ml/kg，于4小时内喂完；继续补充量根据继续损失量而定，一般每次大便后给约10ml/kg。

3. 注意事项 使用ORS时不可将一袋拆分成几次溶解服用；溶解ORS只能使用温开水，不能添加糖、牛奶、果汁等以免改变溶液渗透压；如未喝完的ORS放凉了可以隔水加热，不能直接往溶液中添加热水；当天配制，当天服完，注意避免污染；为确保疗效，嘱家长足剂量给患儿喂服，可用勺子、滴管或小杯子每隔3～5分钟喂1次，每次5～10ml，直至所需剂量，如出现呕吐，停喂10分钟后再慢慢喂服。

知识扩展

混合溶液张力计算方法

一般将溶液中电解质所具有的渗透压看作溶液的张力。混合溶液的张力可根据下列公式进行计算：混合溶液的张力＝（等渗盐＋等渗碱）/液体的总量。即混合溶液的张力是等张的盐与等张的碱占液体总量的比例。

三、液体疗法

液体疗法的目的是纠正水、电解质和酸碱平衡紊乱，以恢复机体的正常生理功能。要求补其所失，供其所需，纠其所偏。补液时应确定补液的总量、液体性质和补液速度（即定量、定性、定速）；同时遵循“先快后慢、先浓后淡、先盐后糖、见酸补碱、见尿补钾、防惊补钙或镁、营养不足补能量”的补液原则。

（一）定量

补液的总量包括累积损失量、继续损失量、生理需要量3个方面。

1. 累积损失量 即起病至补液时所损失的水和电解质的量。根据脱水程度而定，轻度脱水补30～50ml/kg，中度脱水补50～100ml/kg，重度脱水补100～120ml/kg。

2. 继续损失量 指补液开始后因呕吐、腹泻、胃肠引流等继续损失的液体量。应根据症状、实际的损失量来补充，原则是“丢多少、补多少”。如出现腹泻、呕吐、高热、出汗、呼吸增快等情况，一般在禁食水的情况下，按每日10～40ml/kg进行补充，结合患儿饮食情况适当增减补液量。

3. 生理需要量 指补充基础代谢所需的液体量。按维持基础代谢所需要的水分来估计，该部分液体应尽量口服补充，在禁食水的情况下一般每日补充60～80ml/kg。

以上三项液体总量之和为第一天补液总量，轻度脱水补90～120ml/kg，中度脱水补120～150ml/kg，重度脱水补150～180ml/kg。静脉补液时一般不可给足量，以免补液量过多加重心脏负荷诱发心力衰竭，液体量不足时可追加液量。第2天以后的补液，一般只补继续损失量和生理需要量，于12～24小时均匀输入，能口服者尽量口服补液（表12－8）。

表 12－8　不同脱水程度的补液量

	轻度脱水	中度脱水	重度脱水
累积损失量	30～50ml/kg	50～100ml/kg	100～120ml/kg
继续损失量	在禁食水情况下，按每日 10～40ml/kg 进行补充		
生理需要量	在禁食水情况下，按每日 60～80ml/kg 进行补充		
第一日补液总量	90～120ml/kg	120～150ml/kg	150～180ml/kg

（二）定性

定性即确定补液所用液体的张力。

1. 补充累积损失量所用液体张力　根据脱水性质来确定，低渗性脱水补等张或 2/3 张含钠液，等渗性脱水补 1/2 张含钠液，高渗性脱水补 1/5～1/3 张含钠液。如临床判断脱水性质有困难或来不及判断脱水性质时可先按照等渗性脱水处理。

2. 补充继续损失量所用液体张力　常用 1/3～1/2 张含钠液。

3. 补充生理需要量所用液体张力　常用 1/5～1/4 张含钠液。

（三）定速

静脉输液的速度十分关键，输液速度过快可导致急性左心衰竭（肺水肿），输液速度过慢则延误病情救治。因此，输液的速度要根据脱水程度和脱水性质来确定，总的原则是先快后慢。低渗性脱水或重度脱水时速度可快些，伴有休克时用 2∶1 等张含钠液按 20ml/kg（总量不超过 300ml）于 30～60 分钟快速输入；剩余累积损失量（累积损失量包含扩容所用液体）在 8～12 小时内输入，每小时 8～10ml/kg；继续损失量和生理需要量于补完累积损失量后的 12～16 小时内输入，每小时约 5ml/kg。

液体疗法的“三定”原则见表 12－9。

表 12－9　液体疗法的“三定”原则

		累积损失量	继续损失量	生理需要量
定量	轻度脱水	30～50ml/（kg·d）	10～40ml/（kg·d）	60～80ml/（kg·d）
	中度脱水	50～100ml/（kg·d）		
	重度脱水	100～120ml/（kg·d）		
定性	低渗性脱水	2/3 张至等张	1/3～1/2 张	1/5～1/4 张
	等渗性脱水	1/2 张		
	高渗性脱水	1/5～1/3 张		
定速		扩容液于 30～60 分钟内快速输入，剩余液体于 8～12 小时内输入，每小时 8～10ml/kg	在补完累积损失量后的 12～16 小时内输入，每小时约 5ml/kg	

（四）补液过程中的其他有关问题

1. 纠正酸中毒（见酸补碱）

（1）轻、中度酸中毒　在补充累积损失量时，一般用含有碱性溶液的混合溶液，在血液循环改善、肾功能较好的情况下，轻、中度酸中毒可纠正，不必单独输入碱性溶液纠酸。

（2）重度酸中毒　严重酸中毒时则应单独补充碱性溶液纠正酸中毒。按5%碳酸氢钠1ml/kg约可提高血浆二氧化碳结合力1mmol/L进行估算或根据以下公式计算：

5%碳酸氢钠毫升数（ml）＝剩余碱量（－BE）×0.5×体重（kg）

5%碳酸氢钠溶液一般不可直接使用，应用5%或10%葡萄糖溶液稀释成等渗性含钠碱液后再使用，先给计算量的1/2，复查血气分析后再调整剂量。

2. 纠正低钾血症（见尿补钾）　当血清钾离子浓度低于3.5mmol/L时出现低钾血症，即要注意补钾。补钾应在有尿情况下进行；轻度低钾血症用10%氯化钾2～3ml/（kg·d），重度低钾血症用10%氯化钾3～4ml/（kg·d）进行补充；补钾液应稀释成0.2%～0.3%的浓度使用；补钾时速度不宜过快，采用口服或静脉滴注使用，静脉滴注时间应不少于8小时，切忌静脉推注，否则可引起心肌抑制、心搏骤停；静脉滴注含钾溶液对局部有刺激反应，应尽量避免药物外渗；补钾一般要持续4～6天，能口服时最好选用口服补钾，虽起效较慢但安全性更高。

3. 纠正低钙血症和低镁血症（防惊补钙或补镁）　对于营养不良、佝偻病或腹泻较重的患儿，补液之后可及时给予10%葡萄糖酸钙10ml加等量5%或10%葡萄糖稀释后缓慢静脉推注或静脉滴注，以免出现手足搐搦或惊厥。静脉推注时速度一定要慢（＜1ml/min），同时监测心率，若心率＜80次/分，应立即停止操作。如出现手足震颤、抽搐，用钙剂治疗无效时应考虑低镁血症的可能，给予25%硫酸镁深部肌内注射，每次0.2ml/kg，每天1～2次，连用3～5天。

4. 供给热能（营养不足补能量）　静脉输入葡萄糖有利于维持基础代谢所需。人体在正常情况下，每小时可代谢葡萄糖1g/kg，若输入葡萄糖浓度过高或速度过快，可使血浆葡萄糖浓度上升，渗透压增高，导致渗透性利尿，故输入的葡萄糖浓度应不超过15%，速度不超过每小时1g/kg。营养不良情况较重患儿可应用部分或全静脉营养。

（五）补液护理

1. 做好补液前的准备工作　向家长解释液体疗法的目的及意义以取得家长配合；输液前全面了解患儿病情，熟悉所输液体；对患儿进行心理疏导，消除患儿恐惧心理。

2. 做好维持输液的护理　根据医嘱在24小时内按补液原则分批输入液体；严格掌握输液速度，明确每小时输液量，计算每分钟输液滴数，有条件者最好使用输液泵，以便更精确地控制输液速度；输液过程中，注意观察有无输液反应，如出现寒战、发热、荨麻疹等不良反应时，应立即停止输液；同时要注意保证液路通畅，观察局部有无肿胀等。

3. 密切观察病情变化　密切观察生命体征及有无脱水情况、酸中毒、低钾血症表现，警惕心力衰竭和肺水肿的发生；计算24小时液体出入量，液体入量包括口服液体和胃肠道外补液量，液体出量包括尿量、呕吐、大便等显性和不显性失水。如补液方案合理，患儿于补液3～4小时内开始排尿，说明血容量已恢复，24小时内脱水症状缓解；如补液后出现眼睑水肿，提示液体张力过高；如补液后尿量增多而脱水症状未得以纠正，可能是输入液体张力过低；发现以上情况应及时报告医生并调整液疗方案。

知识扩展

为什么要见尿补钾

在重度脱水或无尿的情况下，常伴有代谢性酸中毒。酸中毒时，由于 H^+-K^+ 交换，细胞内的钾离子转移到细胞外，所以血钾离子浓度并不低，此时补钾可导致高钾血症。如进行补液治疗后，血容量增加，输入的液体稀释了血清中钾离子浓度；同时，液疗之后酸中毒得以纠正，钾离子由细胞外向细胞内转移；加之输入的葡萄糖合成糖原要消耗钾离子；随着脱水症状缓解，尿量增加，钾的排出也随之增多。以上多种因素导致有尿时血钾浓度降低，所以应该见尿补钾。

目标检测

一、单项选择题

1. 下列关于小儿水的代谢特点说法，不正确的是（　　）
   A. 水代谢旺盛　B. 水代谢率较成人快
   C. 需水量相对较成人多　D. 肾调节能力差
   E. 年龄越小，水的代谢越慢
2. 维持细胞内液渗透压的主要离子是（　　）
   A. Na^+　B. Cl^-　C. K^+
   D. HCO_3^-　E. Mg^{2+}
3. 小儿腹泻易发生脱水最主要的原因是（　　）
   A. 水代谢旺盛　B. 肾调节能力差　C. 需水量相对较成人多
   D. 胃酸度低　E. 不显性失水多
4. 患儿，10个月，呕吐、腹泻4天，近11个小时无尿。查体：精神萎靡，意识模糊，呼吸深快，面色苍白，前囟、眼窝明显凹陷，哭时无泪，皮肤弹性极差，脉细弱，四肢厥冷。首先应给予的治疗是（　　）
   A. 4∶3∶2液50ml/kg静脉滴注
   B. 1.4%碳酸氢钠40ml/kg静脉推注

C. 2∶1 等张含钠液 20ml/kg 快速静脉滴注

D. 2∶3∶1 液 40ml/kg 静脉滴注

E. 4∶3∶2 液 180ml/kg 静脉滴注

5. 配置 1∶1 溶液 200ml，其配制方法为 5% 葡萄糖溶液 100ml 中加入生理盐水的量为（　　）

A. 50ml　　B. 100ml　　C. 150ml

D. 200ml　　E. 250ml

6. 患儿，8 个月，呕吐、腹泻 3 天入院。患儿烦躁，口渴，前囟明显凹陷，口唇黏膜干燥，皮肤弹性较差，尿量明显减少，血钠 135mmol/L。第 1 天补液宜用（　　）

A. 2∶1 等渗溶液　　B. 2∶3∶1 溶液　　C. 4∶3∶2 溶液

D. 口服补液盐溶液　　E. 生理盐水

7. 患儿，女，9 个月，因腹泻 3 天入院。输液时累积损失量应于多少小时内补完（　　）

A. 3～4 小时　　B. 4～6 小时　　C. 6～8 小时

D. 8～12 小时　　E. 12～16 小时

8. 患儿，1 岁，因腹泻伴中度脱水入院，目前脱水性质不明，补液可选用（　　）

A. 1/4 张　　B. 1/3 张　　C. 1/2 张

D. 2/3 张　　E. 等张

9. 下列液体是等渗电解质溶液的是（　　）

A. 5% 葡萄糖溶液　　B. 5% 碳酸氢钠溶液　　C. 0.9% 氯化钠溶液

D. 10% 氯化钾溶液　　E. 11.2% 乳酸钠溶液

10. 患儿，8 个月，因腹泻 1 天入院。经补液治疗后已排尿，按医嘱继续输液 400ml，为防止发生低钾血症，在后续治疗中要注意补钾。该溶液中加入 10% 氯化钾最多不应超过（　　）

A. 6ml　　B. 8ml　　C. 10ml

D. 12ml　　E. 14ml

二、填空题

1. 补充累积损失量根据脱水程度而定，轻度脱水补__________、中度脱水补__________、重度脱水补__________。

2. 液体疗法第一日的补液总量，轻度脱水补__________、中度脱水补__________、重度脱水补__________。

3. 补充累积损失量于__________小时内输入，继续损失量和生理需要量于__________小时内输入。

三、问答题

1. 使用 ORS 时需要注意什么问题？

2. 补钾的原则有哪些？

书网融合……

微课　本章小结1　本章小结2　自测题

第十三章 泌尿系统疾病患儿的护理

儿童泌尿系统疾病是儿童常见病，起病常隐匿，有其自身特点，部分患儿表现为慢性临床过程，病程反复或者迁延，是成人期终末期肾病的高危人群。更有其中少部分患儿在儿童期即进展到终末期肾病，即尿毒症。严重影响儿童的生长发育和身心健康。随着医学和技术的发展，在病因、发病机制、临床诊治手段及预后方面均取得了很大进展。关注儿童的泌尿系统疾病有助于改善慢性肾脏疾病这一全球公共性问题。

第一节 小儿泌尿系统解剖生理特点

PPT

【学习目标】

1. **掌握** 小儿泌尿系统解剖特点及尿量特点。
2. **熟悉** 小儿排尿次数及尿液特点。
3. **了解** 小儿肾功能的生理特点。

一、解剖特点

1. 肾脏 小儿年龄越小，肾脏相对越大，且位置较低。婴儿期肾脏位置较低，下端位于髂嵴以下平第4腰椎，2岁以后才达髂嵴以上，2岁以内健康小儿腹部触诊时容易扪及肾。婴幼儿肾脏表面呈分叶状，2~4岁时分叶消失。

2. 输尿管 婴幼儿输尿管长而弯曲，管壁肌肉及弹力纤维发育不良，容易受压、扭曲导致梗阻，造成尿潴留而诱发感染。

3. 膀胱 婴儿膀胱位置相对较高，尿液充盈时在耻骨联合上容易扪及。随着年龄增长，逐渐下降至盆腔内。膀胱排尿受脊髓和大脑控制，1.5岁左右时可自主排尿。

4. 尿道 新生儿女婴尿道仅长1cm（性成熟期长3~5cm），外口暴露且接近肛门，易受粪便污染而发生上行性感染。男婴尿道虽长，但常有包茎，积垢时也可引起上行性细菌感染。

二、排尿特点

新生儿一般在生后24小时内排尿，生后最初几日每日排尿4~5次，由于小儿新陈代谢旺盛，进水量较多而膀胱容量较小，排尿频繁，1周后可增至20~25次，1岁时每日排尿15~16次；幼儿每日排尿10次；学龄前和学龄期每日6~7次。婴儿期排尿由脊髓反射完成，一般至3岁左右小儿已能控制排尿。

三、尿液特点与尿量

1. 尿液特点

（1）尿色及酸碱度　正常小儿尿色淡黄透明，pH值为5~7，出生后最初几天尿色较深，稍混浊，因含尿酸盐较多，放置后有红褐色沉淀，为尿酸盐结晶。正常婴幼儿尿液在寒冷季节放置后可出现乳白色混浊，此为盐类结晶所致。

（2）尿比重　新生儿时较低，以后逐渐增高，1岁后接近成人水平。

（3）尿蛋白　正常小儿尿蛋白定性试验阴性。

（4）细胞和管型　正常小儿清洁新鲜尿液离心后沉渣检查，红细胞<3个/HP，白细胞<5个/HP，一般无管型。12小时尿沉渣计数（Addis计数），红细胞<50万个，白细胞<100万个，管型<5000个。

2. 尿量　小儿尿量个体差异较大，与饮食、气温、活动量及精神等因素有关。正常新生儿尿量为1~3ml/（kg·h），婴儿每24小时排尿量为400~500ml、幼儿500~600ml、学龄前儿童为600~800ml、学龄期儿童800~1400ml。学龄期儿童每24小时尿量<400ml、学龄前儿童<300ml、婴幼儿<200ml或新生儿<1ml/（kg·h）即为少尿。新生儿尿量<0.5ml/（kg·h）或小儿每24小时尿量<30~50ml为无尿。

目标检测

一、单项选择题

1. 小儿无尿的标准为每天尿量少于（　　）

A. 20~60ml　　B. 40~60ml　　C. 30~50ml

D. 50~60ml　　E. 50~70ml

2. 婴幼儿少尿的概念是昼夜尿量（　　）

A. <200ml　　B. <300ml　　C. <400ml

D. <500ml　　E. <100ml

3. 学龄儿童少尿是指24小时尿量少于（　　）

A. 100ml　　B. 400ml　　C. 600ml

D. 1000ml　　E. 1500ml

4. 正常清洁新鲜尿液离心后沉渣检查，红细胞（　　）

A. <1个/HP　　B. <2个/HP　　C. <3个/HP

D. <4个/HP　　E. <5个/HP

5. 正常清洁新鲜尿液离心后沉渣检查，白细胞（　　）

A. <1个/HP　　B. <2个/HP　　C. <3个/HP

D. <4个/HP　　E. <5个/HP

二、填空题

1. 小儿新鲜尿液放置后有红褐色沉淀，为__________。

2. 学龄期儿童每日尿量少于__________ml，学龄前儿童尿量少于__________ml，婴幼儿尿量少于__________ml，即为少尿。

第二节　急性肾小球肾炎患儿的护理

PPT

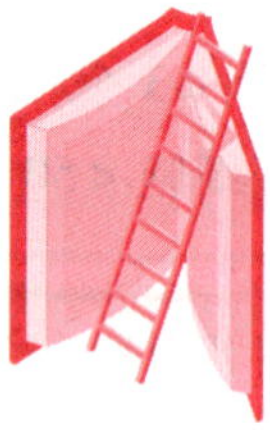

【学习目标】

1. **掌握**　小儿急性肾小球肾炎的症状与体征、并发症及护理措施。

2. **熟悉**　小儿急性肾小球肾炎的治疗要点、护理诊断及健康教育。

3. **了解**　小儿急性肾小球肾炎的病因及发病机制。

案例分析

案例：患儿，男，7岁，半个月前曾咽痛、发热2天，进行药物治疗后好转。现由于眼睑水肿5天，伴头晕入院。患儿精神食欲差、尿少，尿色为洗肉水样。查体：血压为104/80mmHg。初步诊断为急性肾小球肾炎。请问，需要给该患儿做哪些检查？该患儿的病因及治疗要点是什么？该如何护理此患儿？

分析：儿童血压估算公式为收缩压 = 年龄 ×2 + 80mmHg，舒张压约为收缩压的2/3。所以7岁儿童正常血压平均约为94/62mmHg。该患儿的血压是104/80mmHg。根据患儿临床表现与咽炎的病史，加之血压高于正常水平，所以符合比较典型的急性肾小球肾炎的诊断。由此推断该患儿是由于上呼吸道的链球菌感染后引起的变态反应性疾病——急性肾小球肾炎。

本病为自限性疾病，无特异疗法，但需要采取支持疗法与对症治疗：降压、利尿、用青霉素控制原发感染灶。在护理方面要注意急性期限制钠与水的摄入，起病2周内严格卧床休息，待水肿消退、血压降至正常、肉眼血尿消失后，可下床轻微活动；病程2~3个月后，离心尿红细胞数在<10个/HP，红细胞沉降率恢复正常可上学，但仍需要避免体育活动、避免劳累；当尿Addis计数正常后恢复正常活动。

急性肾小球肾炎简称急性肾炎，是一组不同病因所致的感染后免疫反应引起的急性弥漫性肾小球炎性病变。其主要临床表现为急性起病，多有前驱感染，水肿、少尿、血尿和高血压，由多种原因引起，其中多数发生于急性溶血性链球菌感染后，最常见的病原体是A族乙型溶血性链球菌，被称为急性链球菌感染后肾炎。本病多见于5~14岁儿童，小于2岁者少见，男女比例为2∶1。

【病因与发病机制】

本病是由A族乙型溶血性链球菌感染后引起的免疫复合物性肾炎，多继发于呼吸道和皮肤感染。其他细菌如金黄色葡萄球菌、肺炎链球菌和革兰阴性杆菌以及流感病毒、腮腺炎病毒、肺炎支原体、真菌等也可致病。

A族乙型溶血性链球菌感染后，机体对链球菌的某些抗原成分产生抗体，抗原抗体结合形成循环免疫复合物，随血流抵达肾脏，沉积于肾小球基底膜上并激活补体系统，引起免疫性炎症反应，使基底膜损伤，尿中出现蛋白、红细胞、白细胞和各种管型。与此同时，由于细胞因子的刺激，使肾小球滤过率降低，出现少尿、无尿，严重者发生急性肾衰竭。因滤过率降低，水钠潴留，细胞外液和血容量增多，临床上出现不同程度的水肿、循环充血和高血压，严重者可出现高血压脑病。

【症状与体征】

1. 前驱感染　急性肾小球肾炎发病前多有呼吸道或皮肤链球菌前驱感染史，尤以扁桃体炎常见，一般表现为全身不适、发热、乏力、食欲减退等症状。呼吸道感染致肾炎发病为1～2周，而皮肤感染则稍长，为2～4周。

2. 典型表现　水肿伴少尿、血尿、高血压。①水肿：为最常见和最早出现的症状。70%患儿有水肿，晨起明显，初期多为眼睑及颜面部水肿，逐渐波及躯干、四肢，甚至全身，呈非凹陷性。早期均有尿色深，尿量明显减少，严重者可出现无尿。水肿一般于1～2周内随着尿量的增多而消退。②血尿：起病时几乎都有血尿，其中肉眼血尿占30%～70%，呈茶色或烟蒂水样（酸性尿），也可呈洗肉水样（中性或弱碱性尿）。肉眼血尿多在1～2周消失，后转为镜下血尿，而镜下血尿一般可持续数月，运动或感染后血尿可暂时加剧。③高血压：30%～80%患儿有高血压，一般学龄前儿童>120/80mmHg，学龄儿童>130/90mmHg，多为轻度或中度增高，病程1～2周内随尿量增多而恢复正常。

【并发症】

少数患儿在起病1～2周内出现以下严重的并发症而危及生命。

1. 严重循环充血　由于水钠潴留、血容量增加而出现循环充血，少尿与水肿加重。轻者仅表现为呼吸增快和肺部湿啰音；严重者可出现明显气急、端坐呼吸、发绀，咳嗽、咳粉红色泡沫样痰，两肺布满湿啰音，心脏扩大，心率增快，甚至出现奔马律，肝脏肿大、颈静脉怒张，可由于水肿加重而出现胸水和腹水等。

2. 高血压脑病　血压急剧增高，导致脑血管痉挛或脑血管充血扩张而发生脑水肿。临床上出现剧烈头痛、烦躁不安、恶心、呕吐、视物模糊或一过性失明，严重者出现惊厥、昏迷。血压常在（150～160）/（100～110）mmHg以上，若能及时控制，上述症状可迅速消失。

3. 急性肾衰竭　病初常表现为少尿或无尿，引起暂时性氮质血症，严重少尿或无尿患儿可出现电解质紊乱和代谢性酸中毒，肾衰竭表现一般持续3～5天，在尿量逐渐增多后，临床症状好转。

【实验室检查】

1. 尿液检查 尿蛋白（+）~（+++）之间，镜下可见大量红细胞及透明颗粒或红细胞管型。

2. 血液检查 红细胞计数及血红蛋白轻度降低，白细胞正常或轻度升高，红细胞沉降率增快。

3. 免疫学检查 抗链球菌溶血素“O”（ASO）滴度升高，是诊断链球菌感染后肾炎的依据。补体C3下降，多于起病后6~8周恢复正常。

【治疗要点】

本病为自限性疾病，无特异治疗。主要是支持疗法、休息、对症治疗，加强急性期监护，防止急性期并发症。

1. 一般治疗 急性期应卧床休息至水肿消退、血压降至正常、肉眼血尿消失；水肿、高血压者限制钠盐的摄入，有尿少、循环充血者限制水分的入量；避免使用肾毒性药物，应用青霉素及敏感药物10~14天清除体内感染灶。

2. 对症治疗 ①显明水肿、少尿者可给予利尿剂，一般用氢氯噻嗪。②血压高者给予降压药，首选硝苯地平口服或舌下含服；如有高血压脑病时，应首选硝普钠。③惊厥者同时给予地西泮止惊。④严重循环充血者严格限制水钠入量，迅速降压、利尿。⑤急性肾衰竭者维持水、电解质平衡，及时处理高钾血症和低钠血症，必要时行透析疗法。

【护理诊断】

1. 体液过多 与肾小球滤过率下降、钠水潴留有关。

2. 潜在并发症 严重循环充血、高血压脑病、急性肾衰竭。

3. 知识缺乏 患儿及家长缺乏本病的护理知识。

【护理目标】

患儿尿量增加、水肿消退；肉眼血尿消失，血压维持在正常范围；无高血压脑病、严重循环充血及肾功能衰竭等情况发生或发生时得到及时处理；患儿及家长了解限制活动及控制饮食的意义等相关知识，以便配合治疗及护理。

【护理要点与措施】

1. 减轻症状，消除水肿

（1）休息 减轻心脏负担，改善心功能，增加心排血量，提高肾小球滤过率，减少水钠潴留，减少并发症。起病2周内严格卧床休息，待水肿消退、血压降至正常、肉眼血尿消失后，可下床轻微活动；病程2~3个月后，离心尿红细胞数在＜10个/HP、红细胞沉降率恢复正常可上学，但仍需要避免体育活动，避免劳累；当尿常规正常3个月、尿Addis计数正常后可恢复正常活动。

（2）饮食管理 少尿、水肿期间，限制钠、水的摄入，钠盐摄入量为每日0.5g/kg，水的摄入量控制在前一日的尿量加500ml。有氮质血症时，限制蛋白质的入量，每日为0.5g/kg；少尿或无尿患儿限制含钾多的食物如柑橘、香蕉等。供给高糖、高维生素、适量脂肪饮食以满足患儿热量的需求，在尿量增加、水肿消退、血压正常后，可恢复正常饮食，以保证小儿生长发育需要。

2. 遵医嘱应用利尿、降压药物

（1）可用氢氯噻嗪，用药后应注意观察尿量、水肿、血压的变化并做好记录，应餐后服用，以免刺激胃肠道；应用呋塞米静脉注射后注意观察有无水、电解质紊乱，如低钾血症、低钠血症等。

（2）使用利血平降压时应定时监测血压，避免患儿突然起立，预防直立性低血压；硝普钠应即配即用，放置4小时后不能再用，输液系统须用黑纸或铝箔包裹避光，以防遇光后变质，影响疗效。硝普钠的主要副作用有恶心、呕吐、情绪不稳定、头痛等。

3. 肾区保暖，防止受凉 可热敷肾区，以缓解肾血管痉挛、促进肾区血液循环。

4. 水肿与尿液的观察 观察水肿程度及部位。每日或隔日测量体重一次。准确记录24小时出入液量，每周2次尿常规检查。若患儿尿量增加、肉眼血尿消失，则提示病情好转，如尿量持续减少甚至无尿，出现头痛、恶心、呕吐等，要警惕急性肾衰竭的发生，及时报告医生。除限制钠、水入量外，应限制蛋白质和含钾食物的摄入，防止发生氮质血症及高钾血症。

5. 并发症的观察 严密监测血压变化，如血压突然升高、剧烈头痛、呕吐、一过性失明、惊厥等，提示可能发生高血压脑病，立即配合医生救治，除降压外需镇静，脑水肿时给予脱水剂。当发现患儿出现呼吸困难、咳粉红色泡沫样痰、颈静脉怒张、心率增快等表现时，警惕严重循环充血的发生，将患儿置于半坐卧位、吸氧，遵医嘱给药。

【健康教育】

向患儿及家长介绍本病为自限性疾病，讲解发病因素及防治方法，告知休息及对症治疗的重要性，强调限制患儿活动是控制病情进展的重要措施，尤以前2周最关键，并同时强调本病预后良好。做好出院指导，强调出院后要按要求限制患儿活动，定期到医院检查，随访时间为6个月。本病预防的主要措施是避免或减少上呼吸道链球菌感染，彻底清除感染灶。

知识扩展

世界肾脏日

鉴于当前全球慢性肾脏病发病率不断上升，而公众对该病的防治知识普遍缺乏，经国际肾脏病学会与国际肾脏基金联盟联合提议，决定从2006年起将每年3月份的第二个星期四确定为世界肾脏日，目的在于提高人们对慢性肾脏病以及相关心血管疾病的认识，并重视在慢性肾脏病早期的检测和预防方面的迫切需求。

目标检测

一、单项选择题

1. 急性肾小球肾炎水肿首先出现的部位是（　　）

A. 眼睑　　B. 胸部　　C. 腹部

D. 上肢　　E. 下肢

2. 急性肾小球肾炎患儿限盐饮食须持续至（　　）

A. 血尿消失，血压正常　　B. 水肿消退，血压正常

C. 尿蛋白消失，血压正常　　D. 肉眼血尿消失，血压正常

E. 尿常规正常，血压正常

3. 急性肾小球肾炎患儿预防严重循环充血时首要的护理措施是（　　）

A. 严格限制活动和饮食　　B. 密切观察病情变化

C. 限制水钠入量　　D. 患儿取半坐位

E. 按医嘱给予利尿剂

4. 在静脉滴注硝普钠过程中，应随时监测（　　）

A. 体温　　B. 呼吸　　C. 脉搏

D. 血压　　E. 心率

5. 急性肾小球肾炎最常发生于呼吸道链球菌感染后（　　）

A. 1～2周　　B. 1～3周　　C. 1～5周

D. 1～4周　　E. 1～6周

二、填空题

1. 急性肾小球肾炎最常见的病原是__________。

2. 急性肾小球肾炎患儿一般起病__________周内应卧床休息，待__________、血压降至正常、肉眼血尿消失后，可下床轻微活动；__________正常可上学，但仍需避免体育活动；__________正常后恢复正常生活。

3. 急性肾小球肾炎的并发症有__________、__________、__________。

4. 急性肾小球肾炎患儿应用青霉素及敏感药物__________天清除体内感染灶。

三、问答题

1. 简述急性肾小球肾炎急性期的护理措施。

2. 患儿，3岁；主诉：水肿3天。患儿3天前无明显诱因出现双眼睑水肿。晨起后明显，午后减轻，伴尿量减少，尿色加深。今晨起后“头晕较重”，因而入院。患儿双眼睑及下肢轻中度水肿，压之无凹陷，尿道口无充血。请问：该患儿由于何种原因出现上述症状？为控制上述症状，除遵医嘱用药外，应怎样做好相应的护理？

第三节　肾病综合征患儿的护理

PPT

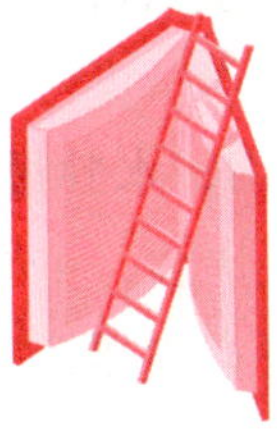

【学习目标】

1. **掌握**　小儿肾病综合征的症状与体征、并发症及护理措施。

2. **熟悉**　小儿肾病综合征的治疗要点、护理诊断及健康教育。

3. **了解**　小儿肾病综合征的病因及发病机制。

案例分析

案例：患儿，5岁，4天前晨起后双眼睑水肿，今日双下肢及阴囊也出现水肿，来院就诊。查体发现面部、双下肢及阴囊水肿明显，阴囊壁变薄透亮。实验室检查：尿蛋白（++++），未见红细胞、白细胞及管型。初步诊断为肾病综合征。请问该患儿出现水肿的原因是什么？如何护理该患儿？

分析：根据患儿身体状况分析，该患儿水肿的原因是由于肾病综合征导致大量蛋白尿而引起低蛋白血症出现全身水肿。在护理方面需要注意：①适当休息，减轻水肿，遵医嘱用药；②根据病情调整饮食；③预防感染，做好皮肤护理；④观察药物疗效及副作用；⑤心理支持及减轻焦虑。

肾病综合征简称肾病，是一组由多种病因引起肾小球基底膜通透性增高，导致大量血浆蛋白自尿中丢失而引起的一种临床综合征，是多种肾脏疾病的共同表现。临床上具有四大特点：大量蛋白尿、低蛋白血症、高度水肿、高脂血症。肾病综合征可分为原发性、继发性、先天性三大类，小儿时期的肾病90%以上为原发性肾病综合征，男孩多于女孩。原发性肾病又分为单纯型肾病和肾炎型肾病两种类型，临床上以单纯型肾病最多见。本节主要介绍原发性肾病综合征。

【病因与发病机制】

本病的病因尚未明确，目前多认为与机体免疫功能异常有关。单纯型肾病可能与T细胞功能紊乱有关；肾炎型肾病患儿的肾病变组织中可见免疫球蛋白和补体成分沉积，提示与免疫病理损伤有关。肾病综合征最根本的病理生理改变是大量蛋白尿，而水肿、低蛋白血症、高脂血症均是蛋白尿的结果。由于肾小球毛细血管通透性增高，大量血浆蛋白漏出，当超出肾小管的回收能力时，形成大量蛋白尿。大量蛋白尿是肾病综合征最重要的因素。

由于大量白蛋白（白蛋白分子量小）从尿中丢失及肾小管对重吸收的白蛋白进行分解，促进白蛋白在肝脏代偿性合成，当肝白蛋白合成增加不足以克服丢失时，则出现低蛋白血症；低蛋白血症导致血浆胶体渗透压下降，水分从血管腔内进入组织间隙，继而出现水肿。低蛋白血症又促使肝脏合成脂蛋白增加，而分解脂蛋白减弱，导致高脂血症。

【症状与体征】 微课

典型症状为三高一低，即大量蛋白尿、高度水肿、高脂血症和低蛋白血症。儿童阶段主要为单纯型肾病和肾炎型肾病。

1. 单纯型肾病 发病年龄多在2～7岁，起病隐匿，常无明显诱因，水肿最常见，开始于眼睑、颜面，逐渐波及四肢和全身，严重者面色苍白、疲倦、厌食，可有胸腔积液、腹水和阴囊水肿。主要表现为全身凹陷性水肿。水肿严重者可有少尿，一般无血尿，部分患儿可有高血压。

2. 肾炎型肾病 多见于学龄期儿童，水肿一般不严重，除具备肾病综合征的四大症状外，还有肾小球肾炎的症状，如明显血尿、高血压和不同程度的氮质血症。

附：

1. 肾病综合征诊断标准 大量蛋白尿（>3.5g/d）；低蛋白血症（血浆白蛋白浓度<30g/L）；高度水肿；高脂血症。前两条必备，并存在第3或者第4条时即可明确诊断。

2. 肾炎型肾病与单纯型肾病的鉴别 根据血尿、高血压、氮质血症、低补体血症来鉴别：①持续镜下血尿；②反复或持续性高血压，并排除糖皮质激素等原因；③持续性氮质血症，并排除血容量不足等原因；④持续低补体血症。

具有典型的肾病综合征四大症状，并具有上述四项症状之一者即可诊断为肾炎型肾病，不具有以上条件者为单纯性肾病。

【并发症】

1. 感染 是本病最常见的并发症和死亡原因，其中以上呼吸道感染最多见（最常见于病毒感染），患儿起病或复发前常有呼吸道感染。而感染又可促使病情反复和加重。

2. 电解质紊乱和低血容量 常见的电解质紊乱有低钠、低钾、低钙血症，是由于长期禁盐、过多应用利尿剂以及腹泻、呕吐、钙吸收不良及服用激素等而导致的。由于低蛋白血症使血浆胶体渗透压降低，有效循环血量不足，易出现低血容量性休克。

3. 血栓形成 肾静脉血栓最为常见，表现为突发腰痛或腹痛，出现肉眼血尿，甚至发生急性肾衰竭。还可出现下肢深静脉血栓、下肢动脉血栓、肺栓塞、脑栓塞等，均是由于血液呈高凝状态所致。

4. 急性肾衰竭 是肾病综合征导致肾损伤的最终结果。

5. 生长延迟 多见于频繁复发肾病和长期接受大剂量糖皮质激素治疗的患儿。

【辅助检查】

1. 尿液检查 尿蛋白定性多为（+++）～（++++），24小时尿蛋白定量>（0.05～0.1）g/kg（或者>3.5g/d）。肾炎型肾病患儿尿内红细胞可增多，可有透明管型和颗粒管型。

2. 血液检查 血浆总蛋白明显降低，白蛋白浓度<30g/L，白蛋白/球蛋白（A/G）比例倒置；血胆固醇>5.7mmol/L；红细胞沉降率明显增快；肾炎型肾病者可有血清补体C3降低。

3. 其他检查 肾脏B超示双肾正常或者缩小；肾脏活检可明确肾小球病变的类型。

【治疗要点】

1. 激素治疗 肾上腺糖皮质激素为治疗肾病的首选药物。起始量要足，减撤量要慢，维持用药要久。有短程及中、长程疗法，目前国内多采用中长程疗法，泼尼松每日2mg/kg，最大剂量每日不超过60mg，尿蛋白转阴再巩固2周后改为隔日早餐后顿服，4周后每2~4周减量一次，每次减2.5~5mg，直至停药。总疗程：短程疗法疗程为8周，中程疗法疗程为6个月，长程疗法疗程为9个月。

2. 免疫抑制剂治疗 适用于激素部分敏感、耐药、依赖及复发患儿，常选用环磷酰胺，每日2~2.5mg/kg，分次口服，8~12周为一个疗程；或者每日8~12mg/kg静脉冲击疗法，每2周连用2天，总剂量≤200mg/kg。注意出血性膀胱炎等不良反应。

3. 防治感染，对症治疗 一旦发生感染应积极选用抗生素控制感染，预防接种需在病情完全缓解且停用糖皮质激素3个月后进行。抗生素不作为预防用药，特别是在应用激素时，以免诱发真菌感染。水肿较重患儿可用氢氯噻嗪、螺内酯、呋塞米等利尿剂。当血液出现高凝状态时应及时应用抗凝药物，有血栓或栓塞时及时溶栓。

【护理诊断】

1. 体液过多 与低蛋白血症导胶体渗透压下降、水钠潴留有关。

2. 营养失调：低于机体需要量 与大量蛋白丢失、消化功能下降导致厌食有关。

3. 有感染的危险 与水肿及免疫力低下有关。

4. 潜在并发症 电解质紊乱、药物副作用及血栓形成。

5. 焦虑 与病情反复及病程长等有关。

【护理目标】

患儿水肿减轻至消退，尿量恢复正常；患儿能得到充足的营养；住院期间未发生感染；患儿无电解质紊乱、血栓形成等并发症的发生或发生时得到及时发现与处理；患儿及家长对疾病有了较正确的认识，焦虑程度减轻，表现为情绪稳定、愿意接受治疗与护理。

【护理要点与措施】

1. 适当休息，减轻水肿，遵医嘱用药 患儿严重水肿和高血压时需卧床休息，一般不必严格限制活动，但是严重水肿、体腔积液时需绝对卧床休息。要经常变换患儿体位，以防止血栓形成。病情缓解可逐渐增加活动量，但不要过度劳累，以免病情复发。腹水严重、出现呼吸困难时应采取半卧位。每天测体重1次，有腹水的患儿每日测腹围1次，同时记录24小时液体出入量。应用利尿剂、低分子右旋糖酐等，观察患儿用药前后尿量及水肿的变化。

2. 根据病情调整饮食

（1）明显水肿或高血压患儿　适当限制其钠、水的摄入，一般不必过分限制。每日供盐限制在2g以内，待水肿明显好转后逐渐恢复摄入量，因患儿水肿的原因主要是低蛋白血症导致的血浆胶体渗透压下降，过分限制钠、水入量易造成低钠血症及食欲下降。

（2）活动期饮食调整　一般患儿不需特别限制饮食，应给予优质动物蛋白、低脂肪、足量碳水化合物及高维生素饮食。蛋白摄入过量可造成肾小球高滤过，引起细胞功能受损。大量蛋白尿期间蛋白摄入量不宜过多，以控制在每日1～2g/kg为宜。

（3）恢复期饮食调整　补充蛋白质，调整脂肪摄入量，少食动物性脂肪，以植物性脂肪为宜，同时增加富含可溶性纤维的饮食，如燕麦、米糠及豆类等。补充富含钾的食物，如香蕉、橘子等。补充各种维生素和矿物质，如B族维生素、维生素C、维生素D、叶酸、钙、锌等。

3. 预防感染　注意保护性隔离，与感染性疾病患儿分室收治，严格探视制度，病房每日进行空气消毒，避免患儿到人多的公共场所。监测体温及白细胞计数。加强皮肤护理，保持皮肤清洁、干燥，每日用温水清洗皮肤，及时更换内衣，帮助患儿剪指甲；保持床铺清洁、整齐，被褥松软；经常翻身，每1～2小时一次；腋窝及腹股沟处每日擦洗1～2次，并保持干燥，预防感染；臀部及四肢水肿严重时，外踝、足跟、肘部等受压部位可垫棉圈、橡胶气垫，或用气垫床；阴囊水肿时用棉垫或丁字吊带托起，皮肤破损可涂碘伏预防感染。严重水肿者应尽量避免肌内注射，因水肿严重，药物不易吸收，可从注射部位外渗，导致局部皮肤潮湿、糜烂、感染。

4. 观察药物疗效及副作用

（1）激素疗效判断　①激素敏感：水肿消退，尿蛋白转阴。②激素部分敏感：水肿消退，尿蛋白仍（+）～（++）。③激素耐药：尿蛋白仍在（++）以上。④激素依赖：激素敏感，但停药或减量后在2周内复发，再次用药或恢复用量后尿蛋白转阴，并重复2次以上者。⑤复发或反复：尿蛋白转阴，停用激素4周以上，尿蛋白又≥（++）为复发；如在激素用药过程中出现上述变化为反复。⑥频复发或频反复：半年内复发或反复≥2次，1年内≥3次。

（2）严格遵医嘱用药，观察糖皮质激素的副作用　①注意观察血压、尿量、尿蛋白等情况的变化，每日测血压1～2次。②注意观察患儿大便颜色，防止消化道溃疡的发生，保护胃黏膜，给予牛奶、面汤或软食，避免空腹吃药，不吃坚硬或有刺激性的食物，若有黑便及时报告医生。③注意观察有无库欣综合征（如满月脸、多毛、向心性肥胖等）、骨质疏松等症状的发生。

（3）应用利尿剂时应特别注意尿量和血压，因大量利尿剂的使用可加重血容量不足，导致低血容量性休克和静脉血栓。还应定期监测电解质，如血钾、血钠等，遵医嘱补钾。

（4）应用免疫抑制剂如环磷酰胺时，注意观察有无出血性膀胱炎、脱发、胃肠道反应等，注意检查白细胞计数；用药期间多饮水，碱化尿液，定期查血常规。

知识扩展

库欣综合征

库欣综合征（Cushing syndrome，CS）又称皮质醇增多症，1921 年美国神经外科医生 Harvey Cushing 首先报告。本征是由于多种病因引起肾上腺皮质长期分泌过量皮质醇所产生的一组综合征，主要表现为满月脸、多血质外貌、向心性肥胖、痤疮、紫纹、高血压、继发性糖尿病和骨质疏松等。由于长期应用外源性肾上腺糖皮质激素或饮用大量含酒精饮料也可以引起类似库欣综合征的临床表现，且均表现为高皮质醇血症，故将器质性病变引起的称为内源性库欣综合征，将外源性补充或酒精所致称为外源性、药源性或类库欣综合征。

5. 心理支持及减轻焦虑　关心、爱护患儿，多与患儿及家长沟通交流，鼓励患儿说出内心感受；恢复期可组织一些适当的娱乐活动，适当安排学习。对由于形象改变而引起焦虑者，应多给予解释、安慰，说明药物反应是暂时的，停药后会恢复正常。

【健康教育】

向患儿家长介绍本病的有关知识，解释预防上呼吸道感染及各种感染的重要性，肾病患儿由于免疫力低下易继发感染，而感染又可导致病情加重或反复，形成恶性循环甚至危及患儿生命。出院时指导家长要遵医嘱继续给患儿服用激素，不可随意停药，以免造成复发，每半个月随访 1 次；讲解患儿活动及饮食的具体要求，说明病情缓解后可上学、但不能参加剧烈活动的原因，饮食虽不过分限制，但要按医嘱调整。另外应注意，预防接种要待停药 1 年后方可进行，否则可引起肾病复发。

目标检测

一、单项选择题

1. 原发性肾病综合征最常见的并发症是（　　）
   A. 肾静脉血栓　　B. 感染　　C. 低钾血症
   D. 低钠血症　　E. 肾功能不全
2. 单纯性肾病综合征的临床特点不包括（　　）
   A. 高脂血症　　B. 低蛋白血症　　C. 全身性水肿
   D. 大量蛋白尿　　E. 肉眼血尿
3. 肾病综合征患儿大量蛋白尿期间的饮食不包括（　　）

A. 高蛋白　　B. 少量脂肪　　C. 足量碳水化合物
D. 高维生素　　E. 富含钾

二、填空题

1. 肾病综合征最根本的病理生理特点是__________。

2. 单纯型肾病水肿最常见，主要表现为__________性水肿。

3. 患儿严重水肿和高血压时需卧床休息，一般不必严格限制活动，即使卧床也要经常__________，以防止__________等并发症的发生。

4. 激素疗效判断有：激素敏感、__________、__________、__________、复发或反复、频复发或频反复。

5. 阴囊水肿可用棉垫或用__________托起。

6. 肾病综合征临床有 4 大特点：大量蛋白尿、__________、__________和高度的水肿。

三、简答题

1. 简述急性肾小球肾炎与肾病综合征的水肿有何异同点？

2. 患儿，男，8 岁，10 天前出现眼睑、颜面部水肿，后波及双下肢，呈凹陷性，伴尿量减少，腹胀明显。实验室检查：尿蛋白（++++），未见红细胞、白细胞及管型。请问：该患儿最可能的诊断是什么？该如何对患儿及家长进行健康教育？

第四节　尿路感染患儿的护理

PPT

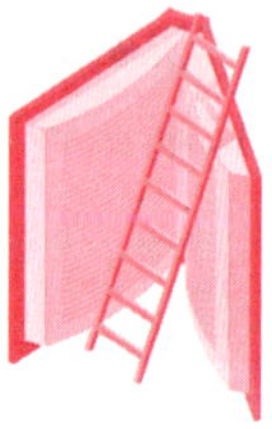

【学习目标】

1. **掌握**　小儿尿路感染的症状与体征、并发症及护理措施。

2. **熟悉**　小儿尿路感染的治疗要点、护理诊断及健康教育。

3. **了解**　小儿尿路感染的病因及发病机制。

案例分析

案例：患儿，女，2 岁，因“发热 2 天、排尿时哭闹 1 天”住院，入院前 2 天患儿出现发热，体温 38.6℃，近一天出现排尿时哭闹、排尿次数增多、尿液混浊来诊。神志清楚，精神稍差，颜面及下肢无水肿，肾区无叩击痛。请问：该患儿最可能的诊断是什么？该如何对此患儿进行护理？

分析：①根据患儿的临床表现进行分析，患儿诊断应为尿路感染。②急性期需卧床休息，鼓励患儿大量饮水。给予清淡、易消化、富含蛋白质和维生素的流食或半流食；增强机体抵抗力。观察排尿情况、减轻疼痛，做好降温护理。遵医嘱用药及正确留取尿标本。

尿路感染是指病原体直接侵入尿路，在尿液中生长繁殖并侵犯尿路黏膜或组织而引起的损伤。临床上可分为上尿路感染（肾盂肾炎）和下尿路感染（膀胱炎或尿道炎）。因小儿时期炎症很少局限于某一部位，所以统称为尿路感染。尿路感染是小儿泌尿系统常见的一种疾病，发病率占本系统疾病 8.5%，女孩多于男孩；新生儿及小婴儿中，男婴发病多于女婴。

【病因与发病机制】

本病多数由细菌引起，以革兰阴性菌为主，最常见的为大肠埃希菌，其次为变形杆菌、克雷伯菌等，革兰阳性菌较为少见，金黄色葡萄球菌见于血源性感染。上行感染是小儿尿路感染最常见的感染途径，其次为血行感染（较少见，常继发于新生儿及婴幼儿败血症、菌血症等）；淋巴感染更少见；偶有肾外伤及肾周围器官感染而引发的直接感染。

由于小儿尿路解剖生理特点为输尿管长而弯曲，管壁肌肉及弹力纤维发育不良，容易受压或扭曲，故易发生尿潴留而致细菌感染。女孩尿道短，尿道口接近肛门，易被粪便污染；男孩包皮过长，包茎积垢，也易引起上行感染。先天畸形、尿路梗阻均可增加尿路感染的危险性，也是尿路感染迁延不愈和重复感染的原因。另外，小儿尿路抵抗感染能力弱，如 IgA 抗体生成不足和局部黏膜缺血、缺氧等，均可使细菌易于侵入。加之小儿不能控制大小便，更换尿布不及时或长期应用糖皮质激素及免疫抑制剂的患儿，均易导致感染的发生。

【症状与体征】

1. 急性尿路感染 病程在 6 个月以内，不同年龄组临床表现不同。新生儿期症状极不典型，多以全身症状为主，可为无症状性菌尿或呈严重的败血症表现，可有发热或体温不升、体重不增、拒乳、腹泻、嗜睡、惊厥，而局部的尿路刺激症状多不明显。急性肾盂肾炎体温可达 40℃。婴幼儿期仍以全身症状为主，以发热最突出；可出现呕吐、腹痛、腹泻等症状；部分患儿可有膀胱刺激征，如排尿中断、排尿时哭闹、夜间遗尿等；尿频可致顽固性尿布皮炎。年长儿症状与成人相似，下尿路感染以膀胱刺激征如尿频、尿急、尿痛为主，全身症状轻微；上尿路感染有发热、寒战、腰痛、肾区叩击痛等。

2. 慢性尿路感染 指病程在 6 个月以上，轻者可无明显症状，也可间断出现发热、脓尿、菌尿等，反复发作患儿伴有乏力、贫血，重症患者出现肾功能衰竭及高血压。

【并发症】

小儿尿路感染可引发高热惊厥、败血症，反复感染可致高血压和肾功能衰竭等。

【辅助检查】

1. 尿常规 离心尿沉渣镜检，白细胞 >5 个/HP，红细胞 >3 个/HP，以白细胞增多为常见。如出现白细胞或脓细胞管型，则有诊断价值。尿蛋白少量；膀胱炎可出现血尿。

2. 血常规 急性期白细胞计数增高，中性粒细胞核左移，慢性期血红蛋白可降低。

3. 尿培养 清洁中段尿做细菌培养及菌落计数是诊断尿路感染的主要依据，通常认为中段尿细菌培养尿中菌落计数≥10^5/ml 可确诊，10^4 ~ 10^5/ml 为可疑，< 10^4/ml 为污染。每小时尿液中白细胞数达 40 万个有诊断价值。

4. 影像学检查 B 超、CT 扫描、静脉肾盂造影加断层摄片、排泄性膀胱造影等，其目的在于检查泌尿系统有无畸形或膀胱输尿管反流、肾脏有无瘢痕性损伤等。

【治疗要点】

治疗关键是控制感染、去除病因、缓解症状、防止复发和保护肾功能。多休息、多饮水；正确地选用有效的抗生素，如上尿路感染常用抗生素为氨苄西林、头孢噻肟钠、头孢曲松钠，疗程共 10 ~ 14 天。开始治疗后应连续 3 天进行尿细菌培养，若 24 小时后尿培养阴性，表示所用药物有效，否则应按尿培养药敏试验的结果调整用药，停药 1 周后再做细菌培养 1 次；下尿路感染首选复方磺胺甲恶唑，对大多数大肠埃希菌有较强的抑菌作用。

【护理诊断】

1. 体温过高 与细菌感染有关。

2. 排尿异常 与膀胱、尿道炎症有关。

【护理目标】

患儿感染症状减轻，体温恢复至正常范围；排尿异常症状减轻或消失。

【护理要点与措施】

1. 休息、饮食、饮水 急性期需卧床休息，鼓励患儿大量饮水，通过增加尿量起到冲刷尿路作用，促进细菌和细菌毒素的排出，减少炎症对膀胱和尿道的刺激。每日饮水量在 2500ml 以上。给予清淡、易消化、富含蛋白质和维生素的流食或半流食；增强机体抵抗力。

2. 观察排尿情况，减轻疼痛，做好降温护理 观察患儿排尿频率、尿量、排尿时的表情及尿液性状并记录。保持会阴部清洁，便后冲洗外阴，小婴儿勤换尿布，尿布用开水烫洗晒干，或煮沸、高压消毒。尿路刺激征明显的患儿，遵医嘱酌情应用碳酸氢钠碱化尿液。注意用药的时间、方法并观察药物的副作用，饭后服药可减轻胃肠道症状；服用磺胺类药物时应多饮水，并注意有无血尿、少尿、无尿等副作用。高热患儿给予物理降温或遵医嘱给予药物降温。肾区疼痛者卧床休息，尽量不站立或坐立，以免肾区牵拉而加重疼痛。

3. 清洁中段尿培养标本的采集 取尿培养标本时要严格无菌操作，先用肥皂清洗外阴，消毒尿道口，留取中段尿，置于无菌容器中。需注意，应用抗生素前或停药后 5 天收集清晨第一次清洁中段尿液，留尿前数小时不宜多饮水。若 30 分钟未留到尿液，需再次消毒。标本要在 30 分钟内及时送检，否则应放入 4℃冰箱内冷藏保存。

【健康教育】

指导家长为婴儿勤换尿布，幼儿不穿开裆裤或紧身裤；便后及时清洗会阴及臀部，保持外阴清洁。女孩清洗外阴或臀部时从前向后擦洗，防止肠道细菌污染尿道，引起上行感染；及时处理男童包茎、女童处女膜伞及蛲虫病等。指导家长按时给患儿服药，完成疗程，定期复查，防止复发与再感染。强调出院后随访，治预后不主张长期应用抗生素。

目标检测

一、单项选择题

1. 小儿尿路感染最常见的感染途径是（　　）

A. 血行感染　B. 上行感染　C. 淋巴感染
D. 邻近组织蔓延　E. 外伤

2. 患儿，女，5 岁，近 1 周来发热、寒战、尿频，伴腰痛，医嘱留尿培养。下列关于尿培养的描述不正确的是（　　）

A. 应先行外阴清洁消毒　B. 留取中段尿做培养
C. 标本应在 30 分钟内送检　D. 尿标本常温下保存
E. 取尿液标本时做到无菌操作

3. 对泌尿道感染患儿家长的健康指导中，错误的是（　　）

A. 及时就诊，定期复查　B. 便后自前向后清洗臀部
C. 保持会阴部清洁干燥　D. 尽早发现患儿有无蛲虫感染
E. 尽量少饮水，以免增加排尿痛苦

4. 关于急性尿路感染的叙述，错误的是（　　）

A. 新生儿期主要表现为败血症症状
B. 婴幼儿期全身中毒症状重
C. 年长儿下尿路感染时，膀胱刺激征较突出
D. 年长儿下尿路感染时，可有腰痛和肾区叩击痛
E. 年长儿上尿路感染时，可有发热等全身症状

5. 下列哪项是引起急性泌尿道感染的最常见致病菌（　　）

A. 金黄色葡萄球菌　B. 真菌
C. 大肠埃希菌　D. 溶血性链球菌
E. 流感嗜血杆菌

二、填空题

1. 儿童期下尿路感染以膀胱刺激征为主，如__________、__________、__________。

2. 女孩清洗外阴或臀部时__________擦洗，防止肠道细菌污染尿道，引起上行性

感染。

3. 尿细菌培养及菌落计数是诊断尿路感染的主要依据，通常认为中段尿细菌培养尿中菌落计数__________可确诊，__________为可疑，__________为污染。

4. 小儿尿路感染最常见的细菌是__________。

三、问答题

简述尿路感染患儿留取尿标本时的注意事项。

书网融合……

微课　本章小结 1　本章小结 2　自测题

第十四章 造血系统疾病患儿的护理

造血系统是指机体内制造血液的整个系统，由造血器官和造血细胞两部分组成，造血系统包括血液、骨髓、脾、淋巴结，以及分散在全身各处的淋巴组织和单核－吞噬细胞系统。在这一章里，我们主要学习小儿造血系统的特点与小儿造血系统疾病的护理。

第一节 小儿造血及血液特点

PPT

【学习目标】

1. **掌握** 淋巴细胞与中性粒细胞的两次交叉。
2. **熟悉** 小儿造血特点及生后的骨髓造血与髓外造血。
3. **了解** 小儿血液特点与生理性贫血的原因。

一、小儿造血特点

1. 胚胎期造血 约自胚胎第3周开始，在卵黄囊壁上的中胚层间质细胞分化聚集成血岛，出现初级原始红细胞。肝造血自胚胎第6～8周开始，4～5个月时达高峰，6个月后逐渐减退，约于出生时停止。肝脏为胎儿中期主要的造血器官。胎儿4个月时骨髓出现造血活动，直至出生2～5周后成为唯一的造血场所。

2. 生后造血

（1）骨髓造血 骨髓是生后主要的造血器官。婴幼儿期骨髓均为红骨髓，全部参与造血。5～7岁后，黄骨髓逐渐增多，红骨髓逐渐减少。至18岁左右，红骨髓仅限于颅骨、锁骨、胸骨、肋骨、肩胛骨、脊柱、骨盆等短骨或不规则骨及长骨近端等处。黄骨髓具有造血潜力，当机体需要增加造血时，黄骨髓可转变为红骨髓而恢复造血功能。婴幼儿由于缺少黄骨髓，造血代偿潜力低，如需增加造血，就会出现骨髓外造血。

（2）骨髓外造血 婴幼儿期，当发生严重感染或溶血性贫血等需要增加造血时，肝、脾和淋巴结可恢复到胎儿期的造血状态，表现为肝、脾、淋巴结肿大，同时外周血中可出现有核红细胞和（或）幼稚中性粒细胞，当病因去除后即恢复正常。

二、小儿血液特点

1. 红细胞数和血红蛋白量 由于胎儿处于相对缺氧状态，出生时红细胞数为（5.0～

7.0）$\times 10^{12}$/L，血红蛋白（Hb）量为150～220g/L。出生后，随着自主呼吸的建立，血氧含量增高，红细胞破坏增加（生理性溶血），加上小儿生长发育迅速、循环血量增加等因素，红细胞和血红蛋白量逐渐降低，至2～3个月时，红细胞数降至3.0$\times 10^{12}$/L左右，血红蛋白量降至100g/L左右，出现轻度贫血，称为"生理性贫血"。3个月后，红细胞数和血红蛋白量逐渐上升，约至12岁时达成人水平。

2. 白细胞数及其分类 小儿出生时白细胞总数为（15～20）$\times 10^{9}$/L，生后6～12小时可达（21～28）$\times 10^{9}$/L，以后逐渐下降，婴儿期维持在10$\times 10^{9}$/L左右，8岁后接近成人水平。出生时中性粒细胞占60%～65%，淋巴细胞约占35%。随着白细胞总数下降，中性粒细胞比例也相应下降，淋巴细胞比例上升，至生后4～6天两者比例相等（第一次交叉）；随后淋巴细胞比例逐渐上升，约占60%，中性粒细胞降至35%。以后中性粒细胞比例上升，淋巴细胞比例下降，至4～6岁时两者比例又相等（第二次交叉），7岁以后白细胞分类可达成人水平。

3. 血小板 与成人相似，为（150～250）$\times 10^{9}$/L。

4. 血容量 小儿血容量相对成人较多，新生儿血容量约占体重的10%，平均为300ml；儿童占体重的8%～10%。

目标检测

一、单项选择题

1. 胎儿在胚胎第3周开始出现（ ）
   A. 肝脏造血 B. 骨髓造血 C. 卵黄囊造血
   D. 脾脏造血 E. 淋巴系统参与造血
2. 骨髓造血开始于胚胎（ ）
   A. 3周 B. 6周 C. 8周
   D. 4个月 E. 6个月
3. 小儿生理性贫血常发生在（ ）
   A. 生后1～2个月 B. 生后2～3个月 C. 生后3～4个月
   D. 生后4～5个月 E. 生后5～6个月
4. 婴幼儿白细胞分类的变化主要是（ ）
   A. 中性粒细胞与单核细胞的比例
   B. 中性粒细胞与嗜碱性粒细胞的比例
   C. 中性粒细胞与淋巴细胞的比例
   D. 淋巴细胞与单核细胞的比例
   E. 淋巴细胞与嗜酸性粒细胞的比例
5. 中性粒细胞与淋巴细胞两次交叉的时间分别为（ ）
   A. 1～2天和1～2岁 B. 2～3天和2～3岁

C. 3～4 天和 3～4 岁

D. 3～4 天和 4～6 岁

E. 4～6 天和 4～6 岁

二、填空题

1. ＿＿＿＿＿造血自胚胎第 6～8 周开始，4～5 个月时达高峰，为胎儿中期主要的造血器官。

2. ＿＿＿＿＿是生后主要的造血器官。

3. 婴幼儿期，当发生严重感染或溶血性贫血等需要增加造血时，肝、脾和淋巴结可恢复到胎儿期的造血状态，出现肝、脾、淋巴结肿大，这种现象叫作＿＿＿＿＿。

三、问答题

什么是小儿“生理性贫血”？

第二节　小儿贫血概述

PPT

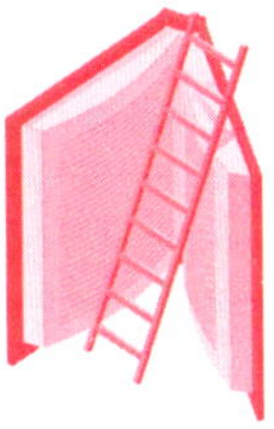

【学习目标】

1. **掌握**　小儿贫血的分度。
2. **熟悉**　小儿贫血的诊断标准。
3. **了解**　小儿贫血的分类。

一、小儿贫血及诊断标准

小儿贫血是指周围血液中单位容积内红细胞计数、血红蛋白量或血细胞比容低于相应年龄的正常值，是小儿常见的一种症状或综合征。小儿贫血的诊断标准在国内外有差异。

世界卫生组织（WHO）的小儿贫血诊断标准为：1～4 个月婴儿 Hb＜90g/L；4～6 个月婴儿 Hb＜100g/L；6 个月至 6 岁小儿 Hb＜110g/L；6～14 岁小儿 Hb＜120g/L。

我国的小儿贫血诊断标准为：出生后 10 天内 Hb＜145g/L；10 天至 3 个月婴儿 Hb＜100g/L；3 个月至 6 岁小儿 Hb＜110g/L；6～14 岁小儿 Hb＜120g/L。海拔每升高 1000m，Hb 上升 4%。

二、贫血分度

根据末梢血中血红蛋白量可将贫血分为四度：Hb 在 120～90g/L 为轻度；Hb 在 90～60g/L 为中度；Hb 在 60～30g/L 为重度；Hb 在＜30g/L 为极重度（表 14－1）。

表 14－1 小儿贫血的分度

贫血分度	儿童血红蛋白量（g/L）	新生儿血红蛋白量（g/L）
轻度	90～120	120～144
中度	60～90	90～120
重度	30～60	60～90
极重度	＜30	＜60

三、贫血分类

1. 按病因分类 临床最常用。

（1）红细胞和血红蛋白生成障碍 ①营养性贫血：巨幼红细胞贫血（缺乏维生素 B_{12} 或叶酸）、维生素 B_6 缺乏性贫血、维生素 C 缺乏性贫血、蛋白质缺乏性贫血等。②骨髓衰竭：红系祖细胞衰竭（如先天性纯红细胞再生障碍性贫血）、三系细胞衰竭（如获得性再生障碍性贫血）、骨髓受浸润（如白血病）。③造血不良性贫血：红系造血障碍、铁利用障碍（如感染、肾衰竭等）。

（2）失血性贫血 包括急性和慢性失血性贫血。

（3）溶血性贫血 ①红细胞内在因素：如葡萄糖－6－磷酸脱氢酶缺陷症、遗传性球形红细胞增多症等。②红细胞外在因素：如新生儿溶血病、自身免疫性溶血性贫血等。

2. 按形态分类 可依据红细胞平均容积（MCV）、红细胞平均血红蛋白量（MCH）、红细胞平均血红蛋白浓度（MCHC）将贫血分成大细胞性、正细胞性、单纯小细胞性和小细胞低色素性贫血四类（表 14－2）。

表 14－2 小儿贫血的红细胞形态分类

类别	MCV（fl）	MCH（pg）	MCHC（g/L）
正常值	80～94	27～32	320～380
正细胞性贫血	80～94	27～32	320～380
大细胞性贫血	＞94	＞32	320～380
单纯小细胞性贫血	＜80	＜27	320～380
小细胞低色素性贫血	＜80	＜27	＜320

注：fl：容积，体积单位，飞升，1fl 等于 1 立方微米。
pg：飞克，为 1,000,000,000,000 分之一克（亿分之一克）。
1 克＝1000 毫克（mg）；1 毫克＝1000 微克（μg）；1 微克＝1000 纳克（ng）；1 纳克＝1000 皮克（pg）；1 皮克＝1000 飞克（fg）。

目标检测

一、单项选择题

1. 在我国新生儿贫血的诊断标准是（　　）
   A. Hb＜90g/L　　B. Hb＜100g/L　　C. Hb＜110g/L
   D. Hb＜120g/L　　E. Hb＜145g/L
2. WHO 对 6～14 岁小儿贫血的诊断标准为（　　）
   A. Hb＜90g/L　　B. Hb＜100g/L　　C. Hb＜110g/L
   D. Hb＜120g/L　　E. Hb＜145g/L
3. 新生儿血红蛋白量为 100g/L，属于哪种贫血（　　）
   A. 轻度　　B. 中度　　C. 重度
   D. 极重度　　E. 无贫血
4. 下列不属于红细胞和血红蛋白生成障碍引起的贫血的是（　　）
   A. 巨幼红细胞贫血　　B. 骨髓衰竭所致贫血
   C. 感染性贫血　　D. 溶血性贫血
   E. 慢性肾疾病所致贫血

二、填空题

1. WHO 对 6 个月至 6 岁小儿贫血的诊断标准为血红蛋白（Hb）小于__________g/L。

2. 我国对小儿贫血的诊断标准是：10 天至 3 个月婴儿血红蛋白（Hb）小于__________g/L，3 个月至 6 岁小儿 Hb 小于__________g/L，6～14 岁小儿 Hb 小于__________g/L 者为贫血。

三、问答题

简述小儿贫血的分度（按血红蛋白量）。

第二节　营养性缺铁性贫血患儿的护理

PPT

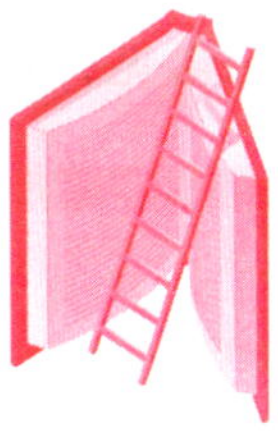

【学习目标】

1. **掌握**　小儿营养性缺铁性贫血的护理诊断、预防与护理措施。

2. **熟悉**　小儿营养性缺铁性贫血的典型症状与体征；小儿营养性缺铁性贫血的治疗要点。

3. **了解**　小儿营养性缺铁性贫血的主要病因。

案例分析

案例：患儿，1 岁，一直活泼爱动，笑声不断。但是近日来，经常哭闹烦躁，不爱吃奶，面色也渐渐发白。妈妈带其到医院检查，医生发现患儿口唇、结膜苍白，心音有力，肝肋下2.5cm，脾肋下1cm，其余检查未见异常。血常规检查红细胞及血红蛋白的量均低于正常。经询问得知，患儿一直母乳喂养，未添加任何辅食。请问：患儿究竟怎么了？医生会给患儿作出怎样的诊断？

分析：根据患儿的血常规检查，患儿是由于未能及时添加辅食而患了营养性缺铁性贫血。医生会给患儿作出营养性缺铁性贫血的诊断。诊断依据为：有“口唇、结膜苍白”的典型贫血症状和“肝脾肿大”的髓外造血表现；出现这些症状的主要原因是未及时添加含铁丰富的辅食而导致的铁摄入不足。

营养性缺铁性贫血是由于体内储铁缺乏，导致血红蛋白合成减少而引起的一种小细胞低色素性贫血。本病在小儿贫血中最为多见。易发生于婴幼儿，以6个月至2岁发病率最高，是我国重点防治的小儿疾病之一。

【病因与发病机制】

铁是合成血红蛋白的原料之一，当其缺乏时可使血红蛋白合成减少，而铁对细胞分裂、增殖的影响较小，因此营养性缺铁性贫血患儿的红细胞数减少不如血红蛋白量减少明显。

1. 先天储铁不足 胎儿从母体获得的铁以妊娠期后3个月最多，足月新生儿体内的储铁量足够其生后4~5个月所需。而早产、双胎、胎儿失血和孕母缺铁等均可使胎儿储铁减少。

2. 铁摄入不足 食物铁供应不足是导致小儿缺铁性贫血的主要原因。人乳、牛乳、谷类等食物中含铁量均较低，单纯乳类喂养、不及时添加含铁丰富的辅食、挑食或偏食，均可造成铁摄入不足。

3. 生长发育迅速 婴儿期和青春期生长发育迅速，血容量增加较快，需铁量增加，不及时添加含铁丰富的辅食更易造成缺铁。早产儿及低出生体重儿生长发育更迅速，更易发生缺铁。

4. 铁吸收障碍 食物搭配不合理可影响铁的吸收，如维生素C、果糖、氨基酸等还原物质可促进铁的吸收，植物纤维、茶、牛乳、咖啡、钙剂等可妨碍铁的吸收。某些疾病如胃肠炎、慢性腹泻等可致铁的排泄增加而吸收障碍。

5. 铁丢失过多 婴儿的铁丢失以牛乳蛋白过敏并引起小肠出血最常见；肠息肉、膈疝、胃肠炎、钩虫病、鼻出血等都可引起慢性失血。

【症状与体征】

1. 一般表现 皮肤黏膜逐渐苍白，以口唇、口腔黏膜、甲床较明显，易疲乏，不爱活动。婴幼儿表现为烦躁、易激惹或萎靡不振，年长儿可诉头晕、耳鸣、眼前发黑等。体重不增或增长缓慢。

2. 骨髓外造血表现 出现肝、脾、淋巴结肿大，年龄小、病程长、贫血严重者肿大明显。

3. 非造血系统表现

（1）消化系统　食欲减退，少数患儿有异食癖（如喜食泥土、煤渣、墙皮等现象），亦可出现口腔炎、舌炎或舌乳头萎缩等症状。

（2）神经系统　婴幼儿常有烦躁不安，年长儿可出现注意力不集中、记忆力减退、学习成绩下降等情况。

（3）心血管系统　严重贫血时心率增快、心脏扩大，甚至发生心功能不全。

（4）其他　皮肤干燥，毛发枯黄易脱落，指甲薄脆、不光滑、反甲，易感染等。

【辅助检查】

1. 血常规检查　末梢血红细胞数、血红蛋白量均低于正常，血红蛋白降低比红细胞数减少明显。血涂片可见红细胞大小不等，中央淡染区扩大，呈小细胞低色素性贫血。网织红细胞数正常或轻度减少。白细胞、血小板多正常。

2. 骨髓检查　可见红细胞增生活跃，以中、晚幼红细胞增生为主，各期红细胞均较小，胞浆含量少。粒细胞系及巨核细胞系一般无明显改变。

3. 铁代谢检查　血清铁（SI）$<10.7\mu mol/L$，总铁结合力（TIBC）$>62.7\mu mol/L$，血清铁蛋白（SF）$<16\mu g/L$。SF 是体内储铁的敏感指标，可作为判断缺铁的依据。

【治疗要点】

关键是去除病因和铁剂治疗。口服补铁经济安全、副作用小，多选用硫酸亚铁、富马酸亚铁、葡萄糖酸亚铁等。不能口服者，可用右旋糖酐铁肌内注射。重症贫血并发心力衰竭或严重感染者可输血，以输入新鲜浓缩红细胞为宜，贫血越重，每次输血量应越少。

【护理诊断】

1. 活动无耐力　与患儿活动时氧供需失调有关。

2. 营养失调：低于机体需要量　与喂养不当、膳食不合理及胃肠疾病造成缺铁有关。

3. 有感染的危险　与免疫功能下降有关。

【护理目标】

患儿倦怠乏力感减轻，活动耐力逐渐增强；家长能正确选择含铁丰富的食物，指导协助患儿正确服用铁剂，保证铁的摄入；铁代谢检查指标、红细胞计数和血红蛋白量恢复正常；患儿住院期间不发生感染。

【护理要点与措施】

1. 注意休息，适量活动　根据患儿活动耐力下降程度制订休息方式、活动强度及时间。

（1）轻、中度贫血患儿不必严格限制日常活动，但应避免剧烈运动，活动间歇充分休息，保证足够睡眠。

（2）重度贫血患儿活动后出现心悸、气短者，应卧床休息，给予吸氧，减少氧耗。

协助患儿日常生活，定时测量心率。

（3）对易烦躁、哭闹的患儿，应耐心细致地看护、抚慰，使其保持安静，各项护理操作集中进行，避免缺氧加重。

2. 合理安排饮食，补充含铁丰富的食物

（1）应给予高蛋白、高维生素、高铁食物。动物食物的铁更易吸收，同时搭配进食利于铁吸收的食物，如维生素C、稀盐酸、果糖等。婴儿提倡母乳喂养，6个月后及时添加含铁丰富的辅食（如动物肝脏、血制品、瘦肉、牡蛎、贝类、蛋黄及豆类等）或补充铁强化食品（如铁强化米粉）。早产儿或低出生体重儿应于生后4周开始补充铁剂预防。

（2）纠正患儿不良的饮食习惯，避免挑食、偏食等。经常更换饮食品种，注意色、香、味的调配，增加食欲，鼓励年长儿主动进食。创造良好的进食环境，进食前不做引起疲劳的活动，不进行不愉快、引起疼痛或不适的检查、治疗及护理。

3. 指导正确应用铁剂，观察疗效与副作用

（1）口服铁剂　①口服铁剂可致胃肠道反应，宜从小剂量开始，在两餐之间服用；②可与稀盐酸和（或）维生素C（如各种果汁）、果糖等同服，促进铁的吸收，禁与抑制铁吸收的食物（如茶、咖啡、牛乳、蛋类等）同服；③口服液体铁剂时，可用吸管或滴管服药，防止染黑牙齿；④服用铁剂后，大便呈黑色或柏油样，停药后可恢复，向家长及年长儿说明；⑤铁剂的服用时间为至血红蛋白正常后2个月停药。

（2）注射铁剂　①可采用深层肌内注射，每次更换注射部位，减少局部刺激；②注射后10分钟至6小时要注意观察不良反应，可引起荨麻疹、发热、头痛、关节痛或局部淋巴结肿大，甚至发生过敏性休克。

（3）观察疗效　治疗有效者在用药12～24小时临床症状逐渐好转。2～3天后网织红细胞开始上升，5～7天达到高峰，2～3周后降至正常。1～2周后血红蛋白逐渐上升，一般3～4周后达正常。如服药3～4周仍无效，应查找原因。

4. 预防感染　①实施保护性隔离，与感染患儿分室居住，以免交叉感染，避免到人群集中的公共场所。②做好口腔护理，一般每天2次，鼓励患儿多饮水，可起到清洁口腔的作用。③保持皮肤清洁，勤洗澡、勤换内衣，对重症贫血卧床患儿，要注意勤翻身，更换体位，按摩受压部位，防止发生压疮。

【健康教育】

1. 预防宣教　小儿缺铁性贫血预防的关键在于指导合理喂养，提倡母乳喂养。及时添加含铁丰富且吸收率高的辅食，如动物肝脏、血、瘦肉、鱼、牡蛎、贝类、蛋黄等。合理搭配食物品种，纠正挑食、偏食的不良习惯。早产儿或低出生体重儿出生后4周开始补充铁剂预防缺铁。

2. 健康指导　加强孕期保健，孕期及哺乳期妇女多食含铁丰富的食物。指导家长掌握铁剂治疗的用药方法、服药时间、疗效观察等注意事项。对有异食癖的患儿应细心看护和耐心引导，避免训斥。年长儿学习成绩差者要多给予关怀、理解和鼓励。

目标检测

一、单项选择题

1. 婴幼儿最常见的贫血是（　　）
   A. 溶血性贫血　　B. 失血性贫血
   C. 再生障碍性贫血　　D. 营养性缺铁性贫血
   E. 巨幼红细胞贫血
2. 对诊断缺铁性贫血无意义的是（　　）
   A. 喂养史和临床表现　　B. 血常规与骨髓检查
   C. 铁代谢的生化检查　　D. 用铁剂试验性治疗
   E. 红细胞寿命测定
3. 下列符合营养性缺铁性贫血的血常规特征的是（　　）
   A. 白细胞异常增多　　B. 网织红细胞数增加
   C. 红细胞中央淡染区缩小　　D. 呈小细胞、低色素性贫血
   E. 红细胞大小不等，以大细胞为主
4. 口服铁剂治疗营养性缺铁性贫血时，下列各项不妥的是（　　）
   A. 宜在两餐之间服用　　B. 同时给予含铁丰富的食物
   C. 用稀牛乳送服　　D. 可添加蛋黄、瘦肉等辅食
   E. 贫血纠正需继续口服铁剂 2 个月
5. 口服铁剂治疗贫血时，大便的颜色可呈（　　）
   A. 白色　　B. 黄色　　C. 绿色
   D. 黑色　　E. 咖啡色
6. 铁剂治疗缺铁性贫血应服药至（　　）可以停用
   A. 血红蛋白正常　　B. 血红蛋白正常后 2 个月
   C. 总疗程达 1 个月　　D. 网织红细胞计数达到高峰即可
   E. 网织红细胞计数和血红蛋白均达正常范围
7. 预防小儿缺铁性贫血的关键是（　　）
   A. 母乳喂养　　B. 人工喂养
   C. 经常口服铁剂　　D. 及时添加蔬菜、果汁
   E. 及时添加含铁丰富且吸收率高的辅食
8. 有利于口服铁剂吸收的食物是（　　）
   A. 牛乳　　B. 咖啡　　C. 茶水
   D. 果汁　　E. 蛋类

二、填空题

1. 营养性缺铁性贫血患儿一般用药__________天后，网织红细胞开始上升，

________天达高峰，________周后血红蛋白逐渐上升，临床症状好转。

2. 小儿缺铁性贫血预防的关键在于指导________，提倡________，及时添加含铁丰富且吸收率高的辅食，如________、________、________等。

三、问答题

1. 营养性缺铁性贫血患儿口服铁剂时有哪些注意事项？

2. 1岁的患儿，近日来，经常哭闹、烦躁，甚至拒乳，面色也逐渐发白。妈妈带其到医院检查。医生发现患儿口唇、结膜苍白，心音有力，肝肋下2.5cm，脾肋下1cm，其余检查未见异常。血常规检查红细胞$3\times10^{12}/L$，血红蛋白75g/L，白细胞及血小板正常。红细胞体积小，中央淡染区扩大。经询问得知：患儿一直母乳喂养，未添加其他辅食。你认为该小儿患有哪种疾病？出现这些症状的主要原因是什么？本病的护理措施有哪些？应如何预防？

第四节　巨幼红细胞贫血患儿的护理

微课

PPT

我们在上一节学习了“营养性缺铁性贫血”，那么同学们是否听说过“巨幼红细胞贫血”呢？这种贫血与营养性缺铁性贫血有什么共同点？它们的致病因素、临床表现、血常规的变化以及护理措施又有哪些区别之处呢？就让我们从这一节要学习的内容中找到相应的答案吧。

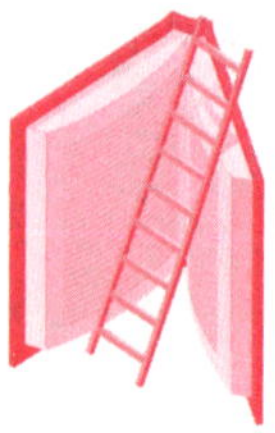

【学习目标】

1. **掌握**　小儿巨幼红细胞贫血的预防与护理措施。

2. **熟悉**　小儿巨幼红细胞贫血的典型症状与体征及治疗要点。

3. **了解**　小儿巨幼红细胞贫血的主要病因。

案例分析

案例：患儿，男，10个月，早产。生后羊乳喂养，未添加辅食。近日来逐渐出现皮肤苍黄、精神呆滞、反应迟钝、嗜睡，各项发育指标逐渐落后于同月龄小儿，开始未引起家长重视，近1个月出现头和四肢颤动，随带着患儿来医院检查。医生发现宝宝口唇、结膜苍白，血常规检查红细胞$1.9\times10^{12}/L$，血红蛋白60g/L，白细胞$8.0\times10^{9}/L$。红细胞大小不等，以大细胞为主，中央淡染区不明显。请问医生会给患儿作出怎样的诊断？患儿患病的主要原因是什么？

分析：根据患儿的临床表现与实验室检查，该患儿患的是巨幼红细胞贫血，诊断依据为：①有“皮肤苍黄，口唇、结膜苍白”的贫血症状和“精神呆滞、反应迟钝、嗜睡、头和四肢颤动”等特征性表现；②辅助检查中出现“红细胞数、血红蛋白量均降低，红细胞数下降更明显”，血常规特征提示大细胞性贫血；③喂养史，未添加辅食，提示营养物质缺乏。宝宝患病的主要原因是：未及时添加辅食，维生素 B_{12}和叶酸摄入量不足。

巨幼红细胞贫血是由于缺乏维生素 B_{12}和（或）叶酸及维生素 C 所致的一种大细胞性贫血。除贫血的一般表现外，主要临床特点为神经精神症状。红细胞体积变大，骨髓中出现巨幼红细胞。用维生素 B_{12}和（或）叶酸治疗有效。多见于 6 个月至 2 岁婴幼儿。

【病因与发病机制】

维生素 B_{12}和叶酸是核酸及核蛋白合成代谢所需要的物质，缺乏时可致细胞体积变大，形成巨幼变，使机体患巨幼细胞性贫血。人体所需的维生素 B_{12}主要来源于动物性食物，如鱼、蛋、奶及动物的肝脏、肾脏，乳类制品在加工过程中叶酸被破坏，羊乳内叶酸明显不足。所以严格素食的孕妇、乳母可造成胎儿、婴儿出现维生素 B_{12}和（或）叶酸的不足；婴幼儿未及时添加辅食、年长儿偏食、素食均可引起维生素 B_{12}和（或）叶酸的缺乏。

1. 储存不足　胎儿可从母体获得维生素 B_{12}，并储存在肝内供生后利用。如孕母缺乏维生素 B_{12}，可致婴儿储存不足。

2. 摄入维生素 B_{12}和（或）叶酸、维生素 C 不足　新鲜的绿色蔬菜、水果、酵母、谷类和动物肝、肾等富含叶酸，但经加热易被分解破坏。母乳中维生素 B_{12}及叶酸不足可导致乳儿维生素 B_{12}及叶酸缺乏；母乳喂养、单纯乳类（特别是羊乳）喂养，未及时添加辅食，年长儿挑食、偏食，均可致维生素 B_{12}和叶酸缺乏。

3. 需要量增加　婴幼儿生长发育较快，尤其是早产儿、低出生体重儿生长发育迅速，对维生素 B_{12}和叶酸的需要量增加。

4. 吸收障碍　胃壁细胞分泌的糖蛋白（内因子）缺乏可引起维生素 B_{12}吸收减少；慢性腹泻、小肠病变等可致叶酸吸收减少。

5. 疾病或药物因素　维生素 C 缺乏、严重感染均可致维生素 B_{12}消耗增加；严重营养不良、胃肠疾病、慢性腹泻或吸收不良综合征等可使维生素 B_{12}、叶酸吸收减少；其他肝脏疾病可致维生素 B_{12}代谢障碍。长期应用广谱抗生素、抗叶酸药物、抗癫痫药物等，均可导致叶酸缺乏。

【症状与体征】

1. 一般表现　起病缓慢，呈现虚胖或颜面轻度水肿，头发稀疏、发黄，皮肤、面色蜡黄，睑结膜、口唇、指甲等处苍白，偶有轻度黄疸；疲乏无力，常有肝脾肿大；严重者心脏扩大或心力衰竭。

2. 神经精神症状　患儿可出现烦躁不安、易怒等症状。维生素 B_{12}缺乏者表情淡漠，目光呆滞，反应迟钝，少哭不笑，智力低下，动作发育落后，甚至出现行为倒退；重者肢体、躯干、头部或全身震颤，手足无意识运动，甚至出现抽搐、感觉异常、共济失调。精神神经症状是本病的特征性表现。叶酸缺乏者不发生神经系统症状，但可导致神经精神异常。

3. 消化道症状 出现较早，常有食欲减退、恶心、呕吐、腹泻、舌炎、口腔及舌下溃疡等。

【辅助检查】

1. 血常规检查 红细胞数和血红蛋白量均低于正常，但红细胞数减少比血红蛋白量降低更明显。血涂片可见红细胞大小不等，以大细胞多见，中央淡染区不明显，可见巨幼变的有核红细胞、巨大幼稚粒细胞和中性粒细胞呈分叶过多现象。网织红细胞、白细胞、血小板计数常减少。

2. 骨髓检查 红细胞系统增生明显活跃，粒细胞、红细胞系统均出现巨幼变，表现为胞体变大、中性粒细胞呈分叶过多、巨核细胞的核有过度分叶现象。

3. 血清维生素 B_{12} 和叶酸测定 血清维生素 B_{12} <100ng/L（正常 200～800ng/L），叶酸 <3μg/L（正常 5～6μg/L）。

【治疗要点】

去除病因，改善喂养方法，及时添加富含维生素 B_{12} 和（或）叶酸的食物，遵医嘱补充维生素 B_{12} 和（或）叶酸是治疗本病的关键。同时加服维生素 C，重症患儿加用氯化钾，恢复期加服铁剂。

【护理诊断】

1. 活动无耐力 与贫血致组织、器官缺氧有关。

2. 营养失调：低于机体需要量 与维生素 B_{12} 和（或）叶酸摄入不足、疾病和药物的影响有关。

3. 有发育迟缓的危险 与营养不足、贫血及维生素 B_{12} 缺乏影响生长发育有关。

【护理目标】

患儿倦怠乏力感减轻，活动后无心慌、气短；患儿神经精神症状减轻，维生素 B_{12} 和叶酸检查指标恢复正常；红细胞计数和血红蛋白量恢复正常；患儿营养改善，生长发育逐渐恢复正常。

【护理要点与措施】

1. 注意休息，适当活动 根据患儿活动耐受情况，合理安排休息与活动。一般不需严格卧床休息，重症者适当限制活动，协助其满足生活需要。患儿震颤、共济失调表现明显时，要有专人护理，以防发生意外；烦躁、震颤严重甚至抽搐者，可遵医嘱给予镇静剂。

2. 给予维生素 B_{12} 和（或）叶酸 改善乳母营养，给患儿及时添加富含维生素 B_{12} 的辅食，如动物肝肾、瘦肉、蛋类及海产品等；给予富含叶酸的食物，如绿叶蔬菜、水果、酵母、谷类等。合理搭配食物，对年长儿防止偏食、挑食，养成良好的饮食习惯，注意食物色、香、味、形的调配，刺激患儿食欲，鼓励进食。对震颤严重不能吞咽者可通过鼻饲给食。

3. 遵医嘱合理用药　补充维生素 B_{12} 和（或）叶酸，连用数周至临床症状好转、血常规恢复正常为止。一般服用叶酸 1～2 天后患儿症状改善，服用维生素 B_{12} 2～4 天后精神好转，随即网织红细胞上升，6～7 天达高峰，2 周后降至正常。单纯维生素 B_{12} 缺乏时，不宜加用叶酸治疗，以免加重神经精神症状。维生素 C 可促进叶酸的吸收，同时加服可提高疗效。恢复期加服铁剂，防止红细胞增加过快时出现缺铁。

4. 促进生长发育　评估患儿的体格、智力、运动发育情况，有体格、动作、智力发育落后和倒退现象者，需给予监测、加强护理、耐心教育和训练。指导患儿和家长做被动体操，逐渐训练坐、立、行等运动功能，及早给予药物治疗，以促进动作和智能发育。

【健康教育】

1. 预防宣教　本病预防的关键在于及时补充维生素 B_{12} 和（或）叶酸。从孕期开始就应注意补充维生素 B_{12} 和叶酸，以增加胎儿体内贮存量。母乳喂养（或人工喂养）者应及时添加富含维生素 B_{12} 和叶酸的辅食。合理搭配食物品种，不挑食、不偏食，纠正不良的饮食习惯。避免应用能造成维生素 B_{12} 和叶酸缺乏的药物，并积极治疗相关疾病。

2. 健康指导　指导家长合理喂养患儿，婴儿应及时添加辅食，单纯羊乳喂养者加用叶酸。向家长指出，维生素 B_{12} 和叶酸缺乏不仅能造成贫血，还会引起小儿智力与动作发育落后。指导家长多给患儿以触摸、爱抚等，促进智能与体能的发育。

知识链接

免疫性血小板减少症

免疫性血小板减少症又称特发性血小板减少性紫癜，是儿童最常见的出血性疾病。其临床特点是皮肤、黏膜自发性出血和束臂试验阳性，血小板减少、出血时间延长和血块收缩不良，骨髓巨核细胞发育受抑制。

80% 患儿发病前有病毒感染史，预防接种也可诱发本病。目前认为，本病是一种免疫性疾病，病毒感染或其他因素可使机体产生血小板相关抗体。

（1）临床表现　①急性型较多见，占 70%～90%，其特点为起病急，常有发热。发病前 1～6 周常有病毒感染史（如上呼吸道感染、流行性腮腺炎、水痘、风疹、麻疹等）；以自发性皮肤和黏膜出血为突出表现，多为针尖大小的皮内或皮下出血点，分布不均，四肢为主，常伴有鼻出血或牙龈出血，偶见胃肠道、视网膜、颅内出血；无淋巴结肿大，病程多为自限性，血小板数 $<40\times10^9/L$。②慢性型较少见，病程超过 6 个月，起病隐匿和缓慢，出血症状较急性轻，主要为皮肤、黏膜出血，血小板数 $>(40\sim80)\times10^9/L$。

（2）治疗要点　①糖皮质激素早期、足量、短程应用，一般不超过 4 周；②应用大剂量丙种球蛋白；③血小板输注。

目标检测

一、单项选择题

1. 羊乳中哪种营养素明显不足（　　）

A. 糖　B. 铁　C. 脂肪　D. 叶酸　E. 蛋白质

2. 下列有关巨幼红细胞贫血的叙述，错误的是（　　）

A. 全身震颤　B. 目光呆滞、反应迟钝　C. 智能落后、行为倒退　D. 面色蜡黄、头发稀疏　E. Hb 下降比红细胞计数下降更为明显

3. 患儿确诊为巨幼红细胞贫血，正确的药物治疗是（　　）

A. 铁剂治疗　B. 输血治疗　C. 激素治疗　D. 补充叶酸、维生素 B_{12}　E. 补充叶酸、维生素 B_{12}、铁剂

4. 患儿面色蜡黄，手有震颤，血红蛋白 80g/L，血涂片中红细胞形态大小不等，以大细胞为多。首先考虑（　　）

A. 营养性缺铁性贫血　B. 巨幼红细胞贫血　C. 营养性混合性贫血　D. 生理性贫血　E. 溶血性贫血

二、填空题

1. 巨幼红细胞贫血是由于缺乏__________和（或）__________及__________所致的一种大细胞性贫血。除贫血的一般表现外，主要临床特点为__________。

2. 单纯维生素 B_{12} 缺乏时，不宜加用__________，以免加重__________。

三、问答题

1. 巨幼红细胞贫血的特征性表现有哪些？

2. 1 岁的小儿，早产，生后羊乳喂养，未添加辅食。近日来逐渐出现皮肤苍黄，精神呆滞，反应迟钝，嗜睡，各项发育指标逐渐落后于同龄儿童，未引起家长重视，近 1 个月出现头和四肢颤动，家长急带其到医院检查。医生发现患儿口唇、结膜苍白，血常规检查：红细胞 $1.9\times10^{12}/L$，血红蛋白 65g/L，白细胞 $8.0\times10^{9}/L$；红细胞大小不等，以大细胞为主，中央淡染区不明显。你认为该小儿患有何种疾病？为什么？本病的护理措施有哪些？应该如何预防？

第五节　再生障碍性贫血患儿的护理

PPT

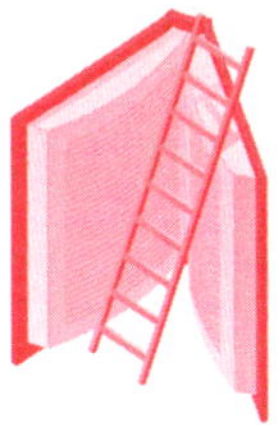

【学习目标】

1. **掌握**　小儿再生障碍性贫血的预防与护理措施。
2. **熟悉**　再生障碍性贫血患儿的典型症状与体征及治疗要点。
3. **了解**　小儿再生障碍性贫血的主要病因。

案例分析

案例：小军，男，7岁。口唇、眼睑苍白，上臂皮肤有出血点，下肢有出血性瘀斑。刷牙时常有牙龈出血，活动后心悸和气短。医生根据患儿临床表现和实验室的血常规与骨髓检查结果诊断为再生障碍性贫血。请问，作为护士应该如何指导家长在日常生活中的注意事项？

分析：指导家长在遵医嘱进行药物治疗的同时，还应该注意，在平时的生活中避免感染，避免去人群聚集的地方，以减少呼吸道疾病及各种疾病的感染，并要增强患儿的免疫力，增加营养，保持环境清洁、空气新鲜。要让患儿多休息，减少活动，避免外伤出血，饮食尽可能以清淡为主，避免进食辛辣、刺激性食物，同时也要注意避免接触可能诱发再生障碍性贫血的物质。平时可以进行身体锻炼，注意增强患儿体质。

小儿再生障碍性贫血简称再障，是由多种原因导致造血干细胞的数量减少、功能障碍所引起的一类贫血，又称骨髓造血功能衰竭症。年发病率可达2/10万，临床主要表现为骨髓造血功能低下，进行性贫血、出血和反复感染。可分为遗传性（先天性）再障与获得性（后天性）再障，小儿多发获得性再障。

【病因与发病机制】

大量临床观察与调查结果发现，小儿再障的发生可能与下列因素有关。

1. 药物及化学物质　为再障最常见的致病因素。如抗癌药物、氯霉素、磺胺类、保泰松、抗癫痫药等，其中以氯霉素最多见。化学物质以苯及其衍生物最为常见，如油漆、塑料、染料等。

2. 物理因素　如长期接触各种电离辐射如X射线、γ射线及其他放射性物质等。

3. 病毒感染　如各型肝炎病毒、EB病毒、巨细胞病毒等。

4. 遗传因素　再障的发病可能与遗传因素有关。

【症状与体征】

再障的临床表现与全血细胞减少有关，主要为进行性贫血、出血、感染，但多无肝、脾、淋巴结肿大。

1. 急性再障（重型再障Ⅰ型）　起病急，进展快，贫血进行性加重，常伴严重感染、出血。

（1）贫血　皮肤苍白、乏力、头晕、心悸和气短等症状进行性加重。

（2）出血　皮肤可有出血点或大片瘀斑，口腔黏膜有血泡，有眼结膜出血、鼻出血和牙龈出血等。内部脏器出血时可见呕血、咯血、便血、血尿、眼底出血和颅内出血，后者常危及患儿生命。

（3）感染　多数有发热，体温在39℃以上，以呼吸道感染最常见，其次有消化道、泌尿道及皮肤感染等。

2. 慢性再障　起病慢，贫血轻、中度，感染、出血均较轻。

3. 重型再障Ⅱ型　慢性再障病情急性加重。

【辅助检查】

1. 血常规　全血细胞减少，但三系细胞减少的程度不同，淋巴细胞比例相对增高，网织红细胞绝对值低于正常。急性再障除血红蛋白下降外，诊断须具有下列3项中2项：①网织红细胞 $<1\%$，绝对值 $<15\times10^9/L$；②白细胞明显降低，中性粒细胞绝对值 $<0.5\times10^9/L$；③血小板 $<20\times10^9/L$。慢性再障诊断：网织红细胞、白细胞、血小板3项中至少2项减低。重型再障Ⅱ型：网织红细胞、白细胞、血小板明显减少。

2. 骨髓象　为确诊再障的主要依据。急性再障：①多部位增生低下，三系造血细胞明显减少，非造血细胞明显增多，淋巴细胞增多 $>70\%$；②骨髓活检示骨髓小粒中非造血细胞明显增加。慢性再障：①两系或三系减低，其中必须有巨核系，淋巴细胞增多 $>30\%$；②骨髓活检示骨髓小粒中非造血细胞增多。

【治疗要点】

①重视支持疗法，尤其是感染的预防及有效控制是治疗的关键。酌情输入成分血以缓解重症贫血、预防颅内出血。②分型治疗，重型再障以免疫抑制疗法或造血干细胞移植为首选；非重型再障药物治疗以雄激素为首选。③早期诊断、早期治疗。④联合、坚持用药，不可缓解后立即停药。

【护理诊断】

1. 活动无耐力　与贫血致组织、器官缺氧有关。

2. 有感染的危险　与粒细胞减少有关。

3. 有受伤的危险（出血）　与血小板减少、凝血因子缺乏有关。

【护理目标】

患儿缺氧症状减轻或缓解，活动耐力逐渐恢复；患儿住院期间不发生感染或减少感染的发生；患儿住院期间不发生出血或减少出血的发生。

【护理要点与措施】

1. 注意休息，适当活动　根据患儿活动耐受情况，合理安排休息与活动。轻、中度贫血者，不必严格限制活动，避免过度疲劳，活动量以不加重症状为度；重度贫血伴有缺氧症状明显者应卧床休息，协助其满足生活需要。

2. 避免感染，加强营养　严格执行无菌操作，粒细胞绝对值 $<0.5\times10^9/L$ 者，应给予保护性隔离；预防呼吸道、口腔、皮肤感染；给予高蛋白、高热量、富含维生素的清淡饮食，必要时遵医嘱静脉补充营养素；对已有感染或发热的患儿，若病情允许，鼓励其多饮水。

3. 遵医嘱合理用药　遵医嘱正确应用抗生素、免疫抑制剂、雄激素等药物。为确保有效的血药浓度，给药时间和剂量要准确，注意观察药物疗效及不良反应。雄激素（如丙酸睾酮）为油剂，采取深部缓慢分层肌注，注射部位要轮换。一般情况下，治疗后 6 个月内可见药物治疗效果。1 个月左右网织红细胞开始上升，随之血红蛋白升高，3 个月后红细胞开始上升，而血小板上升则需较长时间，治疗期间应定期复查血常规。

4. 心理护理　与患儿及家长建立良好的关系，注意观察患儿情绪反应及行为表现。向患儿及家长解释雄激素类药物的应用目的及主要的不良反应，如面部痤疮、毛发增多、声音变粗等。鼓励患儿多与家人交谈，减少孤独感，增强康复信心，积极配合治疗。

【健康教育】

1. 预防宣教　尽可能避免或减少接触与再障发病相关的化学和物理物质。定期检查血常规，加强锻炼、增强体质，预防病毒感染；避免服用对造血系统有害的药物，如氯霉素、磺胺药、保泰松、阿司匹林等。

2. 健康指导　饮食方面注意加强患儿营养，增进食欲，避免进食对消化道黏膜有刺激性的食物，避免感染和加重出血；保证充足的睡眠与休息，适当活动，调节身心状况，提高活动耐力；嘱患儿及家长在医生指导下按时、按量、按疗程用药，不可自行更改或停用药物，定期复查血常规。

目标检测

一、单项选择题

1. 下列哪项不是再生障碍性贫血患儿常出现的体征（　　）
   A. 面色苍白　　B. 肺部感染　　C. 肝脾肿大
   D. 皮肤黏膜出血　　E. 口咽、肛周感染

2. 再生障碍性贫血属于（　　）
   A. 正细胞性贫血　　B. 大细胞性贫血
   C. 单纯小细胞性贫血　　D. 小细胞低色素性贫血
   E. 巨幼红细胞贫血

3. 再生障碍性贫血患儿伴高热、抽搐，护士采取的最合适的降温措施是（　　）
   A. 调低室温　　B. 冰盐水灌肠　　C. 头部及大血管处放置冰袋
   D. 酒精擦浴　　E. 口服退热药

4. 非重型再生障碍性贫血患儿治疗药物首选（　　）
   A. 雌激素　　B. 雄激素　　C. 卡巴克洛
   D. 造血细胞因子　　E. 肾上腺糖皮质激素

二、填空题

1. ________检查是确诊再生障碍性贫血的主要依据。
2. 再生障碍性贫血患儿粒细胞绝对值＜________者，应给予保护性隔离。

三、问答题

再生障碍性贫血患儿的临床表现有哪些？

书网融合……

微课　　本章小结 1　　本章小结 2　　自测题

第十五章 神经系统疾病患儿的护理

儿童神经系统疾病中多见感染引起的各种脑膜炎、脑炎。儿童时期机体处于不断生长发育的动态变化过程中，在不同年龄阶段，神经系统的结构和功能各具特征。同时，儿童对疾病造成损伤的恢复能力较强。因此，早期识别和诊断疾病，加强神经系统功能的恢复训练，有助于神经系统疾病患儿的康复。

第一节 小儿神经系统解剖生理特点

PPT

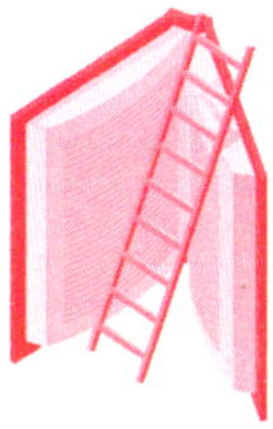

【学习目标】

1. **掌握** 小儿神经反射的生理特点。
2. **熟悉** 小儿脑脊液正常值。
3. **了解** 小儿神经系统解剖特点。

案例分析

案例：患儿，女，3个月。因“发热2天，抽搐1天”就诊，入院时体温39.3℃，出现抽搐并伴频繁呕吐。查体：前囟隆起紧张，双侧瞳孔对光反射迟钝，怀疑化脓性脑炎，拟行腰椎穿刺。请问，婴幼儿腰椎穿刺部位在哪？瞳孔对光反射属于哪类神经反射？

分析：婴幼儿做腰椎穿刺时位置要低，以第4~5腰椎间隙为宜，4岁以后同成人。瞳孔对光反射是出生时已存在的永久反射。这些反射减弱或消失提示神经系统有病变。

一、脑、脊髓

小儿出生时脑皮质细胞数已与成人接近，以后随着年龄的增长，主要是细胞体积的增大和树突的增多，功能逐渐成熟和复杂化。3岁时脑细胞的分化基本完成，8岁时已与成人无明显区别。神经纤维髓鞘生后3个月逐渐形成，但神经活动不稳定，皮质下中枢兴奋性较高，对外界刺激反应较慢且易泛化，表现出肌肉张力较高，常出现无意识的手足徐动。婴幼儿在接受外来刺激时易于泛化，遇强刺激时易发生昏睡或惊厥。小儿出生时脊髓的末端位于第3~4腰椎水平，4岁时上移到第1~2腰椎间隙，故给婴幼儿做腰椎穿刺时位置要低，以第4~5腰椎间隙为宜，4岁以后同成人。

二、脑脊液

新生儿脑脊液量少（约50ml）、压力低，抽取脑脊液较困难，以后随着年龄增长脑脊液量逐渐增多，压力渐升高。正常小儿脑脊液外观透明，压力0.69～1.96kPa，细胞数不超过 $1\times10^6/L$（婴儿 $<20\times10^6/L$），糖含量2.8～4.5mmol/L，氯化物117～127mmol/L，蛋白0.2～0.4g/L（新生儿0.2～1.2g/L）。

三、神经反射

1. 出生时已存在的永久反射 包括角膜反射、结膜反射、瞳孔对光反射、咽反射及吞咽反射等。这些反射减弱或消失提示神经系统有病变。

2. 出生时存在以后逐渐消失的反射 包括觅食反射、吸吮反射、握持反射、拥抱反射、颈肢反射、迈步反射等。觅食反射、拥抱反射、握持反射于生后3～4个月消失；颈肢反射于生后5～6个月消失；吸吮反射于1岁左右完全消失。若这些反射生后缺乏或到消失时间仍存在则为异常。

3. 出生时不存在以后逐渐出现的永久反射 包括腹壁反射、提睾反射及各种腱反射等。提睾反射在生后4～6个月才明显，腹壁反射到1岁以后才会比较容易引出。若这些反射该出现时引不出或减弱则为异常。

4. 病理反射 有些病理反射如巴宾斯基征2岁以内可为双侧阳性，若单侧出现或2岁后仍出现则为病理现象。

5. 脑膜刺激征 包括颈强直、布鲁津斯基征和克尼格征阳性。婴儿3～4个月克尼格征可为阳性。因婴儿颅骨骨缝和前囟未完全闭合，可在一定程度上缓解增高的颅内压，而使脑膜刺激征表现不明显或出现较晚。

目标检测

一、单项选择题

1. 小儿出生时即存在，永不消失的神经反射是（　　）
   A. 吸吮反射　　B. 觅食反射　　C. 吞咽反射
   D. 拥抱反射　　E. 握持反射
2. 2个月正常婴儿不存在的神经反射是（　　）
   A. 拥抱反射　　B. 角膜反射　　C. 觅食反射
   D. 提睾反射　　E. 吸吮反射
3. 出生时不存在，以后逐渐出现并永远不消失的反射是（　　）
   A. 腹壁反射　　B. 瞳孔反射　　C. 咽反射
   D. 拥抱反射　　E. 觅食反射

4. 2 个月婴儿，查体发现腹壁反射、提睾反射未引出，属于下列哪种情况（　　）

A. 正常　　B. 发育迟缓　　C. 产伤所致

D. 报告医生寻找原因　E. 以上都不是

5. 1 岁 6 个月足月顺产儿，1 岁会走路，会叫爸爸、妈妈，现可独走，体重为 10kg，身长 78cm，头围 48cm，精神运动正常。下述哪个反射阳性没有临床病理意义（　　）

A. 拥抱反射　　B. 巴宾斯基征　　C. 觅食反射

D. 布氏征　　E. 握持反射

二、填空题

正常小儿脑脊液外观__________，压力__________kPa，糖含量__________mmol/L，氯化物__________mmol/L。

三、问答题

1. 脑膜刺激征有哪些表现？

2. 1 岁患儿，发热 3 天，精神萎靡，前囟饱满，怀疑化脓性脑炎，拟行腰椎穿刺，穿刺部位应选择哪个部位？为什么？

第二节　化脓性脑膜炎患儿的护理

PPT

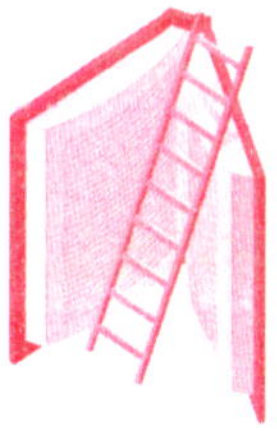

【学习目标】

1. **掌握**　小儿化脓性脑膜炎的症状与体征、护理诊断、护理要点与措施。

2. **熟悉**　小儿化脓性脑膜炎的病因、治疗要点、健康教育。

3. **了解**　小儿化脓性脑膜炎的感染途径、辅助检查。

案例分析

案例：患儿，女，2 岁，7 天前开始发热，家长以为是感冒，给孩子吃了罗红霉素，4 天不见好转。3 天前孩子开始哭闹用手拍头，并出现呕吐。昨天起家长感觉孩子精神差、嗜睡、易惊，测体温 39.4℃，带孩子到医院就诊，经查体及脑脊液检查后初步诊断为化脓性脑膜炎。请说出本病主要的护理要点与措施。

分析：化脓性脑膜炎主要的护理要点与措施包括严密观察患儿病情变化，维持颅内压正常，维持正常体温，加强安全保护，保证充足的营养。

化脓性脑膜炎（purulent meningitis，PM）是由各种化脓性细菌感染引起的脑膜炎症，部分患儿病变累及脑实质。临床上以急性发热、惊厥、颅内压增高、意识障碍、脑膜刺激征阳性和脑脊液改变为特征。可出现在任何季节，但以冬季多见。多见于婴幼儿。本病的死亡率为5% ~15%，部分患儿可遗留各种神经系统后遗症。

【病因与发病机制】

多种化脓性细菌都能引起本病，但2/3以上患儿是由脑膜炎奈瑟菌、肺炎链球菌和流感嗜血杆菌引起。新生儿、2个月以下的婴儿、原发性或继发性免疫缺陷者，以肠道革兰阴性杆菌（多为大肠埃希菌）和金黄色葡萄球菌感染为主；3个月至3岁儿童多由流感嗜血杆菌引起；年长儿由脑膜炎奈瑟菌、肺炎链球菌引起者最常见。

【感染途径】

1. 血行感染 是最常见的途径。致病菌多从呼吸道侵入，也可经新生儿的皮肤、胃肠道黏膜或脐部入侵血流，造成菌血症，经血流穿过血-脑屏障抵达脑膜。

2. 邻近组织器官感染 如中耳炎、乳突炎等扩散波及脑膜。

3. 与颅腔存在直接通道 如颅骨骨折、脑脊膜膨出等，细菌可直接进入蛛网膜下腔导致脑膜炎症。

【症状与体征】

1. 典型表现

（1）感染中毒及急性脑功能障碍症状 体温升高，进行性加重的意识障碍，烦躁或精神萎靡、嗜睡，甚至惊厥、昏迷。约30%的患儿有反复的全身或局限性的惊厥发作。脑膜炎奈瑟菌感染患儿皮肤常有瘀点、瘀斑和休克。

（2）颅内压增高表现 包括头痛、呕吐。婴儿则有前囟门饱满与增高、头围增大等。病情严重时合并脑疝，出现呼吸不规则、突然意识障碍加重及双侧瞳孔不等大等体征。

（3）脑膜刺激征 以颈强直最常见，布鲁津斯基征阳性、克尼格征阳性。

2. 不典型表现 新生儿和3个月以下的婴儿起病隐匿，身体表现多不典型。

（1）体温可高、可低或正常。

（2）颅内压增高的表现可不明显，婴幼儿不会诉说头痛，可能仅有吐奶、尖叫或颅缝分离。

（3）惊厥可不典型，如仅见面部、肢体局灶或多灶性抽动，局部或全身肌阵挛，或呈眨眼、呼吸不规则、屏气等各种不显性发作。

（4）脑膜刺激征不明显，与颅缝和囟门的缓冲、婴儿肌力弱和反应低下有关。

【并发症】

化脓性脑膜炎的并发症有硬脑膜下积液、脑积水、脑性低钠血症、脑室管膜炎及脑实质或脑神经损伤，如肢体瘫痪、眼球运动障碍、耳聋、失明、面瘫等。其中最常见的是硬脑膜下积液。

【辅助检查】

1. 脑脊液检查 是确诊本病的重要依据。外观混浊似米汤样，压力升高；白细胞显著增多，可达1000×10^6/L以上，以中性粒细胞为主；糖含量明显降低；蛋白质显著增多；脑脊液涂片或细菌培养可找到致病菌。

不同病原体感染所致脑膜炎的脑脊液鉴别见表 15－1。

表 15－1 不同病原体引起的脑膜炎脑脊液的鉴别

项目	压力(kPa)	外观	白细胞(×10^6/L)	蛋白(g/L)	糖(mmol/L)	氯化物(mmol/L)	涂片病原培养
正常	0.69～1.96	清亮透明	0～10	0.2～0.4	2.5～4.5	117～127	－
化脓性脑膜炎	不同程度增高	米汤样混浊	数百至数千，多核细胞为主	明显增高	明显降低	多数降低	涂片或培养可发现致病菌
结核性脑膜炎	增高	微浊，毛玻璃样	数十至数百，淋巴细胞为主	增高	降低	降低	涂片或培养可发现抗酸杆菌
病毒性脑膜炎	正常或轻度增高	清亮	正常至数百，淋巴细胞为主	正常或轻度增高	正常	正常	特异性抗体阳性，病毒分离可阳性
隐球菌性脑膜炎	增高或明显增高	微浊	数十至数百，淋巴细胞为主	增高	降低	多数降低	涂片墨汁染色可发现隐球菌

2. 外周血象 白细胞明显增多，以中性粒细胞为主。

3. 头颅 CT 检查 可确定脑水肿、脑膜炎、脑室扩大、硬脑膜下积液等病理变化。

【治疗要点】

1. 抗生素治疗 采用敏感、杀菌、可通过血－脑屏障及毒性低的抗生素，早期、足量、足疗程静脉给药，力求在用药 24 小时内将脑脊液中的致病菌杀灭。对明确诊断而致病菌尚不详者，目前主张选用第三代头孢菌素，如头孢曲松或头孢噻肟；病原菌明确后可按照药物敏感试验的结果选用敏感的抗生素。

应用抗生素治疗的疗程依病原菌种类而定：肺炎链球菌、流感嗜血杆菌所致脑膜炎应静脉滴注 10～14 天；脑膜炎奈瑟菌所致脑膜炎静脉用药 7 天；金黄色葡萄球菌和革兰阴性菌所致脑膜炎疗程应在 21 天以上。有并发症者应适当延长给药时间。

2. 糖皮质激素治疗 常选用地塞米松，连续用药 2～3 天。

3. 并发症治疗

（1）硬脑膜下积液 少量积液无需处理；积液量多且出现颅内压增高表现时，采取硬膜下穿刺放液（放液量每次每侧 15ml 以内），多数患儿的积液可逐渐减少而治愈；个别迁延不愈者需外科手术引流。

（2）脑室管膜炎 采取侧脑室穿刺引流的方法以缓解症状，同时针对病原菌结合用药安全性，选用适宜抗生素行脑室内注入。

（3）脑积水 手术治疗，可行正中孔粘连松解术、导水管扩张术及脑脊液分流术。

4. 对症及支持治疗 及时处理颅内压增高以及高热、惊厥等情况，保证能量摄入，维持水、电解质及酸碱平衡。

【护理诊断】

1. 潜在并发症 脑疝。

2. 体温过高 与细菌感染有关。

3. 有受伤的危险 与抽搐有关。

4. 营养失调 与高热、呕吐、摄入不足有关。

5. 焦虑（家长） 与病情重、预后不良有关。

【护理目标】

患儿未出现脑疝或出现时能被及时发现并配合医生进行处理；患儿体温恢复正常；患儿未受伤；患儿能得到充足营养，满足机体需要；患儿家长焦虑减轻，能配合治疗和护理。

【护理要点与措施】

1. 严密观察患儿病情变化，维持颅内压正常

（1）防止颅内压增高　病室应尽量保持安静，避免光线刺激，患儿侧卧位并将头肩抬高15°~30°。各种治疗、护理操作最好集中进行，避免多次刺激。

（2）按医嘱用药　抗生素、脱水药、利尿药、糖皮质激素等。应用20%甘露醇降低颅内压，静脉推注时不能漏到血管外，以免引起局部刺激和局部水肿。应用抗生素如头孢曲松或头孢噻肟等。由于本病静脉给药疗程较长，必须有计划地选择和保护静脉，保证药物按时、准确地输入。

（3）密切观察病情变化　观察患儿的生命体征及面色、神志、瞳孔、前囟等变化，及早采取应对措施。如呼吸节律深而慢或不规则、瞳孔忽大忽小或两侧不等大、对光反应迟钝、血压升高等，应警惕脑疝的发生，要做好急救的准备工作。若患儿经48~72小时治疗发热不退或退后复升，病情不见好转或病情反复，首先应考虑硬脑膜下积液的可能；若高热不退，反复惊厥发作，前囟饱满，颅缝裂开，出现“落日目”现象，提示出现脑积水。发生上述情况，应立即报告医生，配合急救处理。

2. 维持正常体温　保持病室温湿度适宜；高热患儿应卧床休息；及时监测体温，必要时给予物理降温或药物降温，如给予冰袋降温或应用解热药对乙酰氨基酚等。

3. 加强安全保护　惊厥发作时，将患儿头偏向一侧，及时清理患儿呕吐物，保持呼吸道通畅，避免窒息；给予口腔保护以免舌咬伤；拉好床档，避免躁动及惊厥时受伤或坠床；必要时遵医嘱给予镇静剂。

4. 保证充足的营养　给予高热量、高蛋白、高维生素、易消化的清淡流质或半流质饮食，少量多餐，不能进食者可采用鼻饲或静脉补充营养，保证热量和液体的摄入。

【健康教育】

（1）根据患儿及家长的接受能力，向家长介绍本病的基本知识，耐心解答家长的询问，主动介绍患儿病情，减轻家长的恐惧和焦虑，并取得家长的配合。

（2）指导昏迷患儿的家长观察呼吸、脉搏、神志等情况；讲解呕吐时将患儿头偏向一侧的意义和方法；讲解并示范帮助患儿翻身、清洁皮肤并保持干燥的方法，防止发生压疮。

(3) 在患儿腰椎穿刺后，嘱家长让患儿去枕平卧4～6小时，以防发生头痛。

(4) 对恢复期患儿，应进行功能锻炼，指导家长根据不同情况制订相应的训练措施，以减少后遗症的发生；对已有后遗症者，积极的训练也可减轻症状。

知识扩展

硬脑膜下积液和脑积水

1. 硬脑膜下积液　凡化脓性脑膜炎经有效治疗48～72小时后脑脊液有好转，但体温不退或体温下降后再升高，或一般症状好转后又出现意识障碍、惊厥、前囟隆起或颅内压增高等症状，首先应怀疑发生硬脑膜下积液。可进行头颅透照检查和头颅CT扫描，硬膜下穿刺可确定诊断。

2. 脑积水　化脓性脑膜炎患儿出现烦躁不安、嗜睡、呕吐、惊厥发作，头围进行性增大，颅缝分离，前囟扩大饱满，头颅破壶音和头皮静脉扩张，应警惕脑积水。可进行头颅透照检查和头颅CT扫描以确诊。

目标检测

一、单项选择题

1. 化脓性脑膜炎脑脊液外观特征是（　　）

A. 清亮透明　　B. 混浊呈脓性

C. 毛玻璃样　　D. 静置24小时有蜘蛛样薄膜形成

E. 呈血性

2. 患儿，男，10个月，化脓性脑膜炎，脑脊液培养为肺炎双球菌，经治疗脑脊液明显好转，但发现前囟又隆起，呕吐2次，惊厥1次。可能是发生了下列哪个并发症（　　）

A. 脑积水　　B. 脑脓肿　　C. 硬脑膜下积液

D. 脑水肿　　E. 癫痫

3. 化脓性脑膜炎典型的脑脊液改变是（　　）

A. 细胞数增高、蛋白增高、糖增高　　B. 细胞数增高、蛋白增高、糖正常

C. 细胞数增高、蛋白正常、糖增高　　D. 细胞数正常、蛋白增高、糖下降

E. 细胞数增高、蛋白增高、糖下降

4. 患儿，2岁，化脓性脑膜炎，入院后出现意识不清，呼吸不规则，两侧瞳孔不等大，对光反射迟钝。该患儿可能出现的并发症是（　　）

A. 脑疝　　B. 脑脓肿　　C. 脑积水

D. 脑室管膜炎　　E. 脑神经损伤

5. 患儿，男，11个月，出现喷射性呕吐，前囟饱满，临床诊断为化脓性脑膜炎。

下列护理措施中错误的是（　　）

A. 保持室内安静，避免一切刺激

B. 严密观察患儿生命体征及瞳孔变化

C. 将患儿头肩抬高 15° ~ 30°

D. 给予甘露醇

E. 增加补液量

6. 患儿，男，8 个月，因化脓性脑膜炎入院，现患儿颅内压增高，医嘱静脉给予甘露醇降低颅内压。正确的护理操作是（　　）

A. 尽量选择近端静脉

B. 尽量与其他药物混合滴注

C. 药物中有结晶不影响使用

D. 缓慢静脉滴注

E. 注射时药液不能漏到血管外

7. 3 个月内婴儿的化脓性脑膜炎常见的表现是（　　）

A. 发热、头痛、呕吐

B. 前驱呼吸道感染史

C. 脑膜刺激征阳性

D. 脑脊液化脓性改变

E. 面色青灰、拒食、凝视、尖叫

二、填空题

1. 化脓性脑膜炎最常见的并发症是__________。

2. 新生儿化脓性脑膜炎最常见的细菌是__________；3 个月至 3 岁儿童多由__________引起；年长儿由__________、__________引起者最常见。

三、问答题

1. 简述化脓性脑膜炎降低颅内压常用药物和注意事项。

2. 患儿，男，4 个月，发热、咳嗽、流涕 3 天入院。入院后体温持续不退，达 40℃，呕吐、嗜睡，抽搐 3 次。查体：胸、腹部及四肢皮肤有瘀斑，前囟隆起，双肺呼吸音粗糙，可闻及少许干啰音，腹软，肝轻度肿大。脑脊液检查：外观混浊，压力升高。其他化验结果待报告。请问，该患儿最可能发生的疾病是什么？为尽快明确病因，首先应选择的检查是什么？腰椎穿刺去枕平卧 6 小时后，患儿可侧卧位并将床头抬高多少度？若经脑脊液检查明确致病菌为流感嗜血杆菌，按医嘱静脉给予头孢曲松，用药时间应为多少天？

第三节　流行性脑脊髓膜炎患儿的护理

PPT

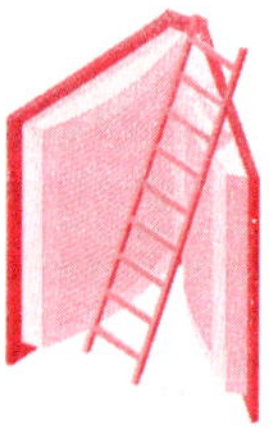

【学习目标】

1. **掌握**　小儿流行性脑脊髓膜炎的症状与体征、治疗要点与护理措施。

2. **熟悉**　小儿流行性脑脊髓膜炎的病因、治疗要点、健康教育。

3. **了解**　小儿流行性脑脊髓膜炎的辅助检查。

案例分析

案例：患儿，男，9岁，因“发热、头痛2天，伴频繁呕吐1天”入院。查体：T 39℃，P 120次/分，R 30次/分，BP 90/60mmHg，神志清，精神差，右下肢及臀部有散在瘀点、瘀斑，颈项强直，心、肺无异常发现，腹部平软，克尼格征（+），布鲁津斯基征（+）。实验室检查：血WBC 25×10^9/L；脑脊液外观混浊，白细胞0.89×10^9/L，多核细胞0.94，单核细胞0.06，蛋白质0.72g/L，糖类1.4mol/L，氯化物92mmol/L。请问，根据以上病情该患儿患了哪种疾病？此病的护理要点与措施有哪些？

分析：该患儿患了流行性脑脊髓膜炎。护理要点与措施包括保持有效循环灌注；维持正常体温；保持皮肤完整；密切观察病情变化；防止感染传播。

流行性脑脊髓膜炎简称流脑，是由脑膜炎奈瑟菌引起的急性化脓性脑膜炎。临床以起病急，突起高热，头痛，呕吐，皮肤黏膜瘀点、瘀斑及脑膜刺激征为主要表现。小儿发病率高，重者可留有后遗症或死亡。

【病因与发病机制】

流行性脑脊髓膜炎患儿和带菌者为该病主要传染源，从潜伏期末开始至发病10天内具有传染性。病原菌存在于患儿或带菌者的鼻咽分泌物中，通过飞沫传播。病原菌自呼吸道侵入，造成鼻咽部带菌状态或表现为上呼吸道感染，少部分感染者病原菌可侵入血液循环发生败血症，最终侵犯脑膜导致化脓性脑脊髓膜炎。该病全年均有发病，以冬春季节为主。任何年龄都可患病，以6个月到2岁婴幼儿发病率最高。

【症状与体征】

潜伏期1~7天，平均2~3天。临床症状轻重悬殊，可分为普通型、暴发型、轻型和慢性败血症型四种类型。

1. 普通型 最常见，占90%左右，可分为3期。

（1）呼吸道感染期（前驱期） 传染性最强。主要表现为上呼吸道感染症状，持续1~2天。

（2）败血症期 多突发高热、头痛、呕吐等毒血症症状。70%~90%患者有皮疹，先为玫瑰疹，迅速发展为瘀点、瘀斑，1~2mm大小，渐成为暗紫色大疱坏死。皮肤黏膜瘀点、瘀斑为特征性表现。皮疹多呈圆形，指压不褪色，以躯干常见。病情危重者，瘀点、瘀斑迅速增多融合，中央呈紫黑色坏死形态，预后可留瘢痕。

（3）脑膜炎期 多数败血症患者于发病24小时内出现中枢神经系统症状，高热不退、头痛、呕吐、烦躁不安、惊厥、昏迷、脑膜刺激征阳性。婴幼儿常表现为拒奶、惊叫、双眼凝视和前囟隆起。

2. 暴发型 较少见，凶险，病死率高。临床又分为3种类型。

（1）休克型 多见于2岁以下婴幼儿，以高热、呕吐、惊厥起病。患儿于短时间内出现全身皮肤、黏膜广泛瘀点、瘀斑，并迅速扩大融合。随后出现面色苍白、四肢末端厥冷、发绀、脉搏细速、血压下降等周围循环衰竭表现。

（2）脑膜炎型　多见于年长儿，发病急，除高热、皮肤瘀斑外，脑实质损害临床表现明显，出现一系列颅内压增高症状，剧烈头痛、极度烦躁、反复呕吐、频繁惊厥、肌张力增高；嗜睡并迅速进入昏迷状态，严重者可发生脑疝。

（3）混合型　以上两型临床表现同时或先后出现。

3. 轻型　多见于临床后期，低热，细小出血点，轻度头痛或呕吐。

4. 慢性败血症型　罕见，多见于成人。以间歇发热、皮疹、关节疼痛为特征。

【辅助检查】

1. 血常规　白细胞总数升高，中性粒细胞为主。

2. 脑脊液检查　发生脑膜炎者脑脊液改变同其他化脓性脑膜炎。

3. 细胞学检查　脑脊液涂片或皮肤瘀点涂片可找到致病菌，脑脊液、血培养致病菌阳性。

4. 免疫学检查　特异性抗原、特异性抗体。

5. 其他检查　核酸检测等。

【治疗要点】

1. 抗生素治疗　尽早应用细菌敏感及能透过血 - 脑屏障的抗菌药物，首选大剂量青霉素，并可应用氯霉素及三代头孢菌素。

2. 对症治疗　甘露醇降颅压；物理降温或用退热药。

3. 支持治疗　给予清淡流质饮食，保证热量供给，保证有效灌注量。

【护理诊断】

1. 组织灌注量改变　与内毒素所致微循环障碍有关。

2. 体温过高　与细菌感染有关。

3. 皮肤完整性受损　与瘀点、瘀斑有关。

4. 合作性问题　颅内高压。

5. 知识缺乏　家长缺乏对疾病的预防、护理知识。

【护理目标】

患儿保持有效循环灌注；患儿体温恢复正常；保持患儿皮肤完整；维持患儿颅内压正常；患儿家长有一定的预防、护理知识。

【护理要点与措施】

1. 保持有效循环灌注

（1）监测生命体征、末梢循环、尿量等休克有关的指标，发现异常及时做好抗休克准备。

（2）迅速建立静脉通路，保证输液通畅。

2. 维持正常体温　密切监测体温，遵医嘱给予物理降温或药物降温。

3. 保持皮肤完整　保持床单清洁、平整，较大瘀斑坏死时让其自行脱落，并按外科创伤处理。瘀点、瘀斑在吸收过程中有痒感，应剪短患儿指甲，避免抓破皮肤。

4. 密切观察病情变化 保持呼吸道通畅，及时吸氧、吸痰；出现颅内高压或脑疝症状时，备好各类急救物品；休克、昏迷患儿按相关护理常规进行护理。

5. 防止感染传播 呼吸道隔离至症状消失后3天，但不少于发病后7天。保持室内空气流通，定时空气消毒。患儿呼吸道分泌物及其他被污染物品需消毒处理。对密切接触者，可遵医嘱给予预防药物。

【健康教育】

（1）开展有关预防流脑的宣传教育，向家长讲解有关流脑的基本知识，教育家长要注意个人与环境卫生，居室应通风换气，被褥勤换、常晒。

（2）流行期间不带儿童到人多拥挤的公共场所，外出时戴口罩。

（3）按时进行预防接种，对6个月至15岁的易感人群应用脑膜炎奈瑟菌多糖体菌苗进行预防接种。

（4）少数留有神经系统后遗症的患者，应指导家属帮助患者进行切实可行的功能锻炼和按摩等，以促进患者尽早康复。

目标检测

一、单项选择题

1. 流脑治疗药物首选（　　）

A. 青霉素　　B. 氯霉素　　C. 链霉素

D. 阿奇霉素　　E. 红霉素

2. 流脑的主要传播途径是（　　）

A. 粪－口途径传播　　B. 消化道传播　　C. 血液传播

D. 飞沫传播　　E. 接触性传播

3. 普通型流脑败血症期特征性的表现是（　　）

A. 皮肤黏膜瘀斑　　B. 全身中毒症状　　C. 剧烈头痛

D. 高热　　E. 脑膜刺激征

4. 普通型流脑的表现，下列哪项是不典型表现（　　）

A. 头痛　　B. 出血点　　C. 巴宾斯基征阳性

D. 抽搐　　E. 呕吐

二、填空题

1. 流行性脑脊髓膜炎临床以起病急、__________、__________、__________及__________为主要表现，属于呼吸道传染病。

2. 流行性脑脊髓膜炎的传染源是__________和__________。

三、问答题

1. 请简述流行性脑脊髓膜炎的定义。

2. 患者，男，15 岁，因“高热、头痛、频繁呕吐 3 天”来诊。3 天前突然高热达 39℃，伴发冷和寒战，同时出现剧烈头痛，频繁呕吐，呈喷射性，吐出食物和胆汁，无上腹部不适，进食少，二便正常。既往体健，无胃病和结核病史，无药物过敏史，所在学校有类似患者。查体：T 39.1℃，P 110 次/分，R 22 次/分，BP 120/80mmHg，急性热病容，神志清楚，皮肤散在少量出血点，浅表淋巴结未触及，巩膜不黄，咽充血（+），扁桃体（-），颈有抵抗，两肺叩清，无啰音，心界叩诊不大，心率 110 次/分，律齐，腹平软，肝脾肋下未触及，下肢不肿，布鲁津斯基征（+），克尼格征（+），巴宾斯基征（-）。实验室检查：血 Hb 124g/L，WBC 14.4×10^9/L，N 84%，L 16%，PLT 210×10^9/L；尿常规（-）；大便常规（-）。该患儿最可能患哪种疾病？诊断依据是什么？该病的治疗要点是什么？

第四节　病毒性脑膜炎与病毒性脑炎患儿的护理

微课 PPT

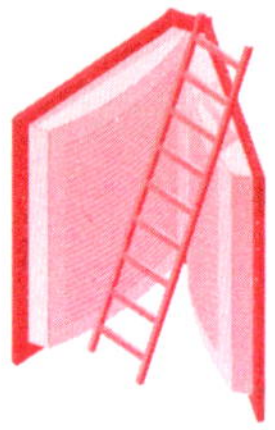

【学习目标】

1. **掌握**　小儿病毒性脑膜炎与病毒性脑炎的症状与体征、治疗要点与护理措施。

2. **熟悉**　小儿病毒性脑膜炎与病毒性脑炎的病因、治疗要点、健康教育。

3. **了解**　小儿病毒性脑膜炎与病毒性脑炎的辅助检查。

案例分析

案例：患儿，男，6 岁，1 周前流涕。继之高热、头痛、嗜睡、精神异常、口唇疱疹。血常规检查：白细胞正常，脑脊液检查基本正常。请问，该患儿最有可能发生的疾病是什么？对该患儿应如何护理？

分析：该患儿最有可能发生的疾病是病毒性脑膜炎。该患儿的护理措施包括维持正常体温、降低颅内压、积极促进机体功能恢复。

病毒性脑膜炎、脑炎是多种病毒感染引起的中枢神经系统的急性炎症，若病变主要累及脑膜，临床上表现为病毒性脑膜炎；若病变主要影响大脑实质，则以病毒性脑炎为临床特征。大多数呈自限性病程。

【病因与发病机制】

在临床工作中，目前仅能在 1/4 ~ 1/3 的中枢神经系统病毒感染病例中确定其致病病毒。其中 80% 为肠道病毒，其次为虫媒病毒、腺病毒、单纯疱疹病毒、腮腺炎病毒和其他病毒。

病毒经肠或呼吸道或蚊虫叮咬进入人体后，在淋巴系统繁殖，经血液循环感染颅外某些脏器，此时患儿可有发热等全身症状。若病毒在定居脏器内进一步繁殖，可入侵脑或脑膜组织，使神经细胞变性、坏死和胶质细胞增生与炎症细胞浸润，出现中枢神经症状。

【症状与体征】

多呈急性起病，病情的轻重与病变部位有关。病毒性脑炎表现较脑膜炎严重，更易发生急性期死亡或留有神经系统后遗症。

1. 病毒性脑膜炎　患病前多有呼吸道或消化道感染史，表现为发热、恶心、腹痛、腹泻等，婴儿常有烦躁不安，易激惹，较少发生严重意识障碍、惊厥等。年长儿诉头痛，可有脑膜刺激征阳性。病程多在1～2周内。

2. 病毒性脑炎　起病急，患儿可同时兼有下述多种类型的表现。

（1）弥漫性大脑病变　主要表现为发热、惊厥、意识障碍及颅内压增高。

（2）累及额叶皮质运动区　以反复惊厥发作为主，伴或不伴发热。

（3）累及额叶底部和颞叶边缘系统　患儿表现为精神情绪异常，如狂躁、幻觉、失语以及定向力、计算力和记忆力障碍等，伴或不伴发热。其中以单纯疱疹病毒引起者最为严重，常合并惊厥和昏迷，病死率高。

（4）其他　以偏瘫、单瘫、四肢瘫或各种不自主运动为主要表现。

【辅助检查】

1. 脑脊液检查　外观清亮，压力正常或增高。白细胞总数轻度增多，早期以多核细胞为主，后期以淋巴细胞为主。糖和氯化物含量在正常范围，蛋白质轻度升高。

2. 病毒学检查　部分患儿取脑脊液进行病毒分离及特异性抗体检测均为阳性。恢复期血清特异性抗体滴度高于急性期4倍以上有诊断价值。

3. 脑电图　以弥漫性或局限性异常慢波背景活动，只提示脑功能异常。

【治疗要点】

本病无特异性治疗，以支持、对症治疗为主。

1. 支持治疗　卧床休息，维持体温正常及水、电解质平衡，合理供给营养。

2. 控制脑水肿和颅内高压　严格限制液体入量；静脉注射脱水剂。

3. 控制惊厥发作　惊厥时给予地西泮、苯巴比妥等止惊剂。

4. 抗病毒和抗生素药物使用　可选用阿昔洛韦、更普洛韦、利巴韦林等抗病毒药物。重症或合并细菌感染患儿酌情给予抗生素治疗。

【护理诊断】

1. 体温过高　与病毒血症有关。

2. 潜在并发症　颅内压增高。

3. 躯体活动障碍　与昏迷、瘫痪有关。

【护理目标】

患儿体温恢复正常；患儿未出现颅内压增高或一旦出现能及时发现并配合医生进行处理；患儿躯体功能得到积极恢复。

【护理要点与措施】

1. 维持正常体温 保持病室的安静及适宜的温湿度，避免光线过强，采取舒适的体位。监测体温，观察热型及伴随症状，体温超过38.5℃时给予物理降温或药物降温。评估患儿有无脱水症状，保证摄入足够的液体量。

2. 降低颅内压 密切观察患儿病情，防止颅内压增高；若颅内压增高，需遵医嘱用药（参见本章第二节的护理措施中的“降低颅内压”）。

3. 积极促进机体功能恢复

（1）细心的生活护理 为患儿创造良好的环境，给有幻觉、定向力障碍的患儿提供保护性照顾。昏迷患儿保持侧卧位，定时翻身及按摩皮肤，以促进血液循环，防止出现压疮。帮助患儿拍背，促使其排出痰液，减少坠积性肺炎的发生。

（2）恢复肢体功能 保持肢体呈功能位置，病情稳定后及早帮助患儿进行肢体的被动或者主动功能锻炼，注意循序渐进。在改变锻炼方式时加以指导，及时给予帮助和鼓励。

（3）药物治疗 按医嘱给予促进脑代谢的药物。

【健康教育】

（1）向患儿及家长介绍病情，减轻焦虑；提供心理支持，帮助患儿树立战胜疾病的信心；指导家长协助患儿翻身、皮肤护理及功能锻炼的方法。

（2）向患儿家长做好用药指导，鼓励家长为恢复期患儿坚持进行智力训练和肢体功能锻炼。

目标检测

一、单项选择题

1. 80%小儿病毒性脑膜炎、脑炎的病原体为（　　）
   A. 肠道病毒　　B. 虫媒病毒　　C. 腮腺炎病毒
   D. 疱疹病毒　　E. 脊髓灰质炎病毒

2. 下列不符合病毒性脑膜炎、脑炎的脑脊液检查结果的是（　　）
   A. 外观混浊　　B. 压力增多　　C. 细胞数增多
   D. 蛋白质增多　　E. 糖和氯化物正常

3. 病毒性脑膜炎患儿的脑脊液检查结果中可出现（　　）
   A. 外观混浊　　B. 压力降低　　C. 细胞数减少
   D. 蛋白正常　　E. 糖和氯化物正常

4. 病毒性脑膜炎患儿的主要的护理问题是（　　）

A. 体温过高
B. 颅内高压（潜在并发症）
C. 急性意识障碍
D. 有受伤的危险
E. 躯体移动障碍

5. 患儿，男，4 岁，以病毒性脑膜炎入院。经积极治疗，除右侧肢体仍活动不利，其他临床症状明显好转，家长要求回家休养，护士为其进行出院指导，下列不妥的是（　　）

A. 给予高热量、高蛋白、高维生素饮食
B. 患侧肢体保持功能位，尽量减少活动
C. 指导用药注意事项
D. 保持患儿心情舒畅
E. 指导定期随访

二、填空题

病毒性脑膜炎、脑炎的脑脊液外观__________，压力__________，白细胞以__________为主，糖和氯化物含量__________，蛋白质__________。

三、问答题

1. 简述病毒性脑膜炎、脑炎的护理诊断。

2. 患儿，女，5 岁，诊断为病毒性脑膜炎。住院期间护理人员密切观察患儿的瞳孔及呼吸变化；将患儿取头低脚高位；体温≥38.5℃时给予物理降温；昏迷及吞咽困难时给予鼻饲；病情稳定后，及早进行肢体功能锻炼。上述护理措施中错误的是哪项？为什么？

书网融合……

微课　本章小结 1　本章小结 2　自测题

目标检测参考答案

第一章　儿科护理与儿科特点

第一节

一、单项选择题

1. E　2. E　3. C

二、问答题

1. 儿科护士所充当的角色有护理计划者、护理执行者、患儿代言者、健康教育者、健康指导者、健康协调者、护理研究者。

2. 略。

第二节

一、单项选择题

1. B　2. D　3. A　4. C　5. A　6. C　7. E

二、填空题

1. 婴儿期，青春期

2. 幼儿期

3. IgG

三、问答题

1. 5 ~6 个月的小儿不容易患麻疹的主要原因是新生儿可通过胎盘从母体获得 IGg，婴儿出生 5 ~6 个月后 IgG 在体内的水平逐渐消失。所以小儿生后 6 个月内不易患麻疹。人工喂养儿在婴幼儿期体内缺乏 sIgA，因为 sIgA 能从母亲的乳汁中获得，所以人工喂养儿体内含量较低，因此，更容易患消化道疾病。

2. 小儿最容易发生意外伤害的年龄段是幼儿期。这个阶段的小儿对危险的识别和自我保护能力都有很限，因此最易发生意外伤害，应格外注意防护。比如远离电器，将成人的药物放在幼儿够不着的地方，避免烧伤、烫伤、溺水等等（预防方法是开放性的，可在课堂进行开放性讨论）。

第二章　儿童保健

第一节

一、单项选择题

1. A　2. A　3. A　4. E　5. D　6. A　7. E　8. C　9. D　10. C

二、填空题

1. 补授法，代授法

2. 2 岁

3. 基础代谢，生长发育，食物热力作用，活动消耗，排泄损失

三、问答题

1. 母乳喂养的优点如下。

（1）营养丰富，易于消化吸收 ①蛋白质、脂肪、碳水化合物的比例适宜为 1∶3∶6；②母乳中的蛋白主要是乳清蛋白，易消化吸收；③母乳所含的碳水化合物中 90% 以上为乙型乳糖，利于脑发育并可促进肠道双歧杆菌的生长，减少腹泻机会；④母乳中含不饱和脂肪酸、必需脂肪酸及解脂酶较多，有助于脂肪的消化和吸收；⑤母乳中维生素含量多，如维生素 A 和水溶性维生素；⑥母乳中矿物质含量少，适合婴儿肾发育水平，而且吸收率较高，钙、磷的比例适宜（2∶1），易于吸收，锌、铁的吸收率也明显高于牛乳。

（2）增强免疫力 母乳含有较多的免疫物质，尤其是初乳中含量更高。新生儿能从母乳中获得 sIgA，可保护呼吸道和消化道黏膜。含有较多的乳铁蛋白、双歧杆菌、巨噬细胞，可以抑制大肠埃希菌及白念珠菌的生长。

（3）增加母婴情感交流，有利于婴儿心理和智能的发育。

（4）喂养经济简便。

（5）对过敏性疾病有保护作用。

（6）有益母亲健康。

2. 婴儿食物转换的原则为由少到多、由稀到稠、由细到粗、由一种到多种、循序渐进。应在婴儿健康，消化功能正常时添加。

3. 如果母乳充足，可采用母乳喂养。喂乳前先给婴儿更换尿布，母亲洗手后用温开水清洗乳头、乳晕。哺乳时可采取使母亲及婴儿舒适的姿势，每次哺乳时间应根据婴儿吸吮能力和体质强弱适当调整，以吃饱为度。哺乳结束后，应将婴儿竖起，头部靠在母亲肩上，用手掌轻拍背部，以利咽下的空气排出，然后将婴儿置于右侧卧位，以防溢乳造成的窒息。并根据食物转换的原则进行转换。6 个月可添加泥状食物如含铁配方米粉、配方奶、蛋黄、鱼泥、菜泥、水果泥等；7 ~9 个月可添加末状食物如粥、烂面、碎菜、蛋、鱼、肉末、豆腐、饼干等；10 ~ 12 个月可添加软碎食物如稠粥、软饭、面条、碎菜、碎肉、带馅食品等。

第二节

一、单项选择题

1. D 2. C 3. D 4. D 5. B

二、填空题

1. 1/3 ~ 1/2

2. 2 ~6 个月，6 ~ 12 个月

3. 空气浴，日光浴，水浴

三、问答题

婴儿期多为单独性游戏。婴儿早期的游戏需要大人的陪伴和参与，后期逐渐变为单独性游戏，幼儿期多为平行性游戏，学龄前期多为联合性或合作性游戏，学龄期多为竞赛性游戏，青春期游戏内容因性别而有很大差异。女孩一般对社交性活动感兴趣，男孩子通常对运动中的竞争和求胜有兴趣。

第三节

一、单项选择题

1. D　2. D　3. D　4. C　5. B

二、填空题

1. 菌苗，疫苗，类毒素
2. 75%乙醇
3. 30

三、问答题

1. 预防接种后的反应及处理如下。①过敏性休克：让患儿平卧，头偏一侧，吸氧，并立即皮下1∶1000肾上腺素0.5～1ml，必要时可重复注射，待病情稍稳后尽快转至抢救室。②晕针：此时让患儿平卧，保持安静，头偏一侧，饮少量热开水或糖水，短时间内即可恢复正常。若无效，可针刺人中穴，也可皮下注射1∶1000肾上腺素。③过敏性皮疹：接种后几小时至几天内，出现荨麻疹样表现最多见。可服用抗组胺药物。④全身感染：有严重原发性免疫系统或继发性免疫防御功能遭受破坏（如放射病）者，接种活菌（疫）苗后可扩散为全身感染。应积极抗感染或对症处理。
2. 诊断为晕针。此时让患儿平卧头稍低，保持安静，头偏一侧，饮少量热开水或糖水，一般短时间内即可恢复正常。

第三章　住院患儿的护理

第一节

一、单项选择题

1. A　2. E　3. A　4. D

二、填空题

反抗，失望，否认

第二节

一、单项选择题

A

二、填空题

1. 上呼吸道感染
2. 生理性哭闹，病理性哭闹
3. 开包降温，酒精擦浴

4. 每1～2，半小时
5. 阑尾炎，肠套叠
6. 喂养不当

三、问答题

1. 当体温超过38.5℃时给予物理降温，如松解过厚的包被（开包降温）或解开过厚衣物，头部置冷毛巾湿敷或头部、腋下及腹股沟处放置冰袋；给予温水擦浴、30%～50%酒精擦浴或冷盐水灌肠等方法降低体温。新生儿首选开包降温，不宜采用酒精擦浴降温。每4小时测体温1次，高热与超高热或有热性惊厥史者每1～2小时测体温1次，采取退热措施后半小时复测体温，评价降温效果。
2. 病情观察：密切观察腹痛的部位、性质、持续时间、严重程度及伴随症状。疼痛的处理：为明确诊断者，禁止热敷或给止痛药，以免掩盖症状，影响诊断，延误治疗。明确病因后按原发病护理，必要时遵医嘱给予药物解痉止痛或手术治疗。生活护理：剧烈腹痛患儿绝对卧床休息。根据原发病确定腹痛患儿的饮食，给予细软、易消化、富含营养的食物，必要时可给予静脉补充营养。
3. 密切观察病情。呕吐的处理：立即松解患儿衣扣，予以侧卧位，床旁备吸痰器及抢救用物，迅速清除口、鼻腔呕吐物，防止呕吐物误入气管导致窒息，记录呕吐次数、量及性状，患儿喂乳后应竖起拍背，尽量排出胃内空气。呕吐后应清洗口腔，及时更换被污染的床单和衣物。正确喂养：采用小儿舒适的体位和姿势喂食，选择合适的胶皮乳头，乳温适中，喂乳完毕轻拍患儿背部排出咽下的空气；喂哺后置小儿于右侧卧位，防止溢乳造成误吸。

第三节

一、单项选择题

1. D　2. A　3. B　4. B　5. B

二、填空题

1. 肠道菌群失调
2. 复方解热止痛片
3. 接种疫苗，水痘
4. 开塞露

三、问答题

1. 根据小儿体重公式3.5kg + 月龄5×0.7kg＝7kg

（即：出生体重3.5kg的5个月小儿的平均体重为7kg）

7kg×(0.5～1) mg/kg＝3.5～7mg，(3.5～7) mg÷25mg/ml＝(0.14～0.28) ml，抽0.2ml即可（氯丙嗪每毫升含有25mg，0.1mg就含有2.5mg，0.2ml含有5mg）。

第四节

一、单项选择题

1. C　2. C　3. B　4. A　5. D　6. A　7. B　8. B　9. D　10. E

二、填空题

1. 1 小时，每次 10～15 分钟
2. 头皮静脉，额上静脉，颞浅静脉，耳后静脉
3. 下颌角，锁骨上缘中点
4. 误刺入动脉中

三、问答题

1. 臀红可分为轻度（主要为表皮潮红）和重度。重度又分重Ⅰ、重Ⅱ、重Ⅲ度。重Ⅰ度表现为局部皮肤潮红，伴有皮疹；重Ⅱ度除以上表现外，还有皮肤溃破、脱皮；重Ⅲ度局部大片糜烂或表皮剥脱，可继发感染。
2. 头皮静脉外观浅蓝色，触摸无搏动，管壁薄易压瘪，不易滑动；头皮动脉外观浅红色，触摸有搏动，管壁厚不易压瘪，易滑动。
3. 保持灯管及反射板清洁，并及时更换灯管；一般持续或间断照射时间是 24～48 小时，但不超过 72 小时。光照时可出现轻度反应可随病情逐渐好转而消失；光疗中应注意保证及时补充水分及营养；照射过程中患儿出现异常及时与医师联系，妥善处理；一般光疗同时或光疗后应补充核黄素。
4. 该患儿为重Ⅱ度臀红。

护理时应注意：尿布消毒灭菌；臀部清洗时禁用肥皂，动作轻柔；暴露臀部皮肤时应注意保暖；照射臀部时患儿必须有护士守候，避免烫伤，如果是男婴，用尿布遮住会阴部。酌情选择油类或药膏；涂抹油类或药膏时，采用滚动涂药，不可在皮肤上反复涂擦，以免加剧疼痛、脱皮。

预防臀红需做到：勤换尿布，保持臀部皮肤清洁干燥；腹泻患儿便后及时用温水清洗臀部并拭干，清洗时禁用肥皂，局部可涂油保护；勿用油布或塑料布等吸水差、不透气的材质直接包裹患儿臀部；洗涤尿布应漂洗干净，避免洗涤剂残留。

第四章　小儿生长发育

第一节

一、单项选择题

1. E　2. D　3. B

二、问答题

生长发育的规律：生长发育的连续性和阶段性；生长发育的顺序性：生长发育通常遵循由上到下、由近到远、由粗到细、由简单到复杂、由低级到高级的一般规律；生长发育的不平衡性；生长发育具有个体差异性。

第二节

一、单项选择题

1. D　2. E　3. D　4. C　5. D　6. A

二、填空题

1. 对边中点的连线

2. 脐上，脐与耻骨联合上缘中间

3. 其岁数加 1

三、问答题

1. 前囟迟闭或过大多见于佝偻病、甲状腺功能减退等；前囟早闭或过小见于脑发育不良、小头畸形；前囟饱满，张力增加常提示颅内压增高，多见于脑炎、脑积水等；而前囟凹陷多见于严重脱水或极度消瘦的小儿。

2. 正常乳牙 2 岁到 2 岁半出齐；1 ~9 岁腕部骨化中心的数目约为其年龄加 1；2 ~12 岁儿童身高公式为：身高（cm） = 年龄 ×7 +75（cm）；据此推算该儿童约为 3 岁。

第四节

一、单项选择题

1. B　2. E　3. C　4. B　5. C

二、填空题

1. 不敏锐

2. 相当灵敏

3. 发音，理解，表达

三、问答题

①判断该小儿发育正常。②如果要对其生长发育进行评价，可以从体重、身高、头围、胸围、上臂围、囟门、牙齿、骨化中心个数等方面，此外，还可以从粗细运动、语言、适应周围环境的能力和行为进行综合判断。

第五章　新生儿与新生儿常见疾病及其护理

第一节

一、单项选择题

1. D　2. B　3. A　4. D　5. D　6. E

二、填空题

1. 满 37 周到不满 42 周

2. 已足月，<2500g

3. 不足 1500g，不足 1000g

三、问答题

常见异常分娩的新生儿有各种难产、急产、产程延长；分娩过程中使用镇静和止疼药物等。

第二节

一、单项选择题

1. A　2. A　3. E　4. B　5. C

二、填空题

1. 37 周，2500 ~ 4000g

2. 22 ~ 24℃，26 ~ 28℃

3. 右侧

4. 30% ~ 40%，3 天，视网膜

5. 2 周开始，2 个月

三、问答题

生理性黄疸；生理性体重下降；乳腺肿大、假月经；口腔内可有上皮珠或螳螂嘴；新生儿粟粒疹。

第三节

一、单项选择题

1. D　2. B　3. B　4. E　5. A　6. E　7. C　8. B

二、填空题

342μmol/L

三、问答题

该患儿为生理性黄疸，因为早产儿血浆清蛋白偏低，肝脏代谢功能很不成熟，所以黄疸程度较重，消退也较慢，可延长至 3 ~ 4 周消退；早产儿胆红素 >257μmol/L 为正常，而该患儿胆红素浓度仅为 206μmol/L，属于正常范围。

第四节

一、单项选择题

1. C　2. D　3. C　4. E　5. C

二、填空题

1. 清理呼吸道，建立有效呼吸、增加通气量，维持正常循环、保证足够的心排血量，药物治疗，评价

2. 心跳而无自主呼吸或未能建立规律呼吸的缺氧状态

三、问答题

轻度窒息：生后 1 分钟 Apgar 评分为 4 ~ 7 分；患儿皮肤身体发红、四肢青紫；呼吸浅表或不规则；心跳慢而有力，80 ~ 120 次/分；对外界刺激有反应；肌张力好，四肢稍屈；喉反射存在。

重度窒息：生后 1 分钟 Apgar 评分为 0 ~ 3 分；患儿皮肤青紫或苍白；呼吸微弱或无呼吸；心跳慢而不规律，心率 <80 次/分；对外界刺激无反应；肌张力低下；喉反射消失；抢救不及时可致死亡。

第五节

一、单项选择题

1. A.　2. E　3. D　4. D　5. C

二、填空题

1. 围生期窒息
2. 苯巴比妥，地西泮或水合氯醛

三、问答题

对新生儿缺氧缺血性脑病患儿应重点观察：神志、瞳孔、前囟张力、肌张力、神经反射、呼吸、心率等情况；注意有无惊厥发生以及发生的时间、表现等；随时注意血压、血氧饱和度、尿量、血气分析、血糖异常等情况。

预防颅内压增高：及时清除呼吸道分泌物，保持呼吸道通畅。选择适当的给氧方法，根据患儿缺氧情况，可给予鼻导管吸氧或头罩吸氧，重者可考虑气管插管及机械正压通气。遵医嘱给予镇静剂、利尿剂及脱水剂。

第六节

一、单项选择题

1. D　2. A　3. C　4. B　5. B

二、填空题

缺氧，产伤

三、问答题

1. ①绝对保持安静、减少刺激；少搬动或不搬动，避免声、光刺激，喂乳时不宜抱起；护理操作要轻、稳、准，集中进行；除臀部护理外，免去其他清洁护理；静脉穿刺应留置针，减少反复穿刺，避免头皮穿刺输液。②缓解颅内高压，头肩抬高15°～30°，侧卧位、头偏向一侧；遵医嘱用降压药。③密切观察病情，密切观察生命体征、瞳孔、肌张力、意识等变化；15～30分钟巡视病房一次，每4小时测T、P、R、BP并记录。发现病情变化立即报告医生，做好抢救准备。遵医嘱给予镇静、脱水药。用药后观察皮肤弹性、黏膜湿润的程度。

2. 该患儿的主要护理诊断：潜在并发症，颅内压增高，与颅内出血有关；低效性呼吸型态，与呼吸中枢压迫有关；营养失调（低于机体需要量），与意识障碍不能进食有关。

护理措施：密切观察生命体征、瞳孔、肌张力、意识等变化；降低颅内压，绝对保持安静、减少刺激，维持有效呼吸，保证热量供给，注意患儿体位，头肩抬高15°～30°，使患儿侧卧位、头偏向一侧。及时清除呼吸道分泌物，保持呼吸道通畅。间断低流量吸氧，避免高浓度或持续性吸氧。呼吸衰竭或呼吸暂停者可给予机械正压通气，做好相应的护理。保证热量供给，必要时鼻饲喂养或静脉营养。静脉补充营养时输液宜慢；准确记录24小时出入量。遵医嘱给予相应的止血药等。

第七节

一、单项选择题

1. C　2. C　3. E　4. E　5. B　6. C

二、填空题

寒冷，早产，感染，低体重，窒息缺氧

三、问答题

1. 肛温 > 30℃的新生儿寒冷损伤综合征患儿，要将患儿置于已经预热的30℃暖箱中，每小时监测体温一次，根据患儿体温恢复情况调节温箱温度在30～34℃范围内，使其在6～12小时复温。

2. 肛温 < 30℃的新生儿寒冷损伤综合征患儿，先将其置入比肛温高1～2℃的暖箱中，每小时监测肛温、腋温一次，每小时提高箱温0.5～1℃（但不超过34℃），在12～24小时复温。

3. 该患儿为中度新生儿寒冷损伤综合征。采取肛温 > 30℃的复温方法：将患儿置于已经预热的30℃暖箱中，每小时监测体温一次，根据患儿体温恢复情况调节温箱温度在30～34℃范围内，6～12小时内复温。无暖箱条件的可采用热水袋、热炕、电热毯或母亲怀抱等方法复温，注意防烫伤及捂闷。复温过程中每小时测肛温、腋温1次，体温恢复正常6小时后每4小时测1次。向家长讲解正确的复温方法，解释保证热量的重要性，介绍有关保暖措施与喂养方法，嘱母亲坚持排乳，鼓励母乳喂养、尽早开奶，保证足够的能量。

第八节

一、单项选择题

1. C　2. A　3. C　4. D　5. B

二、问答题

新生儿出生后必须严格执行无菌操作技术，采取严格的消毒措施，保证脐部不受污染，防止细菌感染。断脐后24小时更换脐部外敷的纱布，并加脐兜固定。每次洗浴时要避免弄湿脐部，洗浴后用75%乙醇消毒。避免尿液粪便污染脐部，勤换尿布或使用一次性纸尿裤，保持局部清洁干燥。当脐部结痂时不可人为强行剥落，应由其自然脱落。一般脐痂在生后7天脱落，脐痂脱落时应注意局部是否有渗血、渗液，如发现渗血、渗液时应按脐炎处理。

指导家长正确的消毒方法，进行婴儿脐部护理时应洗手，注意婴儿腹部保暖。从脐带的根部由内向外环形彻底清洗消毒；做好断脐后的护理；保持脐部清洁、干燥，勤换尿布或者尿不湿，并避免尿布过长直接覆盖在脐部，接触患儿前后要洗手，污染物品要焚烧处理。

第九节

一、单项选择题

1. B　2. E　3. B　4. A　5. A

二、问答题

当早产儿被诊断为新生儿低血糖时应该保持血糖稳定，防止低血糖发生。无症状低血糖者，可口服葡萄糖。若口服无效则改为静脉输注葡萄糖。对有症状患儿需要静脉输注10%～25%葡萄糖2～4ml/kg，然后用葡萄糖液6～8mg/（kg·min）维持。

护理方面要保证能量供给，生后尽早喂养，根据情况给予葡萄糖或吸吮母乳。对可能发生低血糖的患儿，生后1小时内即喂10%的葡萄糖水。不能口服者可静脉滴注葡萄糖。早产儿或窒息儿尽快建立静脉通路，保证葡萄糖输入。定期监测血糖，及时调整输入量及速度。低体重儿注意保暖；缺氧者给予吸氧；有感染者遵医嘱给予抗感染治疗。密切观察病情变化，监测血糖，观察神志、哭声、呼吸、肌张力及抽搐等情况，发现呼吸暂停，给予拍背、弹足底等处理，根据患儿缺氧程度合理给氧。出现昏迷、惊厥时，立即报告医生并及时处理。

第十节

一、单项选择题

1. A　2. D　3. E　4. A　5. C

二、填空题

72小时后，牛乳喂养的足月儿

三、问答题

1. 首先要遵医嘱补充钙剂、抗惊厥。应用10%葡萄糖酸钙，每次1.0～2.0ml/kg，用5%葡萄糖液稀释1倍后静脉缓慢推注，速度<1ml/min。必要时6～8小时后重复用量1次。

2. 静脉推注的速度不能快，必须有专人给予心电监护，以免注入过快引起呕吐和心脏停搏等毒性反应。当心率<80次/分时应停用。确保输液通畅，发现药液外溢，要立即停止注射，以免造成局部组织坏死；并且局部要立即用25%～50%硫酸镁湿敷。惊厥停止后可口服10%氯化钙1～2g/d，服前应用糖水稀释，以减少对胃的刺激，口服补钙要在两次喂奶之间给药，忌与牛奶搅拌在一起服用，以免影响吸收。母乳喂养，母乳中钙磷比例适当，有利于肠道内钙的吸收，如果母乳不足或没有条件进行母乳的，必须用钙磷比例适当的婴儿配方乳。随时备好急救物品，如吸引器、氧气、气管插管、气管切开等；一旦发生喉痉挛等紧急情况，便于争分夺秒组织抢救。

第六章　急症患儿的护理

第一节

一、单项选择题

1. D　2. E　3. B　4. A　5. D

二、填空题

全身，局部，意识障碍，急症之一，热

三、问答题

1. 惊厥持续状态指惊厥发作持续30分钟以上，或两次发作间歇期意识不能完全恢复者，为惊厥的危重型。

2. 热性惊厥的特点：多见于6个月至3岁小儿，男孩多于女孩；多发生于病初体温急剧升高12小时内；发作呈全身性，时间短，在10分钟之内，次数少，在一次发热性疾病中很少有连续多次发作；发作后意识恢复快，无神经系统异常体征；发作后1周脑电图正常。另外有既往高热惊厥史和家族遗传史；预后良好。

3. 该患儿因上呼吸道感染并伴有高热入院，因此，首先考虑最可能引起惊厥的原因是高热，特别是惊厥持续的时间比较短，符合热性惊厥的特点。当患儿出现惊厥时可遵医嘱应用地西泮；在护理中需要特别注意采取降温措施。此外尽可能不搬运患儿，并使患儿平卧，头偏向一侧，松解衣领，清除口鼻泌物及呕吐物等，将舌轻轻向外牵拉，保持呼吸道通畅。

第二节

一、单项选择题

1. A　2. D　3. E　4. B

二、填空题

胸骨下陷 1 ~ 2cm，至少 100 次/分

三、问答题

目前常用的现场心肺复苏抢救步骤是：C—A—B 方法，①C：胸外心脏按压、建立循环。②A：气道开放、保持呼吸道通畅。③B：人工呼吸；口对口人工呼吸是最简单、最有效方法，首先连吹气 2 次。初步抢救成功后再转送医院治疗，继续 D—E—F 的步骤（即 D 药物治疗，E 心电监护，F 电除颤）。

第三节

一、单项选择题

1. B　2. A　3. E

二、填空题

1. 呼吸系统症状，低氧血症和高碳酸血症
2. 中枢性
3. 周围性
4. 呼吸困难，吸气

三、问答题

呼吸衰竭患儿采用鼻导管或面罩、头罩给氧，鼻导管每日更换，两侧鼻孔交替使用。氧流量一般为 1 ~ 2L/min，浓度 25% ~ 30%。严重缺氧时浓度可以 60% ~ 100%，但持续时间不可超过 4 ~ 6 小时。吸氧期间检测血气分析，保持氧分压在 65 ~ 85mmHg。氧气要加温、加湿；吸氧前应先清除鼻腔内分泌物，以保证有效吸氧；每日需要更换湿化瓶内蒸馏水。

第七章　营养性疾病患儿的护理

第一节

一、单项选择题

1. D　2. D　3. E　4. A　5. C　6. B　7. B　8. C

二、填空题

1. 自发性低血糖，营养性贫血，继发各种感染，多种维生素缺乏和微量元素缺乏，自发性低血糖

2. 维生素 A

三、问答题

1. 饮食调节的原则是：适合消化能力，符合营养需要；循序渐进，逐渐补充；要由少到多，由稀到稠，逐渐增加，直至恢复正常。补液时应该注意观察输液速度，中、重度营养不良患儿输液时速度宜慢，补液量不宜过多。

2. 根据体重计算公式：12 个月小儿体重（kg） = 6 + 月龄 ×0.25（kg）；所以 12 个月小儿正常情况下体重在 9kg 左右，而该患儿体重只有 7.2kg；正常情况下，12 个月的小儿身长（身高）应该在 75cm，而该患儿身长只有 70cm；加之皮下脂肪 0.5cm，在 0.4 ~0.8cm 之间；患儿一般状态较差，面色略苍白，精神状态欠佳。所以医生诊断为轻度营养不良。

对该患儿在饮食护理方面应注意：可从每日 250 ~330kJ/kg（60 ~80kcal/kg）开始，逐渐递增。在基本维持原膳食的基础上，较早添加含蛋白质和热量较高的食物。

在预防小儿营养不良方面需要注意：尽可能母乳喂养，及时添加辅食，母乳不足或不宜母乳喂养者应补以含优质蛋白的代乳品（如牛乳），防止单纯以淀粉类食品、炼乳或麦乳精喂养。按时进行预防接种，积极治疗小儿腹泻，防治传染病和先天的消化道畸形。保证睡眠，坚持户外活动与体育锻炼，纠正不良的卫生和饮食习惯，不偏食、不挑食。还要注意定期检查身体，监测生长发育指标，定期测量体重，发现体重增长缓慢或不增时，应尽快查明原因，及时予以纠正。

第二节

一、单项选择题

1. A　2. C　3. E　4. A　5. A　6. B　7. A　8. B

二、填空题

1. 初期（早期），激期（活动期），恢复期，后遗症期

2. 日光照射，及时适量地补充维生素 D

三、问答题

1. 正常足月儿生后 2 周开始口服维生素 D 400IU/d；早产儿生后 1 周补充维生素 D 800IU/d，3 个月后改 400IU/d；口服至 2 岁。

2. 15 个月的宝宝因为出生在北方，由于气候原因，生后难以接受足量阳光的直接照射，造成内源性维生素 D 合成减少。宝宝的症状与体征及 X 线检查均符合佝偻病激期的诊断。所以，宝宝目前的情况是佝偻病激期（活动期）。

在护理方面需要注意：①每日户外活动，接受日光照射，在允许的情况下尽量暴露皮肤，直接接受阳光照射；要逐渐增加每日晒太阳的时间；②及时添加含维生素 D 及钙相对较多的辅食，如动物肝脏、鱼类、蛋类、裙带菜、海带、瘦肉、奶油、奶酪等；

③补充维生素 D，尽可能口服；一般口服剂量为 2000～4000IU/d，1 个月左右改预防量 400IU/d；也可肌内注射维生素 D_3 20 万～30 万 IU 一次，2～3 个月后改用预防量口服；④15 个月宝宝正在学习行走，要注意预防骨骼畸形，尽量减少患儿负重，避免久坐、久站、久行，以防发生骨骼畸形；⑤佝偻病患儿抵抗力会下降，所以还要预防感染。并且还要严格按医嘱用药，预防维生素 D 中毒。

第三节

一、单项选择题

1. C　2. D　3. C　4. D　5. B　6. B　7. C

二、填空题

1. 血清离子钙，神经－肌肉兴奋性
2. 缺乏维生素 D，血清离子钙降低
3. 面神经征，腓反射，陶瑟征

三、问答题

1. 首先要注意止惊、补钙和给予维生素 D。治疗的顺序：先止惊，后补钙，病情稳定后再给予维生素 D 治疗，并补充钙剂。注意：3 个月以下佝偻病患儿用维生素 D 治疗时，或曾经有过手足搐搦症病史的患儿，大剂量应用维生素 D 前 2～3 天至应用后 2～3 周按医嘱加服钙剂，防止低钙血症出现惊厥或抽搐。

2. 宝宝出现惊厥的原因：由于在大剂量肌注维生素 D 之前 2～3 天没有给予钙剂的补充，维生素 D 的作用是促进钙的吸收，大剂量肌注维生素 D 使得钙离子迅速进入骨骼，血清离子钙浓度降低而导致神经－肌肉兴奋性增高，引起患儿出现惊厥。

紧急处理措施：先止惊，后补钙，最后给予维生素 D。首先迅速使用镇静剂，首选地西泮，也可应用 10% 水合氯醛保留灌肠。注意先将舌头拉出口外，进行人工呼吸或加压给氧，必要时行气管插管或气管切开，保持呼吸道通畅。病情稳定后给予钙剂，补充维生素 D。

第四节

一、单项选择题

1. B　2. C　3. C

二、多项选择题

1. BDE　2. ABE

三、填空题

1. 20%～29%，30%～49%，50%
2. 单纯性肥胖症，继发性肥胖症

四、问答题

单纯性小儿肥胖主要由热量摄入过多，超过机体消耗量所致；经常摄入动物脂肪类食品、油炸食品、巧克力食品的儿童，特别是多食少动的儿童更容易患小儿肥胖症。因此，要做好健康教育工作，指导家长注意小儿的饮食结构调整，培养小儿良好的饮食习惯，避免营养过剩。指导家长给小儿创造条件和机会增加活动量，以避免摄入过多、消耗过少。饮食方面要以高蛋白质、低碳水化合物及低脂肪为宜，动物脂肪的摄入不宜超过脂肪总量的1/3。供给一般需要量的维生素和矿物质；多进食热量少的蔬菜及水果等。限制甜食、高热量的巧克力以及油炸类等食品的摄入。

第八章　急性传染病患儿的护理

第一节

一、单项选择题

1. E　2. B　3. E　4. B

二、填空题

1. 麻疹，水痘，流行性腮腺炎，百日咳，白喉，流行性脑脊髓膜炎
2. 中毒性痢疾，脊髓灰质炎，流行性乙型脑炎
3. 潜伏期，前驱期，临床症状期，恢复期
4. 传染源，传播途径，易感人群，传染源，传播途径，易感人群
5. 早发现，早诊断，早报告，早隔离

三、问答题

了解潜伏期的意义在于：①判断受感染时间、追踪传染源、查找传播途径；②确定接触者的留验、检疫和医学观察期限；③确定免疫接种时间；④评价预防措施效果。

第二节

一、单项选择题

1. C　2. D　3. C　4. A　5. C　6. B　7. E

二、填空题

1. 红色斑丘疹，正常，疹褪后有脱屑及色素沉着
2. 肺炎，喉炎，中耳炎，心肌炎，脑炎

三、问答题

1. 科氏斑是麻疹早期具有特征性的体征，一般在出疹前1～2天出现。开始时见于下磨牙相对的颊黏膜上，为直径0.5～1.0mm的灰白色小点，周围有红晕，常在1～2天内迅速增多，可累及整个颊黏膜，于出疹后1～2天迅速消失。

2. ①每日用生理盐水或漱口液含漱，保持口腔清洁。②室内光线柔和，避免强光照射患儿眼睛，每日用生理盐水或2%硼酸溶液冲洗双眼2～3次，滴入氯霉素眼药水或红霉素眼膏。加服维生素A，预防干眼症。③防止呕吐物或泪水流入外耳道；如发现耳道流脓或红肿，应用过氧化氢溶液清洗耳道。④如鼻腔干燥，可蒸汽吸入、鼻周围皮肤涂油膏。

3. 根据患儿的临床表现与体征，该患儿的临床诊断是麻疹。对该患儿需要：①严密监测体温，维持体温可在39.0～39.5℃，以利于出疹。如体温超过39.5℃以上时，可用温水擦浴，若体温达到40℃以上时，可遵医嘱用小剂量退热药控制体温。禁忌使用酒

精擦浴及冷敷等强行降温方法。②做好皮肤、五官的护理，出疹期保持皮肤温暖；剪指甲，防搔抓皮肤，忌用激素类止痒药物。预防干眼症，口服维生素 A。③注意观察有无并发症的发生，麻疹患儿出疹期如出现持续高热、咳嗽加剧、鼻煽喘憋、发绀、肺部啰音增多等，常提示并发肺炎，重症可致心力衰竭。患儿若出现频咳，声音嘶哑、犬吠样咳嗽，吸气性呼吸困难及三凹征，提示并发喉炎。若患儿出现嗜睡、惊厥，甚至昏迷，应注意有无并发脑炎的情况。年长儿诉耳痛，婴幼儿抓耳、烦躁不安、哭闹，为中耳炎的表现。

第三节

一、单项选择题

1. D　2. E　3. D　4. C　5. E　6. B　7. B

二、填空题

1. 疱疹全部结痂，出疹后 7 天
2. 阿司匹林/水杨酸类药物，糖皮质激素

三、问答题

水痘患儿在用药中应注意：①禁止应用阿司匹林，以防增加发生瑞氏综合征的机会；②避免使用糖皮质激素类药物（包括激素类软膏），以免水痘病毒播散而加重病情；③正在应用糖皮质激素治疗的患有其他疾病的患儿，一旦接触水痘患儿，应立即肌注较大剂量的丙种球蛋白或带状疱疹免疫球蛋白；如被感染水痘，糖皮质激素要在短期内递减并逐渐停药。

在指导家长时，需指导患儿家长有关水痘的隔离、护理知识，并强调病程中禁用糖皮质激素类药物及水杨酸类药物。发热时应卧床休息、多饮水；患儿低热或中等热时不必使用降温药物；如有高热（体温超过 39.5℃），可采取温水浴等物理降温措施，不可采取酒精擦浴、冷水擦浴等强行降温方法。指导家长注意防止皮肤继发感染，注意学会观察病情，当患儿神志、体温、呼吸、皮疹情况出现异常改变时，应立即就诊。

第四节

一、单项选择题

1. B　2. B　3. D　4. C　5. B

二、填空题

1. 消失后 1 周，3 次阴性
2. 急性肾小球肾炎，风湿热，心肌炎
3. 乙型溶血性链球菌
4. 2 ~ 3

三、问答题

麻疹：①发热 2 ~ 3 天后，多数患儿出现科氏斑，皮疹出现后 1 ~ 2 天迅速消退，是早期诊断麻疹的依据；②皮疹多在发热 3 ~ 4 天后出现；③出疹顺序为耳后发际→面部→颈部→躯干→四肢→手心→足底；④皮疹初为不规则淡红色斑丘疹，疹间皮肤正常，以

后逐渐融合成片，颜色加深呈暗红，压之褪色；⑤出疹 3 ~ 4 天后，皮疹开始按出疹顺序消退。疹退后皮肤有棕色色素沉着伴糠麸样脱屑。

猩红热：①大多数起病急，发病 24 小时内即出现畏寒、发热，重者体温可升到 39 ~ 40℃，伴头痛、咽痛、食欲减退、全身不适、恶心、呕吐。咽部可见充血、水肿，扁桃体上可见点状充血或米粒大的出血性红色斑疹或出血点。②皮疹顺序为耳→颈→胸→背→上肢→下肢的顺序出现，直至小腿及足部，一般 24 小时波及全身，48 小时达高峰。③典型的皮疹特点是细小、密集、均匀分布的充血性红疹，触之砂纸感，去压后 10 余秒钟恢复原状；疹间无正常皮肤，全身皮肤充血发红。④出疹期有三个重要特点：帕氏线、口周苍白圈、草莓舌或杨梅舌。⑤1 周后按着出疹顺序的开始呈糠皮样大块脱皮，手、足掌、指（趾）处呈“手套”或“袜套”状脱皮，无色素沉着。

第五节

一、单项选择题

1. D　2. E　3. C　4. A　5. B

二、填空题

1. 腮腺及唾液腺肿大，以耳垂为中心
2. 腮腺肿大完全消退后，3 天
3. 脑膜脑炎，胰腺炎，睾丸炎，卵巢炎
4. 腮腺炎病毒

三、问答题

1. 睾丸炎时必须卧床休息，用丁字带将阴囊托起，必要时给予冰袋冷敷局部，以减轻肿胀和疼痛。
2. 给予清淡、营养丰富、易消化流食或半流食；忌食酸、辣、生、冷、硬等刺激性食物，以免引起唾液分泌增加使疼痛加剧。患儿要卧床休息、多饮水；经常用生理盐水漱口，保持口腔清洁。
3. 第二次就诊可能出现了脑膜脑炎。为预防疾病的传播应该对该患儿的家庭成员及与患儿接触过的儿童进行呼吸道隔离至腮腺肿大完全消退后 3 天。室内通风或用紫外线照射消毒，患儿用过的食具、毛巾等用具可煮沸消毒。流行期间应加强托幼机构的晨检，及时发现并隔离患儿。密切接触者须医学观察 3 周，患病期间停止上学或者停送幼儿机构。对易感儿接种腮腺炎减毒活疫苗。

第六节

一、单项选择题

1. A　2. E　3. E　4. D

二、填空题

1. 不明显，无腹痛与腹泻
2. 休克型，脑型，肺型，混合型

三、问答题

1. 患儿取仰卧中凹位，注意保暖，记录24小时液体出入量，密切观察生命体征与神志的变化。建立有效静脉通路，维持水、电解质平衡，纠正酸中毒。密切观察循环衰竭改善情况，如患者神清、血压回升、口唇转红、四肢转暖及收缩压>90mmHg、脉压>30mmHg、脉搏<100次/分且充盈有力、尿量>30m/h时，应减慢输液速度。

2. 针对该患儿的情况，护士应该采取以下护理措施。①置患儿仰卧中凹位；建立有效静脉通路，维持水、电解质平衡，纠正酸中毒。密切观察循环衰竭改善情况，如患者神清、血压回升、口唇转红、四肢转暖及收缩压>90mmHg、脉压>30mmHg、脉搏<100次/分且充盈有力、尿量>30m/h时，应减慢输液速度。②注意防治脑水肿和呼吸衰竭，遵医嘱应用镇静剂、脱水剂、利尿剂等，控制惊厥，降低颅内压；观察有无脱水的情况发生。保持呼吸道通畅，做好人工呼吸、气管插管准备，准备好呼吸机，并做好气管切开的准备。③监测体温，高热采用物理降温或遵医嘱给予药物降温，使体温在短时间内降至37℃左右，以防高热惊厥致脑缺氧、脑水肿加重。对持续高热不退甚至惊厥不止者，可采用亚冬眠疗法，并于头额部放置冰袋。

第七节

一、单项选择题

1. D　2. B　3. D　4. A　5. A

二、填空题

1. 高热，抽搐，呼吸衰竭
2. 乙脑病毒，蚊虫
3. 高热，意识障碍，惊厥或抽搐，呼吸衰竭，颅内高压

三、问答题

1. （1）脑疝：意识障碍加重，双侧瞳孔不等大，可有生命体征的改变，如呼吸、心率变慢等。

（2）呼吸衰竭：主要为中枢性呼吸衰竭，表现为呼吸节律不规则、叹息式呼吸、潮式呼吸等，有时可因呼吸道痰阻、呼吸肌麻痹等导致周围性呼吸衰竭。

2. 患儿应隔离至体温正常，病室要彻底灭蚊，须有防蚊设备。加强环境卫生管理，消除蚊的滋生环境，人畜生活区域应分开，有效开展防蚊灭蚊工作。易感儿童接种乙脑灭活疫苗。

3. 针对患儿情况，应该采取以下措施。①降低体温，控制惊厥，卧床休息，监测体温。采用物理降温或遵医嘱药物降温，保持室内安静、避光，护理操作集中，避免不必要的刺激。②降低颅内压，防治呼吸衰竭，医嘱应用镇静剂、脱水剂、利尿剂等，控制惊厥，降低颅内压。清除口、鼻中的分泌物，且应防止舌后坠堵塞呼吸道。保持呼吸道的通畅，必要时吸氧。③病房内应备好急救药品和器械，密切观察和记录病情变化，特别是体温、呼吸、脉搏、血压、瞳孔、意识、尿量等情况。注意早期发现脑疝及呼吸衰竭的表现。要早期发现、及时报告、正确处理。④患儿应隔离至体温正常，病室

要彻底灭蚊，须有防蚊设备。易感儿童接种乙脑灭活疫苗。

第九章　结核病患儿的护理

第一节

一、单项选择题

1. A.　2. C　3. E　4. A　5. B

二、填空题

1. 开放性肺结核患者（排菌患者）
2. 呼吸道

三、问答题

结核菌素试验的临床意义如下。

（1）阳性反应：①曾接种过卡介苗，为人工免疫所致；②未接种卡介苗的儿童如无临床症状仅呈一般阳性反应者，表示曾感染过结核分枝杆菌；③3 岁以下尤其是 1 岁以内未接种过卡介苗者，表示体内有新的结核病灶，年龄愈小，活动性结核的可能性越大；④强阳性反应者，常提示体内有活动性结核病；⑤由阴性反应转为阳性反应，或反应强度由原来小于 10mm 增至大于 10mm，且增加幅度大于 6mm，表示新近有感染。

（2）阴性反应：①未感染过结核；②结核菌素效价不足或错误的技术操作；③结核分枝杆菌感染后的结核变态反应前期（初次感染 4 ~8 周内）；④假阴性反应见于应用糖皮质激素、机体免疫功能低下或受抑制所致，淋巴细胞免疫系统缺陷或者患麻疹、重度营养不良、百日咳、严重结核病及老年人等。

第二节

一、单项选择题

1. A　2. E　3. B　4. C　5. C　6. D

二、填空题

开放性肺结核患者，呼吸道

三、问答题

患儿原发性结核发生了急性血行全身播散，此时肺结核常可经由呼吸道、消化道、泌尿道多途径传播。患儿病房应采取呼吸道隔离，定期空气消毒；痰菌阳性患儿痰液应进行消毒处理，患儿餐具、用物等按规定进行消毒；避免接触其他急性传染病患儿，防止交叉感染。同时，患儿高热并有严重的结核中毒情况，常可引起器官功能衰竭，应注意密切监测生命体征、血氧及肝肾功能，给予吸氧，关注有无脑膜炎征象。进行两阶段疗法强化治疗，长程 3 ~4 个月，注意药物不良反应。

第三节

一、单项选择题

1. A　2. C　3. E　4. D　5. A

二、填空题

1. 严重，颅内压，死亡
2. 前驱，脑膜刺激，昏迷
3. 抗结核治疗，降低颅内压

三、问答题

1. 保持安静，避免刺激（包括声、光等）。护理和治疗操作应集中进行，动作轻、快，以免频繁惊扰患儿加重颅内高压。使患儿侧卧位，头肩抬高 15°～30°，以利于头部血液回流降低颅内压，缺氧者及时吸氧，防止脑缺氧性损伤；严格控制液体输入量与输液速度，以免加重颅内压升高。监测生命体征、意识、瞳孔等，应经常巡视、密切观察、及时记录。

2. 最可能的医疗诊断是结核性脑膜炎。在护理方面需要注意密切监测生命体征、意识、瞳孔等，应经常巡视、密切观察、及时记录。若患儿出现呼吸节律不规则，瞳孔忽大忽小或两侧不对称、对光反射减弱或者消失，四肢肌张力增高，呼吸不规则等，应警惕脑疝及呼吸衰竭的发生；若患儿出现意识障碍、前囟隆起、烦躁不安等，提示颅内压增高；应立即通知医生并做好抢救准备。随时准备好氧气、吸引器、人工呼吸机、呼吸兴奋剂、穿刺包及侧脑室引流包等。

第十章　呼吸系统疾病患儿的护理

第一节

一、单项选择题

1. E　2. C　3. B　4. E　5. E　6. D　7. D　8. D　9. B　10. B

二、填空题

1. 鼻，鼻窦，咽，咽鼓管，会厌，喉
2. 中耳炎

三、问答题

新生儿 40～44 次/分，1 个月至 1 岁 30 次/分，1～3 岁 24 次/分，4～7 岁 22 次/分，8～14 岁 20 次/分。

第二节

一、单项选择题

1. D　2. B　3. C　4. D　5. C　6. E　7. B　8. C　9. B　10. C　11. D

二、填空题

1. 柯萨奇病毒
2. 体温过高
3. 哺乳前 15 分钟

三、问答题

上呼吸道感染维持体温的护理：保持室内温度 18～22℃，湿度 50%～60%，每日通风

2 次以上，保持室内空气清新。松解衣被，衣服和被子不宜过多、过紧，以免影响散热，及时更换被汗液浸的衣服。密切观察体温变化，当体温超过 38.5℃时给予物理降温，如头部冷敷或枕冰袋、腋下及腹股沟处置冰袋、温水擦浴或冷盐水灌肠等。必要时遵医嘱给予退热剂。严格遵医嘱使用抗病毒药物，如利巴韦林等，合并细菌感染者应遵医嘱使用抗生素。

第三节

一、单项选择题

1. D　2. D　3. B　4. C　5. D　6. C　7. D　8. A　9. D　10. C　11. D　12. D　13. C

二、问答题

1. Ⅰ度：安静时无症状，活动后出现吸气性喉鸣和呼吸困难，肺部听诊呼吸音清晰，心率无改变。Ⅱ度：安静时有喉鸣和吸气性呼吸困难，肺部听诊可闻喉传导音或管状呼吸音，心率增快（120 ~ 140 次/分）。Ⅲ度：除上述喉梗阻症状外，患儿因缺氧而出现烦躁不安、口唇及指（趾）发绀、双眼圆睁、惊恐状、头部出汗，肺部听诊呼吸音明显减弱，心音低钝，心率快（140 ~ 160 次/分）。Ⅳ度：患儿呈衰竭状态，昏迷或昏睡，抽搐，面色苍白，由于无力呼吸，“三凹征”不明显，肺部呼吸音几乎消失，仅有气管传导音，心音低钝，心律不齐。

2. 对该患儿采取的护理措施：改善呼吸功能，维持有效呼吸。以减少对喉部的刺激，减轻呼吸困难。遵医嘱给予抗生素、糖皮质激素治疗，以控制感染，减轻喉头水肿，缓解症状。观察病情变化，根据患儿“三凹征”、喉鸣、发绀、烦躁不安等的表现判断患儿缺氧的程度，给予氧气吸入。发生窒息后及时抢救，随时做好气管切开的准备，以免因吸气性呼吸困难而导致患儿窒息。当体温超过 38.5℃时给予物理降温。在喂饭、喝水时避免患儿发生呛咳。一般情况下不用镇静剂，若患儿过于烦躁不安，遵医嘱给予异丙嗪，以达到镇静和减轻喉头水肿的作用。避免使用氯丙嗪，以免使喉头肌松弛，加重呼吸困难。

第四节

一、单项选择题

1. A　2. E　3. D　4. E　5. A　6. B　7. E　8. E　9. B　10. C　11. A　12. E

二、填空题

1. 清理呼吸道无效
2. 体温过高

三、问答题

①保持室内空气清新，避免对流风，温湿度适宜，减少对支气管黏膜的刺激，以利于排痰。②减少活动，注意休息，保证充足的水分及营养的供给。③卧位时可抬高头胸部，并经常变换患儿体位，指导并鼓励患儿有效咳嗽，以利呼吸道通畅，易于排痰。④采用超声雾化吸入或蒸汽吸入，以湿化呼吸道，促进排痰。⑤按医嘱使用抗生素、止咳祛痰药及平喘药，并注意观察药物疗效及副作用。⑥哮喘性支气管炎的患儿，注

意观察有无缺氧症状，必要时给予吸氧。

第五节

一、单项选择题

1. E　2. C　3. E　4. D　5. C　6. B　7. C　8. C　9. C　10. A　11. B　12. C　13. E
14. E　15. A

二、填空题

1. <1 个月
2. >3 个月
3. 混合性酸中毒
4. 支气管肺炎
5. 1 周
6. 50% ~60%
7. 18 ~22℃
8. 青霉素

三、问答题

1. （1）凡有缺氧症状，如呼吸困难、口唇发绀、烦躁、面色灰白等情况时应立即给氧。

（2）一般采用鼻导管给氧。氧流量为 0.5 ~1L/min，氧浓度不超过 40%，氧气应湿化，以免损伤呼吸道黏膜。缺氧明显者可用面罩给氧，氧流量 2 ~4L/min，氧浓度 50% ~60%。若出现呼吸衰竭，尽早应用人工呼吸器辅助呼吸。氧气吸入过程中加强对吸氧设备的检查，防止吸氧导管堵塞折压导致氧气输出不畅，同时观察患儿缺氧症状是否缓解，如有异常及时处理。

2. （1）该患儿可能并发了心力衰竭。

（2）应及时报告医生，立即给予吸氧，并减慢输液速度。若患儿突然口吐粉红色泡沫痰，应考虑肺水肿，并给予间歇吸入 20% ~30% 乙醇湿化的氧气，每次吸入时间不宜超过 20 分钟。

第十一章　循环系统疾病患儿的护理

第一节

一、单项选择题

1. B　2. B　3. C　4. E　5. B

二、填空题

1. 肝脏，腹腔脏器，下半身
2. 6 ~8 周，5 ~7 个月
3. 静脉导管，卵圆孔，动脉导管

三、问答题

正常胎儿血液循环有五个特点：①胎儿的营养与气体交换是通过胎盘与脐血管来完成的；②只有体循环，几乎无有效的肺循环；③胎儿体内绝大部分是混合血；④静脉导管、卵圆孔和动脉导管是胎儿血液循环中的特殊通道；⑤胎儿时期血氧含量最高的器官是肝脏，心、脑、上肢次之，腹腔脏器和下半身的含氧量最低。

第二节

一、单项选择题

1. A　2. A　3. A　4. C　5. C　6. B　7. D　8. B　9. D　10. E

二、填空题

1. 左向右分流型，右向左分流型，无分流型
2. 室间隔缺损
3. 肺动脉狭窄，室间隔缺损，主动脉骑跨，右心室肥厚

三、问答题

1. 右向左分流型先心病常见的并发症有脑血栓、脑脓肿、亚急性细菌性心内膜炎等。
2. ①活动无耐力（与血氧饱和度下降或体循环血量减少有关）；②营养失调：低于机体需要量（与体循环血量减少、组织缺氧及喂养困难有关）；③有感染的危险（与机体免疫力低下、肺血流量增多有关）；④潜在并发症：充血性心力衰竭、急性脑缺氧发作、脑血栓等；⑤焦虑/恐惧（与患儿或家长对疾病的认知不足和对手术的恐惧有关）。

第三节

一、单项选择题

1. C　2. B　3. C　4. D　5. E

二、填空题

1. 6 个月
2. 心肌肌钙蛋白
3. 3～4，6～12

三、问答题

1. 对患儿和家长介绍本病的治疗过程和预后，减轻其焦虑和恐惧心理；强调休息对心肌炎恢复的重要性，注意休息，避免劳累，以免复发；指导患儿进食高蛋白、高维生素、易消化的饮食，尤其注意补充富含维生素 C 的食物，如新鲜蔬菜、水果，不仅可以促进心肌代谢和修复，还可保持大便通畅，防止便秘发生；教会患儿和家长测心率和观察心律的方法，若发现异常或出现心悸、胸闷等不适时要及时复诊；告知患儿和家长预防呼吸道感染和消化道感染的常识，适当锻炼身体，增强抵抗力，注意保暖，疾病流行期间尽量避免去公共场所，防止交叉感染；强调定期门诊复查的重要性，在出院后的 1 个月、3 个月、6 个月、1 年时到医院复查。
2. 结合患儿的临床资料，考虑本病为病毒感染导致的心肌炎，故该患儿的主要护理问题是因心肌收缩力下降、组织供氧不足导致的活动无耐力和可能会出现心律失常、心

力衰竭、心源性休克的潜在并发症。

第四节

一、单项选择题

1. B　2. E　3. B　4. E　5. B　6. B

二、填空题

1. 肺循环淤血，体循环淤血
2. 先天性心脏病，风湿性心脏病
3. 心电图

三、问答题

婴幼儿心力衰竭的临床表现有：①安静时心率增快，婴儿 >180 次/分，幼儿 >160 次/分；②呼吸困难、青紫突然加重，安静时呼吸 >60 次/分；③肝大，超过右肋下 3cm 以上，或肝在短时间内较前增大；④心音低钝或出现奔马律；⑤突然烦躁不安，面色苍白或发灰；⑥尿少、下肢水肿。

第十二章　消化系统疾病患儿的护理

第一节

一、单项选择题

1. E　2. C　3. B　4. B　5. B

二、填空题

1. 1.5 ~2 小时，3 ~4 小时，2 ~3 小时
2. 8 ~10cm，12cm，16cm，20 ~25cm
3. 双歧杆菌，大肠埃希菌，嗜酸杆菌，肠球菌

三、问答题

1. 小儿 3 ~4 个月内唾液和胰液分泌较少，唾液淀粉酶和胰淀粉酶的量少并且活性较低，对淀粉类食物消化不良，故 3 ~4 个月内小儿不宜喂淀粉类食物。
2. 小儿肠管相对较长，为身长的 5 ~7 倍，并且肠系膜长而柔软，活动度大，加之小儿好动，如进食过饱、肠道疾病或剧烈活动后易发生肠套叠和肠扭转，出现腹痛、呕吐、便血、腹部包块等表现。

第二节

一、单项选择题

1. E　2. E　3. E　4. C　5. B　6. E　7. D　8. C

二、填空题

1. 牙龈，舌，唇内，颊黏膜
2. 真菌，病毒，细菌
3. 链球菌，金黄色葡萄球菌，肺炎链球菌，铜绿假单胞菌，大肠埃希菌

三、问答题

此宝宝为刚出生 20 天的新生儿，宝宝口腔内出现白色乳凝块样物，喝水后乳凝块不消失，口腔中虽有乳凝块但并不影响孩子吃奶喝水，加上孩子体温正常等，符合鹅口疮的表现特点，故考虑该宝宝患有白念珠菌感染导致的鹅口疮。鹅口疮患儿用 2% 碳酸氢钠溶液清洁口腔，还可在口腔局部涂制霉菌素鱼肝油混悬溶液控制感染，流涎较多者要及时清理口角涎液，保持口周皮肤清洁干燥，避免出现湿疹或口角糜烂。

第三节

一、单项选择题

1. C　2. E　3. E　4. C　5. B　6. C　7. E　8. D　9. B　10. C

二、填空题

1. 急性腹泻，迁延性腹泻，慢性腹泻
2. 等渗性脱水，低渗性脱水，高渗性脱水
3. 渗透性腹泻，分泌性腹泻，渗出性腹泻，肠道功能异常性腹泻
4. 低钾血症，低钙血症，低镁血症

三、问答题

1. 止泻剂的主要作用是抑制肠道蠕动，减少排便次数。在急性腹泻早期一般不用止泻剂，尤其是感染性腹泻更要禁用止泻剂，如在不明确腹泻的病因情况下过早的使用了止泻剂会增加毒素的吸收，加重患儿全身中毒症状。

2. （1）主要护理问题：①腹泻；②体液不足；③体温过高；④皮肤完整性受损的危险；⑤知识缺乏。

（2）相应护理措施如下。

1）减轻腹泻。一般不用抗生素和止泻剂，以调整饮食为主。如母乳喂养儿继续母乳喂养，暂停辅食；人工喂养儿可喂用米汤或水稀释后的乳品；如腹泻次数未见减少，可暂停乳类喂养，改为米汤、豆制代乳品、去乳糖配方乳等喂养；待腹泻次数减少后，给予半流质如粥、面条等食物，少量多餐，逐渐过渡到正常饮食；腹泻停止后，逐步给予营养丰富的饮食，并每天加餐 1 次，共 2 周。

2）补充体液，纠正水、电解质和酸碱平衡紊乱。立即建立静脉通路，按医嘱安排 24 小时输液量，按“急需先补，先快后慢，见尿补钾”的原则分批输入，严格掌握输液速度。

3）控制感染，维持体温正常。积极给予物理降温和使用退热剂，密切监测体温，根据检查结果按医嘱使用其他药物；严格执行消毒隔离制度；根据此腹泻的临床特点，按肠道传染病做好床边隔离；认真洗手，防止交叉感染；密切观察病情变化。

4）做好口腔和臀部皮肤的护理。避免使用不透气塑料布，勤换尿布，每次便后用温水清洗臀部并擦干，局部皮肤发红处涂以 5% 鞣酸软膏或 40% 氧化锌油并按摩片刻，局部发红有渗出或有浅溃疡者，可采用烤灯照射使创面干燥缩小。及时清理呕吐物并给患儿多喂水或漱口，以保持口腔黏膜的清洁湿润和口周皮肤的清洁干燥，以防出现口炎。

5）对家长进行健康教育。指导科学育儿的方法，合理喂养，按辅食添加原则进行食物

转换，防止进食过饱、偏食和饮食结构的突然变动；培养良好的卫生习惯；注意入口食物的新鲜清洁；每次喂奶前清洁乳头，如用奶瓶喂养的话，奶瓶及其他食具每次用后都要洗净、煮沸或高温消毒，避免肠道内感染；注意天气变化，防止腹部受凉；适当户外活动增强体质等。

第四节

一、单项选择题

1. E　2. C　3. B　4. C　5. B　6. B　7. D　8. C　9. C　10. D

二、填空题

1. 30～50ml/kg，50～100ml/kg，100～120ml/kg

2. 90～120ml/kg，120～150ml/kg，150～180ml/kg

3. 8～12，12～16

三、问答题

1. ORS 即口服补液盐，一般用于预防脱水或纠正无严重呕吐和腹胀者的轻、中度脱水，但严重腹胀、休克、心肾功能不全、呕吐频繁和有严重并发症的患儿及新生儿不宜使用。轻度脱水约补 50ml/kg，中度脱水约补 100ml/kg，于 4 小时内喂完；继续补充量根据继续损失量而定，一般每次大便后约给 10ml/kg。使用 ORS 时不可将一袋拆分成几次溶解服用；溶解 ORS 只能使用温开水，不能添加糖、牛奶、果汁等，以免改变溶液渗透压；如未喝完的 ORS 放凉了可以隔水加热，不能直接往溶液中添加热水；当天配制，当天服完，注意避免污染；为确保疗效，嘱家长足剂量给患儿喂服，可用勺子、滴管或小杯子每隔 3～5 分钟喂 1 次，每次 5～10ml，直至所需剂量，如出现呕吐，停喂 10 分钟后再慢慢喂服。

2. 补钾的原则有“浓度不能过高、速度不能过快、见尿补钾”。“浓度不能过高”是指补钾液的使用浓度不能超过 0.3%；“速度不能过快”是指采用口服或静脉滴注补钾，能口服最好选用口服补钾，如静脉滴注使用，则静脉滴注时间不少于 8 小时，切忌静脉推注，否则可引起心肌抑制、心搏骤停；“见尿补钾”是指需要在有尿情况下进行补钾。

第十三章　泌尿系统疾病患儿的护理

第一节

一、单项选择题

1. C　2. A　3. B　4. C　5. E

二、填空题

1. 尿酸盐

2. 400，300，200

第二节

一、单项选择题

1. A　2. B　3. A　4. D　5. A

二、填空题

1. A 族乙型溶血性链球菌

2. 2，水肿消退，红细胞沉降率恢复，Addis 计数

3. 严重循环充血，高血压脑病，急性肾衰竭

4. 10～14

三、问答题

1. ①首先急性期卧床休息，减轻心脏负担，改善心功能，增加心排血量，减少水钠潴留，减少并发症。②饮食方面注意在尿少、水肿期间限制钠、水的摄入，钠盐摄入量为每日 0.5g/kg，水的摄入量控制在前一日的尿量加 500ml。③遵医嘱应用利尿、降压药物，并注意药物的反应。利血平降压时应定时监测血压，避免患儿突然起立，防直立性低血压。硝普钠要避光，并且即配即用；硝普钠的主要副作用有恶心、呕吐、情绪不稳定、头痛等。氢氯噻嗪应在餐后服用，以免刺激胃肠道。应用呋塞米静脉注射后要观察有否水、电解质紊乱，如低钾或低钠血症等。④做好肾区保暖，以便促进肾区血液循环。⑤观察尿量、水肿、血压的变化并做好记录。

2. 该患儿由于急性肾小球肾炎导致肾小球滤过率下降引起水肿、少尿、高血压等症状，进而引起严重头晕。除遵医嘱用药外，应特别注意观察体重、尿量、水肿变化并做好记录，注意观察有无水、电解质紊乱等现象，特别是在发病两周内，注意卧床休息，避免并发症的发生。

第三节

一、单项选择题

1. B　2. E　3. A

二、填空题

1. 大量蛋白尿

2. 全身凹陷

3. 变换体位，血栓及栓塞

4. 激素部分敏感，激素耐药，激素依赖

5. 丁字吊带

6. 低蛋白血症，高脂血症

三、问答题

1. （1）水肿共同点　最常见的症状，初期多为眼睑及颜面部水肿，逐渐波及躯干、四肢，甚至全身，水肿同时尿量明显减少，颜色变深。

（2）水肿不同点　急性肾小球肾炎：最早出现的症状，水肿呈非凹陷性。水肿一般于 1～2 周内随着尿量的增多而消退。肾病综合征：主要表现为全身凹陷性水肿，严重者面色苍白、疲倦、厌食，可有胸腔积液、腹水和阴囊水肿。

2. 该患儿诊断为肾病综合征。向患儿家长解释预防上呼吸道感染及各种感染的重要性，出院时指导家长要遵医嘱继续服用激素，不可随意停药，以免造成复发，每半个月随

访1次。讲解患儿活动及饮食的具体要求，但要按医嘱调整。另外应注意预防接种要待停药1年后方可进行，否则可引起肾病复发。

第四节

一、单项选择题

1. B　2. D　3. E　4. D　5. C

二、填空题

1. 尿频，尿急，尿痛
2. 由前向后
3. $\geqslant 10^5$/ml，$10^4 \sim 10^5$/ml，$< 10^4$/ml
4. 大肠埃希菌

三、问答题

取尿培养标本时的注意事项：严格无菌操作，先用肥皂清洗外阴，消毒尿道口，留取中段尿，置于无菌容器中。应用抗生素前或停药后5天收集标本，清晨第一次清洁中段尿液，留尿前数小时不宜多饮水。若30分钟未留到尿液，需再次消毒。标本要在30分钟内及时送检，否则应放入4℃冰箱内冷藏保存。

第十四章　造血系统疾病患儿的护理

第一节

一、单项选择题

1. C　2. D　3. B　4. C　5. E

二、填空题

1. 肝
2. 骨髓
3. 骨髓外造血

三、问答题

小儿生后随着自主呼吸的建立，血氧含量增高，由于红细胞破坏增加（生理性溶血）、生长发育迅速、循环血量增加等因素，红细胞和血红蛋白量逐渐降低，至2～3个月时，红细胞数降至3.0×10^{12}/L左右，血红蛋白量降至100g/L左右，出现轻度贫血，称为“生理性贫血”。

第二节

一、单项选择题

1. E　2. D　3. B　4. D

二、填空题

1. 11
2. 100，110，120

三、问答题

小儿贫血的分度按血红蛋白量分度。轻度：90～120g/L；中度：60～90g/L；重度：30～60g/L；极重度：<30g/L。

第三节

一、单项选择题

1. D　2. E　3. D　4. C　5. D　6. B　7. E　8. D

二、填空题

1. 2～3，5～7，1～2

2. 合理喂养，母乳喂养，肝，瘦肉，蛋黄（答案合理，写出3种即可）

三、问答题

1. ①口服铁剂可致胃肠道反应，宜从小剂量开始，在两餐之间服用；②可与稀盐酸和（或）维生素C（如各种果汁）、果糖等同服，促进铁的吸收，禁与抑制铁吸收的食物（如茶、咖啡、牛乳、蛋类等）同服；③口服液体铁剂时，可用吸管或滴管服药，防止染黑牙齿；④服用铁剂后，大便呈黑色或柏油样，停药后可恢复，向家长及年长儿说明；⑤铁剂的服用时间为至血红蛋白正常后2个月停药。

2. （1）该小儿患有营养性缺铁性贫血。诊断依据为：①有“口唇、结膜苍白”的典型贫血症状和“肝脾肿大”的骨髓外造血表现；②辅助检查中出现“红细胞数、血红蛋白量均降低，红细胞体积小，中央淡染区扩大”，血常规特征提示小细胞、低色素性贫血；③喂养史未添加任何辅食，提示营养物质缺乏。

（2）出现这些症状的主要原因为未及时添加含铁丰富的辅食而导致铁摄入不足。

（3）护理措施　①注意休息，适量活动。②合理安排饮食，补充含铁丰富的食物：给予高蛋白、高维生素、高铁质食物，同时搭配进食利于铁吸收的食物。提倡母乳喂养，6个月后及时添加含铁丰富的辅食（如动物肝脏、血制品、瘦肉及蛋黄等）或补充铁强化食品（如铁强化米粉）。纠正不良的饮食习惯，避免挑食、偏食等。③指导正确应用铁剂，观察疗效与副作用。口服铁剂宜从小剂量开始，两餐之间服用；可与稀盐酸和（或）维生素C（如各种果汁）、果糖等同服，禁与抑制铁吸收的食物（如茶、咖啡、牛乳、蛋类等）同服；口服液体铁剂时，可用吸管或滴管服药，防止染黑牙齿；服用铁剂后，大便呈黑色或柏油样，停药后可恢复，向家长及年长儿说明；铁剂的服用时间为至血红蛋白正常后2个月停药。不能口服铁剂者给予深层肌内注射，注意观察疗效与副作用。④预防感染，实施保护性隔离，做好口腔护理，保持皮肤清洁。

（4）小儿缺铁性贫血预防　关键在于指导合理喂养，提倡母乳喂养。及时添加含铁丰富且吸收率高的辅食，如动物肝脏、血制品、瘦肉、鱼、牡蛎、贝类、蛋黄等。合理搭配食物品种，纠正挑食、偏食的不良习惯。早产儿或低出生体重儿出生后4周开始补充铁剂预防缺铁。

第四节

一、单项选择题

1. D　2. E　3. D　4. B

二、填空题

1. 维生素 B_{12}，叶酸，维生素 C，神经精神症状

2. 叶酸治疗，神经精神症状

三、问答题

1. 精神神经症状是巨幼红细胞贫血患儿的特征性表现：可出现烦躁不安、易怒等症状；表情淡漠、目光呆滞、反应迟钝、少哭不笑、智力低下、动作发育落后，甚至出现行为倒退；重者肢体、躯干、头部或全身震颤，手足无意识运动，甚至出现抽搐、感觉异常、共济失调。

2. （1）该小儿患有巨幼红细胞贫血。主要原因是未及时添加辅食，维生素 B_{12} 和叶酸摄入不足。

（2）从护理方面需要注意　①休息，适当活动。当患儿出现震颤、共济失调时，要有专人护理；烦躁、震颤严重甚至抽搐者，可遵医嘱给予镇静剂。②给予维生素 B_{12} 和（或）叶酸。改善乳母营养，给患儿及时添加富含维生素 B_{12} 的辅食，如动物肝、瘦肉、蛋类等；给予富含叶酸的食物，如绿叶蔬菜、水果等。合理搭配食物，养成良好的饮食习惯。③遵医嘱用药。补充维生素 B_{12} 和（或）叶酸，连用数周至临床症状好转、血常规恢复正常为止。单纯维生素 B_{12} 缺乏时，不宜加用叶酸治疗。维生素 C 可促进叶酸的吸收，同时加服可提高疗效。恢复期加服铁剂，防止出现缺铁。④评估患儿的体格、智力、运动发育情况，促进生长发育。

（3）本病预防的关键在于及时补充维生素 B_{12} 和（或）叶酸。从孕期开始就应注意补充维生素 B_{12} 和叶酸，母乳喂养（或人工喂养）者应及时添加富含维生素 B_{12} 和叶酸的辅食。合理搭配食物品种，不挑食、不偏食，纠正不良的饮食习惯。避免应用能造成维生素 B_{12} 和叶酸缺乏的药物，积极治疗相关疾病。

第五节

一、单项选择题

1. C　2. A　3. C　4. B

二、填空题

1. 骨髓象

2. $0.5\times10^9/L$

三、问答题

再生障碍性贫血患儿的临床表现主要为：骨髓造血功能低下，进行性贫血、出血和反复感染，但多无肝、脾、淋巴结肿大。

第十五章　神经系统疾病患儿的护理

第一节

一、单项选择题

1. C　2. D　3. A　4. A　5. B

二、填空题

透明，0.69～1.96，2.8～4.5，117～127

三、问答题

1. 脑膜刺激征包括颈项强直、布鲁津斯基征与克尼格征阳性。

2. 穿刺部位应选择第4～5腰椎间隙。因为小儿出生时脊髓的末端位于第3～4腰椎水平，4岁时才能上移到第1～2腰椎间隙，所以给婴幼儿做腰椎穿刺时位置要低，以第4～5腰椎间隙为宜。

第二节

一、单项选择题

1. B　2. C　3. E　4. A　5. E　6. E　7. E

二、填空题

1. 硬脑膜下积液

2. 大肠埃希菌，流感嗜血杆菌，脑膜炎奈瑟菌，肺炎链球菌

三、问答题

1. 化脓性脑膜炎常用20%甘露醇降低颅内压，静脉推注时不能漏到血管外，以免引起局部刺激和局部水肿。

2. 该患儿最可能发生的疾病是化脓性脑膜炎。为尽快明确病因，首先应选择的检查是脑脊液涂片或细菌培养找致病菌。腰椎穿刺去枕平卧6小时后，患儿可侧卧位并将床头抬高15°～30°。若经脑脊液检查明确致病菌为流感嗜血杆菌，按医嘱静脉给予头孢曲松，用药时间应为10～14天。

第三节

一、单项选择题

1. A　2. D　3. A　4. C

二、填空题

1. 突起高热，头痛，呕吐，皮肤黏膜瘀点、瘀斑，脑膜刺激征

2. 患儿，带菌者

三、问答题

1. 流行性脑脊髓膜炎简称流脑，是由脑膜炎双球菌引起的化脓性脑膜炎，临床表现为发热，头痛，呕吐，皮肤黏膜瘀点、瘀斑及颈项强直等脑膜刺激征，属于呼吸道传染病。

2. （1）诊断为流行性脑脊髓膜炎（普通型）可能性大。诊断依据：①冬春季节（1月10日）发病，当地有本病发生（学校有类似患者）。②急起高热，剧烈头痛，频繁喷射性呕吐，皮肤出血点和脑膜刺激征。③化验血白细胞总数及中性粒细胞比例增高。

（2）治疗要点：①尽早应用细菌敏感及能透过血－脑屏障的抗菌药物，首选大剂量青霉素，并可应用氯霉素及三代头孢菌素；②甘露醇降颅压，物理降温或遵医嘱用退热药；③支持治疗。

第四节

一、单项选择题

1. A　2. A　3. E　4. A　5. B

二、填空题

清亮，正常或增高，淋巴细胞，正常，轻度升高

三、问答题

1. 病毒性脑膜炎、脑炎的护理诊断：体温过高（与病毒血症有关）、潜在并发症（颅内压增高）、躯体活动障碍（与昏迷、瘫痪有关）。

2. 护理措施中错误患儿取头低脚高位。病毒性脑膜炎患儿的病室应保持安静及适宜的温湿度，避免光线过强，采取舒适的体位，患儿应侧卧位并将头肩抬高 15°～30°，以降低颅内压。

附录

儿科常用正常数值与数据

一、免疫球蛋白

1. IgG 胎儿唯一可以通过胎盘从母体获得的免疫球蛋白。

2. sigA 可以从母乳中获取，婴幼儿期 sIgA 缺乏，易患呼吸道、消化道感染。

3. IgM 缺乏易患革兰阴性菌感染。

二、小儿于儿童年龄分期及特点

1. 胎儿期 从受精卵形成至胎儿娩出，40 周（280 天）。

2. 新生儿期 出生脐带结扎至生后满 28 天（发病率、死亡率高）。

3. 婴儿期 从出生至满 1 岁，第一个生长发育高峰。

4. 幼儿期 满 1 岁至满 3 岁（最容易发生意外伤害）。

5. 学龄前期 满 3 岁至 6 ~ 7 岁。

6. 学龄期 6、7 岁至青春期前。

7. 青春期 第二个生长发育高峰。

女孩：11 ~ 12 至 17 ~ 18 岁。

男孩：13 ~ 14 至 18 ~ 20 岁。

三、生长发育

1. 体重 反映营养状况。

正常足月新生儿平均出生体重为 3.0kg。

生后 3 个月时体重约为出生体重的 2 倍（6kg）；1 周岁时体重约为出生体重的 3 倍（9kg）；2 周岁时体重约为出生体重的 4 倍（12kg）；2 岁后平均每年增长 2kg。

1 ~ 6 个月　体重（kg）= 出生体重（kg）+ 月龄 × 0.7（kg）

7 ~ 12 个月　体重（kg）= 6（kg）+ 月龄 × 0.25（kg）

2 ~ 12 岁　体重（kg）= 年龄 × 2 + 8（kg）

低于正常体重的 15% 为异常。

2. 身高 反映骨骼发育。

出生平均 50cm；6 个月 65cm；1 周岁 75cm；2 周岁约 87cm；2 岁后每年增长 6 ~ 7cm。

2 周岁后身高 = 年龄 × 7 + 75cm。

12 岁时上下部量相等；低于正常身高 30% 为异常。

3. 头围 反映脑和颅骨的发育。

出生 33 ~ 34cm；1 周岁 46cm；2 周岁 48cm；5 周岁 50cm。

4. 胸围 出生 32cm，比头围小 1 ~ 2cm；1 岁时胸围 = 头围 = 46cm。

1 岁以后胸围大于头围，差 = 小儿周岁数减 1。

5. 牙齿 乳牙共 20 颗；恒牙 28 ~ 32 颗。

乳牙 4 ~ 10 个月萌出，平均 6 个月。

2 岁内小儿的乳牙数为月龄减 4 ~ 6；2 岁半出齐；12 个月未出牙为乳牙萌出延迟。

6 周岁左右萌出第一颗恒牙；12 岁左右出第二恒磨牙，18 岁后出第三恒磨牙（智齿）。

6. 囟门 为对边中点连线的距离，前囟出生时 1.5 ~ 2.0cm；1 ~ 1.5 岁时闭合。

前囟闭合过早小头畸形，过迟多见于佝偻病；前囟饱满提示颅内压增高，凹陷提示脱水。

7. 大运动发育口诀

2 抬 3 翻 6 会坐；7 滚 8 爬 9 扶站。
10 月扶车迈几步，11 独站 12 走。
2 岁跑得好，3 岁独足跳。

8. 精细运动发育口诀

3 玩 5 抓 7 换手；9、10 个月捏豆豆。
1 岁涂画 2 折纸；3 岁搭桥不会塌。

9. 小儿语言发展口诀

1、2 个月啊咿呜；6 月发出辅音声。
7、8 个月爸妈音；8、9 个月听懂词。
10 月知道叫爸、妈；12 个月复声词。
1.5 岁称谓清；2 岁说出单词句。
3、4 歌谣说得好；5 岁故事讲完整。

10. 小儿社会行为发展口诀

2 笑 4 认 6 怕生；7 月 8 月看行动。
9 月会做再见样，10 月模仿大人动。
11、12 多表情，1 岁情感需要明。
2 岁游戏做得好，3 岁穿衣交往灵。

11. 营养辅食添加

（1）2 ~ 4 周 添加维生素 D。

（2）1 ~ 3 个月 添加液状辅食（果汁、鱼肝油等）。

（3）4 ~ 6 个月 开始添加辅食（蛋黄等富含铁元素的食物及米汤糊状食物，4 个月后可加淀粉类）。

（4）7 ~ 9 个月 可以添加末状食物（稀粥、烂面条、菜泥、蛋类、肉类等）。

（5）10～12个月　可以添加碎食（肉末、菜末、稠粥、馒头、面包等）。

早产儿生后给予维生素K预防出血，生后2个月补充铁剂。

四、计划免疫

初种口诀

出生乙肝卡介苗，二三四月服麻丸。
三四五月百白破，二六乙肝二三针。
八月麻疹初种了，周岁免疫完成好。

五、儿科基础护理

1. 儿科病室　适宜温度18～22℃；相对湿度50%～60%

2. 新生儿室　温度22～24℃；相对湿度55%～65%

3. 早产儿室　温度24～26℃；相对湿度55%～65%

4. 洗浴、晨间护理室　温度26～28℃；相对湿度55%～65%

六、药物剂量计算

1. 按体重计算（最常用）

患儿体重（kg）×每日（次）每公斤体重所需要的量

2. 按照体表面积计算（较精确）

每日（次）每平方米体表面积所需药量×患儿体表面积

七、儿科常用护理技术操作

1. 臀红

（1）分度

1）轻度　局部皮肤潮红。

2）重度　重Ⅰ度，局部皮肤潮红伴皮疹；重Ⅱ度，皮疹溃破脱皮；重Ⅲ度，局部有大片溃烂或表皮剥脱，有时继发感染。

（2）臀红护理　红外线灯照射臀部10～15分钟，灯泡25～40W，灯泡距离臀部患处30～40cm。

（3）降温　体温超过38.5℃时采取降温措施，避免热性惊厥。

物理降温方法：松解过厚的包被（开包降温）；冷毛巾湿敷；冰袋冷敷；温水浴；酒精擦浴（浓度30%～50%）；冷盐水灌肠。

新生儿首选开包降温，不采用乙醇擦浴。

采取降温措施后半小时复测体温。

2. 新生儿黄疸

（1）生理性黄疸　2～3天起，4～5天高峰（早产儿5～7天高峰）；10～14天消退。足月儿 <2 周；早产儿 <4 周。

总胆红素足月儿 <220μmol/L；早产儿 <257μmol/L；每日上升 <86μmol/L。无任何伴随症状。

（2）病理性黄疸　出现早、程度重、进展快、持续时间长；伴有原发病的症状。足月儿 >2 周；早产儿 >4 周。

总胆红素足月儿 >220μmol/L；早产儿 >257μmol/L；每日上升 >86μmol/L。血清结合胆红素 >34μmol/L。

当血清胆红素 >342μmol/L 时易发生胆红素脑病（又称核黄疸）。

3. 营养性疾病

（1）维生素 D 缺乏性佝偻病

1）原因　日照不足（主要原因）、维生素 D 摄入不足、生长发育快、体内储存不足等。

2）预防　生后 2 ~4 周补充维生素 D 400U（早产儿 800U）。

3）症状

①初期主要神经精神症状：易激惹、烦躁不安、夜惊、多汗、枕秃。

②激期主要骨骼改变：颅骨软化（3 ~6 个月）；方颅（7 ~8 个月）；出牙迟缓；前囟过大或延迟闭合。1 岁胸部改变，肋膈沟（郝氏沟）、肋骨串珠、鸡胸、漏斗胸。下肢可出现 O 形腿或 X 形腿。手镯或脚镯（6 个月以上）。

4）治疗　口服每日 2000 ~4000U，1 个月后改用预防量，每日 400U。

肌内注射 20 万 ~30 万 U，2 ~3 个月后改用口服预防量，每日 400U。

3 个月以下或有抽搐病史者，注射前 2 ~3 天至后 2 ~3 周加服钙剂，防低钙抽搐。

（2）维生素 D 缺乏性手足搐搦症

1）症状　惊厥、喉痉挛、手足搐搦。

2）特殊体征（隐性体征）　面神经征、腓反射、陶瑟征。

3）惊厥特点　无热惊厥，发作停止后意识很快恢复，神志萎靡而入睡；醒后活泼如常。

4）辅助检查　血钙 <1.75 ~1.88mmol/L，或者血清离子钙浓度 <1 mmol/L。

5）治疗要点　先止惊，后补钙，最后补维生素 D；预防低钙抽搐，补维生素 D 前用钙剂。

4. 传染病

（1）麻疹　发热 3 ~4 天后出疹，发热为首发症状。发热 2 ~3 天后，约 90% 的患儿出现科氏斑。

典型麻疹出疹顺序为耳后发际→面部→颈部→躯干→四肢→手心→足底。

皮疹为不规则红色斑丘疹，压之褪色，疹间皮肤正常。

恢复期呈糠麸样脱屑，并留有棕色色素沉着。

隔离期：出疹前 5 天至出疹后 5 天，有并发症者延至出疹后 10 天；检疫 3 周。

（2）水痘　发热同时或者1～2天后出疹。

按斑疹、丘疹、疱疹、结痂的顺序分批出现，四种皮损在同一区域可同时存在。

皮疹呈向心性分布，躯干多，四肢少。

抗病毒药首选阿昔洛韦。忌用阿司匹林，禁用糖皮质激素。

隔离期：疱疹全部结痂或出疹后7天；检疫3周。

（3）猩红热　由A族乙型溶血性链球菌引起，皮疹依次按耳→颈→胸→背→上肢→下肢的顺序出现。

皮疹是细小、密集、均匀分布的充血性红疹，压之褪色，触之砂纸感；疹间无正常皮肤，全身皮肤充血发红。有帕氏线、口周苍白圈、草莓舌或杨梅舌。

恢复期：呈糠皮样脱屑，手、足呈“手套”或“袜套”状脱皮；无色素沉着。

隔离期：隔离至症状消失后1周，连续咽拭子培养3次阴性；检疫7天。

并发症：急性肾小球肾炎；风湿热。

5. 小儿结核病

（1）原发性肺结核　X线检查原发综合征呈典型的哑铃状双极影。

（2）结核菌素试验　48～72小时观察结果。硬结直径<5mm为阴性（－）；5～9mm为阳性（＋）；10～19mm为中度阳性（＋＋），20mm以上为强阳性（＋＋＋）；局部除硬结外（无论大小），还可见水疱、坏死等为极强阳性反应（＋＋＋＋）。

6. 呼吸系统

（1）呼吸频率　新生儿为40～45次/分；1岁内为30～40次/分；2～3岁为25～30次/分；4～7岁为20～25次/分；8～14岁为18～20次/分。

（2）轻型肺炎　主要表现为呼吸系统症状和体征。

（3）重型肺炎　除呼吸系统症状外，合并心力衰竭、中毒性肠麻痹及消化道出血、中毒性脑病。

（4）肺炎合并心衰　突然烦躁不安、面色苍白；呼吸快，婴儿>60次/分、幼儿>40次/分；心率快，婴儿>180次/分，幼儿>160次/分；心音低钝，可出现奔马律。肝脏增大，肋下可达3cm或短期内增大1.5cm；水肿、少尿。

静脉输液速度每小时5ml/kg。

（5）吸氧法

1）鼻导管法　0.5～1L/min；浓度<40%。

2）面罩法　2～4L/min；浓度50%～60%。

3）新生儿、早产儿吸氧　间断低流量，以防视网膜病变。

7. 循环系统

（1）心率　新生儿：120～140次/分（波动范围在100～150次/分）；1岁内：110～130次/分；2～3岁：100～120次/分；4～7岁：80～100次/分；8～14岁：70～90次/分。

（2）血压

1）收缩压　新生儿：收缩压平均60～70 mmHg；1岁以内：收缩压平均70～80 mmHg；2岁以后按公式：收缩压＝年龄×2＋80mmHg。

2）舒张压　舒张压 ＝ 收缩压×2/3。

3）血压测量　袖带的宽度应为上臂长度的2/3。

（3）预防强心苷中毒

1）给药前　测脉搏，婴幼儿脉率＜80～90次/分，年长儿＜60～70次/分，停药并报告医生。

2）给药时　静脉注射速度要缓慢（不少于5分钟），不与其他药物配伍；避免用钙剂，暂停进食钙含量高的食物；多进食含钾丰富的食物。观察有无心律失常、恶心、呕吐、视物模糊、黄视、绿视等，若有，则停药并报告医生。

3）给药后　监测患儿心率和心律，注意心力衰竭表现是否改善，适时调整用药计划。

（4）胸外心脏按压　1岁：双指1.5～2cm，100～120次/分；1～7岁：单掌2～3cm，80～100次/分；7岁以上：双掌4～5cm，80～100次/分。

8. 消化系统

（1）生理特点　新生儿食管有3个狭窄。

3个月以内小儿体内淀粉酶含量低，不宜喂淀粉类食物。

（2）溢乳原因　胃呈水平位，喷门括约肌松弛、幽门括约肌紧张，婴儿吸乳时常易吸入空气。

（3）预防溢乳方法　哺乳后将婴儿竖起，轻拍背部，使胃内空气呃出，然后置婴儿于右侧卧位。

（4）腹泻

1）轻型腹泻　主要是胃肠道症状。

2）中重型腹泻　除胃肠道症状外，还有全身中毒症状及明显的脱水、电解质紊乱，包括脱水酸中毒（代酸）、低钾血症（＜3.5mmol/L）、低钙血症、低镁血症等。

3）秋季腹泻　即轮状病毒肠炎，秋、冬季多见。

4）细菌性肠炎　夏季高发。

（5）液体疗法

1）三定　定量、定性、定速。

2）三先　先盐后糖、先浓后淡、先快后慢。

3）三补　见尿补钾、见酸补碱、惊跳补钙。

4）补充累积损失量速度　8～12小时内补足，滴速为每小时8～10ml/kg。

5）继续损失量＋生理需要量　12～16小时均匀滴入，滴速约每小时5ml/kg。

6）重度低渗脱水或有循环衰竭者要快速扩容　用2∶1等张含钠液20ml/kg，30～60分钟内静脉推注或快速滴入。总量不超过300ml。

9. 泌尿系统

（1）正常尿量　婴幼儿：400～600ml；学龄前儿童：600～800ml；学龄儿童：800～1400ml。

（2）少尿标准　婴幼儿：＜200ml/24h；学龄前儿童：＜300ml/24h；学龄儿童：＜400ml/24h。

（3）无尿标准　＜30～50ml/24h。

10. 血液系统

（1）贫血诊断标准　新生儿：Hb＜145g/L；1～4个月：Hb＜90g/L；4～6个月：Hb＜100g/L；6个月至6周岁：Hb＜110g/L；6～14周岁：Hb＜120g/L。

（2）贫血分度　轻度：Hb在120～90g/L；中度：Hb在90～60g/L；重度：Hb在60～30g/L；极重度：Hb＜30g/L。

（3）生理性贫血　生后2～3个月时红细胞数降生至3.0×10^{12}/L左右，血红蛋白降至110 g/L左右。

11. 神经系统

（1）新生儿腰椎穿刺部位　4～5腰椎间隙为宜。

（2）新生儿脑脊液　约50ml，压力30～80mmH_2O。

（3）儿童脑脊液压力　70～180mmH_2O。

（4）神经反射

（1）出生时存在，并且终身存在的反射有角膜、结膜、瞳孔、吞咽反射。

（2）出生时存在，以后逐渐消失的反射有觅食、吸吮、拥抱、握持、颈肢、交叉腿等（生后3～6个月逐渐消失）。

（3）出生时不存在，以后逐渐出现并终身存在的反射有腹壁反射、提睾反射。

参考文献

［1］崔焱，仰曙芬．儿科护理学［M］.6版．北京：人民卫生出版社，2017.
［2］李小毳．儿科护理［M］.2版．北京：人民卫生出版社，2017.
［3］胡亚美，江载芳，申昆玲，等．诸福棠实用儿科学［M］．北京：人民卫生出版社，2015.
［4］高凤，张宝琴．儿科护理［M］.3版．北京：人民卫生出版社，2015.
［5］王晓菊，冷丽梅．儿科护理学［M］．北京：中国医药科技出版社，2013.
［6］王平．护士执业资格考试护考急救包［M］.4版．北京：人民军医出版社，2013.
［7］慕江兵，熊杰平．儿科护理学［M］.2版．北京：人民军医出版社，2012.
［8］徐德颖．全国护士执业资格考试应试教材［M］．上海：第二军医大学出版社2012.
［9］艾学云．儿科护理［M］．北京：人民卫生出版社，2010.
［10］刘景秋．儿科护理学［M］．西安：第四军医大学出版社，2010.